Textbook of Cytopathology 5th edition

～基礎から学ぶ～
細胞診のすすめ方
〈第5版〉

西　國廣 監修

河原明彦
松本慎二 編著

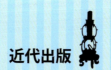

近代出版

序　文

　細胞検査士による細胞検査士のための細胞診教本「～基礎から学ぶ～細胞診のすすめ方」の初版を2001年2月に全国的に活躍中の細胞検査士20名の方々に分担執筆の協力を仰ぎ上梓しました。第2版は2007年4月に，第3版を2012年3月に，第4版を2018年4月に出版し，初版から数えて25年目の2025年2月に第4版を全面改訂し分担執筆者の大幅な刷新を行い，新進気鋭の執筆者29名の力作により第5版を発刊でき，大変嬉しく思います。

　これも偏にこの本を学校の指定教科書として採用いただいている大学保健学科や臨床検査専門学校の多くの方々のご支援の賜だと深く感謝申し上げます。

　第1版から第4版までは私が編著者として編集作業を担当してきましたが，第5版の編著者は久留米大学病院病理診断科・病理部の河原明彦氏と福岡大学病院 病理部・病理診断科の松本慎二氏にバトンタッチし，私は監修のお手伝いをさせていただきました。

　周知のとおり的確な細胞診は適切な標本（検体）採取⇒標本作製⇒スクリーニング⇒細胞判定⇒細胞診断に至りますが，どの過程においてもコツがあると同時に細胞診報告書は臨床診断に直結するため2015年11月に公益社団法人日本臨床細胞学会より発刊された「細胞診ガイドライン」を踏まえ，各種がん取扱い規約やWHO新分類とともに，報告様式においては子宮頸部細胞診ベセスダシステム，甲状腺細胞診ベセスダシステム，尿細胞診パリシステム，唾液腺細胞診ミラノシステム，乳腺細胞診YOKOHAMAシステム，リンパ節細胞診シドニーシステムの活用が推奨されます。

　細胞診は細胞の形態観察に基盤を置いていますが，これに加え免疫染色・遺伝子異常などの検査所見も加味した最終診断が多くの臓器において要求されるようになり今後ますますこの方面の研鑽も必要かと思われます。

　末尾になりましたが編集に際し適切なアドバイスをいただきました株式会社近代出版に感謝いたしますとともに，第5版を発刊することに多大なご理解とご援助をいただきました松浪硝子工業株式会社に敬意を表します。

2025年2月吉日

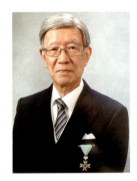

監修　西　國廣（CTIAC）

【略　歴】
【所属】元国立病院機構九州がんセンター臨床検査部技師長
【資格】臨床検査技師，国際細胞検査士（CTIAC No.306）
【学会】公益社団法人日本臨床細胞学会功労会員，日本臨床細胞学会九州連合会名誉会員，福岡県臨床細胞学会顧問，福岡県細胞検査士会顧問
【表彰】第17回日本臨床細胞学会顕微鏡写真コンテスト「最優秀賞」（1978年），第20回日本臨床細胞学会技師賞（1979年），第26回小島三郎記念技術賞（1991年），第11回国際細胞学会技師賞 Cytotechnology Award（メルボルン）（1992年），第50回日本医学検査学会学術業績特別賞（2001年），秋の叙勲【瑞宝双光章】（2021年）

「～基礎から学ぶ～細胞診のすすめ方＜第5版＞」編集にあたって

『～基礎から学ぶ～細胞診のすすめ方』は，細胞診の基礎から応用までを網羅した専門書です。この第5版は松本と河原が編著者として編集作業を担当させていただきました。

2018年に第4版が出版され，その後の医療技術の進展や病理学的分類の変更へ対応するため，このたび全面改訂版として第5版を発刊させていただきました。

第4版からの主な変更点は，ほぼすべての細胞写真の刷新に加え，口腔・唾液腺細胞診を新たに新設し，細胞診の国際的な報告様式を追加させていただきました。また，がんゲノム診療に利用できる細胞診検体の取扱いや検査技術に関しても基礎的内容から記述しており，診断から治療までの臨床に直結した近年の臨床細胞診断学（clinical cytopathology）にマッチした最新の内容になっています。第5版は細胞を観る・診断するにあたって大切な「細胞診のすすめ方」について，29名の執筆者のこだわりやメッセージがわかりやすく伝わってくるような1冊となりました。

最後に，本書の第5版が無事に刊行できましたことは，執筆者の皆様，ならびに関係者の皆様の多大なご尽力のお陰です。心より感謝申し上げます。本書が，細胞診の理解を深め，日々の教育・診療に貢献するための道標となることを願っております。また，皆様の学びがこの分野のさらなる発展につながると信じております。

2025年2月吉日

編著
久留米大学病院 病理診断科・病理部
河原明彦（CTIAC）
福岡大学病院 病理部・病理診断科
松本慎二（CTIAC）

分担執筆者（五十音順）

(2025年2月1日現在)

【監　修】

西　國廣（にし　くにひろ）
　　公益社団法人日本臨床細胞学会 功労会員

【編　著】

河原明彦（かわはら　あきひこ）
　　久留米大学病院 病理診断科・病理部

松本慎二（まつもと　しんじ）
　　福岡大学病院 病理部・病理診断科

【執　筆】

阿南建一（あなみ　けんいち）
　　福岡大学医学部 腫瘍・血液・感染症内科学講座

阿部英二（あべ　えいじ）
　　久留米大学医学部附属医療センター 臨床検査室 病理

安倍秀幸（あべ　ひでゆき）
　　久留米大学病院 病理診断科・病理部

有安早苗（ありやす　さなえ）
　　川崎医療福祉大学 医療技術学部 臨床検査学科

池畑浩一（いけばた　こういち）
　　公益財団法人がん研究会 有明病院
　　　臨床病理センター・細胞診断部

石田克成（いしだ　かつなり）
　　広島大学病院 病理診断科・診療支援部 病理検査部門

伊藤有紀子（いとう　ゆきこ）
　　医療法人野口病院 病理診断科

梅澤　敬（うめざわ　たかし）
　　福島県立医科大学保健科学部 臨床検査学科

浮ヶ谷匡恭（うきがや　まさゆき）
　　日本大学松戸歯学部付属病院 病理診断科

小穴良保（おあな　よしやす）
　　北里大学 北里研究所病院 病理診断科

大﨑博之（おおさき　ひろゆき）
　　神戸大学大学院 保健学研究科 病態解析学領域

大澤久美子（おおさわ　くみこ）
　　埼玉医科大学総合医療センター 病理部

柿沼廣邦（かきぬま　ひろくに）
　　熊本大学病院 病理部／医療技術部 病理技術部門

加戸伸明（かと　のぶあき）
　　東海大学医学部付属病院 病理検査技術科

加藤智美（かとう　ともみ）
　　埼玉医科大学国際医療センター 病理診断部

河原明彦（かわはら　あきひこ）
　　久留米大学病院 病理診断科・病理部

佐々木陽介（ささき　ようすけ）
　　昭和大学医学部 臨床病理診断学講座

澁木康雄（しぶき　やすお）
　　国立研究開発法人国立がん研究センター 中央病院
　　　臨床検査科／病理診断科

常名政弘（じょうな　まさひろ）
　　東京大学医学部附属病院 検査部血液形態検査室

長友忠相（ながとも　ただすけ）
　　大阪大学医学部附属病院 病理部

濱川真治（はまかわ　しんじ）
　　公立昭和病院 臨床検査科

葉山綾子（はやま　あやこ）
　　日本医科大学付属病院 病理部

樋口観世子（ひぐち　みよこ）
　　医療法人神甲会隈病院 病理診断科

松永　徹（まつなが　とおる）
　　香川大学医学部付属病院 医療技術部
　　　病理部門／病理診断科・病理部

松本慎二（まつもと　しんじ）
　　福岡大学病院 病理部・病理診断科

丸川活司（まるかわ　かつじ）
　　北海道医療大学 医療技術学部 臨床検査学科

丸田淳子（まるた　じゅんこ）
　　医療法人野口病院 病理診断科

水口敬司（みずぐち　けいし）
　　金沢大学附属病院 病理診断科・病理部

矢野恵子（やの　けいこ）
　　関西医療大学 保健医療学部 臨床検査学科

歴代執筆者（五十音順）

（所属は執筆当時）　　　　　　　　　　＊は編著者

【第4版（2018年）】
西　國廣＊（株式会社エスアールエル顧問 福岡ラボラトリー）
阿南建一（福岡大学 医学部 腫瘍血液感染症内科学）
阿部英二（北九州市立保健福祉局 保健予防課）
荒武八起（九州保健福祉大学 生命医科学部）
池本理恵（株式会社エスアールエル 福岡ラボラトリー
　　　　　九州検査部 総合検査課 病理細胞診）
今井律子（公立西知多総合病院 臨床検査科）
及川洋恵（医療法人社団スズキ病院 スズキ記念病院 医療技術部）
大久保文彦（九州大学病院 病理部）
大田喜孝（国際医療福祉大学 福岡保健医療学部 医学検査学科）
蒲　貞行（群馬パース大学 保健科学部 検査技術学科）
川嶋活彦（株式会社戸田中央臨床検査研究所 病理検査科）
國實久秋（前 獨協医科大学 越谷病院 病理部）
小畠勝己（福岡大学病院 病理部）
是松元子（株式会社LSIメディエンス 病理細胞診センター）
佐藤康晴（岡山大学大学院 保健学研究科 病態情報科学）
杉島節夫（九州大学大学院 保健学部門 検査技術科学分野／
　　　　　病態情報学講座）
藤　利夫（株式会社九州オープンラボラトリーズ（QOL）／
　　　　　株式会社リンテック 検査統括部）
南雲サチ子（大阪大学大学院 医学系研究科 保健学専攻／
　　　　　　がん教育研究センター）
布引　治（神戸常磐大学 保健科学部 医療検査学科）
濱川真治（公立昭和病院 臨床検査科 病理担当）
樋口観世子（医療法人神甲会隅病院 臨床検査科）
古田則行（がん研究会有明病院 付設細胞検査士養成所／
　　　　　がん研究会有明病院 サルコーマセンター）
松原美幸（日本医科大学附属病院 病理部）
丸川活司（北海道大学病院 病理部）
丸田淳子（医療法人野口病院 研究検査科）
三浦弘守（東北大学病院 病理部）
三宅康之（倉敷芸術科学大学 生命科学部 生命医科学科）
矢野恵子（関西医療大学 保健医療学部 臨床検査学科）
渡邊友宏（株式会社エスアールエル 福岡ラボラトリー 細胞診）

【第3版（2012年）】
西　國廣＊（株式会社エスアールエル顧問 福岡ラボラトリー）
阿南建一（福岡大学 医学部 腫瘍血液感染症内科学）
阿部英二（北九州市立医療センター 臨床検査科）
荒武八起（倉敷芸術科学大学 生命科学部 生命医科学科）
池本理恵（株式会社エスアールエル 福岡ラボラトリー
　　　　　九州検査部 総合検査課 病理細胞診）
今井律子（西知多医療厚生組合 東海市民病院 中央臨床検査科）
及川洋恵（宮城県対がん協会 細胞診センター 検査課）
大久保文彦（九州大学病院 病理部）
大田喜孝（社会医療法人雪の聖母会聖マリア病院 情報システム部）
蒲　貞行（群馬大学大学院 保健学研究科 生体情報検査科学講座）
川嶋活彦（株式会社戸田中央臨床検査研究所 病理検査科）
國實久秋（獨協医科大学 越谷病院 病理部）
小畠勝己（福岡大学病院 病理部）
是松元子（埼玉社会保険病院 病理部）
佐藤康晴（岡山大学大学院 医歯薬学総合研究科 病理学分野）
清水恵子（大阪府済生会野江病院 病理診断科）
杉島節夫（九州大学大学院 保健学部門 検査技術科学分野／
　　　　　病態情報学講座）
藤　利夫（中津市立中津市民病院 診療部 研究検査科）
南雲サチ子（大阪大学大学院 医学系研究科 保健学専攻／
　　　　　　がん教育研究センター）
布引　治（神戸常磐大学 保健科学部 医療検査学科）
濱川真治（公立昭和病院 臨床検査科 病理担当）
樋口観世子（医療法人神甲会隅病院 臨床検査科）
古田則行（がん研究会有明病院 付設細胞検査士養成所／
　　　　　有明病院細胞診断部）
松原美幸（日本医科大学附属病院 病理部）
丸川活司（北海道大学病院 病理部）
丸田淳子（医療法人野口病院 研究検査科）
三浦弘守（東北大学病院 病理部）
三宅康之（倉敷芸術科学大学 生命科学部 生命医科学科）
渡邊友宏（株式会社エスアールエル 福岡ラボラトリー 細胞診）

【第2版（2007年）】
西　國廣＊（株式会社エスアールエル顧問 福岡ラボラトリー）
阿倉　薫（NTT西日本大阪病院 臨床検査科）
阿南建一（国立病院機構九州がんセンター 臨床検査科）
穴見正信（長崎大学医学部・歯学部附属病院 医療技術部 病理部門）
荒武八起（倉敷芸術科学大学 生命科学部 生命科学科）
及川洋恵（宮城県対がん協会 細胞診センター 検査課）
大田喜孝（聖マリア病院 中央臨床検査部）
大野英治（倉敷芸術科学大学 生命科学部／
　　　　　加計学園細胞診病理学センター）
蒲　貞行（群馬大学医学部 保健学科 検査技術科学専攻
　　　　　応用検査学講座）
小牧　誠（宮崎市立田野病院 健康管理部 病院診療課）
是松元子（埼玉社会保険病院 病理部）
杉島節夫（九州大学大学院 医学系研究院 保健学専攻 検査技術科
　　　　　学分野 病態情報学領域）
清野邦義（北海道対がん協会 細胞センター 臨床検査部）
園田文孝（国立病院機構大牟田病院 研究検査科）
藤　利夫（国立病院機構九州がんセンター 臨床検査部）
南雲サチ子（大阪府立成人病センター 臨床検査科）
松本康申（香川大学医学部附属病院 病理部）
三宅康之（倉敷芸術科学大学 生命科学部 生命科学科）
山本格士（兵庫医科大学病院 病理部）
渡辺達男（長野県健康づくり事業団 検診事業部 検査課）
渡邊友宏（国立療養所沖縄愛楽園 研究検査科）

【初版（2001年）】
西　國廣＊（国立病院九州がんセンター 臨床検査部）
阿倉　薫（NTT西日本大阪病院 臨床検査科）
阿南建一（国立都城病院 研究検査科）
穴見正信（長崎大学医学部附属病院 病理部）
荒武八起（宮崎大学医学部附属病院 中央検査部）
及川洋恵（宮城県対がん協会 細胞診センター 検査課）
大田喜孝（聖マリア病院 中央臨床検査部）
大野英治（倉敷芸術科学大学 生命科学部 生命科学科／
　　　　　細胞病理センター）
蒲　貞行（群馬大学医学部 保健学科 検査技術科学専攻
　　　　　応用検査学講座）
小牧　誠（田野町国民健康保険病院 検査室）
是松元子（埼玉社会保険病院 中央検査部）
杉島節夫（久留米大学医学部附属病院 病理部）
清野邦義（北海道対がん協会 細胞センター 臨床検査部）
園田文孝（国立療養所筑後病院 臨床検査科）
藤　利夫（国立病院九州がんセンター 臨床検査部）
南雲サチ子（大阪府立成人病センター 臨床検査科）
松本康申（香川大学医学部附属病院 病理部）
三宅康之（倉敷芸術科学大学 生命科学部 生命科学科）
山本格士（兵庫医科大学病院 病理部）
渡辺達男（長野県健康づくり事業団 検診事業部 検査課）
渡邊友宏（国立療養所沖縄愛楽園 臨床検査科）

略語・用語集

以下の用語については初出から略語を用いた。

AAH	異型腺腫様過形成 (atypical adenomatous hyperplasia)
ABC	活性化 B 細胞 (activated B cell)
ACC	腺房細胞癌 (acinar cell carcinoma)
ACC	腺様嚢胞癌 (adenoid cystic carcinoma)
aCML	非定型慢性骨髄性白血病 (atypical chronic myeloid leukemia)
ACT	腺房細胞嚢胞 (acinar cystic transformation)
AFP	α-フェトプロテイン (α-fetoprotein)
AGC	異型腺細胞 (atypical glandular cells)
AIDS	後天性免疫不全症候群 (acquired immunodeficiency syndrome)
AIP	自己免疫膵炎 (autoimmune pancreatitis)
AIS	上皮内腺癌 (adenocarcinoma in situ)
ALAL	分化系統不明な急性白血病 (acute leukemia of ambiguous lineage)
ALCL	未分化大細胞型リンパ腫 (anaplastic large cell lymphoma)
ALK	未分化リンパ腫キナーゼ (anaplastic lymphoma kinase)
ALUS	意義不明の異型リンパ球〔atypical lymphoid (cells) of uncertain significance〕
AML	急性骨髄性白血病 (acute myeloid leukemia)
AML-MR	骨髄異形成に関連した AML (acute myeloid leukemia, myelodysplasia-related)
APL	急性前骨髄球性白血病 (acute promyelocytic leukemia)
ASC	異型扁平上皮細胞 (atypical squamous cells)
ASC-H	HSIL を除外できない異型扁平上皮細胞(atypical squamous cells cannot excluded high-grade squamous cell intraepithelial lesion)
ASC-US	意義不明な異型扁平上皮細胞 (atypical squamous cells-undetermined significance)
ATEC	異型内膜上皮細胞 (atypical endometrial cells)
ATEC-AE	内膜異型細胞，内膜異型増殖症/類内膜上皮内腫瘍，または悪性腫瘍を除外できない (atypical endometrial cells, cannot exclude atypical endometrial hyperplasia/ endometrioid intraepithelial neoplasia or malignant condition)
ATEC-US	内膜異型細胞，意義不明 (atypical endometrial cells, of undetermined significance)
ATLL	成人 T 細胞白血病/リンパ腫 (adult T-cell leukemia/lymphoma)
ATP	アデノシン三リン酸 (adenosine triphosphate)
ATP	異型上皮 (atypical epithelium)
ATRA	オールトランスレチノイン酸 (all-trans retinoic acid)
ATRX	X 連鎖αサラセミア・精神遅滞症候群 (α-thalassaemia/mental retardation syndrome X-kinked)
AUC	異型尿路上皮細胞 (atypical urothelial cells)
AUS	意義不明の異型細胞〔atypical (cells) undetermined significance〕
B-ALL/LBL	B リンパ芽球性白血病/リンパ腫 (B-lymphoblastic leukemia/lymphoma)
BAP1	breast cancer susceptibility gene1 associated protein 1
BCR-ABL	フィラデルフィア染色体転座〔Breakpoint cluster region/c-ABL (Abelson murine leukemia viral oncogene homolog)〕
BI	喫煙指数 (brinkman index)
BilIN	胆管上皮内腫瘍 (biliary intraepithelial neoplasia)
BJP	ベンス・ジョーンズ蛋白 (Bence Jones protein)
BL	バーキットリンパ腫 (Burkitt lymphoma)
BRAF	B-Raf 前癌遺伝子，セリン/スレオニンキナーゼ (B-Raf proto-oncogene, serine/threonine kinase)
BRCA1	breast cancer susceptibility gene 1
CA9	炭酸脱水酵素 9 (carbonic anhydrase 9)
CASTLE	甲状腺内胸腺癌 (carcinoma showing thymus-like differentiation)
CDKN2A	サイクリン依存性キナーゼ阻害 2A (cyclin dependent kinase inhibitor 2A)
CEA	癌胎児性抗原 (carcinoembryonic antigen)
CEL	慢性好酸球性白血病 (chronic eosinophilic leukemia)
CGP	包括的がんゲノムプロファイリング (comprehensive genomic profiling)
CHL	古典的ホジキンリンパ腫 (classical Hodgkin lymphoma)
CIN	子宮頸部扁平上皮内腫瘍 (cervical intraepithelial neoplasia)
CK20	サイトケラチン 20 (cytokeratin20)
CLL/SLL	慢性リンパ性白血病/小リンパ球性リンパ腫 (chronic lymphocytic leukemia/ small lymphocytic lymphoma)
cMDS	小児 MDS (childhood myelodysplastic neoplasms)
CML	慢性骨髄性白血病 (chronic myeloid leukemia)
CMML	慢性骨髄単球性白血病 (chronic myelomonocytic leukemia)
CNB	針生検 (core-needle biopsy)
CNL	慢性好中球性白血病 (chronic neutrophilic leukemia)
COPD	慢性閉塞性肺疾患 (chronic obstructive pulmonary disease)
CSF	脳脊髄液 (cerebrospinal fluid)
DCIS	非浸潤性乳管癌 (ductal carcinoma in situ)
DIC	播種性血管内凝固症候群 (disseminated intravascular coagulation)
DIPNECH	びまん性特発性肺神経内分泌細胞過形成 (diffuse idiopathic pulmonary neuroendocrine cell hyperplasia)
DLBCL	びまん性大細胞型 B 細胞リンパ腫 (diffuse large B-cell lymphoma)
dMMR	ミスマッチ修復機能欠損 (mismatch repair deficient)
DNA	デオキシリボ核酸 (deoxyribonucleic acid)
DPP	不規則増殖期内膜 (disordered proliferative phase)
DSRCT	線維形成性小円形細胞腫瘍 (desmoplastic small round cell tumor)
EA	上皮抗原 (epithelial antigen)
EBUS-TBNA	超音波気管支鏡ガイド下針生検 (endobronchial ultrasound guided transbronchial needle aspiration)
EBV	エプスタイン・バール・ウイルス (Epstein-Barr virus)
EC 細胞	子宮頸管内膜細胞 (endocervical cell)
EDTA	エチレンジアミン四酢酸

		(ethylenediaminetetraacetic acid)	HPS	血球貪食症候群 (hemophagocytic syndrome)
EGB		好酸性顆粒小体 (eosinophilic granular body)	HPV	ヒトパピローマウイルス (human papilloma virus)
EGBD		内膜腺間質破綻 (endometrial glandular and stromal breakdown)	HSIL	高度扁平上皮内病変 (high-grade squamous cell intraepithelial lesion)
EGFR		上皮成長因子受容体 (epidermal growth factor receptor)	HSV-1	単純ヘルペスウイルス1 (herpes simplex virus 1)
EMA		上皮細胞膜抗原 (epithelial membrane antigen)	HTLV-1	ヒトT細胞白血病ウイルス1型 (human T-cell leukemia virus type 1)
EML4-ALK		受容体型チロシンキナーゼ（ALK）と微小管結合蛋白（EML4）の融合 (echinoderm microtubule-associated protein-like 4, anaplastic lymphoma kinase)	ICL	細胞質内小腺腔 (intracytoplasmic lumina)
			IDC	指状嵌入樹状細胞 (interdigitating dendric cell)
			IDC	浸潤性膵管癌 (invasive ductal carcinoma)
EM細胞		子宮内膜細胞 (endometrial cell)	*IDH*	イソクエン酸脱水素酵素 (isocitrate dehydrogenase)
ENBD		内視鏡的経鼻的胆管ドレナージ術 (endoscopic nasobiliary drainage)	IHC	免疫染色 (immunohistochemistry)
ERA		上皮関連抗原〔epithelial related antigen〕	IL	インターロイキン (interleukin)
ERCP		内視鏡的逆行性膵胆管造影 (endoscopic retrograde cholangiopancreatography)	IMPC	浸潤性微小乳頭癌 (invasive micropapillary carcinoma)
ET		本態性血小板血症 (essential thrombocythemia)	INSM1	インスリノーマ関連蛋白1 (insulinoma-associated protein 1)
ETP-ALL		初期前駆T細胞性リンパ芽球性白血病/リンパ腫 (early T-cell precursor-acute lymphoblastic leukemia)	IOPN	膵管内オンコサイト型乳頭状腫瘍 (intraductal oncocytic papillary neoplasms)
			IPMA	膵管内乳頭粘液性腺腫 (intraductal papillary mucinous adenoma)
EUS-FNA		超音波内視鏡ガイド下穿刺吸引 (endoscopic ultrasound guided fine needle aspiration)	IPMC	膵管内乳頭粘液性腺癌 (intraductal papillary mucinous carcinoma)
FAP		家族性大腸ポリポーシス (familial adenomatous polyposis)	IPMN	膵管内乳頭粘液性腫瘍 (intraductal papillary mucinous neoplasm)
FFPE		ホルマリン固定パラフィン包埋 (formalin fixed and paraffin embedded)	IPNB	胆管内乳頭状腫瘍 (intraductal papillary neoplasm of the bile duct)
FGFR3		線維芽細胞増殖因子受容体3 (fibroblast growth factor receptor 3)	ISH	*in situ* ハイブリダイゼーション (*in situ* hybridization)
FISH		蛍光 *in situ* ハイブリダイゼーション (fluorescence *in situ* hybridization)	IVLBCL	血管内大細胞型B細胞リンパ腫 (intravascular large B-cell lymphoma)
FL		濾胞性リンパ腫 (follicular lymphoma)	IWGM-MDS	国際MDS形態ワーキンググループ (International Working Group on Morphology of myelodysplastic neoplasms)
FNA		穿刺吸引 (fine-needle aspiration)		
FNAC		穿刺吸引細胞診 (fine-needle aspiration cytology)		
FT4		遊離サイロキシン4 (free thyroxine 4)	JMML	若年性骨髄単球性白血病 (juvenile myelomonocytic leukemia)
GCB		胚中心B細胞 (germinal center B cell)	LAM	リンパ脈管平滑筋症 (lymphangioleiomyomatosis)
GFAP		グリア線維性酸性蛋白質 (glial fibrillary acidic protein)	LBC	液状化検体細胞診 (liquid-based cytology)
GGO		すりガラス様陰影 (ground glass opacity)	LBCL	大細胞型B細胞リンパ腫 (large B-cell lymphoma)
GIST		消化管間質腫瘍 (gastrointestinal stromal tumor)	LC	ランゲルハンス細胞 (Langerhans cell)
hCG		ヒト絨毛性ゴナドトロピン (human chorionic gonadtropin)	LEGH	分葉状頸管腺過形成 (lobular endocervical glandular hyperplasia)
HCG		合胞状細胞集塊 (hyperchromatic crowded cell groups)	LGUC	低異型度尿路上皮癌 (low-grade urothelial carcinoma)
HCL		有毛細胞白血病 (hairy cell leukemia)	LGUN	低異型度尿路上皮腫瘍 (low-grade urothelial neoplasia)
HER2		ヒト上皮成長因子受容体2 (human epidermal growth factor receptor 2)	LOH	ヘテロ接合性の欠失 (loss of heterozygosity)
			LPL	リンパ形質細胞性リンパ腫 (lymphoplasmacytic lymphoma)
HE染色		ヘマトキシリン・エオジン染色 (Hematoxylin-Eosin stain)	LSIL	軽度扁平上皮内病変 (low-grade squamous cell intraepithelial lesion)
HGUC		高異型度尿路上皮癌 (high-grade urothelial carcinoma)	MALT	粘膜関連濾胞辺縁帯 (mucosa-associated lymphoid tissue)
HHV-8		ヒトヘルペスウイルス8 (human herpesvirus 8)	MALT lymphoma	MALT リンパ腫（粘膜関連リンパ組織型節外性辺縁帯リンパ腫, extranodal marginal zone lymphoma of mucosa-associated lymphoid tissue）
Hib		ヘモフィルスインフルエンザ菌 b 型 (*Haemophilus influenzae* type b)		
HIV		ヒト免疫不全ウイルス (human immunodeficiency virus)		
HL		ホジキンリンパ腫 (Hodgkin lymphoma)	MCL	マントル細胞リンパ腫 (mantle cell lymphoma)
HMB-45		Human Melanoma Black		
HPoV		ヒトポリオーマウイルス (human polyoma virus)	MDS	骨髄異形成腫瘍 (myelodysplastic neoplasms)

MDS/MPN	骨髄異形成/骨髄増殖性腫瘍（myelodysplastic/myeloproliferative neoplasms）		PCR	ポリメラーゼ連鎖反応（polymerase chain reaction）
MF	菌状息肉症（mycosis fungoides）		PD-L1	programmed cell death-ligand 1
MGG	メイ・グリュンワルド・ギムザ（May–Grünwald–Giemsa）		PEL	原発性滲出性リンパ腫（primary effusion lymphoma）
MGS	粘液小球状構造（mucous globular structure）		PitNET	下垂体神経内分泌腫瘍（pituitary neuroendocrine tumor）
MGUS	意義不明の単クローン性γグロブリン血症（monoclonal gammopathy of undetermined significance）		PLAP	胎盤型アルカリホスファターゼ（placental alkaline phosphatase）
MIA	微少浸潤性腺癌（minimally invasive adenocarcinoma）		PLC	胸腔内洗浄細胞診（pleural lavage cytology）
MLL	混合形質型白血病（mixed lineage leukemia）		PMBL	縦隔原発大細胞型B細胞リンパ腫（primary mediastinal B-cell lymphoma）
MLL	乳腺粘液瘤様病変（mucocele-like lesion）		PMF	原発性骨髄線維症（primary myelofibrosis）
MM	多発性骨髄腫（multiple myeloma）		pMMR	ミスマッチ修復機能正常（mismatch repair proficient）
MMR	ミスマッチ修復（mismatch repair）		PSA	前立腺特異抗原（prostate specific antigen）
MPAL	混合系統型急性白血病（mixed phenotype acute leukemia）		PSTT	胎盤部トロホブラスト腫瘍（placental site trophoblastic tumor）
MPN	骨髄増殖性腫瘍（myeloproliferative neoplasms）		PTCD	経皮経肝的胆管ドレナージ（percutaneous transhepatic cholangio drainage）
MPO	ミエロペルオキシダーゼ（myeloperoxidase）		PTCL, NOS	末梢性T細胞リンパ腫，非特定型（peripheral T-cell lymphoma, not otherwise specified）
mRNA	メッセンジャーRNA（messenger ribonucleic acid）		PTH	副甲状腺ホルモン（parathyroid hormone）
MSI	マイクロサテライト不安定性（microsatellite instability）		PV	真性赤血球増加症（polycythemia vera）
MTAP	メチルチオアデノシンホスホリラーゼ（methylthioadenosine phosphorylase）		*RET*	神経組織や造血細胞の組織維持に重要な受容体型チロシンキナーゼ（receptor tyrosinkinase）
MUM1	multiple myeloma oncogene 1		RNA	リボ核酸（ribonucleic acid）
MYD88	myeloid differentiation primary response gene 88		ROM	悪性の危険度（risk of malignancy）
MZL	辺縁帯リンパ腫（marginal zone lymphoma）		*ROS1*	細胞増殖に関わる蛋白質の1つ（ROS proto-oncogene 1, receptor tyrosine kinase, c-ros oncogene 1）
N/C比	核/細胞質比（nucleus/cytoplasm ratio）			
NAP	好中球アルカリフォスファターゼ（neutrophil alkaline phosphatase）		ROSE	迅速オンサイト細胞診（rapid on-site evaluation）
NCAM	神経細胞接着分子（neural cell adhesion molecule）		rRNA	リボソームRNA（ribosomal ribonucleic acid）
NEN	神経内分泌腫瘍（neuroendocrine neoplasms）		RT-PCR	逆転写ポリメラーゼ連鎖反応（reverse transcription-polymerase chain reaction）
NET	神経内分泌腫瘍（neuroendocrine tumor）		SCC	扁平上皮癌（squamous cell carcinoma）
NGS	次世代シークエンサー（next generation sequencing）		SCJ	扁平・円柱上皮接合部（squamo-columnar junction）
NHGUC	高異型度尿路上皮癌陰性（negative for high-grade urothelial carcinoma）		SEBVTCL	小児全身性EBV陽性T細胞リンパ腫（systemic Epstein-Barr virus-positive T-cell lymphoproliferative disease of childhood）
NLPHL	結節性リンパ球優位型ホジキンリンパ腫（nodular lymphocyte predominant Hodgkin lymphoma）		SHGUC	高異型度尿路上皮癌疑い（suspicious for high-grade urothelial carcinoma）
NOR1	neuron-derived orphan receptor 1		SIL	扁平上皮内病変（squamous cell intraepithelial lesion）
NOS	分類不能（not otherwise specified）			
NTRK	神経栄養因子チロシンキナーゼ受容体（Neurontrophic tropomyosin receptor kinase）		SLE	全身性エリテマトーデス（systemic lupus erythematosus）
OCT3/4	octamer transcription factor/octamer-binding protein-3, 4		SPACE	連続膵液細胞診（serial pancreatic juice aspiration cytological examination）
OHSIL	高異型度上皮内腫瘍性病変あるいは上皮性異形成相当（oral high-grade squamous intraepithelial lesion or high-grade dysplasia）		SPN	充実性偽乳頭状腫瘍（solid-pseudopapillary neoplasm）
			SS	セザリー症候群（Sézary syndrome）
			STAS	気腔内腫瘍散布（spread through air space）
OLSIL	低異型度上皮内腫瘍性病変あるいは上皮性異形成相当（oral low-grade squamous intraepithelial lesion or low-grade dysplasia）		STIC	漿液性卵管上皮内癌（serous tubal intraepithelial carcinoma）
			T-ALL/LBL	Tリンパ芽球性白血病/リンパ腫（T-lymphoblastic leukemia/lymphoma）
OPMDs	口腔潜在的悪性疾患（oral potentially malignant disorders）		TBM	核片貪食組織球（tingible body macrophage）
PanIN	膵上皮内腫瘍性病変（pancreatic intraepithelial neoplasia）		TBS	ベセスダシステム（The Bethesda System）
			TDF	精巣決定因子（testis determining factor）
PAS反応	過ヨウ素酸シッフ反応（periodic acid Schiff反応）		TDLU	終末乳管小葉単位（terminal-duct lobular unit）
PAX	ペアボックス蛋白質（paired box protein）		TdT	ターミナルデオキシヌクレオチジルトランスフェラーゼ
PCN	形質細胞腫瘍（plasma cell neoplasms）			

	(terminal deoxynucleotidyl transferase)	*TP53*	tumor protein 53
TERT	テロメラーゼ逆転写酵素 (telomerase reverse transcriptase)	tRNA	トランスファーRNA (transfer ribonucleic acid)
Tg	サイログロブリン (thyroglobulin)	TSH	甲状腺刺激ホルモン (thyroid stimulating hormone)
TgAb	抗サイログロブリン抗体 (anti-thyroglobulin antibody)	TTF-1	甲状腺転写因子 (thyroid transcription factor-1)
TKI	チロシンキナーゼ阻害薬 (tyrosin kinase inhibitor)	TUR-BT	経尿道的膀胱腫瘍切除術 (transurethral resection of bladder tumor)
T-LGLL	T細胞性大顆粒リンパ性白血病 (T-cell large granular lymphocytic leukemia)	WG	ライト・ギムザ (Wright-Giemsa)
t-MNs	治療関連性骨髄性腫瘍 (therapy-related myeloid neoplasms)	WM	原発性マクログロブリン血症 (Waldenström macroglobulinemia)
TNF-α	腫瘍壊死因子α (tumor necrosis factor-α)	αSMA	平滑筋アクチン (α-smooth muscle actin)

目 次

序文…ii ／ 編集にあたって…iii ／ 分担執筆者…iv ／ 歴代執筆者…v ／ 略語・用語集…vi

■ 総 論　　　　　　　　　　　　　　　　　　　丸川活司／濱川真治／石田克成

細胞診の歴史，医療における細胞診の役割 ── 2
- 1 細胞診の歴史　2
- 2 医療における細胞診の役割　2

細胞と細胞内小器官 ── 2
- 1 細胞　2
- 2 細胞膜　3
- 3 核　3
- 4 核小体　3
- 5 ミトコンドリア　3
- 6 リボソーム　3
- 7 小胞体　3
- 8 ゴルジ装置　4
- 9 リソソーム　4
- 10 細胞骨格　4

上皮組織と非上皮組織 ── 4
- 1 上皮組織　4
- 2 単層扁平上皮細胞　5
- 3 単層立方上皮細胞　5
- 4 単層円柱上皮細胞　5
- 5 多列上皮細胞　5
- 6 重層扁平上皮細胞　5
- 7 尿路上皮細胞（移行上皮細胞）　5
- 8 支持組織　5
- 9 筋組織　5
- 10 神経組織　5

細胞の悪性化について ── 6
- 1 悪性化の誘発因子と遺伝子変異　6
- 2 細胞周期とチェックポイントによる監視　7
- 3 細胞周期チェックポイントの異常による遺伝的不安定性と細胞の悪性化　8

検体採取法と細胞診標本作製法 ── 9
- 1 検体採取法　9
- 2 塗抹標本作製法　9
- 3 固定法　10

液状化検体細胞診 ── 11
- 1 LBC法の有用性　11
- 2 塗抹原理　12
- 3 重力沈降静電接着法　12
- 4 吸引吸着転写法（フィルター法）　12
- 5 保存液（固定液）の組成　12
- 6 LBC法の利点と欠点　12
- 7 がんゲノム検査を考慮したLBC検体の取り扱い　13
- 8 LBC法導入時の留意点　13

セルブロック作製法 ── 13
- 1 遠沈管法　14
- 2 コロジオンバッグ法　14
- 3 試験管法　14
- 4 アルギン酸ナトリウム法　14
- 5 そぎ落とし法　14

遺伝子検査における検体処理法 ── 14
- 1 検体処理の注意点　15
- 2 核酸抽出手法　16
- 3 核酸抽出時の操作上の注意点　17
- 4 核酸の品質チェック　17

染色法 ── 18
- 1 通常用いられる染色法　18
- 2 必要に応じて用いられる染色法　18
- 3 パパニコロウ染色　18
- 4 迅速パパニコロウ染色　18
- 5 ギムザ染色　19
- 6 迅速ギムザ染色　19
- 7 PAS反応　19
- 8 アルシアンブルー染色　20
- 9 ベルリンブルー染色　20
- 10 ズダンⅢ反応　20
- 11 グロコット染色　21
- 12 HE染色　21

免疫染色 ── 21
- 1 基本原理　21
- 2 ポリマー法について　22
- 3 免疫染色（用手法）を上手に染めるコツ　22
- 4 免疫染色のまとめ　22

迅速細胞診 ── 22
- 1 術中迅速細胞診　23
- 2 ROSEの意義　25
- 3 検体処理と迅速染色法　25
- 4 感染症対策　25
- 5 保険医療機関間の連携におけるデジタル病理画像による迅速細胞診　25
- 6 今後の課題　25

スクリーニング ── 26
- 1 スクリーニングの目的　26

  2 考慮すべき患者情報　26
  3 スクリーニングの方法　26
- 細胞診のすすめ方 ────────── 26
  1 観察の方法　26
  2 検体の種類別における細胞像の捉え方　27
  3 細胞所見の捉え方　27
  4 個々の細胞所見の読み方　28
  5 背景所見の捉え方　28
  6 出現様式の捉え方　29
  7 悪性細胞の捉え方　31
  8 上皮性悪性細胞の基本的な見方　32
- 細胞診の精度管理 ────────── 33
  1 細胞診の内部精度管理　33
  2 細胞診の外部精度管理　33

■ 各　論

I　婦人科細胞診　　　　　　　　　　　　　　　　　　　矢野恵子／梅澤　敬／加藤智美

- 女性性器の解剖組織学 ────────── 36
  1 外陰，腟　36
  2 子宮　36
  3 卵管　37
  4 卵巣　37
- 細胞採取 ────────── 37
  1 外陰・腟　37
  2 腟円蓋部　37
  3 頸部　37
  4 子宮内膜　38
- 子宮腟頸部細胞診でみられる正常細胞 ────────── 38
  1 扁平上皮細胞　38
  2 子宮頸管内膜細胞　39
  3 子宮内膜細胞　39
  4 その他　39
- 内分泌細胞診 ────────── 40
  1 内分泌細胞診の評価法　40
  2 性周期とその細胞像　40
  3 閉経期の細胞像　41
  4 妊娠・産褥・授乳期の細胞像　41
  5 内分泌疾患とその細胞像　41
- 子宮腟頸部細胞診のすすめ方 ────────── 42
- 子宮腟頸部良性病変の細胞診 ────────── 42
  1 化生　42
  2 予備細胞増生　43
  3 再生（修復）細胞　43
  4 萎縮性腟炎　43
  5 リンパ球性（濾胞性）頸管炎　43
  6 放射線による変化　43
  7 妊娠，流産　43
- 感染症の細胞診 ────────── 44
  1 カンジダ　44
  2 トリコモナス　44
  3 放線菌　45
  4 ガルドネレラ　45
  5 ヘルペスウイルス　45
  6 クラミジア　46
- 子宮頸部細胞診報告様式 ────────── 46
  1 HPV感染と子宮頸癌　46
  2 報告様式　TBS　47
  3 子宮頸部細胞診におけるLBC　48
- 子宮頸部の前駆病変および悪性病変 ────────── 48
  1 扁平上皮内病変（SIL）／子宮頸部扁平上皮内腫瘍（CIN）　48
  2 扁平上皮癌（SCC）　50
  3 腺腫瘍および前駆病変　52
- 子宮内膜細胞診 ────────── 56
  1 正常細胞　56
  2 子宮内膜細胞診のすすめ方　57
  3 炎症性の変化　58
  4 子宮内膜細胞診報告様式　58
  5 良性病変から前駆病変　58
  6 悪性腫瘍　59
  7 記述式内膜細胞診報告様式　62
- 妊娠，絨毛性疾患の細胞診 ────────── 62
  1 妊娠時にみられる正常細胞　63
  2 絨毛性疾患の細胞診　63
- 卵巣腫瘍の細胞診 ────────── 64
  1 卵巣にみられる正常細胞　64
  2 卵巣腫瘍の細胞診　65

II　呼吸器の細胞診　　　　　　　　　　　　　　　　　澁木康雄／柿沼廣邦／松永　徹

- 呼吸器の解剖組織学 ────────── 68
- 呼吸器検体の標本作製法 ────────── 68
  1 喀痰　68
  2 気管支鏡下擦過および洗浄液　70
  3 肺穿刺吸引　71
  4 肺がんにおける遺伝子検体の取り扱いについて　71

呼吸器細胞診にみられる正常および良性細胞 — 72
1. 扁平上皮細胞　72
2. 線毛円柱上皮細胞　72
3. 杯細胞　72
4. 基底細胞　72
5. 扁平上皮化生細胞　73
6. Ⅱ型肺胞上皮細胞　73
7. 組織球　73
8. 赤血球，白血球　73

呼吸器細胞診にみられる非細胞成分 — 74
1. シャルコー・ライデン結晶　74
2. クルシュマン螺旋体　74
3. アスベスト小体　74

呼吸器感染症の細胞診 — 75
1. 真菌感染症　75
2. 細菌感染症　77
3. ウイルス感染症，肺吸虫症　78

肺の良性腫瘍と細胞診 — 79
1. 肺過誤腫　79
2. 硬化性肺胞上皮腫　80

肺癌の組織分類と細胞診 — 80
1. 扁平上皮系腫瘍，前浸潤性病変を含む　80
2. 神経内分泌腫瘍　83
3. 腺系腫瘍（前浸潤性病変を含む）　85
4. 大細胞癌　87
5. 腺扁平上皮癌　87
6. 肉腫様癌　87
7. 唾液腺型腫瘍　87
8. 転移性腫瘍　88

肺癌報告様式 — 88

肺がん検診における細胞診 — 89
1. 高危険群　90
2. 採痰と標本作製法　90
3. 評価法　90
4. 異型扁平上皮細胞について　90

縦隔に発生する腫瘍 — 93
1. 胸腺腫瘍　93
2. 胚細胞腫瘍　94
3. リンパ腫　95

Ⅲ　体腔液の細胞診　　濱川真治／丸川活司／松本慎二

体腔の基礎 — 96
1. 体腔の解剖と組織学　96
2. 体腔液の性状と貯留要因　96
3. 体腔液細胞診の役割　97

体腔液細胞診のすすめ方 — 97
1. 検体の提出と保管　97
2. 検体の性状確認　97
3. 集細胞　97
4. 血性検体の取り扱い　97
5. 塗抹・固定　98
6. 各種染色　98
7. 免疫染色　100
8. 細胞転写法　100
9. セルブロック法　100
10. 中皮腫診断のための9p21(p16)-FISH法　102
11. 体腔液検体を用いたゲノム解析　102

良性細胞の見方 — 103
1. 中皮細胞　103
2. 炎症細胞　103
3. その他　105

転移性腫瘍細胞の見方 — 106
1. 腺癌　106
2. 扁平上皮癌　109
3. 小型円形細胞腫瘍　109
4. その他の悪性細胞　111

中皮腫 — 112
1. 概要　112
2. 組織像　112
3. 細胞像　113
4. 免疫染色所見　114

術中体腔液細胞診 — 114
1. 腹腔洗浄細胞診　114
2. 胸腔洗浄細胞診　115

体腔液細胞診の報告様式 — 115
1. 細胞診ガイドライン（2015年版）　116
2. 中皮腫瘍取扱い規約　116
3. 石綿健康被害救済制度　116
4. その他の報告様式　116

Ⅳ　泌尿器の細胞診　　大﨑博之／有安早苗

泌尿器系の解剖・組織・細胞学 — 117
1. 腎臓　117
2. 尿管　117
3. 膀胱　117
4. 尿道　118
5. 前立腺　118

組織型分類 — 118
1. 尿路上皮系腫瘍　118
2. 尿膜管に関する腫瘍　119
3. 神経内分泌腫瘍　119

尿細胞診のすすめ方 ———————————— 120
   1 尿細胞診の特徴と目的　120
   2 尿路上皮癌の検出方法　120

尿の検体処理方法 ———————————— 121
   1 検体種別　121
   2 標本作製法　121

尿細胞診の報告様式 ———————————— 123

尿中に出現する非細胞成分 ———————— 123
   1 円柱　123
   2 結晶　124
   3 食物残渣　124

   4 トリコモナス原虫　124

尿中に出現する良性異型細胞 ——————— 124
   1 ウイルス感染細胞　125
   2 反応性尿路上皮細胞　125
   3 反応性尿細管上皮細胞　125

尿中に出現する悪性細胞 ————————— 126
   1 尿路上皮癌　126
   2 尿中の扁平上皮癌細胞　128
   3 尿中の腺癌細胞　129
   4 小細胞癌　129

尿細胞診と免疫染色 ———————————— 130

Ⅴ　乳腺の細胞診　　阿部英二／葉山綾子／小穴良保

乳腺の解剖組織学 ———————————— 132

乳腺腫瘍の病理組織 ———————————— 133

乳腺腫瘤穿刺吸引細胞診の報告様式 ———— 133
   1 判定区分と診断基準　133

乳腺腫瘤穿刺吸引細胞診にみられる良性細胞 — 135
   1 乳管上皮細胞（腺上皮細胞）　135
   2 筋上皮細胞　135
   3 双極裸核　135
   4 泡沫細胞　135
   5 アポクリン化生細胞　135
   6 間質細胞　136
   7 脂肪細胞　136

乳腺腫瘤穿刺吸引細胞診のすすめ方 ———— 136
   1 弱拡大での観察のポイント　136
   2 強拡大での観察のポイント　137

乳腺良性腫瘍の組織像と細胞所見 ————— 138
   1 上皮性良性腫瘍　138
   2 結合織および上皮性混合腫瘍　139
   3 その他の良性腫瘍および腫瘍様病変　141
   4 妊娠，授乳期乳腺の細胞所見　142

乳腺悪性腫瘍の組織像と細胞所見 ————— 142
   1 非浸潤癌　142
   2 浸潤性乳管癌　144
   3 特殊型浸潤癌　145
   4 間葉系分化を伴う癌　148
   5 乳房パジェット病　149

乳頭分泌物の細胞診 ———————————— 149
   1 異常乳頭分泌細胞診の見方と考え方　149
   2 乳腺病変における異常乳頭分泌物細胞診　150

乳癌のサブタイプ ———————————— 150

Ⅵ　甲状腺・副甲状腺の細胞診　　丸田淳子／樋口観世子／伊藤有紀子

甲状腺の解剖・機能 ———————————— 151

副甲状腺の解剖・機能 ——————————— 152

甲状腺腫瘍の組織分類 ——————————— 152

甲状腺細胞診の特徴と対象となる疾患 ——— 152

穿刺吸引手技 ——————————————— 152

塗抹法 —————————————————— 152

鑑別診断のための免疫染色 ———————— 152

甲状腺腫瘍の遺伝子異常 —————————— 152

甲状腺細胞診の報告様式 —————————— 154

甲状腺細胞診のすすめ方 —————————— 154
   1 正常甲状腺　155
   2 非腫瘍性病変　155
   3 腫瘍様病変　160
   4 良性腫瘍　161
   5 低リスク腫瘍　162
   6 悪性腫瘍　162
   7 その他の腫瘍　167

副甲状腺腫瘍 ——————————————— 169

Ⅶ　口腔・唾液腺の細胞診　　河原明彦／浮ヶ谷匡恭

口腔領域の解剖 —————————————— 170
   1 各部位の説明　170
   2 口腔粘膜の分類　170

正常組織・正常細胞の理解 ———————— 171

組織分類 ————————————————— 171

口腔細胞診のすすめ方 ——— 171
検体処理 ——— 172
 1 検体採取・擦過細胞診　172
 2 検体採取・穿刺吸引細胞診　173
 3 染色　173
非腫瘍性病変 ——— 173
 1 感染症　174
 2 過角化症　174
 3 口腔扁平苔癬　174
 4 尋常性天疱瘡　174
口腔領域の報告様式 ——— 175
良性腫瘍 ——— 175
前癌病変・悪性腫瘍 ——— 175
 1 異形成（OLSIL と OHSIL）の細胞像　175
 2 扁平上皮癌　175
 3 悪性黒色腫　176

唾液腺の解剖 ——— 176
唾液腺の正常組織と正常細胞 ——— 177
唾液腺細胞診のすすめ方 ——— 177
非腫瘍性病変 ——— 178
 1 唾石症　178
 2 炎症性疾患　178
 3 肉芽腫性唾液腺炎　179
 4 IgG4 関連唾液腺病変　179
 5 反応性リンパ節過形成　179
唾液腺の穿刺吸引細胞診 ——— 179
唾液腺細胞診の報告様式：ミラノシステム ——— 179
唾液腺腫瘍における補助診断 ——— 180
腫瘍性病変 ——— 180
 1 良性腫瘍　180
 2 悪性腫瘍　183

VIII　消化器の細胞診　　　　水口啓司／長友忠相／河原明彦

消化管の解剖 ——— 187
正常組織や正常細胞 ——— 187
非腫瘍性病変 ——— 187
腫瘍性病変 ——— 187
 1 上皮性腫瘍　187
 2 非上皮性腫瘍　188
肝臓の細胞診 ——— 189
 1 肝臓の解剖　189
 2 正常組織像と細胞像　190
 3 組織型分類　190
 4 非腫瘍性病変　190
 5 腫瘍性病変　191
胆道（胆管と胆囊）の細胞診 ——— 192
 1 胆道の解剖　192

 2 正常組織と正常細胞　192
 3 胆道細胞診のすすめ方　192
 4 検体処理　192
 5 非腫瘍性病変　193
 6 腫瘍性病変　193
 7 報告様式　194
膵臓の細胞診 ——— 194
 1 膵臓の解剖　194
 2 正常組織や正常細胞　194
 3 組織型分類　196
 4 膵細胞診のすすめ方　196
 5 検体処理　197
 6 非腫瘍性病変　198
 7 報告様式　198
 8 特異的事項　198
 9 腫瘍性病変　198

IX　脳脊髄液・脳腫瘍の細胞診　　　　松本慎二／安倍秀幸

脳脊髄液の細胞診 ——— 202
 1 脳脊髄液の産生，循環と機能　202
 2 髄液細胞塗抹標本の作製　202
 3 髄液細胞診の報告様式　203
 4 正常髄液の細胞組成　203
 5 髄液細胞増多を示す非腫瘍性疾患　203
 6 髄液中のその他の細胞　205
 7 脳脊髄液中にみられる悪性細胞　206

脳腫瘍の細胞診 ——— 209
 1 脳の解剖と正常細胞　209
 2 標本作製法・染色法　209
 3 非腫瘍性病変（脱髄性疾患・感染症）　212
 4 脳腫瘍の分類と変遷　212
 5 脳腫瘍細胞診のすすめ方　212
 6 腫瘍性病変　214

X　リンパ節の細胞診　　加戸伸明／佐々木陽介／大澤久美子

リンパ節の基礎 ── 221
1. リンパ節の構造　221
2. リンパ球の局在　222
3. 皮質と髄質　222
4. リンパ濾胞と胚中心　222
5. 免疫染色所見　222
6. リンパ節細胞診の目的　222

標本作製法 ── 222
1. 捺印細胞診　223
2. 穿刺吸引細胞診　223
3. 合わせ法　224
4. LBC　224

非腫瘍性リンパ節病変の細胞診 ── 225
1. 濾胞パターン　225

リンパ腫の細胞診 ── 228
1. B細胞リンパ腫　228
2. T/NK細胞リンパ腫　235

転移性腫瘍 ── 239
1. 扁平上皮癌の転移　239
2. 腺癌の転移　239
3. 小細胞癌の転移　239
4. 甲状腺乳頭癌の転移　239
5. 精上皮腫　239

リンパ節細胞診断の報告様式 ── 240
1. リンパ節穿刺吸引細胞診報告様式：シドニーシステム the Sydney system　240

XI　骨軟部腫瘍の細胞診　　池畑浩一

骨軟部腫瘍の特性 ── 242
1. 好発年齢と好発部位　242
2. 細胞採取法と標本作製法　242

解剖，正常組織と細胞像 ── 245
1. 骨組織の解剖と細胞像　245
2. 軟部組織の解剖と細胞像　245

骨軟部腫瘍における細胞診のすすめ方 ── 245

骨腫瘍の細胞診 ── 247
1. 軟骨腫（内軟骨腫）　247
2. 軟骨肉腫　247
3. 軟骨芽細胞腫　248
4. 骨巨細胞腫　248
5. 骨肉腫　248
6. 脊索腫　249
7. ランゲルハンス細胞組織球症　249
8. ユーイング肉腫　250
9. 転移性骨腫瘍　250

軟部腫瘍の細胞診 ── 252
1. 神経鞘腫　252
2. 結節性筋膜炎　252
3. 腱滑膜巨細胞腫（腱鞘巨細胞腫）　252
4. 顆粒細胞腫　253
5. 脂肪肉腫　254
6. 隆起性皮膚線維肉腫　254
7. 粘液線維肉腫　254
8. 未分化多形肉腫　255
9. 平滑筋肉腫　255
10. 横紋筋肉腫　255
11. 血管肉腫　256
12. 滑膜肉腫　257
13. 胞巣状軟部肉腫　257
14. 明細胞肉腫　258
15. 骨外性粘液型軟骨肉腫　258
16. 類上皮肉腫　259

XII　造血器腫瘍の細胞診　　阿南建一／常名政弘

造血器腫瘍の細胞診 ── 260

血球の分化・成熟 ── 260

骨髄標本の作製と観察法 ── 261
1. 骨髄検査　261
2. 骨髄塗抹標本の作製　261
3. 骨髄標本の着眼点　262
4. 染色法　262

正常の骨髄細胞 ── 263

骨髄系腫瘍 ── 263
1. 急性骨髄性白血病（AML）　263
2. 二次性骨髄性腫瘍　265
3. 混合系統型ないし分化系統不明な急性白血病　267
4. 骨髄異形成腫瘍（旧：骨髄異形成症候群）　267
5. 骨髄増殖性腫瘍（MPN）　269
6. 骨髄異形成／骨髄増殖性腫瘍　271

リンパ系腫瘍 ── 273
1. 急性リンパ芽球性白血病　273
2. 成熟B細胞腫瘍　274
3. 形質細胞腫瘍（PCN）　277
4. 成熟T細胞腫瘍　278

骨髄転移性腫瘍 ―――――― 279
1. 骨髄転移の標本観察法　279
2. 骨髄転移腫瘍と造血器腫瘍の鑑別　280

フローサイトメトリー（flowcytometry：FCM）検査の基礎 ―――――― 280
1. FCM検査からみた白血病の病型分類　281
2. FCM検査の評価　281
3. FCM検査の注意点　283

主要参考文献　284　　索　引　287

総論

総　　論

細胞診の歴史，医療における細胞診の役割

1　細胞診の歴史

　細胞診によるがん診断を開発したGeorge N. Papanicolaou博士（1883～1962年）（図1）は，ギリシャに生まれ，医師で政治家でもある父親の勧めで医師を目指した。アテネ大学を卒業後ドイツへ大学院留学し，ミュンヘン大学から博士号を受領された。米国に渡り，コーネル大学医学部解剖学講座で研究職についた。「モルモットの性の決定と性の制御」を研究し，豚の腟塗抹細胞診標本で性周期各期細胞を確認し，1917年，Charles R. Stockardと共著で「Science」に発表する。その後，コーネル大学婦人科医師らとともに行ったヒト女性を対象にした研究で，ヒト細胞における性周期別形態変化を捉えることができ，偶然にも腟分泌物中に異型細胞（がん細胞）をみつけた。細胞診はがん診断のツールになることを確信し，1941年，Herbert F. Trautとの連名で「子宮癌における腟スメアの診断価値」を講演し，この年に婦人科細胞診確立に向けたプロジェクトチームが結成された。メンバーは国際的で，Traut（ノルウェー），Andrew A. Marchetti（イタリア），村山はしめ（日本），Papanicolaou（ギリシャ）で，翌年にはショール染色に改良を加えたパパニコロウ（Papanicolaou）染色を「Science」に発表。1943年に「腟スメアによる子宮癌の診断」を出版，そして後世に多大な影響を及ぼすことになるプロジェクトの集大成アトラス「剥離細胞図譜」が1954年に刊行された。

　細胞診においてパパニコロウ染色について使用されているギムザ（Giemsa）染色は，1904年にドイツの細菌学者であるGustav Giemsa（ドイツ）によってマラリア原虫の染色法として発表され，血液および骨髄塗抹標本の中で最も基本的な染色であるとともに，細胞診やマラリア等の血中寄生虫の染色など広く用いられている。また，改良が加えられたメイ・グリュンワルド・ギムザ（May-Grünwald-Giemsa）染色やライト・ギムザ（Wright-Giemsa）染色では，より安定した良好な染色所見が得られるようになり，細胞診においても多用されている。

2　医療における細胞診の役割

　細胞診における細胞検査士の業務は，検体前処理，標本作製とスクリーニングである。標本中に存在する多くの細胞の中から，診断に役立つ所見を見つけ出すスクリーニングは細胞検査士にとって最も重要な業務となっている。悪性および異型細胞を見つけ出すことが主たる目的ではあるが，感染症や炎症などによる細胞変化を捉えることも重要となってくる。細胞診における最終診断は細胞診専門医が行い，細胞検査士は細胞診専門医にみせる必要のある標本を決定し，振り分けることが重要な業務である。スクリーニングで異型細胞やがん細胞が見落とされた場合，その症例は陰性として報告され，場合によっては治療の機会が遅れたり，失われたりすることにもなる。細胞検査士個人の質の向上，精度の向上だけでなく，部署としてのシステム作りも必要である。

細胞と細胞内小器官

1　細胞

　細胞（cell）は生物体を構成する基本的な構造単位で，細胞膜によって外界と区別され，自己複製能力を備える遺伝子を持つ。また，その遺伝子の情報から細胞の生命活動に必要な蛋白質合成を行い，生命を維持

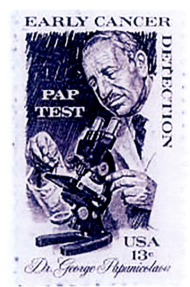

図1　George N. Papanicolaou博士
（1883～1962）

し，独自の機能を果たすことができる。細胞は細胞体と細胞核とに区別され，細胞膜と核膜の間を埋める細胞質（胞体ともいう）と核を作る核質とに分けられる。細胞質は高分子が浮遊する流動性のあるゾルと，高分子が互いに連結し流動性を失ったゲルとの間で絶えず流動し，内容物はとどまっていない。細胞質の中で特殊な形態を呈し，一定の機能を持つものを細胞小器官と呼ぶ。

2　細胞膜

細胞膜（cell membrane）は厚さ8～10 nmの膜で，脂質の二重層とそれに伴う蛋白質，糖質からなる。細胞膜の基本構造は二層のリン脂質で，リン脂質は1つの親水基と2本の疎水性炭化水素鎖からなり，細胞膜は疎水性の鎖を互いに向き合わせ，親水基が外側に位置するように配列している。細胞膜は細胞外部と細胞内部の環境に差を作り，高い選択性をもって栄養物の摂取，老廃物の排泄を調整している半透膜である。また，細胞膜に限らず，細胞内小器官を形成する膜は，基本的にこれと同じ構造を持っている。

3　核

核（nucleus）は細胞の構造・機能における遺伝的特性を決定する中枢的存在で，その働きは核に含まれる遺伝子による。核の大きさは一定でなく，細胞の種類や分化の程度によって異なる。それぞれの種類の成熟した細胞では，核容積/細胞質容積の値（N/C比）はほぼ一定の値を示す。核は二重の膜からなる核膜によって細胞質と区別され，内部には核質（クロマチン）と核小体がある。核膜には核膜孔という直径約50 nmの細孔が多数あり，これを通して核質と細胞質は連絡している。二重の核膜のうち外膜はそのまま粗面小胞体に移行している。核内で合成されたmRNA，tRNAおよびリボソームサブユニットなどはここを通って細胞質に入り，細胞質で合成された酵素，転写調節因子などはここを通って核質に入る。核膜に包まれた核の部分を核質と呼ぶが，その大部分はクロマチン（染色質）である。クロマチンは塩基性色素に染まる不均質な塊状物からなり，DNAと核蛋白質（ヒストン：histone）の作る複合体を主成分とする。クロマチンには活性型クロマチン（ユークロマチン：euchromatin）と不活性型クロマチン（ヘテロクロマチン：heterochromatin）があり，euchromatinは弛緩したクロマチンで転写活性が起こり，核内に拡散してヘマトキシリン染色で淡染してみえる。heterochromatinはクロマチンが凝集しており転写活性が低い状態で，粗いクロマチンとして濃染してみえる。

4　核小体

核小体（nucleolus）は1個から数個みられるが，その数・大きさは細胞の種類，活動状態によって異なる。核小体はリボソームが集合した部分で，RNAと塩基性蛋白質からなる。RNAには主に3種類あり，rRNAは蛋白質の組み立て場所であるリボソームの形成を助け，mRNAは核内のDNA遺伝子からメッセージを転写し，細胞質内のリボソームへ運ばれ翻訳されて蛋白質を組み立てる時期に利用される。tRNAは蛋白質合成に必要なアミノ酸をリボソームに呼び込んでいる。一般に活発な分裂増殖を営む細胞，例えば幼若な造血細胞やがん細胞，分泌性蛋白質を産生する分泌細胞などでは，核小体はよく発達し，大きい。

5　ミトコンドリア

ミトコンドリア（mitochondria）は径 $0.2～0.5\mu m$ で長さ $2～5\mu m$ の小体で糸状，杆状，球状で細胞質内に散在し，光学顕微鏡では顆粒状にみえる。ミトコンドリアは内外の限界膜（二重膜）に包まれ，内膜が内方に向かって数多くのヒダ状の突起を作っている。内膜の表面積を増大させているこの複雑なヒダ状構造をクリステ（cristae）という。クリステは細胞内呼吸の場で，酵素と酸素とともにエネルギー産生に必要なATPを産生する。ミトコンドリアは核とは別に独自の核酸（DNA，RNA）を持ち，分裂，増殖する。肝臓や筋肉など代謝活動の盛んな細胞ではミトコンドリアが多く，大型なクリステの発達も旺盛でパパニコロウ染色で細胞質が顆粒状にみえる。

6　リボソーム

リボソーム（ribosome）は細胞小器官の中では最も小さく（径15 nm程度），RNAの一部であるrRNAと蛋白質からなり，細胞内の蛋白質合成の場となる。リボソームには細胞質内に散在する遊離リボソームと，粗面小胞体に付着する付着リボソームとがある。

7　小胞体

小胞体（endoplasmic reticulum）は膜に包まれ腔が互いに連絡した管状，胞状，嚢状構造物で細胞液に満ちている。小胞体は細胞内の微小循環システムで，物質（主に蛋白質）をある場所から他へと輸送する。小胞体には小胞体膜の外表面にリボソームが付着した粗面小胞体（図2）とリボソームが付着していない滑面小胞体の2種類がある。粗面小胞体はリボソームで作られた蛋白質を小胞体の内腔に蓄え，小胞の形でゴルジ装置に送っている。粗面小胞体は蛋白質合成の盛んな細胞で膵臓の外分泌細胞や腸のパネート細胞，神

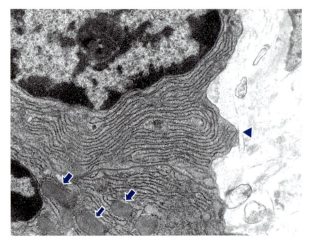

図2　形質細胞の透過型電子顕微鏡画像
粗面小胞体とリボソーム（▶），ミトコンドリア（➡）

経細胞，形質細胞などでよく発達している。滑面小胞体はコレステロールの合成や分解，脂質代謝，薬物の解毒などの機能を担っている。滑面小胞体は精巣のライディッヒの間細胞，卵巣の卵胞膜細胞や黄体細胞，副腎皮質細胞などのように，脂質を合成する細胞によく発達している。

8　ゴルジ装置

ゴルジ装置（Golgi apparatus）は膜で囲まれた扁平な袋が重なった格好の構造物で，核の近傍にみられる。小胞体からゴルジ装置に送られた蛋白質は選別され，それぞれに必要な修飾（糖質の合成，蛋白質の加工，濃縮）がなされ，分泌小胞を形成してゴルジ装置を離れ細胞外へ分泌される。

9　リソソーム

リソソーム（lysosome）（水解小体）はゴルジ装置から分離した小胞（直径約 0.2〜0.5 μm）で，分解酵素を含む膜でできた球状構造である。リソソームは細胞内の不要物，細胞外からの異物，微生物などを消化，分解する。

10　細胞骨格

細胞質の中に張りめぐらされた網目構造で，細胞の運動や細胞内の構造物の輸送，形態保持に重要な役割を果たしている。細胞骨格（cytoskeleton）は太さにより微小管（25 nm），中間径フィラメント（10 nm），アクチンフィラメント（5 nm）の3種類に大別される。微小管は多数のチューブリン（tubulin）といわれる球状蛋白質からなり，細胞に極性をもたらし，細胞の形や運動を調節している。中間径フィラメントにはその構成蛋白質により，ケラチン（keratin），デスミン（desmin），ビメンチン（vimentin），ニューロフィラメント（neurofilament），グリアルフィラメント（glial filament）などがあり，細胞の分化に大きく関与している。アクチンフィラメントは筋収縮性蛋白質であるアクチン（actin）やミオシン（myosin）が代表的である。

上皮組織と非上皮組織

細胞同士は目的に応じて集合し，機能上，構造上の合目的性を持った1つの構造体を形成する。これを組織（tissue）と呼び，類似した細胞が集団をなして，全体として相互の機能を増幅させている。人体には多くの器官が存在するが，それを作る組織の種類は意外にも少なく，上皮組織，支持組織，筋組織，神経組織の4種類にすぎない。ただ，支持組織は結合組織，血液とリンパ組織，骨・軟骨組織に細区分されている。細胞は特有の配列をして組織を作り，こうしてできた組織の組み合わせによって，すべての器官が構成される。しかし，組織を作るものは細胞のみではなく，細胞と細胞の間には細胞間物質（間質）があり，細胞とともに組織の成分となっている。その間質成分の代表が線維で，人体の線維で最も大量に存在するのがコラーゲン（collagen）という蛋白質を主成分とする膠原線維である。その他には弾性線維や細網線維がある。また，間質には液性成分も存在し，それらは細胞から分泌された蛋白質や多糖体，無機イオンなどからなる。細胞間を埋める物質も身体を構成する重要な要素で，細胞間物質もすべてを細胞が産生し，細胞外に分泌した物質である。

1　上皮組織

上皮組織（epithelial tissue）は身体の表面，体腔の内壁，消化管や血管の内面を覆い，身体の内部と外界とを隔てる上皮（epithelium）を作る上皮細胞（epithelial cell）からなる。上皮細胞は一層または数層の細胞が互いに接着してシートを構成し，基底膜を介して結合組織と結合する。上皮細胞の間には細胞外マトリックスはほとんどなく，細胞同士は結合装置で連結され，結合装置にはタイト結合（密着帯，閉鎖帯），デスモゾーム（接着斑），ギャップ結合などがある。細胞には明確な極性があり，細胞間質に乏しい特徴がある。また，単層の上皮は，物質の吸収や交換，分泌，濾過などに都合がよく，重層の上皮は，損傷などが加わりやすい部位に存在している。

2　単層扁平上皮細胞

一層の扁平な細胞が敷石状に配列する上皮で，漿膜上皮（中皮細胞）や血管内皮などにみられる。薄い上皮で物質の交換に向き，毛細血管では周囲の組織と酸素や二酸化炭素，栄養物や老廃物の交換を行っている。

3　単層立方上皮細胞

垂直断面でみると正方形にみえる細胞で構成され，脳室の表面を覆う脈絡叢や甲状腺の濾胞上皮，腎臓の集合管などに存在する。

4　単層円柱上皮細胞

円柱状の背の高い細胞が一層に並んだ上皮で，横断面は長方形を示す。細胞質が広く細胞内小器官を多く持つことができ，吸収や分泌を行う場所に向いている。胃から直腸までの消化管上皮，婦人科生殖器の卵管，子宮内膜上皮もこれに相当する。中には表面積を増やすために発達した微絨毛を持つ場合（腸上皮）や運動性のある線毛を持つ場合があり，線毛を備えている細胞を単層円柱線毛上皮細胞（simple columnar ciliated epithelial cells）という。

5　多列上皮細胞

すべての上皮細胞が基底膜に接しているという意味で多列上皮は単層上皮の亜型とも考えられているが，上皮細胞の核の高さが一定しないため，重層上皮のようにみえる。気道上皮，精管上皮や外分泌腺の導管に存在し，上部に細胞膜が発達した運動器である線毛を持つものは多列線毛上皮と呼ばれ，物質の運搬に重要な役割を果たす。

6　重層扁平上皮細胞

身体の表面を覆う表皮は重層扁平上皮で，扁平な細胞が何層にも重なった上皮である。表層細胞が扁平であるのに対し，深層に向かうにつれて立方状となる。摩擦や機械的刺激に強いという特徴があり，皮膚の他，口腔，咽頭，食道，肛門，腟などに存在する。

7　尿路上皮細胞（移行上皮細胞）

移行上皮は機能に応じて上皮の形態が移行することからこの名がついた。多列上皮と同様に上皮細胞が突起を伸ばし基底膜に接し，最表層を覆う細胞は大型で，しばしば2個の核を持ち，被蓋細胞（umbrella cell）と呼ばれる。移行上皮細胞は尿路上皮細胞（urothelial cells）とも呼ばれ，尿路系（腎盂，尿管，膀胱，尿道）の上皮で，膀胱では尿の溜まった状態（500〜800 mL）と排尿後の収縮状態によって，その表面積が大きく変化する。

8　支持組織

支持組織は細胞や器官を支えるもので，上皮と違ってバラバラに存在する細胞成分とその間には多量の細胞間質からできている。支持組織を構成する細胞は，間葉からできると考えられ，線維芽細胞（fibroblast），脂肪細胞（lipocyte），軟骨芽細胞（chondroblast），骨芽細胞（osteoblast）の他に血球細胞であるリンパ球，マクロファージ（大食細胞，組織球）などがある。また，細胞間質は細胞外マトリクスと総称される巨大分子の網状構造で満たされ，膠原線維，細網線維，弾性線維の線維成分と無定形基質成分であるプロテオグリカンなどが存在する。

9　筋組織

筋組織を構成している筋細胞は，細長い形をしていることから筋線維（muscle fiber）とも呼ばれるが，"線維"という名であっても細胞そのものを指し，膠原線維などの"線維"とは根本的に異なる。筋細胞は，細胞の長軸方向に走る無数の筋原線維（myofibril）とその間を埋める筋形質からなる。また，筋原線維は，主に2種類の蛋白質（アクチンとミオシン）でできた筋細糸からなる。筋細胞は神経刺激により収縮し，物質の分泌，身体の運動や血液の循環などに作用する。筋は筋線維の形態によって3つに分類され，筋線維に模様があるものが横紋筋〔striated muscle，骨格筋（skeletal muscle），心筋（cardiac muscle）〕，ないものが平滑筋（smooth muscle）に分けられる（表1）。

10　神経組織

情報伝達と情報処理に特化した神経細胞（nerve cell）と，それを支持する神経膠細胞（glial cell）からなる組織である。神経組織は中枢神経組織と末梢神経組織に分けられ，脳と脊髄を中枢神経系と呼び，これに出入りする神経要素を末梢神経系という。神経細胞は神経細胞体から出る多数の樹状突起と1本の長い軸索で構成され，これを神経単位（neuron）と呼ぶ。刺激は樹状突起を通って神経細胞に届けられ，軸索を伝わった後に神経接合部（synapse）を介して次の神経や筋に送られる。神経細胞体から末梢の方へ興奮を伝える突起を軸索と呼び，軸索に髄鞘（myelin sheath）が巻きついているものを有髄神経，髄鞘のないものを無髄神経と呼ぶ。髄鞘はミエリンと呼ばれるリン脂質を成分とし，中枢神経系では希突起膠細胞に，末梢神経系ではシュワン細胞に存在する。

表1 筋組織の種類と特徴

随意筋	横紋筋	骨格筋	多核で,核は細胞膜直下に並んで偏在している 身体の運動に関与し,意識的に収縮させることができる
不随意筋		心筋	単核で,核は細胞の中心に位置し,多数の心筋細胞が結合し形成されている 細胞と細胞が接する部分の細胞膜は介在板と呼ばれる
		平滑筋	細胞の中心に単一の長い棒状または紡錘状の核を有する細長い紡錘形の細胞 核周辺に細胞内小器官が集まり,細胞質は筋細糸により満たされている

表2 がん化リスク要因と癌

リスク要因	リスク要因に関連づけられるがん
喫煙(能動)	口腔,咽頭,食道,胃,結腸直腸,肝臓,膵臓,喉頭,肺,子宮頸部,卵巣,膀胱,腎臓,骨髄性白血病
受動喫煙	肺(非喫煙者)
飲酒	口腔と咽頭,食道,結腸直腸,肝臓,女性の乳房
紫外線(波長100〜400nm)	皮膚
放射線	骨髄(白血病),胃,肺,乳房,結腸,肝臓
アスベスト	中皮腫,肺
1,2-ジクロロプロパン(DCP),ジクロロメタン(DCM)	胆管
芳香族アミン類	膀胱
過体重と肥満	結腸,膵臓,閉経後乳癌,子宮内膜,腎臓
運動不足	結腸,乳房,子宮内膜
野菜不足	食道,胃
果物不足	食道,胃,肺
塩分摂取過多	胃
ピロリ菌(Helicobacter pylori)	胃,胃MALT(mucosa-associated lymphoid tissue)リンパ腫
B型肝炎ウイルス(hepatitis B virus:HBV),C型肝炎ウイルス(hepatitis C virus:HCV)	肝臓
ヒトパピローマウイルス(HPV)	口腔,中咽頭,肛門,陰茎,外陰部,腟,子宮頸部
ヒトT細胞白血病ウイルス-1型(human T-cell leukemia virus type 1:HTLV-1)	成人T細胞白血病/リンパ腫(Adult T-cell leukemia/lymphoma:ATLL)
Epstein-Barr virus(EBV)	鼻咽頭,バーキットリンパ腫,ホジキンリンパ腫
外因性ホルモン使用 ホルモン代替治療(HRT) 経口避妊薬(OC)	女性の乳房

DCP:dichloropropane, DCM:dichloromethane, HRT:hormone replacement therapy, OC:oral contraceptives

細胞の悪性化について

1 悪性化の誘発因子と遺伝子変異

細胞の悪性化,すなわち「がん化」には,遺伝子変異や多段階的な変異の蓄積(多段階発がん),染色体異常などが原因と考えられている。遺伝子変異とは,細胞分裂の際に遺伝子を構成するDNAの塩基配列が変化することを意味する。通常,遺伝子変異はDNA校正機構やミスマッチ修復機構,塩基除去修復,ヌクレオチド除去修復などを司るさまざまな酵素の働きによ

表3　発癌に関係するドライバー遺伝子変異

癌遺伝子		癌抑制遺伝子	
遺伝子名	関連する癌・疾患の例	遺伝子名	関連する癌・疾患の例
N-ras	神経芽腫，骨髄性白血病	RB	網膜芽細胞腫
H-ras	膀胱癌，甲状腺癌	p53	リ・フラウメニ症候群，多くの癌腫
K-ras	膵癌，肺癌，大腸癌	APC	家族性大腸腺腫症
L-myc	小細胞肺癌	NF1	神経線維腫症1型，神経芽腫，悪性黒色腫
N-myc	神経芽腫，小細胞肺癌	NF2	多発性神経線維腫症Ⅱ型，髄膜腫，神経芽腫
c-myc	肺癌，バーキットリンパ腫	WT1	ウィルムス腫瘍，腎芽腫
KIT	消化管間質腫瘍	VHL	フォン・ヒッペル・リンドウ病，腎癌
EGFR(ErbB)	非小細胞肺癌，グリオーマ	BRCA1	家族性乳癌，卵巣癌
HER2/neu(ErbB2)	乳癌，卵巣癌，胃癌	BRCA2	家族性乳癌，膵癌
MET	家族性乳頭状腎癌，胃癌	CHEK2	家族性乳癌
ABL(BCR-ABL)	慢性骨髄性白血病	Maspin	乳癌，前立腺癌
RET	多発性内分泌腺腫症2型，甲状腺癌	p73	乳癌，卵巣癌
Cyclin D1	乳癌，食道癌，リンパ腫	DPC4(SMAD4)	若年性ポリポーシス，膵癌
Cyclin E	胃癌，大腸癌	MSH2	遺伝性非腺腫性大腸癌，子宮体癌
CDK2	乳癌，グリオーマ	MLH1	遺伝性非腺腫性大腸癌，子宮体癌
CDK4	乳癌，グリオーマ，骨肉腫，悪性黒色腫	PMS2	遺伝性非腺腫性大腸癌，子宮体癌
CDK6	グリオーマ	PTEN	カウデン病，神経膠芽腫，前立腺癌
β-catenin	大腸癌，悪性黒色腫	p16	悪性黒色腫，膵癌，中皮腫
SMO	基底細胞癌	PTC	ゴーリン症候群，基底細胞癌，食道癌
MDM2	骨肉腫	STK11	ポイツ・ジェガース症候群，大腸癌，胃癌
BCL-2	リンパ腫	MEN1	多発性内分泌腺腫症1型
PML-RAR-α	急性前骨髄球性白血病		
EML4-ALK	肺腺癌		

り本来のDNAに修復されている。

　遺伝子変異を誘発する原因には，変異原物質（ゲノムの変異を誘発する化学物質の総称），腫瘍ウイルス，細菌，ホルモン，放射線，がん遺伝子，がん抑制遺伝子，ゲノム・エピゲノム異常などがかかわっている（表2）。外因性の変異原物質として，喫煙や食品，日常生活用品，紫外線など生活を取り巻く環境に広く無数に存在し，ホルムアルデヒド，アスベストなど職業で取り扱う変異原物質もある。

　また，慢性的な炎症もがん化に関与すると考えられており，炎症で誘導されるTNF-αやインターロイキン〔IL（IL-1α，IL-1β，IL-6）〕などの炎症性サイトカイン，好中球やマクロファージなどは内因性の変異原物質として考慮すべきである。

　1つのがんには多数の遺伝子変異があるが，これまでの知見の蓄積から，発がんに関係する遺伝子変異をドライバー遺伝子変異という。ドライバー遺伝子変異には，がん遺伝子（oncogene：アクセル役）とがん抑制遺伝子（tumor suppressor gene：ブレーキ役）の両者の変異が含まれる（表3）。中でもがん化に必須なドライバー遺伝子変異はオンコジェニックドライバー遺伝子変異と呼ばれ，例として，BCR-ABL，EGFR，EML4-ALK，ROS1，RET，BRAF，HER2，NTRK遺伝子の変異があり，がん遺伝子に限定され，分子標的治療のターゲットとなる。

　遺伝子の変化は，特定の蛋白質の過剰発現や働きを強めることにより，がん化につながる増殖異常を引き起こす。例としてHER2がん遺伝子の増幅はHER2蛋白を過剰発現させる。HERファミリー蛋白のダイマー（dimer）形成はチロシンキナーゼ活性により伝達カスケードのシグナル伝達を活性化し，細胞増殖能を促進する。

　その他，加齢，慢性炎症，細菌やウイルス感染などの発がん要因が高まると，DNAメチル化異常やヒストン修飾異常などのエピジェネティックな異常が蓄積する。DNAメチル化は生理的に生じており，CpGアイランドと呼ばれるシトシンとグアニンの配列が密集した領域がメチル化されると下流の遺伝子の転写を抑制する。過剰なメチル化や広範囲な低メチル化は，がん細胞の形成や進行にかかわっていると考えられている。

2　細胞周期とチェックポイントによる監視

　身体を構成するすべての細胞は，1つの二倍体細胞

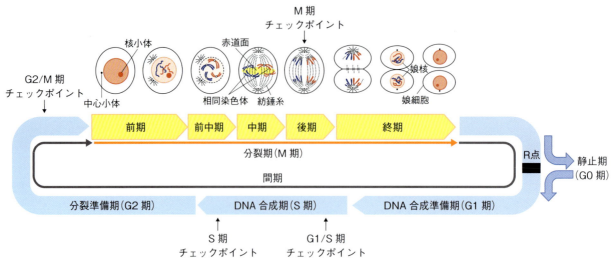

図3 細胞周期と体細胞分裂

表4 細胞周期のフェーズとステータス

フェーズ	略記	ステータス	DNA量
静止/老化	G0	細胞が周期から去った，または分裂をやめている休止期	2n
間期	G1	Gap1では細胞は大きくなる．G1/Sチェックポイントで次のDNA合成への準備ができているかが確認される	2n*
	S	この期間にDNAの複製が行われる	4n
	G2	DNA合成から有糸分裂が起こるまでの間，細胞は成長し続ける．G2/Mチェックポイントで次のM期（有糸分裂と細胞質分裂）への準備ができているかが確認される	4n
細胞分裂	M	この段階で細胞の成長は停止し，活動エネルギーは分裂に集中される．有糸分裂の途中M期チェックポイントで完全な分裂への準備ができているかが確認される	2n+2n

＊：DNA量はG1期のDNA量を2nとする．

が一連の体細胞分裂を行う．細胞周期（cell cycle）は体細胞分裂により，ゲノム情報伝達の仕組みにより遺伝情報を受け渡す役割を担っている．細胞周期は体細胞分裂を起こしていない間期（interphase）と分裂期（mitotic phase）に大別される．周期は，DNA合成準備期（G1期），DNA合成期（S期），分裂準備期（G2期），分裂期（M期）に分けられる．多くは間期で細胞本来の機能を発揮するが，増殖の周期にない段階を静止期（G0期）という．このG0期の細胞がG1期に再び入るためには増殖因子の関与とG1期後期の拘束点（restriction point：R点）が重要となる．このR点は，G1期細胞がS期に進むかどうかを決めるポイントである．分裂期は前期（prophase），前中期（prometaphase），中期（metaphase），後期（anaphase），終期（telophase）の順で細胞分裂を進め，間期へとつながる（図3）．細胞周期の各段階の略語と状況，DNA量の変化を表4に示す．段階ごとのDNA量はG1期のDNA量を2nとすると，S期では2倍に増える．また，M期が終わるとDNA量は2nに戻る．

3 細胞周期チェックポイントの異常による遺伝的不安定性と細胞の悪性化

細胞周期のチェックポイントは，細胞周期に異常がある場合には進行を停止あるいは減速させる制御機構のことである．1回の細胞分裂の周期中に，G1/S期，S期，G2/M期，M期にそれぞれ主なチェックポイントがあり，DNA損傷，DNA複製，複製された染色体の分離を監視している．細胞周期チェックポイントの異常は遺伝的不安定性をもたらし，がんの発生と進行の要因となる．DNA複製の際に生じる相補的ではない塩基対合（ミスマッチ）を修復するミスマッチ修復（MMR）機能は，ゲノム恒常性の維持に必須の機能である．MMR機能が低下している状態をMMR deficient（dMMR），一方で機能が保たれている状態を

MMR proficient（pMMR）という。MMR機能の低下により，1塩基から数塩基の繰り返し配列（マイクロサテライト）の反復回数に変化が生じる現象をマイクロサテライト不安定性（MSI）という。MMR機能の低下により，がん化に関与する遺伝子のコーディング領域に存在する反復配列領域に変化が起こりやすくなり，遺伝子異常の蓄積により腫瘍発生や増殖に関与すると考えられている。

MMRの機能低下を評価する方法として，PCR法を利用したMSI検査，MMR蛋白〔MLH1（mutL homolog 1），MSH2（mutS homolog 2），MSH6（mutS homolog 6），PMS2（postmeiotic segregation increased 2）〕に対する免疫染色（immunostaining：IHC）や，次世代シークエンサー（next generation sequencer：NGS）による評価法がある。

MSIが高頻度に認められる場合をMSI-high（MSI-H），低頻度に認められるまたは認められない場合をMSI-low/microsatellite stable（MSI-L/MSS）と呼ぶ。MMR機能の低下が認められるがんの要因は，がん種によって異なることが知られている。

検体採取法と細胞診標本作製法

1 検体採取法

細胞診の精度を向上させるためには，適切な検体採取と検体処理法，標本作製が重要であり，標本の良否によって影響されることはいうまでもない。また，信頼性の高い細胞診断は，適正に作製された標本を正確に観察し判断することで可能となる。採取された検体の性状の観察から，迅速かつ適切に処理し，診断に耐えうる標本を作製することが重要となる。細胞診標本作製法は検体により塗抹法が異なり，また，同じ検体であっても，その性状や量によって塗抹法を使い分け，採取した細胞を均等に塗抹し，細胞剥離の少ない塗抹標本を作製することが最も重要となる。

1．擦過法

病変部または検査対象部位を綿棒やブラシ，ヘラなどで擦って細胞を採取し，採取器具を直接スライドガラスにすりつけて細胞を塗抹する。肉眼的に観察できる病変部や子宮頸部，口腔粘膜は直視下に擦過し，気管支，胆管，膵管などの内視鏡で観察可能な部分では，内視鏡の先端からブラシを出して病変部を擦過し検体採取する。

2．穿刺吸引法

病変に直接細い針を刺して病変部の細胞を吸引する方法である。表在臓器である乳腺，甲状腺，唾液腺または軟部組織の腫瘤に対しては，触診や超音波で病変を確認しながら21〜23ゲージ針を刺す（図4）。また，近年では，超音波内視鏡下で病変を観察しながら穿刺吸引を行う手法として，肺や肺門リンパ節病変に対する超音波気管支鏡ガイド下針生検（EBUS-TBNA）や，食道，胃，膵臓，肝臓や腹腔内リンパ節などに対する超音波内視鏡下穿刺吸引法（EUS-FNA）などが行われている。

3．集細胞法

液状検体に浮遊する細胞の回収には遠心操作による集細胞法が一般的である。尿，髄液，胸水，腹水，心嚢液などの液状検体が対象となり，胸腔・腹腔洗浄液や気管支・肺胞洗浄液，穿刺吸引後の生理食塩水などでの針先洗浄液も対象となる。体腔液（胸水・腹水・心嚢液など）は採取後にフィブリンが析出しやすい検体もあるため，採取後直ちに検体処理しなければならない。また，量が多い場合でも全量を遠沈操作し診断に有用な細胞回収に努めなければならない。検体により回転数と時間は異なるが，体腔液などは遠心器の回転半径が15 cmの場合，3,000 rpmで3〜5分間程度行う。脳脊髄液のように蛋白含有量が少ない検体では，細胞が変性しやすいためウシ胎子（FBS）の血清などを入れる検体処理が必要となり，遠心条件を800〜1,000 rpm，3〜5分程度にとどめた方がよい。遠心沈殿操作後，沈渣をピペットで採取して，引きガラス法やすり合わせ法で塗抹する。脳脊髄液や尿など，細胞成分が少ない検体や少量しか採取できない検体に対しては，自動遠心塗抹法（集細胞遠心装置）などの機器を用いる。

自動遠心塗抹法には，サイト・テック®オートスメア®2500（サクラ精機）やサイトスピン4（サーモフィッシャーサイエンティフィック）などの集細胞遠心塗抹装置を利用した手法がある。液状検体に対して遠心力を利用し，スライドガラスに直接塗抹する方法で，集細胞効果に優れており，細胞数が少ない検体の標本作製に有用である。しかし，細胞量が多い検体では，細胞が重なってスクリーニングに支障を生じることがあるため，検体を希釈して濃度を調整する必要がある。検体の希釈さえ間違わなければ，誰もが均一な塗抹標本を作製することのできる手法の1つであり，機器を用いた塗抹法であることから塗抹標本作製における精度管理上，有用な手法ともいえる。

2 塗抹標本作製法

塗抹とは検体採取より得られた細胞をスライドガラスに塗布する操作のことで，検査の種類，採取方法，検体の性状を考慮して適切な方法を選択する必要がある。一般的には直接塗抹法やすり合わせ法，引きガラ

ス法を用いた塗抹法が利用され，目的に応じた塗抹標本作製を選択すべきであるが，塗抹は厚すぎず，薄すぎず均等に塗抹することがベストである。

1．直接塗抹法

擦過検体（子宮頸部・体部などの婦人科検体や気管支擦過検体，口腔内擦過）は，採取器具から直接スライドガラスに塗抹し，塗抹面が乾燥しないよう湿固定を行う。また，乳頭分泌物は直接スライドガラスを病巣に押し当て塗抹する。実際には細胞検査士が携わることは少ないが，擦過検体は乾燥しやすいため塗抹後素速く（1秒以内）固定する。

2．すり合わせ法

スライドガラス上に検体を載せ，別のもう1枚のスライドガラスを軽く重ね，左右または上下に引き伸ばし均等に塗抹する。個人差の少ない手法で，喀痰などの粘稠性の高い検体に有用である。すり合わせる回数は検体の性状にもよるが，3～4回程度が良く，強く擦り合わせすぎると細胞が挫滅し，核線が形成されるため注意が必要となる。

3．引きガラス法

末梢血液塗抹法と同様にスライドガラスの一端に適量の沈渣を落とし，引きガラスでスライドガラス上を一方向に動かしながら均一に塗抹し，薄層標本を作製する手法を引きガラス法（wedge法）という（図5）。集細胞法を行った体腔液，洗浄液，穿刺吸引液などの液状検体に用いる方法で，遠心沈殿操作後の沈渣や有核細胞層（buffy coat）から採取し塗抹する。ギムザ染色などに必要な乾燥塗抹標本では，引き終わりを作らない塗抹操作が有用であるが，湿固定標本作製の際には引き終わりの細胞乾燥を避けるため，引き終わりに少量の沈渣物が残るように塗抹し，瞬時に湿固定するのがポイントである（図6）。検体の性状と量によりスライドガラスと引きガラスの角度，スピードを調整することが必要である。細胞量が多い検体や粘稠度の高い検体に対しては，角度を低く，ゆっくりと塗抹する。粘稠度の低い検体では，角度を高くして早く塗抹する。引きガラス法で塗抹した場合，がん細胞などの大型の細胞は，塗抹の辺縁や引き終わりに比較的多く集まりやすい傾向にある。

4．捺印法

手術によって摘出された腫瘍の割面や生検で採取された組織をピンセットでつまみ，スライドガラスに軽くポンポンと押しつけるように塗抹する方法である。細胞成分が多く軟らかいリンパ節などからの細胞塗抹は容易であるが，神経鞘腫や筋腫などの腫瘍では捺印法では細胞を採取することが困難なため，スライドガラスの縁で削るようにしてから塗抹する。捺印時に組織の割面とスライドガラス面が平行になるよう捺印することで，細胞の破壊や核線を防止できる。また，血液が多く付着している組織は，ガーゼなどで余分な血液成分を除去してから塗抹する。

5．圧挫法

圧挫法（crush法）で作製した塗抹標本は，個々の細胞の観察に加えて組織構築像をみることができる。針生検検体や手術検体から粟粒大の組織片を採取し，2枚のスライドガラスに挟み軽く押しつぶしながら互いに他方向（上下または左右）へ薄く引き伸ばし細胞を塗抹する方法である。圧挫法は脳腫瘍などの微量な組織片や軟らかい腫瘍に適した塗抹法であるが，圧挫されにくい硬い組織は，腫瘍割面をメスの刃などの鋭いもので擦過（scrape）し，スライドガラスに塗抹する擦過標本を作製することがある。

3　固定法

細胞は生体から剥離すると，血液や組織液との断絶に基づいて酸素欠乏や栄養欠乏などの影響を受けて変性が始まり，自己融解し，壊死に陥る。そのため細胞の主要成分である蛋白質を安定化，不溶化することで細胞内成分の流出や変性を防ぎ，細胞質や核の微細構造を保持して各種の観察に支障のないようにするのが

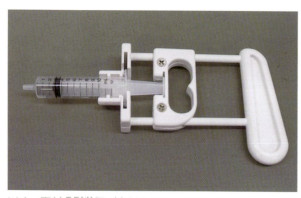

図4　穿刺吸引装置（穿刺専用ピストル）

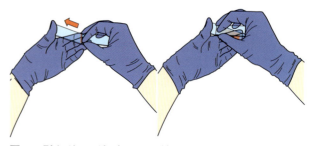

図5　引きガラス法（wedge法）による細胞塗抹

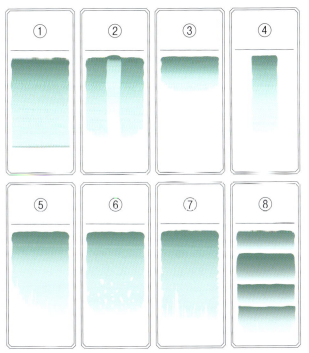

図6　引きガラス法（wedge法）によるスメア像
適正：①⑤⑦，不適正：②③④⑥⑧
乾燥標本では引き終わりを作らない塗抹操作が有用（⑤⑦）。湿固定標本作製の際には引き終わりの細胞乾燥を避けるため，引き終わりに少量の沈渣物が残るように塗抹し，瞬時に湿固定するのがポイントである（①）。

固定の目的である。固定法には湿固定，乾燥固定，コーティング固定などがあり，目的に応じた適切な固定法で，塗抹後に迅速な固定操作をする必要がある。また，固定法の種類によって細胞の大きさや形，クロマチンの状態が異なることから，各種固定法による形態の特徴を十分理解しておくことも重要である。

1．湿固定

　湿固定とは，95％エタノールを利用した凝固型の固定方法で，パパニコロウ染色用の固定として使用される。95％エタノールを用いた湿固定は，蛋白質周囲の保水を取り除き，蛋白質同士がイオン結合することで凝固する原理を利用した固定方法である。固定には細胞塗抹後，乾燥を防ぐため速やかに固定液に入れることが必須で，また，固定液に入れる際には，素早く入れることがムラのない良好な塗抹標本を作製するポイントとなる。固定時間は少なくとも15分以上必要であり，1週間程度であれば染色性は保たれるが，長期の固定により，抗原性の失沽がみられることもある。

2．乾燥固定

　ギムザ染色やPAS反応に利用される固定で，特にギムザ染色では必須な固定方法である。塗抹後，自然放置による乾燥では，細胞が収縮・濃縮状となりムラが生じ，染色不良の原因となるため，塗抹後の瞬時な冷風乾燥が良好な標本作製のポイントとなる。また，乾燥固定では湿固定よりも，風乾によって細胞が大きくなる。

3．コーティング固定

　主成分がイソプロピルアルコール（固定作用）とポリエチレングリコール（細胞の乾燥防止作用）からなる市販のコーティング固定液（噴霧式・滴下式）を用いる方法である。コーティング固定は塗抹後，乾燥させずに固定液で塗抹面を覆い，その後自然に乾燥させる方法で，未染色標本を乾燥塗抹標本として郵送する場合に有用である。また，固定時間が短く，迅速標本作製時にも有用な手法となっている。

液状化検体細胞診

　液状化検体細胞診（LBC）とは，ブラシなどの器具で採取した細胞を専用保存液に浮遊させ，固定および均質化した状態からスライドガラスに細胞を限られた範囲に薄層塗抹する方法の総称である。婦人科領域を中心として世界中で取り入れられているが，非婦人科領域検体にも活用されている。さらに免疫染色や分子病理学的検索にも応用されている。

1　LBC法の有用性

　LBC法の利用目的や有用性は検体ごとに異なる。婦人科検体においては，直接塗抹法と比較すると採取した細胞数が少ない場合でもブラシに付着した細胞を保存液に浮遊させることにより乾燥がない良好な状態でスライドガラス上に塗抹されるため，異型細胞の見落としが少ないとされている。また，液状化した細胞は子宮頸部病変の原因であるヒトパピローマウイルス（HPV）の遺伝子検索にも利用されている。非婦人科検体の中でも体腔液，尿などの液状検体では，直接塗抹法に比べて集細胞効率が良く，多くの細胞をスライドガラス上に塗抹できるため精度向上に役立つ。また，穿刺吸引検体や擦過検体においては，穿刺針やブラシなどの器具洗浄液として用いられる場合があり，直接塗抹で細胞が少ない場合や塗抹手技による細胞の挫滅が生じた場合には，器具洗浄液を用いて良好な標本を得られる利点がある。保存液中の残検体が多い場合は，セルブロック作製や包括的がんゲノムプロファイリング（CGP）検査への応用も可能である。CGP検査とは，腫瘍中に含まれるがんゲノムを解析して，がん化やがん増殖の原因となる遺伝子変異を検出し，その遺伝子変異の情報から適応する薬剤や治療法を選ぶことを目的とした検査である。

2 塗抹原理

比重と荷電作用を利用した重力沈降静電接着法（密度勾配遠心法）とフィルターや荷電作用などを用いた吸引吸着転写法（フィルター法）の2つに大別される。いずれの方法も細胞表面の陰性荷電とスライドガラス表面の陽性荷電による吸着を利用し薄層塗抹している。

3 重力沈降静電接着法（図7）

分離用試薬を用いて遠心分離することで，血液，粘液，炎症細胞などを除去し，診断に重要な細胞を沈渣として収集する。自然沈降により表面が陰性に荷電した細胞と陽性に荷電したガラス表面が電気的に結合する性質を利用して，沈渣中の比重の大きい細胞が優先的に吸着され，塗抹される。比重の大きい細胞から沈降するため大きい細胞集塊が優先的に吸着され，電気的吸着ができない箇所は塗抹されないので細胞重積が少ない薄層塗抹標本となる。また，塗抹工程で外的圧力をかけることがないので細胞集塊や組織構築が立体的に保持される。

4 吸引吸着転写法（フィルター法）（図8）

細胞溶液を攪拌，分散し均一化した後，吸引風圧（陰圧）によりフィルター膜面上に細胞を収集し，排出風圧（陽圧）により細胞がスライドガラスに転写され薄層塗抹標本となる。塗抹面は風圧の外的圧力により，細胞集塊や組織構築が平面的になる。

5 保存液（固定液）の組成

主成分のアルコールはメーカーにより，メタノール・エタノール・イソプロパノールがあり，アルコール濃度（約25～50％）や組成はさまざまである。主成分がエタノール系固定液では細胞の収縮があり，メタノール系固定液では逆に膨満感を示す。このような差異は反応性変化を伴う扁平上皮細胞や腺上皮細胞においてより顕著にみられる傾向がある（表5）。アルコール濃度は蛋白凝集能や溶血能にも影響する。アルコールの固定機序は，蛋白質の水分がアルコールに置換・除去されると，分子内結合（疎水結合，水素結合，他）をしていた官能基が分子間相互で親和して蛋白質が凝固される。一方で，微量のホルマリンを添加することにより蛋白の凝集を阻止する工夫がなされている保存液もある。保存液の溶血作用には限界があるため，強い血性検体は溶血剤を用いた前処理が必要となる。

6 LBC法の利点と欠点

1．利点
- サンプリング技術や標本作製技術に個人差が生じないため不適正検体が減少
- 細胞塗抹が限定的な範囲かつ薄層に塗抹されるためスクリーニング時間が短縮
- 一定期間保管後においても細胞形態，抗原や核酸の保持に優れており，免疫染色，特殊染色，FISH法を含めた遺伝子解析への応用も可能
- 残検体が多い場合はセルブロック法への活用が可能

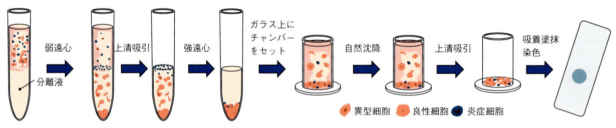

図7　重力沈降静電接着法の原理

（日本ベクトン・ディッキンソン社より提供を一部改変）

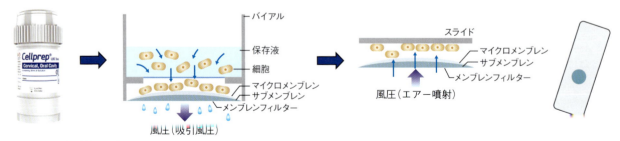

図8　吸引吸着転写法の原理

（ロシュ・ダイアグノスティックス社より提供を一部改変）

表5 塗抹原理による比較

塗抹原理	重力沈降静電接着法（密度勾配遠心法）	吸引吸着転写法（フィルター法）
方法	SurePath™法（ベクトンディッキンソン・アンド・カンパニー）	ThinPrep®法（ホロジック社） CellPrep®法（ロシュ・ダイアグノスティックス）
細胞像 検体：胸水腺癌細胞		
細胞像の特徴	自然落下した細胞が吸着され，細胞や集塊本来の形態を維持して立体的に塗抹されるため，細胞集塊の構造異型を捉えやすい。直接塗抹標本と比較して細胞はやや小型で核は濃染気味になる	物理的な力がかけられた状態で平面的に塗抹されるため，直接塗抹法の標本と類似した細胞像となり，核縁の不明瞭化，核の膨化，核クロマチンの淡染化がみられる。大きな細胞集塊はバイアル側のメッシュを通過できずスライドガラスに塗抹されない恐れがある
固定液のベース	SurePath™法：エタノールベース CytoRich™ Red液：イソプロパノールベースでホルムアルデヒド0.4%含有	ThinPrep®法：メタノールベース CellPrep®法：エタノールベース

2．欠点
- 乾燥固定を用いるギムザ染色などには適していない
- 装置や専用試薬が必要であり，コストが増加する
- 標本作製に時間を要する
- 標本作製原理によって細胞形態が異なるため，トレーニングが必要

7 がんゲノム検査を考慮したLBC検体の取り扱い

細胞検体での保管時間や温度が核酸品質に及ぼす影響は病理組織検体と同様の傾向であり，細胞検体も組織検体に準じた迅速な検体処理が推奨される。LBC検体は採取後に可及的速やかにLBC保存液で処理し，常温ないし冷蔵（4℃）で保管し，速やかに核酸抽出を行うことが望ましい。

LBC保存検体を用いたがんゲノム検査の核酸抽出方法は，現時点では最適な方法が確立されていない。LBC保存液の組成や核酸抽出キットの組み合わせ，抽出前処理の条件により核酸収量や品質の向上が期待できる。詳しくは，『がんゲノム診療における細胞検体の取扱い指針（日本臨床細胞学会編）』を参照されたい。

8 LBC法導入時の留意点

LBC法は基本となる細胞形態学的な判定に加えて，免疫染色や分子生物学的な検索，さらにはセルブロック作製による病理組織診断への応用，CGP検査への応用など，その有用性はますます増加するものと考えられる。LBC法の導入時には，導入の目的を見定め，採取された検体を最大限活用し診療に寄与できるよう，エビデンスに基づいて標本作製法や運用を決める必要がある。

セルブロック作製法

セルブロックは悪性中皮腫を疑う患者または病理組織標本作製が実施困難な肺悪性腫瘍に加え，胃癌，大腸癌，卵巣癌，乳癌もしくはリンパ腫に対して現状では保険適用される。主目的は，塗抹標本作製後に残存する細胞沈渣や塗抹標本などからパラフィン包埋・薄切切片を作製し，HE染色などによる細胞形態学的な良悪の鑑別判定を基に，免疫染色的検索による組織型および原発巣推定や，がん遺伝子パネル検査に至る分子病理学的検索である。セルブロック標本は細胞集塊の立体構造を観察するのに優れていることに加えて，塗抹標本における細胞形態と類似した像が得られること，組織学的検査と同様，腫瘍細胞含有率ならびに細胞分布の評価が可能となることで免疫染色（図9）とFISH法の結果が担保され，実臨床においては，中皮腫と腺癌の鑑別および中皮腫と反応性中皮細胞の鑑別

にはセルブロック標本を作製することが推奨され，両者の鑑別診断においては極めて有効な補助診断手法となりうる。また塗抹細胞像との形態対比では細胞形態診断の精度向上や，残存する細胞沈渣をすべて回収評価することによりサンプリングエラー防止策などにも重要な役割を担っている。

　セルブロック作製法には，遠沈管法やコロジオンバッグ法，試験管法に代表される各種容器内にて直接細胞を固定・固化した細胞塊を回収する方法と，アルギン酸ナトリウム法やグルコマンナン法，凝固因子などのゲル化剤と混和させて凝固させることで回収する方法の，大きく2つに分けられる。しかし従来の作製方法は固定や固化方法などプレアナリシス段階がさまざまであり，腫瘍含有率評価の方法を含めた精度管理は必須の課題である。

1　遠沈管法

　遠沈管法の原法では，固定液にブアン固定液を用いて細胞を浮遊させて固定し，遠心分離によって細胞を回収する。その後アルコール脱水からパラフィン浸透までを遠沈管内で行い，硬化したパラフィン細胞塊を取り出す方法である。

2　コロジオンバッグ法

　遠沈管内面をニトロセルロース膜でコーティングし，その中で細胞を固定した後にコロジオン膜に包まれた細胞沈渣塊を，遠沈管から容易に取り出す方法である。

3　試験管法

　クライオバイアルに比べ容易に切断可能なポリエチレン製試験管を用いて試験管内で固定と固化を行い，容器ごとパラフィン浸透工程までを行う手法である（図10）。細胞成分以外に添加物を加えず10％中性緩衝ホルマリン固定にて確実にセルブロックを作製し，沈渣層の垂直割断面観察により，腫瘍細胞分布評価にも有用である（図11）。沈渣量が少ない場合の回収方法としては，小型のサンプル容器などを用いる。さらに微量な細胞沈渣を用いる場合，サンプルチップの先端部をパラフィン栓などで加工して容器状にし，その容器中に細胞沈渣を入れ，遠心分離によって回収する方法としてサンプルチップ法などがある（図12）。

4　アルギン酸ナトリウム法

　固定された細胞沈渣に1％アルギン酸ナトリウム水溶液を添加，さらに1M塩化カルシウム水溶液を加えることによりゲル化反応が起こり，細胞を迅速に固化する方法である（図13）。改良法として細胞沈渣と同量の1％アルギン酸ナトリウム・20％ホルマリン水溶液を加えて固定操作を同時に行う方法もある。本方法は，混和ゲル化物として回収する方法や，イクラ状・タラコ状に回収する方法など多彩である。アルギン酸はマンヌロン酸とグルロン酸の単糖で構成され，食品添加物や粘度調整剤などに使用される物質であり，これらを細胞沈渣に加えることにより細胞密度の低下やゲル化物の粘液様物質が鏡検の妨げとなることがある。対策として染色前にEDTA液にて処理することにより，アルシアンブルー染色やギムザ染色の背景への共染は軽減させることができる。

5　そぎ落とし法

　塗抹標本において厚みのある細胞集塊が光学顕微鏡下にて観察困難な場合や，目的とする腫瘍細胞が多数出現している場合に，カバーガラスと封入剤をキシレンにて除去した後，カミソリなどにより細胞をそぎ落として細胞を収集する手法である（図14）。その後，パラフィン包埋薄切切片を作製することにより，細胞集塊の詳細な観察と近接する連続切片により，HE染色をはじめ特殊染色や免疫染色などが検索可能となる。

遺伝子検査における検体処理法

　細胞診検体を対象とした遺伝子検査では，病原体遺伝子検査として子宮頸部のLBC検体を用いたHPV検査が検診や診療に導入され，体外診断用医薬品（in vitro diagnostics：IVD）の承認を得ている。体外診断用医薬品は，人体に直接使用されることなく疾病の正確な診断に使用される医薬品である。一方，体細胞遺

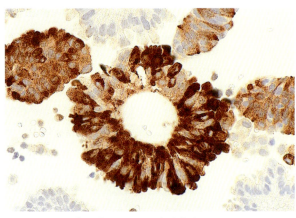

図9　マンマグロビンを用いた免疫染色
immunostaining for mammaglobin
異型細胞集塊にはモザイク状に細胞質内陽性像が明瞭に認められる。

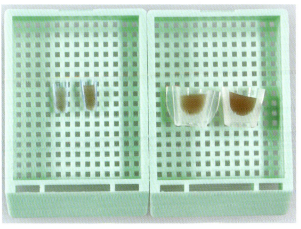

図10 サンプルチップ法と試験管法
　　　sample tip and test tube method
サンプルチップと試験管に入れた細胞沈渣は，半割された状態で容器内に保持されている。

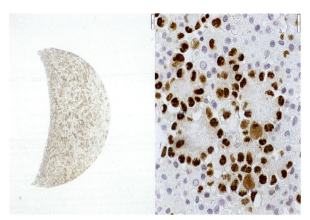

図11 試験管法による垂直割断面の腫瘍細胞
　　　tumor cell distribution on vertical cut plane (TTF1)
垂直割断面における免疫染色（TTF1）では，腫瘍細胞分布評価および核の陽性局在が明瞭に観察される。

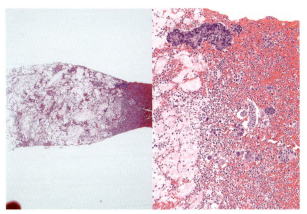

図12 サンプルチップを用いたセルブロック法（膵液）
　　　sample tip method
沈渣上部には粘液物質を認め，赤血球部との境界に異型細胞集塊が観察される。

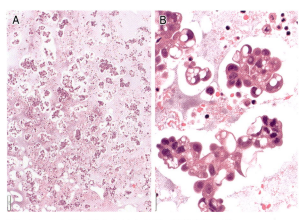

図13 アルギン酸ナトリウム法（卵巣漿液癌）
　　　sodium alginate method
（HE染色，A：弱拡大，B：強拡大）
やや収縮傾向のある異型細胞の回収は良好であるが，間隙にはゲル化物質が認められる。

伝子検査では，呼吸器検体を用いた肺癌コンパニオン診断など限定的な使用にとどまっている。ホルマリン固定パラフィン包埋（FFPE）組織に比べて，細胞診検体はアルコール固定を行うため，核酸の品質保持に有利であり，がんゲノム医療に役立つ検体として期待されている。がんゲノム医療は，がん細胞から検出した遺伝子変異に対して効果の高い薬物で治療することを目的とした個別化医療の1つで，細胞検体を用いたCGP検査も導入されている。これらの状況を踏まえ，日本臨床細胞学会から『がんゲノム診療における細胞検体の取扱い指針』が発刊された。現在，細胞形態を観察するための細胞検体処理は，多種多様な方法が用いられているが，がん遺伝子パネル検査などゲノム診療に利用される細胞検体の処理法においては，プレア

ナリシス段階での標準的な品質管理に沿った核酸の収量や品質を担保する方法が求められている（表6）。さらに腫瘍細胞含有割合評価に基づく検査適正の判定法などを理解した上で遺伝子検査を実施しなければならない。

1　検体処理の注意点

- 未処理状態の細胞検体を使用する場合は，採取後，室温で放置することは極力回避し，冷蔵（4℃）で保管して可及的速やかに塗抹標本作製もしくは核酸抽出を行うことが望ましい。
- 凍結保管する場合は，液体窒素やドライアイスアセトン法などで急速に凍結し，−180℃ないし−80℃にて保管する。凍結保管検体の凍結・融解の繰り返

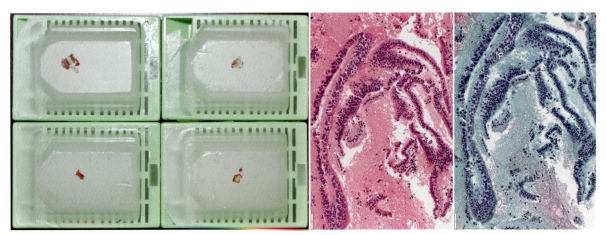

図14 そぎ落とし法（肉眼像とHE染色，パパニコロウ染色）scraping method
厚みのある塗抹標本から細胞をそぎ落とし，パラフィン浸透と薄切工程を経て各種染色を行う手法。

表6 検体処理法別の核酸品質と影響

検体種別	細胞検体			
検体採取法	体腔液・洗浄液など			
	穿刺法・塗抹法	LBC法	セルブロック法	凍結処理
保存温度	室温	室温あるいは4℃	室温	−80℃
品質を考慮した保存期間	6カ月以内	LBC保存液中で一定期間保存可能	長期保管（3年）	診療目的の保管は通常行わない
腫瘍細胞量	さまざま	さまざま	さまざま	さまざま
検体処理	主に95％エタノール	18〜67％エタノール/メタノール	10％ NBF固定 パラフィン固定	液体窒素 ドライアイスアセトン法
核酸品質	かなり良い	かなり良い	比較的良い	かなり良い
核酸への影響	おおむね6カ月以上経過した既染細胞診標本や未染色標本から抽出した核酸は核酸品質の低下があるため，パネル検査などには不向きである	LBC保存液での保存期間が長くなると核酸の品質が低下する 特にホルマリン含有保存液では，顕著である	ブロックの保管期間が長期の場合は核酸の品質が低下 核酸への影響が少ないセルブロック作製法で行う必要がある	温度管理が不十分な場合，DNaseやRNaseなどの酵素活性により核酸が急速に分解する
腫瘍細胞含有割合の確認	難しい症例がある	難しい症例がある	やさしい	難しい症例がある
遺伝子パネルの適用性	腫瘍細胞量が少ない場合はNGS検査が不可な場合あり			

NBF：neutral buffer formalin, NGS：next generation sequencer, DNase：deoxyribonuclease, RNase：ribonuclease

しは回避する。
・LBC検体は，採取後に可及的速やかにLBC保存液で処理する。LBC保存液に浮遊させた細胞検体の場合，常温ないし冷蔵（4℃）で保管し，速やかに核酸抽出を行うことが望ましい。

2 核酸抽出手法

核酸抽出手法の主な工程は，細胞・蛋白質の溶解，核酸の分離，核酸の精製，核酸の溶解・溶出の手順で行われる。また，主な抽出方法として有機溶媒を用いた抽出法，シリカメンブレン法，イオン交換カラム法，磁性ビーズ法の4つがある。有機溶媒を用いた抽出法では「フェノール・クロロホルム抽出」が代表的であるが，臨床現場ではシリカメンブレン法を原理とした抽出キットや磁性ビーズ法を用いた自動核酸抽出装置が導入され，安定かつ効率化・自動化による核酸の精

製が行われている。

各抽出法における特徴
- フェノール・クロロホルム抽出：難溶性などのさまざまな検体から核酸の精製が可能
- シリカメンブレン法（図15）：迅速・簡便に核酸の精製が可能
- イオン交換カラム法：純度の高い核酸を精製可能
- 磁性ビーズ法：自動化による多検体処理が可能

3 核酸抽出時の操作上の注意点
- DNA抽出：リボヌクレアーゼ（ribonuclease：RNase）を加えて，RNAを分解させておく
- RNA抽出：RNaseによる分解を防ぐため，手袋とマスクを着用する
- LBC用のさまざまな固定液を利用した際，抽出法の組み合わせによって，プロティナーゼKの至適条件が異なるため，抽出の効率を検討する必要がある

4 核酸の品質チェック
抽出した核酸の純度や収量を確認する必要がある。濃度や純度の測定には，UV吸光光度測定法（NanoDrop™）と蛍光試薬ベースの測定法（Qubit®）が利用されている。蛋白質A280と核酸A260の最大吸収を比較（A260/280）して，抽出されたDNAの純度の推定が可能である（図16）。理想的には，A260/280の比は1.8〜2.0である。A260/280が低い場合は，蛋白質または溶媒の混入を示し，これはPCRにとって問題となる。UV吸光光度測定法と蛍光試薬ベースの測定法は測定原理が異なるため測定値は一致しない。

NGSなどに用いる場合，抽出した核酸の断片化や分解が分析結果に大きく影響する。断片化の指標としてDNA integrity number（DIN）値，RNA integrity number（RIN）値，DV_{200}値（200nt以上のRNA断片の割合）などがある（表7）。

☞ Key point
肺がん コンパクトパネル® Dx マルチコンパニオン診断システム

肺癌における8つのDruggable遺伝子〔*EGFR*，*BRAF*，*KRAS*（V-Ki-ras2 Kirsten rat sarcoma viral oncogene homolog），*ERBB2*（erb-b2 receptor tyrosine kinase 2），*ALK*，*ROS1*，*MET*（間葉上皮転換因子），*RET*〕の検出が可能なアンプリコンベースの高感度NGSパネルで，FFPE検体だけでなく，がん細胞の割合が少なく遺伝子検査が難しいとされていた気管支擦過，気管支洗浄液などの細胞診検体での遺伝子解析が可能となった。

濃度硫酸アンモニウム水溶液（RNA later）を用いたDNA，RNAの安定化技術や遺伝子パネルの高感度化が進んでいる。このように細胞診検体を用いた遺伝子パネル検査が実臨床に導入されており，『がんゲノム診療における細胞検体の取扱い指針』に従った検体取り扱いと精度管理が求められている。

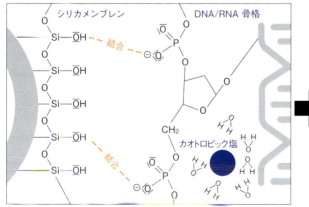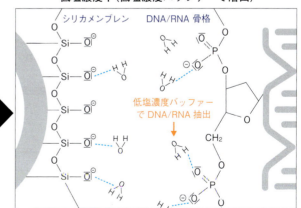

図15 シリカメンブレン法の原理
シリカメンブレンは−OH基を持つため，核酸と水素結合しやすい構造を持つ。しかし，通常は核酸溶液中の水分子がシリカメンブレンの−OH基と核酸との間に入り込んでいるため，シリカメンブレンと核酸は結合しない。カオトロピック塩を添加することで核酸溶液を高塩濃度にすると，水分子は塩に結合するため，水分子と結合できなくなった核酸はシリカ−OH基との間で水素結合を形成する。このような仕組みで高塩濃度下，核酸はシリカメンブレンに結合し，低塩濃度下にすることで核酸を抽出する（マッハライ・ナーゲル社より提供を一部改変）。

染色法

1 通常用いられる染色法

細胞診に用いられる一般的な染色法としては，パパニコロウ染色とギムザ染色に代表される。その他，目的に応じて粘液やグリコーゲンなどを染める PAS 反応，上皮性粘液やヒアルロン酸の証明にはアルシアンブルー染色などが用いられる。

2 必要に応じて用いられる染色法

真菌の証明にはグロコット（Grocott）染色，ヘモジデリンやアスベスト小体の証明にはベルリンブルー染色，メラニン顆粒にはマッソン・フォンタナ（Masson Fontana）染色，脂肪滴の証明にはズダン（Sudan）Ⅲ反応など，組織学的検索に用いられる染色法の多くは，細胞塗抹標本やセルブロック標本などにも応用可能である。以下，細胞診にて一般的に使用される染色法を記載する。各々の染色態度に関しては，各論を参照されたい。

3 パパニコロウ染色

パパニコロウ染色は，①細胞および細胞集塊が透過性よく観察でき，②細胞質内小器官を反映した細胞質の染め分け，③核クロマチン所見が明瞭となり，塗抹標本観察に適した染色法である。核は正に帯電したヘマトキシリン色素が負に帯電している核酸に結合し青紫色に染まる。一方，細胞質の染色性に関与する酸性色素には，オレンジ G（分子量 452.4）とエオシン Y（分子量 691.9），ライトグリーンイエロー（分子量 792.9）が用いられ，分子量勾配と荷電を利用し染め分けられる。重層扁平上皮細胞では，細胞密度の高い角化表層細胞に最も分子量の小さいオレンジ G が，マクロファージや中層から深層の扁平上皮細胞，腺細胞のような疎な細胞質を持つ細胞には，大きな分子量のライトグリーンが入り込み染め分けられる。一方，中間の密度の細胞質を有する細胞にはエオジン Y が入り染色される。また，細胞質内粘液やグリコーゲン領域が淡黄色調を呈することがあるが，その染色機序は明確ではない（図 17）。

4 迅速パパニコロウ染色

迅速パパニコロウ（ultrafast Papanicolaou：UFP）染色は，乾燥標本でも迅速簡便にパパニコロウ染色と同様の透明感を得られる染色として Yang らが考案した染色方法である。また UFP 染色に改変を加え，風乾を省略した染色法として改変 UFP 染色が考案されている。

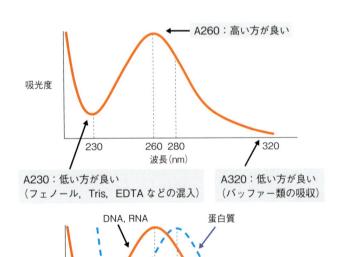

純度が良好な核酸の A260/280，A260/230 の目安

試料	A260/280	A260/230
DNA	1.8～2.0	1.8～2.2
RNA	2.0～2.2	1.8～2.2

濃度の計算

DNA 濃度＝A260×50（μg/mL）
RNA 濃度＝A260×40（μg/mL）
純度 100% の DNA，RNA は，吸光度比（A260/A280）
　＝1.8（DNA の場合）
　＝2.0（RNA の場合）

図 16　核酸濃度や純度の測定
核酸試料中への蛋白質混入の指標として，A260/280 の比が用いられ，DNA（1.8～2.0），RNA（2.0～2.2）が目標値となっている。また，核酸試料中のフェノール混入の指標として，A260/230 が用いられ，DNA，RNA ともに 1.8～2.2 が目標値となっている。

表7 核酸品質確認のための主な指標

QC指標	分析対象	説明
A260/A280	DNA/RNA	核酸試料中の蛋白質混入の指標 核酸は260nmに，蛋白質は280nmに吸収する 蛋白質のコンタミネーションはA260/280比の低下を示唆する A260/280比の低下は，アミノ酸残基であるトリプトファン，チロシン，フェニルアラニン，シスチンのジスルフィド結合が280nmにおいて吸光度を持つため発生する
A260/A230	DNA/RNA	核酸試料中のフェノール混入の指標 核酸は260nmに，またフェノールは230nm付近の光を吸収する A260/230比が大きいほど蛋白質が含まれていない純度の高い核酸であることを示す
Ct値/ΔCt値	DNA/RNA	リアルタイムPCR（DNA）もしくはリアルタイムRT-PCR（RNA）法により得られるCt値を用いて核酸品質を評価する方法 異なる長さの2種のアンプリコンから得られるCt値の差（ΔCt値）を指標とする
DIN値	DNA	DIN（DNA Integrity Number）はアジレント・テクノロジー社TapeStationやバイオアナライザで測定した電気泳動解析データについて，DNAの分解度をDIN1〜10の10段階にスコア化した値（DIN1＝完全に分解された状態，DIN10＝ほとんど分解していない状態）である
Q-value	DNA	Q-valueはDNAの品質指標で，リアルタイムPCR法を用いて得た測定値（Ct値）を蛍光法による測定値（dsDNA濃度）で割った値である
RIN値	RNA	RIN（RNA Integrity Number）はアジレント・テクノロジー社TapeStationやバイオアナライザで測定した電気泳動解析データについて，RNAの分解度をRIN1〜10の10段階にスコア化した値（RIN1＝完全に分解された状態，RIN10＝ほとんど分解していない状態）である
DV_{200}値	RNA	DV_{200}値はアジレント・テクノロジー社TapeStationで測定した200ヌクレオチド以上のRNA断片の割合である。DV_{200}値が小さいほど断片化が進んでいる。DV_{200}値による品質区分は，＞70％の場合はhigh，50〜70％の場合はmedium，30〜50％の場合はlow，＜30％はtoo degradedとしており，＜30％のFFPE検体では，RNAシーケンスのライブラリー調製への使用を推奨していない

5 ギムザ染色

　ギムザ染色の手技で大切なのは塗抹後急速な乾燥と，100％メタノールで3分間以上行う固定操作である。染色時間も各々の標本にて1枚ずつ鏡検しながら施行することが推奨される。ギムザ単染色は主に核所見，メイ・グリュンワルド・ギムザ染色は細胞質内顆粒の観察に適しており，また血液細胞の観察など主に造血器腫瘍に用いられるが，上皮・非上皮性腫瘍の鑑別，体腔液におけるがん腫や中皮細胞の判別，尿，脳脊髄液，その他洗浄液などの液状検体など，細胞剥離が起きやすい検体にも応用される。また頭頸部領域の穿刺吸引検体などにおけるメタクロマジーを呈する赤紫色の間質性粘液の染色性は診断価値が高い（図18）。

6 迅速ギムザ染色

　簡易迅速染色液Diff-Quik（ディフ・クイック®，シスメックス）や迅速細胞診染色液Cyto-Quick（サイトクイック®，武藤化学）に代表されるいわゆる"迅速ギムザ染色"がある。前者はライト・ギムザ二重染色に近い染色像，後者はフィールド染色を2ステップに改良し，ギムザ染色同様に核内構造を明瞭にした改良がなされている。それぞれ15秒と20秒で染色が完了するため，迅速性が要求される術中細胞診やオンサイト細胞診などに有用な簡易染色法である（図19）。

7 PAS反応

　固定には95％エタノール湿固定や乾燥メタノール固定が用いられ，特に乾燥固定においては細胞質が伸展されるためグリコーゲンが顆粒状あるいは領域として明瞭となり，中皮腫とがん腫の鑑別に有効である。原理としては過ヨウ素酸（periodic acid）により糖質を酸化してアルデヒド基を生じさせ，シッフ（Schiff）試薬中の塩基性フクシンと反応させることで独特の赤紫色を呈し，主に多糖類を検出する方法である。体腔液中に検出される腺癌細胞の細胞質内にある中性粘液物質やグリコーゲン顆粒の存在，細胞表面の微絨毛の証明に用いられる。その他，各種基底膜や豊富なミトコンドリアの存在，尿細管細胞内硝子滴顆粒，カンジダやアスペルギルスなど真菌類の証明など，多彩な用途に用いられる。

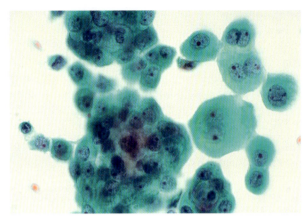

図17 パパニコロウ染色（中皮腫，胸水）
Papanicolaou stain
パパニコロウ染色はアルコール湿固定により透明感が得られ，重積性のある細胞集塊や核クロマチンと細胞質所見の詳細な観察も容易となる。

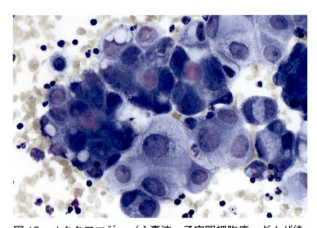

図18 メタクロマジー（心嚢液，子宮明細胞癌，ギムザ染色）metachromasia Giemsa stain
異型細胞集塊の中心部には，異染性（メタクロマジー）を示す細胞基質成分であるラズベリー小体が認められる。

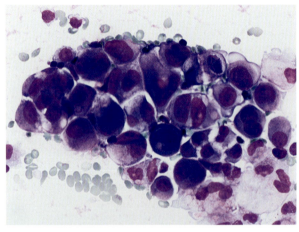

図19 サイトクイック染色（肺低分化腺癌）
Cyto-Quick stain (lung adenocarcinoma)
サイトクイック染色は迅速性があり，核と細胞質のコントラストは良好でギムザ染色に類似した染色性が得られる。

8　アルシアンブルー染色

アルシアンブルー（Alcian blue）の染色対象となる酸性ムコ物質は，上皮粘液細胞の分泌するシアロムチンとスルホムチン，あるいは間質組織の構成成分のコンドロイチン硫酸からなるプロテオグリカン，シアロムチンやヒアルロン酸，スルホムチン，コンドロイチン硫酸などがある。異なる酸性官能基を有する酸性ムコ物質は，1％アルシアンブルー/3％酢酸（pH 2.5）水溶液では2種類の酸性ムコ物質を濃青色に染め，1％アルシアンブルー/0.1N 塩酸（pH 1.0）水溶液では硫酸基を有するスルホムチンやコンドロイチン硫酸を染め分ける。実臨床においては，中皮腫細胞および細胞集塊辺縁に存在するヒアルロン酸が多量に含まれ微絨毛や細胞質内に一致して強く反応する。また，腺癌細胞の酸性粘液多糖類が，細胞質内および細胞辺縁部に証明される。アルシアンブルーの中で現在一般的に使用されている Alcian Blue 8GX は分子が大きく，化学官能基として正（+）の性質のイソチオウロニウム基を有し，化学的には塩基性色素と同じ性質を有するが，色素含有量は25〜95％の範囲があるため，メーカーや製造ロットにより希釈剤の種類や量にロット間差がある。したがって安定した染色性を得るためには，自施設でのロット間検証を行うか，市販染色液を導入するのが賢明である。対比染色に用いられるケルンエヒトロート（Kernechtrot）は，ヌクレアファストレッド（nuclear fast red）の別名で，ヘマトキシリン同様種々の金属イオンと錯体を形成し，色素本体は正（+）に荷電し，負（−）に荷電する細胞核中のDNAリン酸基（$H_2PO_4^-$）にイオン結合し，その結果核を赤色に染めることになる（図20）。

9　ベルリンブルー染色

3価の鉄イオン（Fe^{3+}）がフェロシアン化カリウム（黄血塩）と反応し，ベルリンブルー〔$Fe(CN)_6$〕$_3Fe_4$を形成して青色を呈し，組織球細胞質内のヘモジデリン沈着やアスベスト小体の証明にも用いられる。

10　ズダンⅢ反応

脂溶性色素であるアゾ色素を用い，細胞内の脂肪がアルコール溶媒中に溶解する性質と細胞内の脂肪に色素が移行する原理で着色し，色素が脂肪に直接結合するものではない。脂肪細胞由来の細胞質内や，変性疾患における脂肪の沈着の同定などに応用される〔中皮腫（lipid rich mesothelioma），バーキットリンパ腫，莢膜細胞腫など〕。

11　グロコット染色

多糖類をクロム酸で酸化することにより，生じたアルデヒド基にメセナミン銀が作用し，金属銀の形で沈着する原理である。変法としてアンモニア銀法は，メセナミン銀液にゼラチンを加えることにより，銀粒子の非特異的な反応を抑えることができ，標本を浸漬する30分前ぐらいから加温し始め，過染しすぎないように終点の調整を行う。また，染色液の作製も簡便で反応も緩やかであるため染色のコントロールがしやすいメリットがある。カンジダ属（*Candida*）やアスペルギルス属（*Aspergillus*），クリプトコッカス属（*Cryptococcus*），ニューモシスチス・イロベチイ（*Pneumocystis jirovecii*）などの真菌の証明に用いられる。

12　HE染色

術中迅速組織診などで脳腫瘍などの小さな組織片が採取された場合，2枚のスライドガラスで作製する圧挫標本やすり合わせ塗抹細胞診の併用がある。その際，1枚はパパニコロウ染色，もう1枚は迅速性の高いHE染色を施行する（図21）。凍結組織切片作製時に経験される氷結によるアーチファクトが回避され，組織標本との対比も良好である。また膵臓の穿刺吸引細胞診などにおけるオンサイト細胞診にも応用される。

免疫染色

免疫染色とは，抗原抗体反応という特異的な分子認識機構を利用して，細胞に存在する特定の物質を可視化する技術である。この方法は，検出対象となる物質，すなわち抗原と特異的に結合する抗体を反応させ，その抗原と抗体の結合「抗原抗体反応」が成立した部位に対し，酵素などの化学反応や蛍光物質などの標識物質を利用して「可視化」する染色法である。細胞診では組織型や細胞増殖能の推定，病原体の検出などに利用されている。

1　基本原理

抗原抗体反応は免疫学の基本となる自己と非自己を特異的に認識するメカニズムを応用している。免疫機能として非自己の物質（抗原）を認識し除去する働きがあり，抗原に特異的に結合し，中和除去する蛋白質（抗体）が形質細胞で産生される。この抗体は免疫グロブリンであり，抗原と結合する領域を抗原決定基（epitope）という。この抗原に特異的な抗体が結合する反応を抗原抗体反応という。抗原に抗体が特異的に反応したものを抗原抗体複合体という。

抗原抗体複合体に標識物質を結合させて可視化する方法を直接法という。また，抗原に特異的に結合した抗体（一次抗体）に対する抗体（二次抗体）を反応させた複合体に標識物質で可視化する方法，さらに反応の回数を増やして特異的に増感させて可視化する方法を間接法という（図22）。抗原抗体反応を観察するためには目印となる標識物質が必要で，標識物質には酵素標識と蛍光標識の2つがあり，酵素抗体法（酵素標識法），蛍光抗体法（蛍光標識法）という。酵素抗体法は酵素反応を利用して，酸化物の沈殿により可視化する方法で，二次抗体の標識酵素として西洋ワサビペルオキシダーゼ（horseradish peroxidase：HRP）が多く利用されている。HRPは酸化還元反応を引き起こ

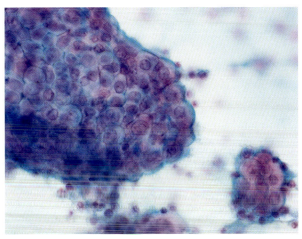

図20　アルシアンブルー染色（中皮腫）
Alcian blue stain (epithelioid mesothelioma)
中皮腫細胞集塊の辺縁部や細胞境界部に陽性像が認められる。

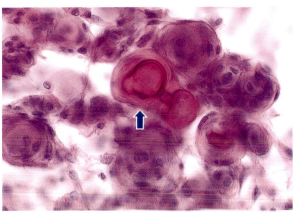

図21　迅速圧挫細胞診（HE染色，髄膜腫）squash preparation cytology (HE stain)
厚みのある渦巻き状細胞集塊や石灰化様物質（→）が観察される。

す酵素であり，過酸化水素（H_2O_2）を H_2O と O_2 に分離する（$2H_2O_2 \rightleftarrows 2H_2O+O_2$）。発色基質である 3,3'-ジアミノベンジジン（3-3'-diaminobenzidine：DAB）と反応して茶褐色の酸化沈殿物を生成させ光学顕微鏡で抗原を観察することができる。その他，二次抗体の標識酵素としてアルカリホスファターゼ（alkaline phosphatase：ALP）が用いられることがあり，ナフトールとファストレッドのカップリング反応を触媒して赤色の沈殿物を生成させ可視化することで二重染色に応用されている（表8）。一方，蛍光抗体法（蛍光標識法）は各種の蛍光物質（fluorescein isothiocyanate：FITC など）を用いて抗原抗体反応が生じた部位を光らせることにより，抗原を蛍光顕微鏡で観察することができる。

2 ポリマー法について

デキストランなどの高分子ポリマーに HRP などの標識酵素や二次抗体を結合させた検出系試薬で高感度酵素抗体法として臨床現場で普及している。ポリマー法はアビチンやビオチンを使用しないため，内因性ビオチンによる偽陽性がない。

3 免疫染色（用手法）を上手に染めるコツ
（図23）

・湿潤箱内で染色を行い標本の表面を乾燥させない。
・細胞診標本は主にアルコール固定であるため，ホルマリン固定のようなメチレン架橋形成はなく，抗原賦活処理は不要と考えられていたが，抗原賦活処理を加えた方が良好な染色性を示す場合がある。
・固定法によっては抗原決定基が破壊される抗原もあるため，目的に応じて固定法を選択する。
・クエン酸緩衝液やトリス EDTA 液をベースにし，界面活性剤が添加された賦活液による熱処理が主流となり，用途に応じて処理条件（温度と時間）を適宜設定する必要がある。
・用いる一次抗体によっては，4℃で一晩反応させた方が良好な場合もある。
・顕微鏡下で陽性部位を確認しながら発色操作を終了させる。DAB は発がん性物質のため，安全データシート（safety data sheet：SDS）を確認の上，取り扱いに注意し，廃棄は各施設のルールに従う。

4 免疫染色のまとめ

免疫染色は，主観的な細胞形態学所見に客観的なエビデンス（根拠）を加えて報告が可能になる有用な技術である。抗原と抗体の最適比率や発色終了の判断など非特異反応を生じさせない細胞検査士の技量と知識が要求される。標的物質の局在や分布，正常細胞と悪性細胞における発現の相違，細胞形態とともにこれらの知識を兼ね揃えることでより詳細な細胞診断が可能となる。

迅速細胞診

迅速細胞診は，手術中あるいは検査中に行われる場合がある。後者の検査中に実施される迅速細胞診は迅速オンサイト細胞診（ROSE）あるいはオンサイト（on-site）細胞診と呼ばれ，検体採取を行う患者のベッドサイドで検体処理や異型細胞の有無を確認する診療支援の1つである。迅速細胞診は 2018 年の診療報酬改定から，術中だけでなく検査中も対象となった。気管支鏡検査では，EBUS-TBNA の実施時に限られ，内視鏡検査では，膵癌又は胃粘膜下腫瘍が疑われる患者に対して EUS-FNA の実施時に限られている。

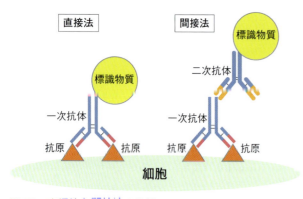

図22 直接法と間接法の比較

表8 標識酵素と発色基質の組み合わせと色調

標識酵素	発色基質	色調
HRP	DAB-Imidazol	茶褐色
HRP	DAB-Nickel	青紫色
ALP	Naphthol/FastRed	赤色
ALP	BCIP/NBT	濃青色
GO	TNBT	黒色

HRP：horseradish peroxidase　ALP：alkaline phosphatase，GO：glucose oxidase，DAB：diaminobenzidine，BCIP：bromo chloro Indolyl phosphate，NBT：nitro blue tetrazolium chloride，TNBT：titanium (IV) butoxide

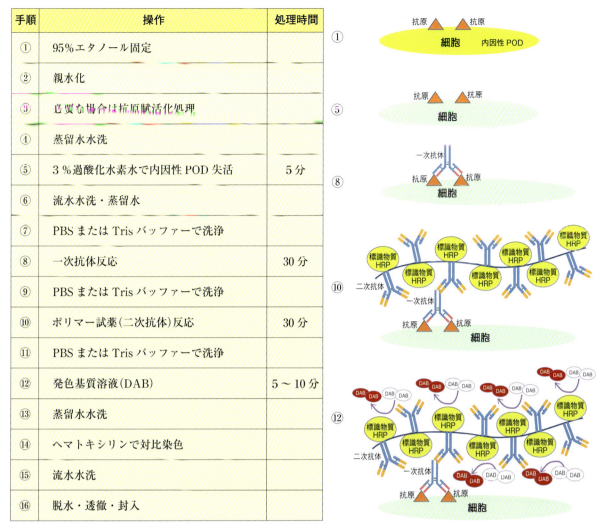

図23 ポリマー法の標準的プロトコール
POD：peroxidase, PBS：phosphate buffered saline, DAB：3,3'diaminobenzidine

1 術中迅速細胞診

1．術中迅速細胞診の目的と意義

術前に診断が確定困難な場合や，播種の有無，切除範囲の決定を目的に術中に実施される方法で，開胸・開腹直後にわずかに貯留している胸水・腹水・心囊液や生理食塩水を用いた体腔内の洗浄液検体の他に，腫瘍または腫瘍割面などの捺印検体が用いられる。細胞診の結果は再発率や予後と関連し，治療選択の判断指標，胃癌ではがんの進行期（stage）を決定する因子の1つである（図24）。術中迅速細胞診施行の推奨度は臓器により差異がある。

2．各臓器における細胞診陽性の考え方

1）肺癌

『臨床・病理 肺癌取扱い規約 第8版』では，胸水細胞診陽性はE（＋），疑陽性はE（±），陰性はE（－）と表記され，陽性の場合はpM1aとなる。また，胸水の量，性状を記載する必要があり，例として，E1（＋）・200 mL・血性と表記する。

一方，術中の胸腔内洗浄細胞診（PLC）は，非小細胞肺癌の術中肺切除とリンパ節廓清前の開胸時（PLC-pre）や肺切除後の閉胸時（PLC-post）に行われており，その結果は，TMN分類〔T：tumor（腫瘍），N：lymph nodes（リンパ節），M：metastasis（遠隔転移）〕に反映されていない。胸腔内洗浄細胞診断の施行方法（開胸時あるいは閉胸時のタイミング，洗浄の量など）についてもコンセンサス（consensus）はなく，標準的な方法が確立されていない。悪性胸水や胸膜播種には至らないpM1aの前段階の状態を把握することは可能であり，予後に関してPLC-postの検討では，PLC陽性群は陰性群と比較して有意に予後が不良であるとの報告がある。

2）胃癌

『胃癌取扱い規約 第15版』では，細胞診陽性CY1，陰性はCY0と表記され，陽性の場合はTMN表記pM1となり，進行度分類はStage Ⅳである。

顕微鏡的腹膜播種陽性（P0CY1）胃癌症例では，根治手術と術後補助化学療法を組み合わせた集学的治療において，5年生存症例が25％以上存在する。そのため，術後補助化学療法は強く推奨されているが，D2リンパ節郭清を伴う胃切除の推奨は低い。

3）大腸癌

『大腸癌取扱い規約 第9版』で腹水細胞診は，Ⅰ陰性，Ⅲ疑陽性，Ⅴ陽性と診断し，陽性（Ⅴ）のみをCy1と表記する。Cy1の予後への影響は，現時点では不明であるため，Cy1はStageを規定する因子に加えない。洗浄細胞診で癌細胞を認めた場合の臨床的意義も現時点では不明であるため，その旨を記載するにとどめるとされ，Cy1としない。

細胞診陽性（Cy1）大腸癌症例では，再発率の増加や生存率の低下に関連すると考えられているが，腹腔内洗浄細胞診の報告が少なく臨床的意義が不明であるため，進行期には反映されていない。

4）膵臓癌

『膵臓癌取扱い規約 第8版』の腹腔細胞診では，陽性CY1，陰性CY0と表記され，陽性の場合はM1とする。

腹腔洗浄細胞診陽性（CY1）は切除膵癌における予後不良因子であるため，膵切除だけで根治を得ることは困難とされている。現在，補助化学療法導入による長期予後が期待され，手術先行による外科的治療は推奨されていない。

5）子宮体癌

『子宮体癌取扱い規約 第5版』の腹腔細胞診判定は，陽性，陰性と表記され，進行期決定には採用されていないが，別に記載する。

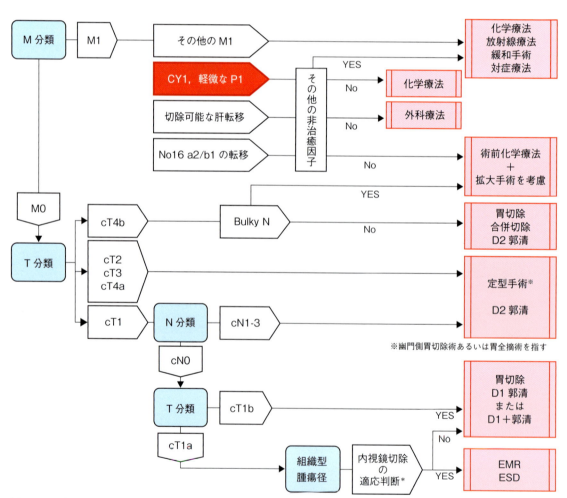

図24　胃癌治療選択のアルゴリズム

治療選択のアルゴリズムは，がんの進行度（ステージ）に応じた標準治療を示したものである。細胞診陽性CY1はstage Ⅳに分類され，その他の非治癒因子の有無を考慮して治療方針を選択する。

＊：リンパ節転移の可能性が極めて低く，腫瘍が一括切除できる大きさと部位にあること。

（日本胃癌学会編：胃癌治療ガイドライン 第6版，金原出版，2021．を改変）

子宮に限局した症例においては独立した予後因子とならないとするいくつかの報告が示されたため，腹腔細胞診の結果がFIGO2008分類の進行期決定から削除された。しかし，進行例に対する貯留腹水や腹洗浄細胞診陽性は，腹腔内再発や関連リンパ節，大網への転移，遠隔転移など子宮外進展をきたしている進行例と有意に相関との報告があり，臨床試験で術中迅速細胞診の有用性の検証が求められている。

6）卵巣癌

『卵巣腫瘍・卵管癌・腹膜癌取扱い規約 病理編 第2版』の腹水・腹腔細胞診判定では，陽性，陰性と表記される。進行期分類の表記は，例えば卵巣あるいは卵管内限局発育で陽性の場合，進行期分類（日産婦2014, FIGO2014）ではⅠC3期。TNM分類（UICC第8版）ではT1c3となる。

卵巣癌は発生早期からがん性腹膜炎を発症し，細胞診陽性の腹水の状態で診断される場合が多い。しかしながら，卵巣癌は化学療法の感受性が極めて高いため，化学療法が推奨されており長期の生存が期待できる。腫瘍細胞の有無が術式決定に必要な場合には，術中迅速細胞診断が行われる場合がある。

2 ROSEの意義

ROSEとは細胞検査士が採取現場に赴き，採取された検体を塗抹した後に迅速染色を行い，診断に値する細胞が採取されているか，あるいは追加採取が必要かを迅速に評価することにより，診療方針の決定や患者の検査結果待ちに対する不安の軽減などのメリットがある。採取現場での報告方法については，あらかじめ病理部門と診療科でコンセンサスを得ておく必要があり，コミュニケーション力も必要である。良悪性の判定が明らかな症例に対し，仮報告をしている現場もあるが，判定が明らかでない場合は決して無理な判断をせずに永久標本での判断を行う慎重な姿勢が重要である。ゲノム医療においてもROSEが期待されている。CGP検査の成功率を高める条件として，腫瘍細胞の有無と出現量の確認が重要で，腫瘍細胞の量が少ない場合には追加採取を依頼しなければならない。また，検体処理，ホルマリン固定の管理など各工程での最適化が重要である。

3 検体処理と迅速染色法

洗浄液検体では，生理食塩水による洗浄により，出現細胞の細胞形態，細胞質染色性の低下，核形，核クロマチン構造などの変性が生じる。これらの原因は生理食塩水処理中に細胞内の蛋白成分が溶出することが一因であり，蛋白濃度が約3％となるようアルブミンなどの蛋白成分を添加することで変性を軽減することができる。臨床現場では，「遠心後の検体0.5 mLに対して20％アルブミン液（人血清アルブミン製剤）を2滴滴下」のような目安で運用することが多い。使用するアルブミン製剤のアルブミン濃度を確認して滴下量を加減することが必要である。

迅速染色法

迅速に染色可能な下記の染色法が行われている。染色原理や手技については成書を参照されたい。

① ディフクイック（Diff-Quik）染色
② ヘマカラー（Hemacolor）染色
③ ショール（Shorr）染色
④ ウルトラファスト パパニコロウ（Ultrafast Papanicolaou：UFP）染色
⑤ 迅速PAS反応
⑥ 迅速免疫染色

4 感染症対策

術中迅速やROSEに限らず病理検体は，原則的にはすべて感染症疑い扱いと判断し，スタンダードプリコーション（標準予防策）で対応しなければならない。また，検体の取り扱い時には個人防護具を適切に装着し，検体の飛散や感染症例の可能性のある作業は，アイシールド（ゴーグル），ガウン（エプロン），N95マスクを装着する。検体容器の開閉やサンプリング，標本塗抹時は飛散しないように慎重に行う。検査室内で検体処理を行う場合は安全キャビネット内で行い，検査室外で行うROSEでは，検体の取り扱い区域と清潔領域を区別する。ROSEの際，感染症が疑われる場合には，現場で標本作製を行わず，検査室に持ち帰り検体処理と鏡検を行い臨床医には電話で報告するなどの慎重な対応が必要である。

5 保険医療機関間の連携におけるデジタル病理画像による迅速細胞診

病理医（細胞診専門医）の不足，地理的背景により，自施設での報告が困難な場合がある。地域によっては円滑な病病連携を実践するため，基幹病院を中心とした複数の医療機関でがん診療の均てん化を目的としたネットワーク形成が整備されている。デジタル病理画像（whole slide imaging：WSI）による迅速細胞診に関する施設基準があり，送信側，受信側の医療機関はともに届出を提出することが求められている。

6 今後の課題

医療の質の向上やチーム医療の推進の観点から，迅速細胞診への期待が高まっているが，臨床現場での時

スクリーニング

1 スクリーニングの目的

　細胞診のスクリーニングでは，作製した標本上の異型細胞や良性病変を含む細胞形態学的な異常所見の検出を目的とする。異常所見が認められた場合には，細胞異型や出現数の程度，悪性であれば組織型を可能な限り推定し，所見としてコメントしなければならない。そのため，スクリーニングを始める前に，臨床情報や検査目的を確認し，臨床医が何を目的に細胞診を依頼したのかを理解した上でスクリーニングを開始しなければならない。また，より詳細かつ正確な病態を捉えるため，幅広い知識と多角的な観察力を兼ね備えて見落としがないスクリーニングに努めるべきである。

　標本中に異常所見がないことを確認することも重要であるが，臨床所見があれば，症状につながる細胞所見や病原体の確認など詳細に観察する必要がある。また，経過観察中の患者であれば，既往標本との対比や治療歴の確認も重要である。症例ごとに真摯に向き合い，少しでも細胞所見に対して疑問を持った場合には，より慎重な判断が望まれる。

2 考慮すべき患者情報

①性別，年齢
②臓器・検体，検体採取法
③臨床症状・臨床検査データ
④臨床診断
⑤女性の場合は性周期，ホルモン剤使用の有無
⑥病変の大きさ・性状
⑦治療の有無（特に放射線療法，薬物療法）

3 スクリーニングの方法

　検鏡を行う前に，必ず依頼書と標本が一致しているかを確認し，患者取り違えを防ぐ。医療現場では病理検査システムが普及し，医療安全上，標本ラベル部分のQRコードやバーコードをスキャンして該当する患者標本の所見入力画面を表示させる仕組みが導入されている。しかし，システムを過信することなく，依頼書や標本ラベルの内容を目視で確認する習慣を身につけなければならない。

　スクリーニングをする際は対物10倍のレンズで鏡検し，図25のように視野を動かし，異型細胞や病原体をみつけた場合には，対物レンズを切り替え拡大して判断する。1列を見終わって次の列に移る場合は，前の視野が一部重なるように視野を動かし，見落としを防ぐように注意しながらスクリーニングを行う。視野の移動は横方向や縦方向のいずれでもよい。塗抹方向に合わせて観察する方がよい。スクリーニングで異型細胞をみつけた場合は，強拡大（対物レンズ40倍，60倍，100倍）で詳細に観察する。細胞診専門医による確認や診断が必要な場合は，弱拡大に戻して異型細胞の周囲のいずれかにマジックやインクでマークを図26のようにつける。

細胞診のすすめ方

　細胞診（cytological diagnosis）とは形態学的な検査・診断手法の1つで，病理診断（pathological diagnosis）の一翼を担っている。細胞塗抹標本中から異常細胞があるかないかをスクリーニング後，観察された所見を基に総合的に判断し，どのような病態が推定されるかを判定する。細胞診は組織診断と異なり周囲組織との関係や悪性腫瘍の侵襲態度などを知ることができない弱点を持つが，個々の細胞についての詳細な所見が得られ，質的診断はもとより組織型や原発臓器の推定，治療効果判定などに利用されている。また，細胞診の判定は推定診断ともいわれ，組織検体が採取できない病変では，病理診断（確定診断・最終診断）をすることが困難なため，細胞診の判定が治療法選択の1つになる場合もある。

1 観察の方法

　顕微鏡で細胞診塗抹標本を観察する前に塗抹面を肉眼的に観察し，塗抹標本が細胞診判定に適するか否かを判断する。標本観察では正常細胞の中から良性異型細胞や悪性を疑う細胞，悪性と考えられる細胞を拾い上げ，細胞形態から良悪を判定する。そのためには，観察する細胞診検体の対象となる各臓器の正常細胞形態や組織像を把握しておかなければならない。正常細胞は丸みを有し，規則的かつ均一となっている。核は細胞の活動性を示し，細胞質は細胞の機能的分化を反映しているといわれ，核所見で細胞の悪性度を判断し，細胞質所見で細胞の分化方向を評価する。

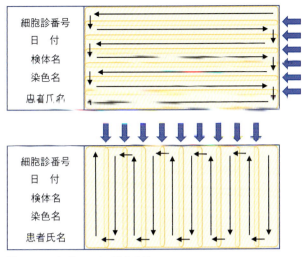

図25 スクリーニングの方法
観察していない部分がないように視野を重ねてスクリーニングを行う。

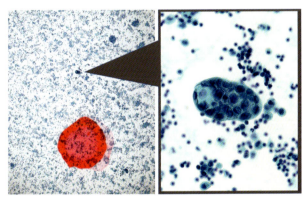

図26 アノテーションの実際
診断の根拠となる異型細胞や真菌などの周囲のいずれかにマジックやインクで目印をつける。

2 検体の種類別における細胞像の捉え方

細胞は生体内において，また生体外に取り出されて標本を作製するまでに種々変化する。細胞診には自然または人工的に剥離させた細胞を対象とする剥離細胞診（exfoliative cytology）と病変部から直接細胞を採取する新鮮細胞診（fresh cytology）がある。同一腫瘍でも両者では細胞像が異なるため，その違いを意識した細胞観察が必要となる（表9）。

1．剥離細胞診

剥離細胞とは生体組織から自然に脱落した，あるいは人為的に剥脱採取した細胞をいい，観察する検体としては，子宮頸部分泌液，喀痰，自然尿，体腔液（心嚢液，胸水，腹水），脳・脊髄液，胆汁などがある。腫瘍組織が体表面ないし内腔面に露呈している際は当然自然剥離が可能である。しかし，剥離細胞診で出現する細胞は，実際の病変を構成している細胞量と比率が大きく異なり，その際に露出面積が大きいほど剥離細胞数も多く，検出が容易であり，かつ検出率も高くなる。一般的に悪性細胞は正常細胞に比較すると組織から剥離しやすいため，細胞診において悪性細胞が発見される可能性が高い。しかし，剥離細胞は細胞が生体から剥脱し，貯留・滞在している時間が長いほど，また，剥離後の環境が細胞にとって苛酷なほど，細胞内構造物は破壊され自家融解しているなど細胞の変性が強い。特に喀痰中に出現する扁平上皮癌細胞のクロマチン所見は擦過標本（新鮮細胞）と異なり，濃縮状に変性し観察しにくいケースも少なくない。変性所見はしばしば診断を困難にさせるが，逆にそれらが診断に役立つことも多い。

2．新鮮細胞診

新鮮細胞診とはブラシなどを用いて病巣から直接擦過し細胞を採取する擦過検体（子宮頸部・体部，気管支，胆管，膵管，口腔など）や穿刺吸引検体（唾液腺，甲状腺，乳腺，肝臓，膵臓，リンパ節，脳，軟部組織など），腫瘍（肺，卵巣，脳など）の捺印や圧挫検体などを対象としている。穿刺吸引細胞診は病変部から組織塊を採取しているため，塗抹されている細胞は病変部の細胞であると理解される。しかし，観察時には細胞成分のみならず，背景を含め塗抹されているものすべてを観察することが必要である。新鮮検体では剥離細胞のような変性所見はほとんどみられず，核クロマチン所見も比較的観察しやすい。新鮮細胞の特徴は，組織構築がそのままの形態を保ったままの状態で塗抹されやすく，個々の細胞所見はもちろん，細胞集塊の構築の観察が可能となる場合もある。また，悪性腫瘍では細胞同士の結合性が弱いため，孤立散在性に出現しやすく，細胞質が保たれる傾向にある。剥離細胞診と異なり新鮮検体で変性像や壊死物質が認められれば，それはすでに生体内で存在していたか塗抹標本作製過程時に生じた変化と考える。擦過も含め穿刺吸引は組織から強引に細胞を採取するため，細胞採取時や塗抹標本作製時に起こるアーチファクトも塗抹されやすい（図27）。

3 細胞所見の捉え方

細胞所見の捉え方として細胞異型（cellular atypia）と構造異型（structural atypia）があり，細胞異型とは細胞の大きさ，形，染色性などの形態が正常でない細胞のことを指し，異型細胞ともいわれる。悪性細胞の核は一般に大型で，形状不整，ヘマトキシリンに濃染し，クロマチンは不整な凝集（粗顆粒状，こん塊状）を示す。また，核所見同様に重要なポイントとして，N/C比があり，一般に悪性細胞は正常細胞に比べて

N/C 比が高い。構造異型とは，細胞配列の乱れや極性の消失などの組織構築と正常組織の組織構築との隔たりのことを指し，隔たりが大きいほど構造異型が強く，小さいほど構造異型が弱いと表現される。細胞異型と構造異型には正の相関関係があり，細胞異型が強いものは構造異型も強く，細胞異型が弱いものは構造異型も弱い。

4 個々の細胞所見の読み方

細胞の大きさは，標本中に出現している赤血球（7〜8μm）やリンパ球（10〜12μm），好中球（10〜15μm）と比較し，これらの細胞と同等の大きさの核であれば小さいと判断する。正常細胞では細胞や核の大きさは比較的揃っているが，悪性細胞は不揃いで大小不同が顕著となる。細胞の大小不同は，大きい核と小さい核の差が 2 倍以上となった場合に著明と判断する。

核クロマチンの所見では，クロマチンの濃淡だけではなく，クロマチンの形態（顆粒の状態，凝集の様子，分布の様子）を観察する。扁平上皮系の異型細胞やがん細胞では核クロマチンが粗く，不整凝集を示し分布にも偏りがあり，さらに核全体が濃くみえる傾向がある。腺系の異型細胞やがん細胞では核クロマチンは細かく，核内に均等に分布し，核は全体的に淡染する傾向がある。また，核溝や核内封入体は，核膜の複雑な陥入によって生じる所見で甲状腺乳頭癌の判定根拠として重要となる。

核小体はリボゾーム RNA 合成の場であり，蛋白質合成が盛んな細胞でよく発達し，肺腺癌や明細胞癌，乳腺髄様癌，リンパ腫にみられるリード・ステルンベルグ（Reed-Sternberg）細胞では，しばしば大型核小体を認める。

Papanicolaou 博士が最初に発表した異型細胞の判定基準，細胞と細胞集団の相互関係を基とした判定基準を表 10 に示す。こちらの所見を押さえることにより，良・悪性の鑑別が可能となる。

5 背景所見の捉え方

細胞診標本における背景には，出血性，炎症性，粘液性，壊死性などがあり，細胞採取部位での生態環境を反映している。細胞診標本を観察する際は，背景所見から確認すべきといわれ，背景所見は診断に重要

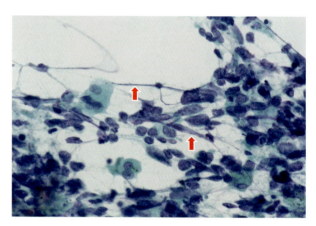

図 27　肺小細胞癌（気管支擦過）にみられた核線
nuclear destruction observed in small cell lung cancer
細胞塗抹時にスライドガラスに強く擦りつけたり，強く擦り合わせた際に出現しやすい像で，塗抹方向に一致して線維状に伸びている。肺の小細胞癌や神経内分泌腫瘍，リンパ腫などの非常に柔らかく壊れやすい腫瘍に対してみられる現象で，壊れた細胞の核酸や核蛋白が流れ出し，ヘマトキシリンに濃染する線維様の構造物である。白血球の多い喀痰中や萎縮性腟炎でも核線を形成することがある。

表 9　検体の種類別細胞像の捉え方

	剥離細胞診		新鮮細胞診	
検体	貯留物	子宮頸腟分泌液，体腔液（心嚢液，胸水，腹水），脳・脊髄液，胆汁	擦過	子宮頸部・体部，気管支，胆管，膵管，口腔
	排泄物	喀痰，自然尿	穿刺吸引	唾液腺，甲状腺，乳腺，肝臓，膵臓，リンパ節，脳，軟部組織
			捺印・圧挫	肺，卵巣，リンパ節，脳
対象細胞	広範な領域の細胞		病変部から選択的に採取された細胞	
細胞変性	採取前から存在		採取後に発生	
核所見	濃縮状，顆粒状		細網状，微細顆粒状	
細胞質所見	濃染傾向		淡染性	
観察ポイント	個々の細胞所見を確認 特徴的変性所見を観察		出現パターンを観察 間質細胞の出現形式にも注意 病理組織学の知識が必要	

な情報を与えてくれる。背景所見は「汚い」や「きれい」と表現され，悪性腫瘍では一般的に背景は汚く，壊死性背景，炎症性背景を伴う。また，これらに加えて，腫瘍性背景（tumor diathesis）では腫瘍細胞の破砕物やフィブリンなどがみられることが多い。

1．出血性

背景に赤血球が多量にみられる場合を出血性背景といい，出血は悪性腫瘍や急性炎症性疾患でみられる。穿刺吸引や捺印検体では塗抹標本中に赤血球が混入する機会が多いため，赤血球がみられるだけで出血性背景と記載すべきではない。

2．炎症性

悪性腫瘍では背景に炎症細胞（好中球，リンパ球，好酸球，形質細胞）を伴うことがあり，時に炎症細胞が腫瘍細胞の細胞質内に入り込んでいる像（エンペリポレーシス：emperipolesis）をみることもある。背景所見として好中球が多数出現することが急性炎症と判定する指標となる。慢性炎症では主としてリンパ球や形質細胞が出現する。また，リンパ球浸潤を伴いやすい悪性腫瘍としては，セミノーマ（精上皮腫），リンパ腫，乳腺髄様癌，胸腺腫，唾液腺粘表皮癌などが代表的である。好酸球が多い場合，呼吸器領域ではアレルギー性疾患，胸水中であれば気胸などが考えられる。

3．粘液性

通常粘液を産生しない臓器の検体で粘液を認めた場合，粘液産生腫瘍を考え良・悪性を判断する。また，粘液成分が上皮性か非上皮性由来かの鑑別が重要で，上皮細胞から分泌されるムチン（mucin）と呼ばれる糖蛋白質（ムコ多糖類）の外分泌物である上皮性粘液と，間質細胞の線維芽細胞や筋線維芽細胞が産生する細胞外マトリクスの構成成分であるプロテオグリカンの非上皮性粘液に分類されている。非上皮性粘液はメイ・グリュンワルド・ギムザ染色で異染性を示すことから，異染性を示さない上皮性粘液と鑑別することができる。

表10　異型細胞に対する判定基準

- 核・細胞質比の増大
- 核輪郭の不規則性
- クロマチン含量の増量と不均等分布
- 核小体の肥大と増加
- 核縁の肥厚
- 核異型を伴う多核
- 異常核分裂像
- 細胞の巨大化，あるいは形の変化
- 細胞の多形成（核の大小不同，細胞の大小不同，染色性の不同性）
- 細胞の密集性，配列の不規則性，細胞の重畳，細胞相互の貪食

4．壊死性

生体内で局所的に細胞や組織が死滅した状態を壊死といい，悪性腫瘍の増殖・進展過程において急速に増大すると腫瘍内に血流が不足して生じることが多い。壊死に陥った細胞は形態的特徴があり，核濃縮（pyknosis），核融解（karyolysis），核崩壊（karyorrhexis）など特有の変化を示し，核濃縮に陥るとクロマチンは一様に濃染する。また，核融解ではクロマチンの脱色性は低下し，全体的に淡い存在となり，核崩壊では濃染・凝集したクロマチンが細胞内に破片状に分布する。さらに壊死性変化が進むと，個々の細胞の形状は残すものの，染色性が著しく低下し，核と細胞質は同様の色調をとるようになり，両者の境界は極めて不明瞭になる。このような細胞を幽霊細胞（ghost cell）と呼ぶ（図28）。最終的に死滅した細胞は細胞個々として捉えることができなくなり，壊死に陥った細胞や組織は不整形の塊状物である壊死塊（necrotic mass）となる。

悪性腫瘍では背景に壊死物質が出現しやすく，特に腺癌よりも扁平上皮癌，原発巣よりも転移巣でその頻度は高い。また，低分化型の腫瘍や腫瘍径が大きい場合にも出現しやすい。悪性を疑うような異型細胞が多数出現しているにもかかわらず，背景に壊死がみられない場合は，非浸潤癌の可能性を考える。急性炎症，膿瘍，結核，梗塞などの良性疾患でも壊死がみられることがあるので注意が必要である。

6　出現様式の捉え方

細胞集塊と細胞結合性には密接な関係があり，集塊形成は細胞結合性が強いという証となる。細胞の出現様式には細胞同士が結合性を持たずに単独で出現する孤立散在性，結合性を有する細胞のみからなる細胞集塊，細胞と間質が一体となっている組織塊，本来結合性のない細胞が集まってできた細胞集簇などがある。特に不規則重積性を呈する細胞集塊や同一細胞で構成されている細胞集塊などの細胞所見は強拡大での観察が重要である。細胞の出現形態と細胞配列は，組織構築を表し腫瘍の組織型や分化度も反映している。

1．シート状（平面的配列）集塊

一層の細胞がシート状（平面的）に配列し，重なり合いがない状態で出現している集塊をシート状集塊という。腹腔洗浄液検体では正常中皮細胞がシート状に出現し（図29），その他の領域においても良性病変や良性腫瘍にみられることが多い。一層で被覆している正常の腺上皮がシート状集塊として出現した場合，細胞境界が明瞭であるため蜂窩状配列（honeycomb）を示し，核は規則正しく配列している。腺癌においても平面的集塊として出現する場合もあるが，核形不整が

顕著で切れ込み像や細胞質に粘液を認める（図30）。

2．充実性集塊（マリモ状集塊）

充実性集塊とは，集塊内部に間質成分（血管茎）を含まず腫瘍細胞のみで立体的な構造を造る細胞集塊のことをいう（図31）。

3．腺管状集塊

明らかな腺腔形成を示す細胞集塊であり，外側に基底膜，結合織が存在する配列で，その大きさや形によって腺管状，導管状，腺房状，濾胞状などと呼ばれる。細胞集塊内部を観察すると内腔面は平滑で蜂窩状配列や腺管配列が観察できる。内腔には細胞成分は観察されず，外側に間質細胞由来と思われる紡錘形核が観察される。

4．乳頭状集塊

乳頭状配列とは，芯にあたる血管結合織を軸に上皮細胞が覆い，内腔に向かって乳頭状・樹枝状に増殖する形態をいう。乳頭状集塊では集塊の最上部，最下部に焦点を合わせると腺管配列と同様に蜂窩状配列が観察され，集塊内部には血管結合織が存在するため線維芽細胞や内皮細胞に由来する紡錘形核を認める。腺管状集塊と異なるのは，集塊内に紡錘形核を認めるか否かである。細胞成分と間質が遊離した状態で塗抹された場合，シート状に出現し，その集塊の辺縁では核が直線上に配列する像（柵状配列）やシートの折れ曲がり像が観察される（図32）。

5．微小乳頭状集塊

血管結合織を伴わない乳頭状配列を微小乳頭状と表現する。小さな胞巣を呈することが多く，微小乳頭状集塊では胞巣の辺縁が分泌縁となり，胞巣と間質との間に裂隙がみられる。微小乳頭状で間質に浸潤しているものを浸潤性微小乳頭癌といい，乳腺の浸潤性微小乳頭癌などがある。

6．篩状集塊

粗い目の網状になっているものを篩といい，組織像ではレンコンの断面のようにみえる。細胞診では1つの細胞集塊内に小さな丸い空隙が形成されているようにみえる。上皮細胞が間質の介在を伴わず架橋状に増殖した篩状集塊は，腺腔配列の複雑さを意味し，悪性の指標となる。篩状集塊を呈する疾患としては乳腺の乳管癌や唾液腺導管癌，腺様嚢胞癌，類内膜癌（体内膜・卵巣）などがある。

7．索状・リボン状配列

一層から数列の束を形成し，柱状に配列する像を索状・リボン状配列集塊という。腺癌が間質や基質に区分されている増殖様式の1つで，細胞が一列に数珠状，線状に並んだ索状集塊を示す。インディアン・ファイル（indian-file）状や一列縦隊配列（single-file chain）ともいい，乳癌や肺小細胞癌の特徴的出現パターンである（図33）。

8．ミラーボール状集塊

乳癌，肺腺癌，卵巣の明細胞癌が体腔に播種した際にみられる球状に細胞が集まった集塊をいう。充実性集塊に類似しているが，構成細胞の極性が異なり平面内極性を有し，apical側（細胞の上部）を外側とした球状の集塊で，内部が基底膜側となっている。明細胞癌のミラーボール集塊は，細胞集塊の内側に細胞外マトリクスを産生するため細胞外基質成分を有し，ギムザ染色で強い異染性を示し，組織型推定に重要な所見となる（図34）。

9．対細胞，相互圧排像・木目込み細工様配列

隣接する腫瘍細胞同士が鋳型状に結合し，1個の細胞がもう1個の細胞を抱合する像をいう。貪食像では

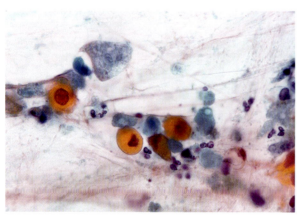

図28　角化型扁平上皮癌（喀痰）squamous cell carcinoma
細胞質オレンジG好染で重厚感ある小型異型細胞を孤立散在性に認める。幽霊（ゴースト）細胞を背景に核融解や核崩壊，核濃縮した像をみる。

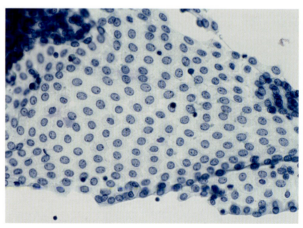

図29　中皮細胞（胸腔洗浄液）mesothelial cells
手術時に胸腔，腹腔などを生理食塩水で洗浄した際，物理的に剥離された静止状態の中皮細胞がシート状集塊としてみられる。

なく，密な細胞増殖により限られた容積内で生じる圧排像と考えられ，細胞増殖が盛んであることを示唆する所見である。鋳型核（nuclear molding），対細胞（pair cell），封入細胞（inclusion cell）とも呼ばれ，肺小細胞癌や中皮腫などでみられる。

10. 二相性パターン

二相性パターンを示す病変には，腫瘍細胞が2種類ある場合と腫瘍細胞と非腫瘍性細胞からなる場合とがある。2種類の腫瘍細胞が出現する悪性腫瘍には癌肉腫や滑膜肉腫などがあり，非腫瘍性のリンパ球との二相性を示す悪性腫瘍には乳腺の髄様癌，胚細胞系腫瘍，リンパ腫などが挙げられる。良性病変においてもリンパ球との二相性を特徴とするものがあり，ワルチン腫瘍や慢性甲状腺炎（橋本病），胸腺腫などがある。また，乳腺や唾液腺腫瘍では腺上皮細胞と筋上皮細胞で構成される二相性の証明が組織型推定の指標となる。

11. 孤立散在性

細胞同士の結合性低下を反映した出現様式で，個々の細胞が結合性を持たずに単独で出現する（図35）。細胞の結合性低下は悪性所見の1つとなるが，良性腫瘍においても出血性梗塞による壊死などを合併した場合に結合性なく出現する場合があり，その際は出現している細胞が単調（monotonous）か否かの確認が重要となる。

7 悪性細胞の捉え方

細胞が悪性化すると，細胞それぞれの機能に応じて本来示すべき形態が失われる。しかしその形態変化は方向性を持つものではない。むしろ無方向性であり，そのばらつきこそが，悪性細胞全体に共通する変化である。悪性細胞の持つ無秩序な自律性増殖から，悪性細胞の形態学的特徴を規定するためには，非常に広い

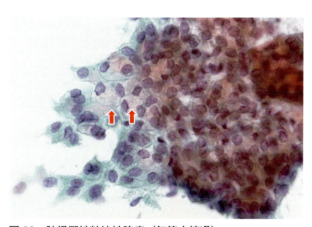

図30　肺浸潤性粘液性腺癌（気管支擦過）
　　　invasive mucinous adenocarcinoma of the lung
高円柱状で豊富な細胞質粘液を有した腫瘍細胞はクロマチン微細顆粒状で，核の切れ込みが顕著である。

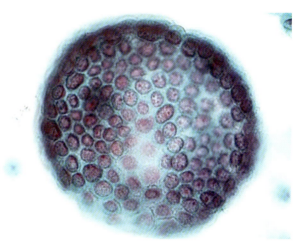

図31　乳腺導管癌（胸水）ductal carcinoma of the breast
内腔に血管茎を伴わない充実性の球状集塊（マリモ状集塊）。

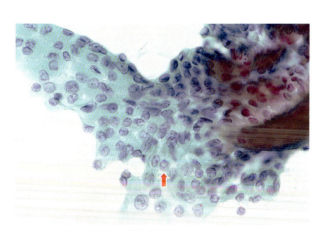

図32　甲状腺乳頭癌（甲状腺穿刺吸引）
　　　papillary carcinoma of the thyroid
シート状に出現した腫瘍細胞集塊の辺縁ではシートの折れ曲がり像が観察される。核溝，核内細胞質封入体も認める。

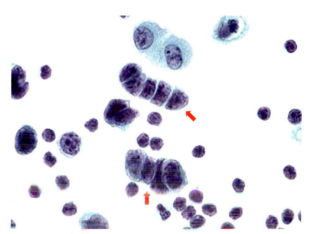

図33　肺小細胞癌（胸水）small cell carcinoma of the lung
結合性乏しく一列縦隊配列（single-file chain）がみられ，集塊は木目込み細工様を呈している。

幅をもって表現しなければならない。従来，正常細胞から逸脱し，形態の異なりを示す細胞を異型細胞（atypical cell）と呼び，その中で悪性細胞にみられる異常な形態を示す細胞を悪性細胞（malignant cell）と総括した形で呼んでいる。悪性細胞の形態変化を細胞分化という面からみると，細胞本来が示すべき分化の脱落，あるいは退形成（anaplasia）が特徴といえる。しかし，すべての悪性細胞が細胞分化を全く失われるわけではなく，多少ともその母細胞の持つ機能を保持している。

8 上皮性悪性細胞の基本的な見方

上皮性悪性腫瘍由来のがん細胞（cancer cell）の基本形態は発生母細胞の上皮細胞群の細胞形態を持ち，良悪性の判断には特徴的な細胞形態も重要であるが，細胞同士の結合性の判断もポイントとなる。細胞間の結合装置は悪性化とともに弱くなり，その構造はより単純となる。逆に結合性を見いだすことにより上皮性悪性腫瘍と同定することが可能となる。

1．扁平上皮癌

喀痰などの剥離細胞診では個々の細胞として剥離しやすく，新鮮細胞診の擦過や穿刺吸引細胞診では大型の充実性集塊として出現しやすい。角化型扁平上皮癌は孤立散在性に出現し，核は濃縮状，融解状に濃染し，核内構造が不明瞭であることが多い。角化傾向を示す腫瘍細胞はライトグリーンに好染し，細胞境界明瞭で重厚感があり硝子様で，光沢がみられる。さらに角化が進むと，細胞質はパパニコロウ染色で光輝性を示し，"パンプキンオレンジ"や"ハロウィンオレンジ"と呼ばれる色に染まり，オタマジャクシ型，ヘビ型，線維型と表現される奇怪な異型細胞の像を示す。集塊で出現する角化型扁平上皮癌では，重層扁平上皮を模倣する層構造や紡錘形核が同方向に走行する流れよう配列を伴う束状構造，あるいは腫瘍細胞が渦巻き状に配列した癌真珠形成が観察されることもある。非角化型扁平上皮癌はN/C比の高い腫瘍細胞が流れるように配列する細胞集塊を認める。核形は類円形不整でクロマチンは細顆粒状ないし粗顆粒状を示し，核濃縮や核縁の肥厚がみられやすい。核小体は剥離細胞診では目立たないが，擦過や穿刺吸引検体では明瞭な核小体が複数個観察される場合もある。

2．腺癌

正常の腺上皮の核は偏在し，細胞質の基底側が狭く，内腔側が広くなっている。腺上皮の性格が存在する分化型では，細胞型は円柱状で核は偏在し，細胞質内には分泌を思わせる粘液や粘液空胞がみられる。腺上皮細胞より発生するがん細胞は一般に脆弱で，外部からの影響により壊れやすい。剥離細胞診や新鮮細胞診である擦過細胞診，穿刺吸引細胞診ともに細胞集塊として出現しやすく，前者では立体的で不規則に重積し，後者では平面的な配列を示す。腺癌細胞は組織学的に腺管状，導管状，濾胞状，腺房状，篩状，乳頭状，索状と柵状配列やロゼット状配列などの種々の増殖形式を呈するため，その細胞像も多彩であるが，核形は一般に類円形で，核縁の鋭い陥凹がみられやすい。粘液分泌が過剰ながん細胞は，核は完全に側方に押しやられ印環状の形態を示し，その内部に粘液成分を含有する。腺管を形成することの少ない低分化な腺癌細胞は上皮性結合が弱く，大型細胞集塊を形成することは少ない。硬癌のように線維反応を著明に伴うがん腫では，

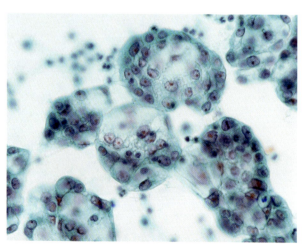

図34 卵巣明細胞癌（腹水） clear cell carcinoma of the ovary
中空性の球状集塊（ミラーボール状集塊）をみる。

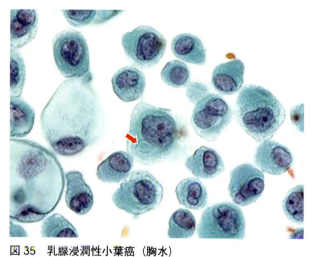

図35 乳腺浸潤性小葉癌（胸水）
invasive lobular carcinoma of the breast
結合性なく出現する腫瘍細胞には細胞質内小腺腔（ICL）を認める（→）。

細胞集塊として小型となる。

3．尿路上皮癌

尿路上皮癌の細胞質はライトグリーンに好染し，核は円形から類円形で，やや偏在性に位置する。低異型度の尿路上皮癌細胞は結合性が保たれているため，自然尿に剝離する腫瘍細胞数は少なく，小型で大小不同に乏しい。一方，高異型度では，核は大型で大小不同があり，核小体，核縁の鋭い陥凹，濃縮したクロマチンなどが目立つ。

4．低分化ないし未分化癌

がん細胞は母細胞との共通する形態をみるが，その起源をがん細胞の形態から推定しがたい腫瘍である。一般的な悪性細胞の所見を認めるが，特にクロマチンの増量と異常凝集が目立ち，細胞形態の多様性を示す。上皮性配列を示すことは少なく，個々の細胞形態がその母細胞と比較して著しく異なり，個々の細胞相互にあまり差がみられない。

細胞診の精度管理

1 細胞診の内部精度管理

細胞診の精度管理は病理組織診断と同様に，検体採取から標本作製業務と診断業務とを分けて考えなければならない。細胞診は作製された標本の質，診断者の経験値，診断能力，鏡検時の体調など数値として表せない評価内容が含まれており，精度管理に当てはめることは難しい。しかし，施設内では個人差なく常に正確で精密な細胞診断を行えることを目指し，業務の正確化や円滑化を図り，精度管理をするべきである。

細胞診標本鏡検時における精度管理としては，環境（空調整備，騒音対策，顕微鏡設備）や鏡検業務量，細胞検査士と細胞診専門医との連携などの詳細な管理が重要となる。日本臨床細胞学会では，施設における細胞診断業務の信頼性を評価するため，一定の基準の下に細胞診断業務を実施する施設を認定する「日本臨床細胞学会施設認定」や臨床細胞学に関する十分な専門的知識と技量を有する医師を育成し，細胞診専門医教育研修要綱などに則った教育研修を行うための施設を選定し認定する「日本臨床細胞学会教育研修施設認定」などの制度を設けている。日本臨床細胞学会認定施設に対する『細胞診業務の精度管理ガイドライン』には，細胞診業務に関する基本的事項やリスク管理などの他に「内部精度管理」と「外部精度管理」が掲げられている。内部精度管理では，細胞検査士・細胞診専門医の連携による報告書の作成方法や履歴管理，報告書の記載事項・署名・保存，病理診断との対比を含

表11　鏡検時に遵守すべき項目

① 細胞診専門医と細胞検査士が連携して細胞診業務を行っていること。
② 細胞検査士の作業負荷の管理方法として，1日の鏡検枚数の上限を90枚（1日の勤務時間を8時間とし，鏡検時間の長さより按分し，鏡検時間を制限）とする。
③ 陽性例，偽陽性例判定報告に関して，細胞診専門医が必ずチェックし署名する。
④ 細胞診陰性例に対するダブルチェック（再鏡検，陰性例の10％以上）。
⑤ 前例の報告書および細胞診ガラス標本の保存期間は5年間を基本とする。
⑥ 臨床診断や病理診断と細胞診断との不一致例の妥当性を検討する。
⑦ 症例検討会や地域検討会の開催，参加を推奨する。

日本臨床細胞学会：認定施設に対する細胞診精度管理ガイドライン，2023．より抜粋

む症例検討などが記載されている。また，多数の細胞から異常な細胞を見落とすことなく発見するには高い集中力と多くの労力を要するため，鏡検時のガイドラインでは表11に挙げる項目の遵守が求められている。精度管理体制の目的は，細胞診断における偽陰性（false negative），偽陽性（false positive）を最小限に抑え，精度の高い診断業務を遂行することである。近年では細胞診業務を改善するために，診断根拠を提示する細胞診断高度支援技術の開発が行われており，大手の検査センターや医療機関では，子宮頸部LBC標本を対象とした自動細胞診スクリーニング支援システムが稼働し，ダブルスクリーニングや精度管理に活用されている。

2 細胞診の外部精度管理

細胞診断に従事する細胞検査士や細胞診専門医は，細胞形態学の知識・診断能力の向上を目的とし日々，研鑽を積まなければならない。その手法として，施設間精度管理ともいわれる外部精度管理に積極的に取り組むべきである。現在国内では外部精度管理プログラムとして，以下のものが実施されている。

① 日本臨床細胞学会 コントロールサーベイ：日本臨床細胞学会施設認定制度委員会がバーチャルスライドを用いたコントロールサーベイを2年に1度実施。
② 日本臨床衛生検査技師会 臨床検査精度管理調査：日本臨床衛生検査技師会が行っている精度管理調査で，臨床検査全分野を含む総括的なコントロールサーベイ。細胞検査は年1回，細胞画像を用いたサーベイを実施。
③ ISO15189認証：国際規格に基づき，日本適合性認定協会が臨床検査室の審査・認定を実施。

④ CAP（College of American Pathologists：米国病理学会）認定：臨床検査成績評価プログラム（CAPサーベイ）および臨床検査室認定プログラム（LAP）を実施。

　その他，資格認定制度や資格更新制度，各種学会・研修会で行うスライドカンファレンスに参加することなども外部精度管理プログラムへの参加の1つと考えられる。各施設・各検査室の規模や事情によって外部精度管理への取り組み方は当然異なるが，大切なことは外部精度管理の重要性を認識し，何らかの形でそれを遂行していくことである。

各論

- I 婦人科の細胞診
- II 呼吸器の細胞診
- III 体腔液の細胞診
- IV 泌尿器の細胞診
- V 乳腺の細胞診
- VI 甲状腺・副甲状腺の細胞診
- VII 口腔・唾液腺の細胞診
- VIII 消化器の細胞診
- IX 脳脊髄液・脳腫瘍の細胞診
- X リンパ節および節外の細胞診
- XI 骨軟部腫瘍の細胞診
- XII 造血器腫瘍の細胞診

I 婦人科の細胞診

　婦人科細胞診は最も歴史が古く，広く普及している。女性生殖器の発生学的，解剖学的特徴より扁平上皮系，腺上皮系病変のみならず多彩な病態の理解が必要となるため，初めて細胞診を学ぶ上で重要な分野である。

　子宮腟頸部細胞診は検診にも応用され，癌の早期発見に大きく寄与している。さらには感染症，良性病変，内分泌診断と多岐にわたる病変の発見が可能である。子宮内膜細胞診は世界的にみて本邦が最も発展している。こちらも癌をはじめさまざまな病変の発見に効果を発揮している。両分野ともに，LBC法の応用が進んでいるが，初学者はまず直接塗抹での細胞像に習熟する必要があるため，本項での細胞像は記載のない限り，直接塗抹標本のものとした。

女性性器の解剖組織学

　婦人科細胞診を理解するためには，女性性器の発生・分化および解剖学を理解することから始めなければならない。女性性器の発生・分化は，まず原始生殖細胞が中腎の生殖堤に移動し，細胞分裂を繰り返して未分化性腺が形成される。この性腺は胎週6週までは男女とも共通で卵巣にも精巣にも分化することができる。

　未分化性腺のそばには男女ともにウォルフ管（中腎管），ミュラー管（中腎傍管）が左右に存在する。女性ではY染色体決定遺伝子（sex determining region Y gene：SRY遺伝子）上にある精巣決定因子（TDF）が作用しないため，未分化性腺は卵巣へと分化する。同時にテストステロンやミュラー管抑制物質が産生されないためウォルフ管は退化し，ミュラー管から卵管，子宮および腟（上部2/3）が分化する。婦人科細胞診の対象となる部位としては子宮腟部，子宮頸部，子宮体部および卵巣が重要である（図1）。

1　外陰，腟

　外陰は恥丘，大陰唇，陰核，腟前庭，会陰からなり，表面の大部分は重層扁平上皮で覆われている。また，大陰唇には皮脂腺や汗腺が存在し，腟前庭にはスケネ（Skene）管が開口している。

　腟は腟前庭との間を連絡する長さ7〜10cmの盲状管である。腟深部の盲状管に子宮腟部が突出し，その周囲を取り巻いている腟円蓋という溝が存在する。腟円蓋は3つに分けられ，前腟円蓋，後腟円蓋，外側円蓋と呼ばれている。腟粘膜は重層扁平上皮からなっており，卵巣周期に従って性周期の変化を示す。

2　子宮

　子宮は前後にやや扁平な西洋梨状の形をした上下8cmの平滑筋性の器官である。上方約2/3を子宮体，下方約1/3を子宮頸という。子宮頸は腟上部と腟部とに分けられ，両者の中間には子宮頸管があり，内子宮口を境界として子宮体へ移行する。

1．子宮頸部

　子宮頸部は約2.5cmの長さの円柱状をなす器官で，下端は子宮腟部となり，腟内に突出している。突出し

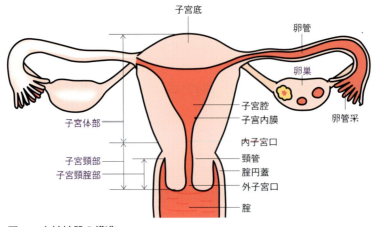

図1　女性性器の構造

た腟部は重層扁平上皮からなり，子宮頸管へと移行する。この子宮頸管を覆っている粘膜を子宮頸内膜（endocervix）と呼び，粘液産生性の単層円柱上皮とわずかな線毛円柱上皮からなる。

線毛円柱上皮は，性成熟期では一部に過ぎないが，思春期までは広く分布する。子宮腟部の重層扁平上皮と子宮頸管の円柱上皮との接合部を扁平・円柱上皮接合部（SCJ）と呼び，子宮頸癌の好発部位として婦人科細胞診上重要である。また，この接合部は加齢とともに変化し，性成熟期は外子宮口に位置するが，閉経後には内子宮口寄りとなる。これはエストロゲン低値となり子宮頸部の萎縮が起こるためと考えられている。

2．子宮体部

子宮体部の内腔を覆う子宮内膜（endometrium）は，単層円柱上皮からなる被覆上皮と，一部が開口している子宮内膜腺上皮から構成されている。腺上皮の間は内膜間質（endometrial stroma）と呼ばれる結合織により埋められている。

成熟女性の子宮内膜は，性周期の排卵までの前半期にはエストロゲンの作用により，内膜腺および内膜間質を一定の厚さまで増殖させる。この時期を増殖期という。排卵後の性周期後半は主としてプロゲステロンの作用により，内膜腺の細胞質は分泌性変化を，また内膜間質は脱落膜様変化（大型化し，敷石状の配列を示す上皮細胞様形態）を呈する。この時期を分泌期という。受精卵の着床がない場合はエストロゲンとプロゲステロンの消退によって内膜の中層に融解が起こり，脱落が始まる。これが月経である。

3 卵管

卵管は長さ10～12 cm，太さ0.1 cmで，一端は子宮腔へ開き，対側は外側端で軽く弯曲して，卵巣を抱くような形で腹腔内に開口している。開口部には多数の小突起が卵管采を形成している。粘膜は卵管腔内に乳頭状に突出し，表面は線毛円柱上皮細胞，分泌細胞，線毛や分泌能を持たない小桿細胞からなり，卵子や受精卵の輸送には線毛円柱上皮細胞の持つ線毛の動きも関与している。

4 卵巣

卵巣は左右1対ある楕円形の器官で，性成熟期の卵巣はほぼ親指大で卵子の生成，成熟，排卵，黄体形成にかかわり，各種ホルモンを産生する。

卵巣表面は一層の表層上皮で覆われているが，間質は皮質と髄質に分けられ，線維芽細胞に類似した間質細胞が存在する。皮質には多数の原始卵胞，初期卵胞，成熟途上の卵胞から成熟卵胞までの各段階がみら

れる。成熟卵胞から卵胞ホルモン（エストロゲン）が分泌され，その後，成熟卵胞が破裂し，卵子が放出される。これが排卵である。

破裂後，卵胞内に出血がみられる。これを血体（赤体）という。卵胞破壊部は次第に線維素で閉鎖され，残留した顆粒膜細胞は急速に肥大と増殖を始めて黄体が形成され，ここから黄体ホルモン（プロゲステロン）が分泌される。

月経黄体の寿命は約2週間であり，この時期を過ぎると退行して白体となるのと同時に月経が生じる。妊娠が成立した場合には，胎盤を形成する絨毛細胞から分泌されるhCGの作用によって，黄体は存続する。これを妊娠黄体という。

細胞採取

女性性器からの細胞採取・塗抹は臨床医が行うが，これらが不適当であればその標本からは適切な診断を得ることはできない。検体の質（適否）を臨床医にフィードバックすることで，検体の採取法に対する意識が高まり診断の精度向上につながる。

また，細胞採取は診断目的によって採取部位と採取方法を考慮している。

1 外陰・腟

綿棒またはヘラなどで擦過する。外陰部は外気にさらされているため標本は乾燥しやすく，しかも細胞数の少ないものになりやすい。乾燥を防ぐ意味で綿棒に生食水をしみこませ，余分な水分を除き，病巣部を強く擦過する必要がある。

内分泌細胞診のために採取する時は，腟側壁上部1/3を生食水で軽く濡らした綿棒で軽く擦過する。ヘラのように硬い採取器具で擦過した場合，人工的に深層細胞などが多く採取されるため判定には注意を要する。

2 腟円蓋部

後腟円蓋部に貯留した腟内容物を，ピペットにより吸引，あるいは綿棒やヘラを用いて採取する。この検体は腟部および腟壁より自然剥離した細胞が主で，頸管円柱上皮細胞，子宮内膜細胞が認められることもあるが，変性したものが多く，一般的に細胞診には適さない。

3 頸部

外子宮口周囲の全域を，ヘラ，ブラシ，綿棒を用い

て擦過する。ヘラ（プラスチック製，木製，サイトピックなど）やブラシ（サイトブラシ，サーベックスブラシなど）は，細胞採取量が多く，不適正検体が少ないとされ，推奨されている。また，細胞採取では子宮頸癌の好発部位であるSCJを中心とした内頸部側を十分に擦過することが極めて重要である。

SCJは性成熟期では外反し，閉経後には頸管内に退縮する。このことを念頭に置き細胞を採取する必要がある（図2）。

4 子宮内膜

子宮腔内から内膜細胞を吸引，擦過し採取する。採取法には吸引法（増渕式など），擦過法（エンドサーチ，ソフトサイト，ウテロブラシ，オネスト内膜ブラシなど）がある（図3）。

1．吸引法

先端に数個の小孔を開けたポリエチレン製チューブを子宮腔内に挿入して子宮内膜細胞を吸引する方法である。出血の多い症例や子宮留膿腫（pyometra）の症例などでは細胞採取量が少ない場合がある。

2．擦過法

子宮腔内を器具の先端で軽く擦過して子宮内膜細胞を採取する方法で，採取細胞量が多く，頸管からの細胞混入が少ないなどの利点がある。

子宮腟頸部細胞診でみられる正常細胞

1 扁平上皮細胞

扁平上皮は，腟からSCJまでを覆う上皮である。腟部標本には多くの扁平上皮細胞がみられる。これらは基底層，傍基底層，中層，表層の4層からなる。それぞれの細胞の出現頻度は年齢，内分泌状態により異なる。細胞は表層になるほど大きくなり，核は深層部の細胞が最も大きい（図4）。

1．基底（型）細胞

基底膜の上に1層に並ぶ細胞である。細胞は小型で，核は中心性である。細胞質はライトグリーン好性を示す。通常，頸部擦過標本では認識できない。

2．傍基底（型）細胞

基底細胞より大型であるが，頸部標本中の扁平上皮細胞としては小型である。基底に近い細胞と中層に近い細胞で大きさは異なる。孤立散在性や集塊で出現する。通常，細胞質はライトグリーン好性であるが，時

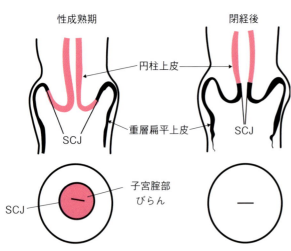

図2　年齢によるSCJ位置の変化と腟鏡所見

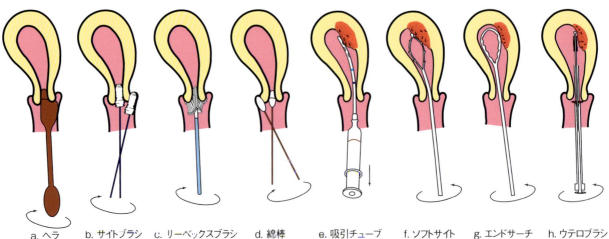

図3　子宮頸管および子宮内膜の細胞採取法

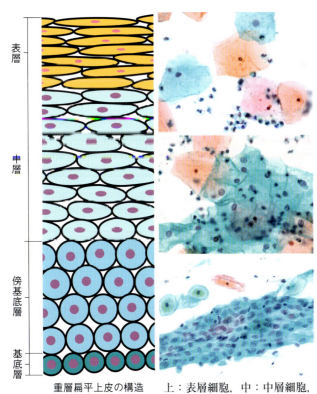

図4 重層扁平上皮の組織構造と対応する細胞

重層扁平上皮の構造　　上：表層細胞，中：中層細胞，下：傍基底細胞

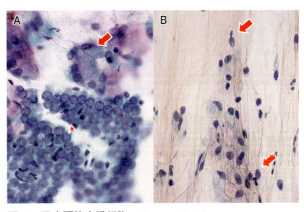

図5　子宮頸管内膜細胞 endocervical cells
A：側面像（➡）と上面像（▶）。
B：排卵期にはしばしば裸核状（➡）にみられる。

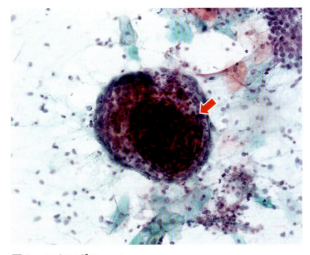

図6　エクソダス exodus
ドーナツ状に出現した子宮内膜腺細胞と集塊内部に包み込まれた子宮内膜間質細胞集塊（➡）。

にエオジン，オレンジG好性の場合もある。核は類円形で，網状クロマチンを示す。裸核状に出現する場合もある。

3．中層（型）細胞

細胞質は広く，薄くなる。核は小型化するが，核クロマチンは網状である。細胞質は通常ライトグリーン好性である。時に細胞質内が黄色調になりグリコーゲンの存在が示唆される（舟状細胞：navicular cell）。

4．表層（型）細胞

細胞の大きさは中層細胞と同程度であるが，細胞質はエオジンからオレンジG好性を示すことが多い。核は5μm以下で濃縮状となる。細胞質内にケラトヒアリン顆粒がみられる場合もある。クロマチン所見により中層細胞と鑑別する。

2　子宮頸管内膜細胞（図5）

子宮頸管内膜細胞は基底膜の上に1層に配列する円柱状の細胞である。粘液を有する細胞もみられる。側面から観察した場合は柵状配列を示し，上面から観察すると蜂巣状にみられる。集塊の配列は1層で，重積性を示すことはない（図5A）。

核は類円形で，クロマチンは網状である。裸核状にみられることもある。エストロゲン高値の場合には裸核の一端が乳頭状に突出することがある（図5B）。

3　子宮内膜細胞

月経期から月経後7日くらいまでの間は，子宮頸部擦過標本中に子宮内膜細胞が認められる可能性がある。細胞は子宮頸管内膜細胞より小型である。月経後では変性所見が強くなる。組織球様にみえる内膜間質細胞とともに，ドーナツ様集塊で子宮内膜腺細胞がみられる。この状態はエクソダス（脱出）と呼ばれる（図6）。

4　その他

1．血液成分

少量の赤血球，好中球，リンパ球などの血液成分は正常でもみられる。赤血球は月経期には多量に観察されるが，細胞採取器具によって機械的な出血をきたすこともある。白血球成分の増加は病変に伴う場合が多く注意を要する。

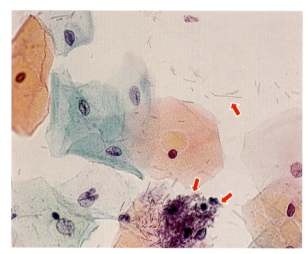

図7 デーデルライン桿菌 Döderlein bacilli
ヘマトキシリン好染性の桿状細菌としてみられる（→）。

2．組織球

慢性炎症や萎縮の場合にみられることがあり，閉経後には多核組織球が目立つ症例も存在する。細胞質はレース状で核は偏在し，類円形から腎形を示す。細胞は孤立散在性に出現する。

☞ Key point
　月経後は内膜間質細胞が組織球類似の形態で出現する。

3．デーデルライン桿菌（図7）

グラム陽性の長桿菌である。扁平上皮細胞の細胞質内のグリコーゲンを分解し，腟内を酸性に保ち，腟の自浄作用の役割を担っている。グリコーゲン分解が進むと，扁平上皮細胞の細胞質が融解し，核が裸核状になることがあり，この状態を細胞融解（cytolysis）という。

内分泌細胞診

女性性器は主として卵巣ホルモンの影響を受け，腟上皮細胞がエストロゲンおよびプロゲステロンの作用により特徴的な変化を示す。そのため，内分泌細胞診は卵巣機能の状態を総合的に判定する指標となる。

1 内分泌細胞診の評価法

内分泌細胞診は，正常の表層，中層，傍基底細胞の細胞数を計数して評価を行う。標本中の細胞が比較的均等に分布している部位を選択し，強拡大下で扁平上皮細胞を20個5ヵ所，合計100個を分類しながら計数する。

1．エストロゲン活性を示す指数
1）細胞成熟度指数 maturation index（MI）

扁平上皮細胞の核の状態により，傍基底，中層，表層各細胞に分類しその比を表す。MIはエストロゲン活性が強いほど右方に，低いほど左方に移動する。

0/10/90	10/80/10	90/10/0
→		←
表層型右方移動	中層型	傍基底型左方移動

2）核濃縮指数 karyopyknotic index（KPIまたはKI）

表層細胞と中層細胞との比で表す。この指数が大きいほど上皮の成熟度は高い。

　例：表層細胞/中層細胞：30/70 または 30％

3）エオジン好性指数 eosinophilic index（EI）

扁平上皮細胞のエオジン好性とライトグリーン好性の比で表す。KPIと同様の意味を持つ。

　例：エオジン好性/ライトグリーン好性：30/70 または 30％

2．プロゲステロン効果を表す指数

指数が大きいほど上皮の成熟度が低い。辺縁折れ返り細胞指数（folded cell index：FI），集合細胞指数（crowded cell index：CI）がこれに該当する。

2 性周期とその細胞像

1．新生児の細胞像

新生児は胎内で胎盤を介して母体からホルモンの影響を受けていたため，母体とほぼ同様に中層型を示すが，赤血球，白血球，細菌類はみられない。

2．幼児期の細胞像

卵巣がまだ働いていないため，傍基底細胞が主体の萎縮像を示す。

3．前思春期の細胞像

卵巣機能が働き始めると徐々に中層および表層細胞が増え始め，月経が始まるころには周期性変化を示すようになる。

4．性成熟期の細胞像（図8）

下垂体ホルモンの支配を受けて周期性変化を繰り返し，月経周期に伴って細胞像は変化する。

1）月経期

多数の赤血球，白血球を背景に主に中層細胞がみられる。また，子宮内膜由来の細胞も混在する。

2）増殖期（卵胞期）

前期では少数の好中球，組織球を背景に中層細胞を主体とし，少数の表層細胞が混在する。中期になると清浄な背景に，中層細胞と表層細胞が混在する。後期ではエストロゲン作用が頂点に達し，清浄な背景に，エオジン好性の表層細胞が優勢となる。表層細胞の細

胞質にはしわや折り返しはみられず，ケラトヒアリン顆粒をしばしば認める。

3）分泌期

初期では排卵後にエストロゲン作用が消退し，代わってプロゲステロン作用が細胞に影響を与える。表層細胞はライトグリーン好性となり，細胞質全体にしわや折り返しがみられる。背景には白血球，デーデルライン桿菌の出現をみる。中期になるとプロゲステロン作用が頂点に達し，中層細胞が主となって集合性をなし，細胞質辺縁の折り返しが著明になる。背景には白血球，デーデルライン桿菌の増加がみられる。後期では中層細胞優位であるが，デーデルライン桿菌による細胞融解がみられる。

3 閉経期の細胞像

卵巣機能低下に伴うエストロゲンの減少により，腟上部は萎縮傾向を示す。扁平上皮の表層への分化が起こりにくくなるため，次第に傍基底細胞が優位となるが，これらの細胞像の変化には個人差がある。

初期は，エストロゲンの漸減により分泌期後期に類似し，中層細胞が主体を占める。デーデルライン桿菌が出現し細胞融解もみられる。中期では，エストロゲンの分泌量がさらに低下するため，中層細胞に傍基底細胞が混じる。中層細胞の細胞辺縁が厚くなり，細胞質にグリコーゲンを含有する像がみられることもある。後期では，傍基底細胞が主となり，感染に対する抵抗力が減少し炎症（萎縮性腟炎）が起こりやすくなる。

4 妊娠・産褥・授乳期の細胞像

妊娠初期は卵巣ホルモンの支配下にあるが，次第に胎盤ホルモンの支配を受ける。エストロゲンおよびプロゲステロンは漸次増加し，分娩直前より低下し始め，分娩終了後は急速に消失し，乳汁分泌ホルモンであるプロラクチンが働くようになる。

1．妊娠期

初期は分泌後期類似の細胞像を示し，細胞質に多量のグリコーゲンを含む舟状細胞が出現する。妊娠3カ月以降にこの傾向は顕著に現れ，妊娠末期まで中層細胞優位の細胞像が続く。しかし，すべてが定型的パターンを示すのではなく，表層細胞優位な細胞像または細胞融解を伴う細胞像を示すこともある。

2．産褥期

分娩後10日間ほどは，分娩後細胞（postpartum cell）と呼ばれる細胞質にグリコーゲンを含む傍基底細胞が出現するが，次第に，通常の傍基底細胞に置き換えられる。

3．授乳期

授乳中は閉経期と類似してほとんど傍基底細胞優位であるが，徐々に卵巣機能が再現されるにつれて周期性変化を示す。

5 内分泌疾患とその細胞像

1．低エストロゲン状態（傍基底型左方移動）

1）先天性異常
- ターナー（Turner）症候群（染色体 45XO）
- クラインフェルター（Klinefelter）症候群（染色体 47XXY）
- 卵巣形成不全症
- 副腎性器症候群
- 睾丸女性化症候群（染色体 46XY）

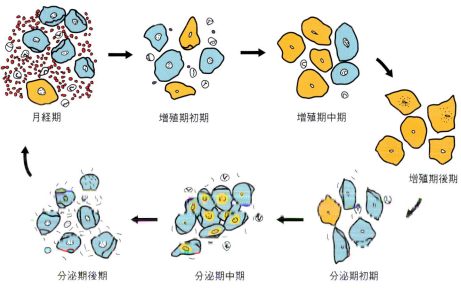

図8　月経周期における腟スメアの細胞像

2）続発性無月経
- キアリ・フロンメル（Chiari-Frommel）症候群
- 卵巣腫瘍〔男化腫瘍，ライディッヒ（Leydig）腫瘍〕

2．高エストロゲン状態（表層型右方移動）
- 卵巣腫瘍（顆粒膜細胞腫，莢膜細胞腫）
- 子宮体癌

3．高プロゲステロン状態（中層型）
- クッシング（Cushing）症候群

子宮腟頸部細胞診のすすめ方

上皮細胞の炎症性変化と前駆病変の鑑別を行いながら進めることが大切である。感染症の細胞診では，病原体により上皮性細胞は独自の炎症性変化を示す。多種多様な変化に習熟し，異型細胞と誤認しないよう細胞診断を行う。

子宮腟頸部良性病変の細胞診

炎症や感染症などにより，炎症細胞の増加，異常角化細胞の出現，核周囲のハロー，細胞の自家融解像など細胞像はさまざまな変化を示す。代表的な病変とそれに伴う特徴的な炎症性変化について述べる。

1 化生

成熟分化したある組織が，他の分化した組織に変化することをいう。扁平上皮化生はしばしば遭遇するが，卵管上皮化生，幽門腺化生も認識しておく必要がある。

1．扁平上皮化生細胞（図9）

SCJにおいて円柱上皮であるべき部分が扁平上皮細胞に置換されることをいう。その状態によって，未熟，中間および成熟化生がある。未熟化生細胞では円柱上皮の性格を残し，成熟するほど扁平上皮細胞に近くなる。未熟化生細胞は集塊で出現することが多く，しばしば集塊の一部に頸管内膜細胞を伴っている（図9A）。化生細胞の核は円柱上皮の性格が強く，核縁は均等に肥厚し，核小体を伴う。細胞質は成熟するほど扁平上皮細胞に近くなり，均質で軽度ライトグリーンに濃染する。

中間期の化生細胞は細胞質が突起状（蜘蛛状細胞：spider cell）になることがあり，これは扁平上皮細胞の特徴である細胞間橋類似の変化を表すといわれている（図9B）。

☞ Key point

細胞異型を伴う未熟異型化生細胞は，まれに高度扁平上皮内病変（HSIL，49頁参照）以上の異型細胞と鑑別困難となり，ベセスダシステムではASC-Hと判定される（47頁図24参照，ベセスダシステム，ASC-Hについては47頁ならびに表1参照）。

2．卵管上皮化生細胞（図10）

頸管円柱上皮細胞が線毛を有する卵管上皮細胞に置き換わることをいう。この場合，時に核が腫大し，濃染するため細胞診標本で異型細胞との鑑別が問題になる。

☞ Key point

細胞質の外側に線毛がみられた場合，細胞判定は慎重に行う。

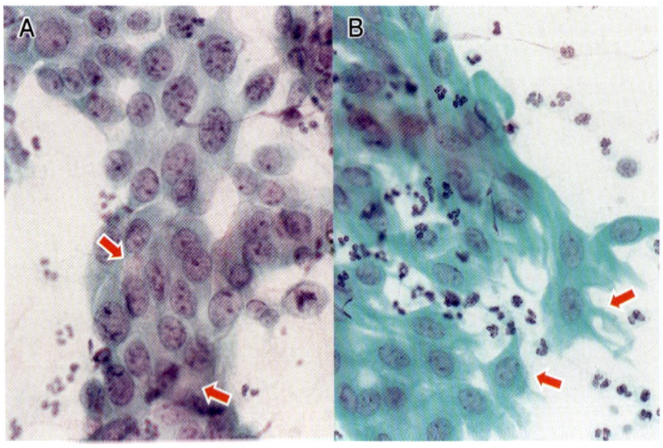

図9 扁平上皮化生細胞 squamous metaplastic cells
A：未熟扁平上皮化生細胞
immature squamous metaplastic cells
一部に粘液含有細胞を認める（➡）。
B：中間型扁平上皮化生細胞
intermediate squamous metaplastic cells
細胞質は突起状（蜘蛛状）を示す（➡）。

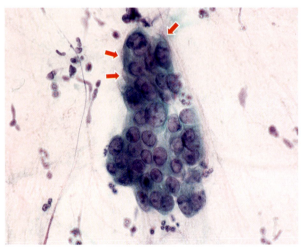

図10 卵管上皮化生細胞
tubal epithelial metaplastic cells
大小不同性のみられる腺細胞集塊。細胞質の外側に線毛（➡）がみられる。

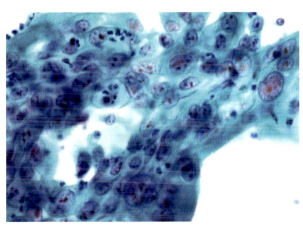

図11 再生細胞 repair cells
腫大した核小体を有する大型細胞がシート状集塊でみられる。

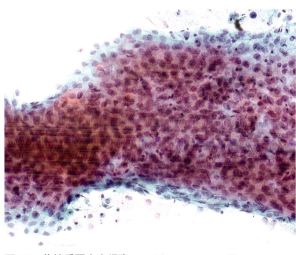

図12 萎縮扁平上皮細胞 atrophic squamous cells
傍基底細胞の集塊は，時に扁平上皮癌との鑑別が必要となる。

3．幽門腺化生細胞

　胃の幽門腺の性格を有する粘液を産生する細胞への化生である。黄色調に染まる粘液を含有することが特徴である。しばしば過形成の状態で発見される。最小偏倚腺癌においても黄色調を示す幽門腺粘液が存在するため，鑑別に注意が必要である（53頁参照）。

2　予備細胞増生

　頸管円柱上皮下に存在する未熟な細胞の増生である。細胞診標本中にみられることは少ないが，増生が著明な場合は集簇してみられることがある。小型核小体を認めることが多いが，クロマチンの増量はなく，核分裂像もまれである。

☞ Key point
上皮内癌細胞との鑑別が困難な症例があり，ベセスダシステムでは ASC-H と判定される。

3　再生（修復）細胞（図11）

　細胞診では tissue repair cell とも呼ばれている。しばしば細胞が大型で，核の大小不同や核小体の腫大がみられる。また，核分裂像がみられることもある。配列は平面的で，クロマチンの増量や細胞相互の多形性は目立たない。集塊内に好中球がみられることもある。

4　萎縮性腟炎

　エストロゲンが低下した状態では腟や子宮の扁平上皮層が薄くなり，非特異的感染防御機構の機能が低下しやすい。傍基底型までの分化にとどまるために，集塊状に塗抹される傾向があるため異型細胞と誤認しないことが大切である（図12）。感染が起これば，萎縮性腟炎と呼ばれる状態になり，背景に好中球が増加し，傍基底型扁平上皮細胞はエオジンやオレンジGに好染するものが混在する。背景に濃縮した蛋白様物質がみられる場合は，その断片がトリコモナス原虫（trichomonas vaginalis）に類似する場合がある。また，オレンジG好性の傍基底細胞のクロマチンが濃染する場合には，HSIL以上の病変との鑑別が必要である（図13）。

5　リンパ球性（濾胞性）頸管炎（図14）

　子宮頸部の上皮下にリンパ濾胞を形成する病変である。背景に多数のリンパ球が部分的な集簇として認められる。成熟リンパ球に混在して幼若リンパ球や異物（核破砕物）を貪食した組織球（tingible body macrophage）も認められる。リンパ腫との鑑別が必要である。

6　放射線による変化（図15）

　放射線照射により，細胞が大型化する。細胞質は2色性（two tone color）に染まり，しばしば空胞化もみられる（図15A）。腫瘍細胞にみられる放射線による変化も同様である（図15B）。

7　妊娠，流産（図16）

　妊娠に関連して，腟頸部標本に出現する良性異型細胞として脱落膜細胞（図16A）とトロホブラスト（栄養膜細胞）がある。脱落膜細胞は妊娠初期に認められることがあり，核，細胞質ともに腫大し，核が軽度濃染するため異形成由来の細胞として誤認されることがある。核縁が薄く，細胞質は淡染することが鑑別点である。流産や胎盤遺残ではシンチチウム型トロホブラストの出現を認めることがある。大型多核細胞である

44　各論

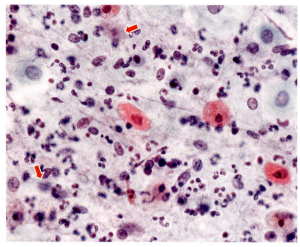

図13　萎縮性腟炎 atrophic vaginitis
炎症細胞を背景にオレンジG好性傍基底細胞がみられる。核融解した傍基底細胞（➡）をトリコモナス原虫と誤認しないこと。

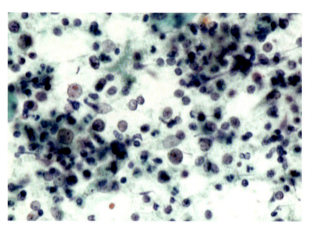

図14　リンパ球性（濾胞性）頸管炎
　　　lymphocytic (follicular) cervicitis
小型リンパ球と大型リンパ球が混在する。

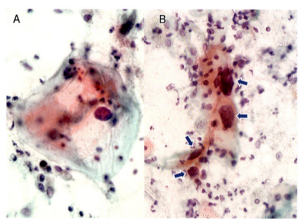

図15　放射線による変化 irradiation effect
A：細胞は大型化し，細胞質は2色性に染まる。
B：放射線による変化を示す扁平上皮癌細胞（➡）。

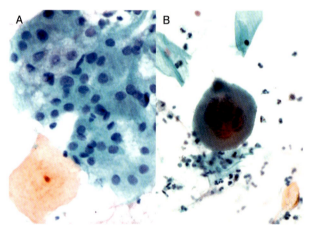

図16　妊娠，流産 pregnancy, abortion
A：脱落膜細胞 decidual cells
細胞は大型だが，核縁は薄く，クロマチンは繊細である。
B：トロホブラスト trophoblasts
流産時腟塗抹標本にみられた合胞状トロホブラストで，核，細胞質ともに濃染しているので悪性細胞と誤認されやすい。

ため悪性細胞との鑑別が必要となる（図16B）。

☞ Key point
　腟頸部標本中にみられるトロホブラストは大型で細胞異型が強いことがあり，悪性細胞と誤認される可能性がある。厚みのある細胞質所見でトロホブラストと認識することが大切である。

感染症の細胞診

1　カンジタ（図17）

　Candida albicance は胞子と仮性菌糸がみられる。臨床的に痒みと酒粕様のおりものを伴う。細胞像は中層細胞がエオジン好性になり（偽エオジン好性：pseudoeosinophilia），核腫大もみられる。しばしば仮性菌糸を中心に上皮が凝集集簇する像が確認される。細胞質が虫食い状にみられることもある。
　Candida glablata は仮性菌糸を作らない胞子のみの真菌である。臨床症状は弱いが，難治性である。細胞像は *C. albicance* のように凝集状になることはなく，好中球に混在して標本全体に孤立散在性にみられる。胞子は小型であるので，鏡検時には強拡大での観察が必要である。

2　トリコモナス（図18）

　トリコモナス原虫は好中球の2倍程度の大きさで，

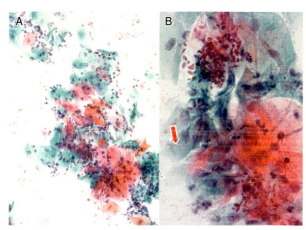

図17　カンジダ腟炎 candida vaginitis（*Candida albicans*）
凝集した扁平上皮細胞と仮性菌糸（➡），胞子がみられる。

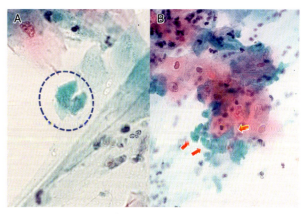

図18　トリコモナス腟炎 trichomonas vaginitis
A：トリコモナス原虫（○囲み）は，やや灰色を帯びたライトグリーン好染性に染色される。
B：多数のトリコモナス原虫（➡）が扁平上皮細胞に群がるようにみられる。

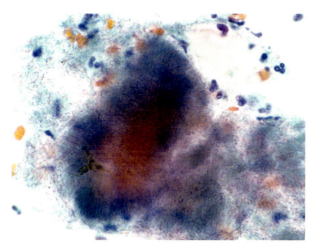

図19　放線菌症 actinomycosis
短桿菌の集塊が放射状にみられる。

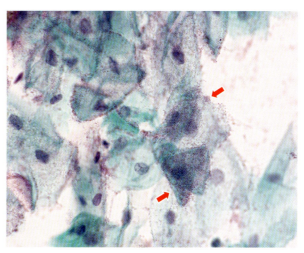

図20　ガルドネレラ腟炎 gardnerella vaginitis
標本一面に短桿菌（➡）がみられる。扁平上皮細胞の上にも無数に認められる。

洋梨状の形状を示す。ライトグリーン好性であるが，やや灰色がかってみえる。偏在した部分に青紫色の細長い核状物，その対側にピンク色の顆粒がみえる。核付近に鞭毛が確認できることもある。標本全体に好中球が増加し，扁平上皮細胞に自家融解像（autolysis）がみられる。時には中層型扁平上皮細胞の細胞質辺縁に原虫が群がるようにみえる。好中球が扁平上皮細胞の上にボール状に固まってみえることも特徴の1つで，キャノンボールと呼ばれる。

3　放線菌（図19）

短桿菌が放射状の大型の集塊で認められる。子宮内膜避妊器具（intrauterine device：IUD）装着者に認められることがある。この場合，子宮内膜の放線菌症の可能性があり，腟頸部細胞診で発見することは意義深い。

4　ガルドネレラ（図20）

短桿菌であるガルドネレラ（gardnerella）は腟炎の病原菌の一種で，標本一面に細菌が確認される。扁平上皮細胞の上に無数に認められる場合，この細胞はクルーセル（clue cell）と呼ばれる。

5　ヘルペスウイルス（図21）

一般的には外陰で認められる病変であるが，腟頸部標本でみられることもある。性器に感染するヘルペスウイルスはほとんどが2型である。感染細胞は大型で核腫大し，破線状の核縁とクロマチン構造が不明瞭な「すりガラス状」のクロマチンが特徴的である。しばしば多核化するが，その場合，核の配列は圧排状である（nuclear molding）。核の中央に大型の核内封入体がみられることがある。

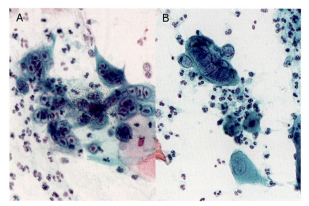

図21　ヘルペスウイルス感染症 herpes virus infection
核内封入体や圧排状の多核細胞がみられる。
A：好酸性核内封入体　B：すりガラス状核クロマチン

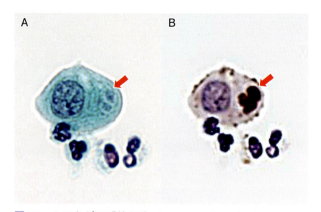

図22　クラミジア感染細胞 chlamydia infected cell
（A：パパニコロウ染色　B：免疫染色）
感染初期〜中期のクラミジア感染細胞。封入体（➡）はヘマトキシリン好性で不整形小型，封入体周囲に空胞を認める。
（大分市医師会立アルメイダ病院　染矢誠一郎氏提供）

☞ Key point
N/C 比が上昇し，大型核小体様の封入体がみられるため，悪性細胞と誤認しないことが大切である。

6　クラミジア（図22）

クラミジア（*Chlamydia trachomatis*）は子宮頸部に感染しやすい。円柱上皮細胞や扁平上皮化生細胞の細胞質に境界不明瞭な星雲状封入体（nebulous inclusion bodies）を作る。この封入体は基本小体（elementary body：EB）と網状小体（reticulate body：RB）により構成される。背景にリンパ球の増加を伴うことが多い。

子宮頸部細胞診報告様式

子宮頸部細胞診の報告様式は，ベセスダシステム（TBS）が用いられている。TBSの理解には，HPVと子宮頸癌との関連性を理解する必要がある。

1　HPV感染と子宮頸癌

HPVは約200種類以上の型があり，子宮頸癌の他，肛門癌や外陰癌，腟癌，陰茎癌，中咽頭癌の起因にもなっている。HPVは癌化の関連により低リスク群（HPV6/11型）と高リスク群（HPV16/18/31/33/35/45/52/58型）に分けられ，本邦では浸潤癌の91％，扁平上皮内病変〔子宮頸部扁平上皮内腫瘍（CIN）2/3〕の95％に高リスクHPVが検出される。浸潤癌ではHPV16/18型が65％を占め，その他の高リスクHPV（31/33/45/52/58型）を含めると88％が網羅される。

近年，上昇傾向にある子宮頸癌に対する予防を目的に，HPVワクチンおよび高リスクHPV検査によるスクリーニングの取り組みが行われ，国際的にはワクチンプログラムの進行により，子宮頸癌発症のリスク低下が注目されている。昨今，本邦においても9価（6/11/16/18/31/33/45/52/58型）ワクチンが承認され，接種率の向上に期待が寄せられている。

子宮頸部の病変は扁平上皮系と腺系に大別され，前駆病変および癌とともに扁平上皮系が腺系に比べて頻度的に優勢である。本邦では扁平上皮癌が約7割，腺癌が約2割と両者間に3〜4倍の開きがあり，上皮内癌においても同様に扁平上皮内癌が日常的に多く経験される。このことは解剖学的な子宮頸部（子宮腟部）の構造と，移行帯の形成（性成熟期では本来の腺上皮が化生によって扁平上皮に置換され扁平上皮下に腺管が残る）といった特異的な環境に由来するものと考えられる。

WHO分類2020における子宮頸癌の分類では，HPV感染との関連がより明確に再編成され，扁平上皮癌，腺癌（上皮内腺癌を含む）はそれぞれがHPV関連癌と非依存癌に分けられている。扁平上皮癌はHPV関連性が大半で，非依存性の頻度は数％程度であるのに対して，腺癌では非依存性の頻度が比較的高い。腺癌は通常型と呼ばれる粘液産生に乏しいタイプの多くがHPV関連性であり，粘液性癌に属する胃型腺癌が非依存性を代表している。形態的なHPV関連性か非依存性かの識別は，腺癌は扁平上皮癌に比べると比較的容易である。扁平上皮癌，腺癌ともにHPV関連性に比べて非依存性は予後が不良とされているが，HPV感染の有無に応じた治療方針の選択はなされてはいない。

HPV感染を判定する補助マーカーとして免疫染色

(immunostaining) 的に頻用されている p16（*CDK-N2A*）がある。HPV 感染によって HPV 遺伝子 E6 および E7 が抑制されることで，感染細胞が自律性増殖を獲得し，本来，増殖抑制能を持つ p16 の過剰発現が惹起される。このメカニズムによって明瞭な陽性像が得られれば HPV 関連病と判断され，これ以外の発現態度は非依存病と考えられている。HPV の感染を組織切片や細胞診標本で直接確かめる方法に，HPV の DNA または RNA を検出する ISH 法の有用性が高い。

☞ Key point
p16 の強陽性像は，HPV16 型や 18 型に代表される高リスク型の感染を反映するものであり，低リスク型 HPV 感染ではみられない。

2 報告様式　TBS（表1，図23，24）

TBS は，HPV 感染による生物学的な意義づけに基づいた病変の評価と，標本の質の管理が本質であり，「検体の適否評価」，「推定病変の記述的報告」，「判定用語の標準化」，「推定病変の判定基準」を明確にしている。さらに TBS は，患者管理のためのリスク評価も重要な項目としており，判定に基づいた患者の治療・管理指針，すなわち，臨床的取り扱いを提示している。

TBS の歴史は 1988 年に遡る。米国において婦人科細胞診の判定の標準化と精度管理を目的に「子宮頸部細胞診報告様式」が提唱されたのが始まりである。2001 年には諸外国にも広がりをみせ，「TBS 2001」が確立された。現在使用されているのは「TBS 2014 第3版」である。本邦では 2008 年に TBS が本格導入され，2014 年以降は検診事業における TBS への一本化（パパニコロウ分類や日母分類を併記しない）が国策として明確に示されている。

1．検体の適否評価

適正では扁平上皮細胞数の最低基準（液状化検体：5,000 個，従来法：8,000〜12,000 個）が明示されている。また，内頸部/移行帯細胞の有無，炎症所見や血液による不明瞭など検体の質についても記載する。「不適正」には「検体ラベルがない，破損などの理由から検体処理がされない不合格検体」と「細胞数不足や固定不良，炎症や血液で不明瞭要因がある不適正検体」があるが，内頸部/移行帯細胞や扁平上皮化生細胞が存在しない場合を「不適正」と判定することにはならない。

2．推定病変の記述的報告

従来のパパニコロウ分類や日母分類はカテゴリー内に複数の病変が含まれていたが，TBS ではこれらは用いず，推定病変を記述することが推奨されている。

3．判定用語の標準化（図23，24）

扁平上皮内病変（SIL）は，HPV 関連病変の組織学的診断名にもなっており，腟や肛門などの下部肛門性器でも用いられている。SIL は癌化リスクの低い LSIL（low-grade SIL）とリスクの高い HSIL の二階層からなる。明確な SIL の判定が困難な例に対しては，異型扁平上皮細胞（ASC）と定義され，意義不明な異型扁平上皮細胞（ASC-US）と HSIL を除外できない異型扁平上皮細胞（ASC-H）に分けられている。腺系の異型細胞には AGC が用いられるが，扁平上皮系か腺系かで迷う，あるいは不明な場合は，ASC を用いることが推奨されている。

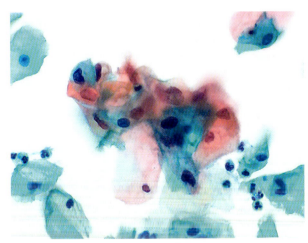

図23　意義不明な異型扁平上皮細胞
atypical squamous cells of undetermined significance（ASC-US）
軽度の核腫大，クロマチン増量がみられるが，LSIL の基準には満たない。

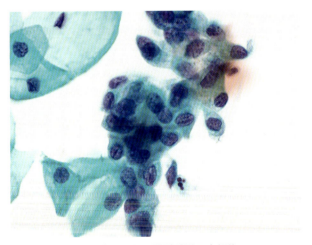

図24　HSIL を除外できない異型扁平上皮細胞
atypical squamous cells, cannot exclude high grade squamous intraepithelial lesion（ASC-H）
N/C 比の上昇した核形不整を示す異型化生細胞がみられる。HSIL の可能性が否定できない。

表1 「TBS2001」細胞診結果とその取り扱い

判定	結果	英語表記	推定病変	臨床的取り扱い
NILM	陰性	negative for intraepithelial lesion or malignancy	非腫瘍性所見, 炎症	異常なし
ASC-US	意義不明な異型扁平上皮細胞	atypical squamous cells of undetermined significance	軽度扁平上皮内病変の疑い	要精密検査 ①ハイリスクHPV検査施行 　陰性：1年後に細胞診検査 　陽性：コルポスコピー, 生検 ②HPV検査施行せず, 6カ月目と12カ月目に細胞診再検。どちらか一方でもASC-US以上の時コルポスコピー, 生検 ③HPV検査施行せず, コルポスコピー, 生検も容認
ASC-H	HSILを除外できない異型扁平上皮細胞	atypical squamous cells cannot exclude HSIL	高度扁平上皮内病変の疑い	要精密検査 直ちにコルポスコピー, 生検
LSIL	軽度異型扁平上皮内病変	low-grade squamous intraepithelial lesion	HPV感染 CIN1	
HSIL	高度異型扁平上皮内病変	high-grade squamos intraepithelial lesion	CIN2 CIN3	
SCC	扁平上皮癌	squamous cell carcinoma	扁平上皮癌	
AGC	異型腺細胞	atypical glandular cells	上皮内腺癌または腺癌疑い	要精密検査 直ちにコルポスコピー, 生検, 頸管および内膜細胞診または組織診
AIS	上皮内腺癌	adenocarcinoma in situ	上皮内腺癌	
adenocarcinoma	腺癌	adenocarcinoma	腺癌	
other malig	その他の悪性腫瘍	other malignant neoplasms	その他の悪性腫瘍	要精密検査 病変検索

日本産婦人科医会：ベセスダシステム2001準拠子宮頸部細胞診報告様式の理解のために．より改変

4. 推定病変の判定基準 （各病変ごとの項目を参照）

3 子宮頸部細胞診におけるLBC（図25）

LBCは標本作製の標準化および不適正検体の減少などの精度管理の点において優れている。TBSではLBCに応じた細胞判定基準も明示されている。

高リスクHPV検査は患者管理において必要不可欠である。感度やリスクレベルの観点から，細胞診のスクリーニング検査とトリアージのためのHPV検査の組み合わせにより，子宮頸癌に進展するリスクの評価がなされている。国際的には高リスクHPV検査と細胞診の併用，あるいは高リスクHPV検査のみでスクリーニングを行い陽性例に対して細胞診を行うHPV一次検診（primary HPV screening）が次第に普及しつつある。この際にもLBC検体からまずHPV検査を行い，その後に細胞診標本作製・判定へと導かれる。

LBCの応用に残余検体を用いたHPV検査や，バイオマーカーなどの免疫染色が挙げられる。p16とKi-67の二重染色では，同一細胞における両者の核内発現は「HPV感染によって細胞周期異常に陥った異型細胞/腫瘍細胞」であることがわかり，HSILか否かの判定にも有用な情報をもたらす。

子宮頸部の前駆病変および悪性病変

大部分の子宮頸癌の発癌にHPVが深くかかわっている。細胞診では，前駆病変を含めた診断が期待されている。

1 扁平上皮内病変（SIL）/子宮頸部扁平上皮内腫瘍（CIN）

子宮頸部細胞診の報告形式であるTBSで用いられているSILが，WHO分類第5版，『子宮頸癌取扱い規約病理編 第5版』で採用された。SILはLSILとHSILに大別され，LSILがCIN1，HSILがCIN2とCIN3に分類される（図26）。CIN2とCIN3とでは臨

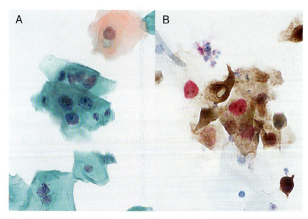

図25 HSIL/CIN2 を示唆する異型細胞
atypical cells suggestsive HSIL/CIN2
A：パパニコロウ染色　B：免疫染色（p16/ki-67 二重染色）
p16（茶褐色）は核・細胞質ともに陽性を示し，Ki-67（赤色）は核に陽性となる。

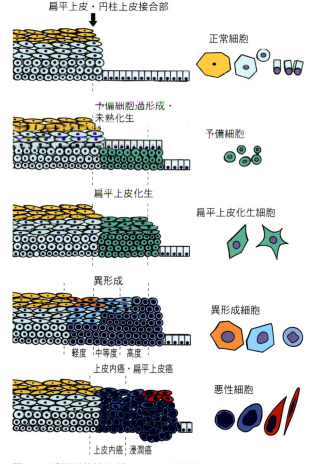

図26 扁平円柱接合部における組織変化と細胞像
（高橋正宣：Color Atlas of Cancer Cytology, 医学書院，1981 を参考）

床的取り扱いが異なるため組織診で分類される。

☞ Key point

　異形成（dysplasia）：異形成は軽度・中等度・高度異形成と上皮内癌の4つに分けられていた。現在ではCINが用いられ，CIN1が軽度異形成（mild dysplasia），CIN2が中等度異形成（moderate dysplasia），CIN3が高度異形成（severe dysplasia）と上皮内癌（carcinoma in situ）に相当する。

1．軽度扁平上皮内病変（LSIL）/CIN1 軽度異形成（図27，28）

　組織診では重層扁平上皮の有棘細胞における核腫大と大小不同，核のすりガラス様や無構造化，核形不整，核周囲明庭（コイロサイトーシス）など，多彩な細胞変化を伴う。核のサイズは有棘細胞核の2～4倍で，コイロサイトーシスは表層1/3にみられる（図27）。

　細胞診では成熟した表層や中層型扁平上皮細胞に異型を認める。核は中層細胞の3倍以上に腫大し，クロマチンは粗顆粒状や濃染する無構造（スマッジ状）（図28A），核縁は不整形でコイロサイトーシスや2核以上の多核化（図28B）を示すことがある。

2．高度扁平上皮内病変（HSIL）/CIN2 中等度異形成（図29，30）

　組織診では重層扁平上皮の基底側1/3～2/3に異型を伴う扁平上皮内病変である。細胞のN/C比は高く，核の大小不同，クロマチンの増加，核形不整，極性の乱れを伴う。生検でCIN2であれば経過観察となる（図29）。

　細胞診ではLSILとともに，異型を伴う中層型や傍基底型扁平上皮細胞が混在する（図30）。LSILにみられる多彩な所見を認める。TBSではHSILと判定される。

3．高度扁平上皮内病変/CIN3 高度異形成，上皮内癌（図31～33）

　組織診では基底側2/3を越える範囲に核分裂像や異型細胞が増殖する病変である。表層でわずかに分化を伴うこともあるが，明らかな表層分化はみられない。腫瘍細胞は小型でN/C比が高く，クロマチンは増量し，細胞密度が高く，異常核分裂像やアポトーシスが含まれる（図31）。

　細胞診では以前，核縁の切れ込み（しわ）があれば高度異形成（図32），核縁がシャープで緊満感の核所見を上皮内癌（図33）と分類していたが，TBSでは両者とも一括にHSILと評価される。出現形態は，孤立散在性（図32，33）や合胞状細胞集塊（HCG）（図34A），双方が混在する場合がある。HCGにおける腫瘍細胞はN/C比が高く，クロマチンは粗顆粒状や濃染状を示し，核小体がみられることがある（図34B）。壊死はみられない。HSILの90％以上でハイリスクHPVは陽性である。CIN3は子宮頸部円錐切除術の対象となる。

50　各　論

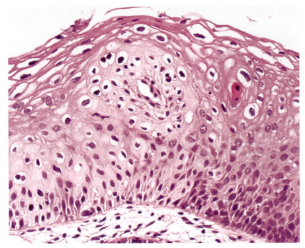

図27　軽度扁平上皮内病変
　　　　LSIL, CIN1
中層から表層で核腫大とクロマチン増加，コイロサイトーシスがみられる。基底層で細胞異型はみられない。

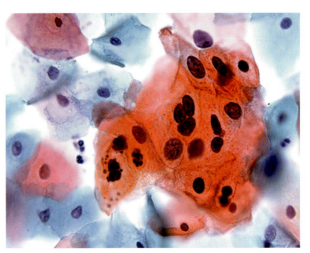

図28　軽度扁平上皮内病変（CIN1）/軽度異形成
　　　　LSIL, CIN1/mild dysplasia
成熟した扁平上皮細胞に核腫大と核クロマチンが粗顆粒状から泥状（スマッジ状）に濃く染まる。

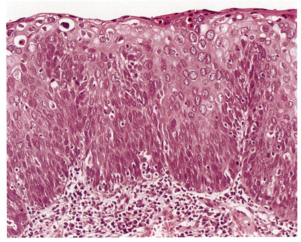

図29　高度扁平上皮内病変
　　　　HSIL, CIN2
基底層2/3の範囲で核腫大，クロマチン増加，核の大小不同を認め，表層ではコイロサイトーシスを伴っている。

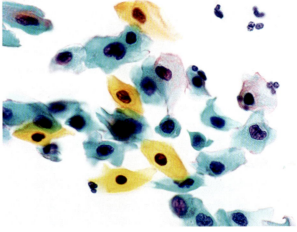

図30　高度扁平上皮内病変（CIN2）/中等度異形成相当
　　　　HSIL, CIN2/moderate dysplasia
中層型や一部傍基底型扁平上皮細胞に核腫大とクロマチン増加，核形不整を認める。

☞ **Key point**

HCG：サーベックスブラシ（Cervex-Brush®）のようなブラシを用いた場合，採取される細胞は集塊状となり，標本上では黒色調を呈する3D状の組織片様に観察される。HCGは良悪性でみられ，良性ではnormal HCG，腫瘍関連病変でabnormal HCGと呼ばれ，LBCにおける報告であるがHSILの70％でHCGパターンを呈する。

2　扁平上皮癌

組織学的には扁平上皮への分化を示す浸潤癌で，HPV関連とHPV非依存性に分類され，前者が大部分を占める。組織学的に角化型扁平上皮癌（SCC），非角化型SCC，乳頭状SCC，類基底細胞癌，コンジローマ様癌，疣状癌，扁平移行上皮癌，リンパ上皮腫様癌の8つに分けられる。しかし，組織学的な区別は予後や治療法に影響を与えないため，形態的なバリエーションとして扱われる。

1．角化型扁平上皮癌（図35, 36）

組織学的には層状の角質層からなる同心円状の癌真珠（cancer pearl）がみられる。充実性に増殖する部分では癌胞巣に壊死を伴う（図35）。

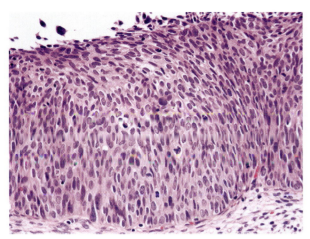

図31 高度扁平上皮内病変（CIN3）/高度異形成・上皮内癌相当
　　　HSIL, CIN3/severe dysplasia/carcinoma *in situ*
基底層2/3を越える範囲でN/C比の高い小型腫瘍細胞が増殖している。核腫大とクロマチン増加，核の大小不同，核分裂像やアポトーシスを認める。

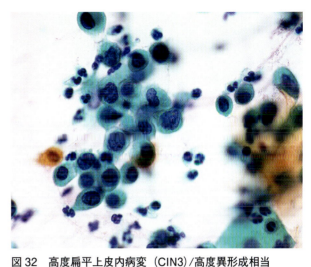

図32 高度扁平上皮内病変（CIN3）/高度異形成相当
　　　HSIL, CIN3/severe dysplasia
細胞のN/C比が高い傍基底型扁平上皮細胞で，クロマチン増加と著しい核形不整を認める。

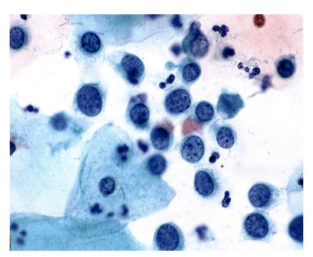

図33 高度扁平上皮内病変（CIN3）/上皮内癌相当
　　　HSIL, CIN3/carcinoma *in situ*
成熟を欠いたN/C比の高い裸核様の腫瘍細胞が孤立散在性にみられる。核クロマチンが粗顆粒状に増加し，核縁が肥厚している。

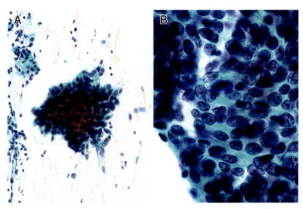

図34 高度扁平上皮内病変（CIN3）/上皮内癌相当
　　　HSIL, CIN3/carcinoma *in situ*
A：HSILの合胞状細胞集塊（HCG）である。
B：腫瘍細胞は円形や卵円形でN/C比は高く，クロマチンは粗顆粒状で，核縁の肥厚を認める。

　細胞診では，多彩な形状の腫瘍細胞と壊死物から構成される。腫瘍細胞は小円形，ヘビ状，オタマジャクシ状，多核巨細胞などバリエーションに富んでいる。核形もさまざまでクロマチンは濃縮状を呈する（図36）。

2. 非角化型扁平上皮癌（図37）

　組織学的には癌真珠を欠くSCCである。非角化型SCCの形態は，小型で小細胞神経内分泌癌と鑑別を要するものや，大型で紡錘形や多辺形を示すものまで多彩である。

☞ Key point

　扁平上皮癌IA期：深達度の計測値により，組織学的に進行期で診断される。そのため，微小浸潤扁平上皮癌の組織学的な診断用語は削除され，3mm以下がIA1期，3mmを超えるが5mm以下であればIA2期のSCCと診断される。

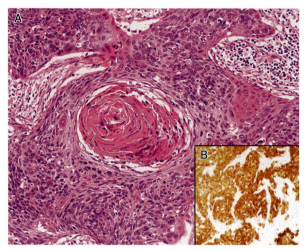

図35 扁平上皮癌，HPV 関連
squamous cell carcinoma, human papilloma virus (HPV)-associated
A：角化型扁平上皮癌を示す。腫瘍細胞が充実性胞巣を形成して浸潤性に増殖している。中心部には同心円状に配列する癌真珠を認める。
B：免疫染色ではp16が陽性である。

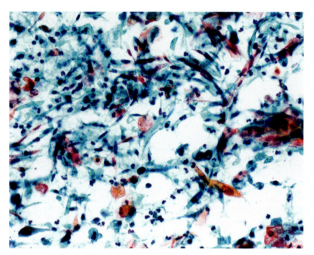

図36 角化型扁平上皮癌
squamous cell carcinoma, keratinizing type
壊死物と多形性を示す奇怪な形状の腫瘍細胞を多数認める。細胞質がオレンジG好性を示す角化異常細胞が含まれる。

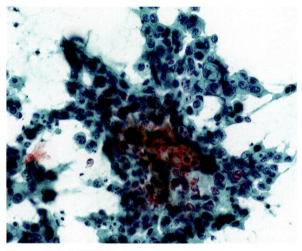

図37 非角化型扁平上皮癌
squamous cell carcinoma, non-keratinizing type
壊死物とともに円形や多辺形など多彩な大型腫瘍細胞を認める。角化異常細胞は認めない。

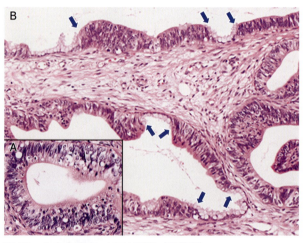

図38 上皮内腺癌，HPV 関連（通常型）
adenocarcinoma in situ（AIS），HPV-associated
A：核は腫大しクロマチン増加と重積性を示し，核分裂像を認める。
B：腫瘍細胞は頸管腺を置換性に増殖し，フロント形成（➡）を認める。

3 腺腫瘍および前駆病変

1．上皮内腺癌（図38～40）

　上皮内腺癌（AIS）は，HPV 関連，HPV 非依存性，特定不能に分類され，多くは HPV 関連である。HPV 関連 AIS は通常型（図38），粘液型，重層性粘液産生性上皮内病変（stratified mucin-producing intraepithelial lesion：SMILE）の形態的バリエーションがある。組織学的には，正常の頸管腺の構造を保ったまま上皮を置換性に増殖し，間質浸潤を欠く病変である（図38A）。正常頸管腺細胞と AIS との境界ではフロント形成を認める（図38B，矢印）。腫瘍細胞は高円柱状で細胞質内粘液は乏しく，核は腫大し楕円形で，クロマチンの増加，アポトーシスや核分裂像を腺腔側で認める。

　細胞診で判定可能な AIS は通常型とされている（図39）。従来法における塗抹標本での出現パターンは HCG を呈し，HCG 辺縁から核が飛び出す羽毛様構造は AIS の約70％にみられる。羽毛様構造がみられれば良性を除外できるが，この構造は AIS と腺癌でともにみられる細胞所見の1つであり，両者の鑑別所見

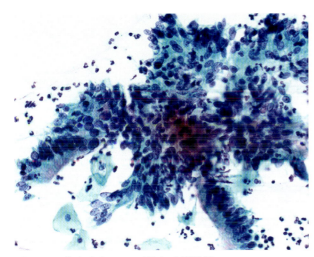

図39　上皮内腺癌，HPV 関連（通常型）
adenocarcinoma in situ, HPV-associated
高円柱状で核腫大とクロマチンが増加した腫瘍細胞の HCG である。標本背景は清明である。

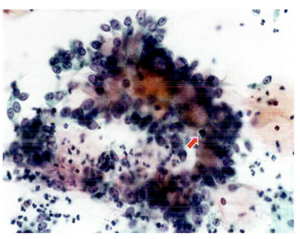

図40　上皮内腺癌，HPV 関連（通常型）
adenocarcinoma in situ, HPV-associated
腸型は細胞質内に好酸性の豊富な粘液を有し，核分裂像（→）を認める。

にはならない。核は長楕円形で不整形，クロマチンの増加，細胞密度が高く細胞配列の規則性を欠く。核分裂像やアポトーシスは HCG 内に観察される。壊死物を欠くことは腺癌との鑑別の1つである（図40）。

☞ Key point
　子宮頸部腺癌ⅠA期：深達度の計測値が3mm以下をⅠA1期，5mm以下をⅠA2期の子宮頸部腺癌と，進行期で診断する。水平方向の広がりは削除された。

2．腺癌

子宮頸部腺癌は HPV 関連と HPV 非依存性に分類され，バリエーションが豊富である。『子宮頸癌取扱い規約 病理編 第4版』（2017年）で腺癌の亜型とされていた通常型内頸部型腺癌（図41），特定不能な粘液性腺癌，腸型粘液性癌，印環細胞型粘液癌（図42B），絨毛腺管癌は WHO 分類第5版において HPV 関連腺癌の組織学的パターンとして位置づけられてる『子宮頸癌取扱い規約 病理編 第5版』（2022年）。HPV 非依存性腺癌では，胃型，明細胞型，中腎型，特定不能および類内膜癌に分類される。

1）腺癌，HPV 関連（図41〜43）

ハイリスク HPV 感染に関連して発生し，腺分化を示す浸潤癌と定義される。組織学的には円柱状で細胞質粘液が乏しく，核腫大とクロマチン増加を伴い，核小体が目立ち，細胞の重積性が顕著である。HPV 関連腺癌では管腔側で異常核分裂像やアポトーシスが多数みられる。増殖様式は複雑な腺管状構造，表層に突出する乳頭状を呈する（図41）。

細胞診での HPV 関連腺癌 grade 1 では，不規則な乳頭状構造を示す HCG を多数認め，配列に規則性はみられない。腫瘍細胞は高円柱状で細胞質はライトグリーン好染性，核は楕円形で腫大，大小不同を呈し，核小体は明瞭でクロマチン増加を認める。背景には壊死物を認める。HCG 内部には核分裂像が含まれる（図43）。

HPV 関連腺癌 grade 3 では，円形や卵円形の腫瘍細胞が孤立散在性や小集塊状で認められる。核は腫大して明瞭な核小体を有し，クロマチンは増加，細胞質は一部で好酸性を示す。標本背景には壊死物が観察される（図42）。

2）腺癌，HPV 非依存性，胃型（図44）

組織学的には胃型分化を示す腺癌で，多くは胃幽門腺の形質を示し，ハイリスク HPV は検出されない。腫瘍細胞は円柱状で好酸性や淡明で豊富な細胞質を有し，細胞境界が明瞭である。核は小型で異型性は乏しい。複雑な乳頭状や腺管を形成して浸潤性に増殖し，高分化型のことが多い。以前の最小偏倚腺癌（悪性腺腫）に相当する。

細胞診では好酸性や黄色調の豊富な細胞質内粘液を持った高円柱細胞が乳頭状，シート状，索状，腺管状にみられる。核は小型で比較的均一，大小不同は軽微である。クロマチンは細顆粒状に増加し，小型の核小体を認める。細胞質は粘液が豊富で核は圧排されさまざまな方向に位置し，細胞質の大きさは不揃いである。

参考病変：鑑別すべき良性腺腫瘍および腫瘍類似病変として，分葉状頸管腺過形成（LEGH）が挙げられる（図45）。

組織学的には拡張した腺管と小型腺管が密集し，分葉状の増殖パターンと胃幽門腺の形質を示す。胃型

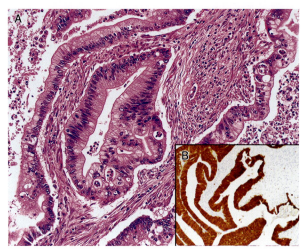

図41　腺癌，HPV 関連
adenocarcinoma, HPV-associated（grade 1）
A：高円柱状の腫瘍細胞が不整形の腺管を形成し浸潤性に増殖している。腺腔内には壊死物を認める。
B：免疫染色にて p16 が陽性である。

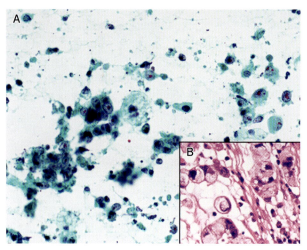

図42　腺癌，HPV 関連
adenocarcinoma, HPV-associated（grade 3）
A：壊死物とともに細胞質内に好酸性の粘液を有する卵円形の腫瘍細胞が，結合性の低下した小集塊や孤立散在性に認められる。
B：組織像では，円形や卵形で小型の印環様細胞が索状配列や孤立散在性に増殖している。細胞質は泡沫状で粘液を有する。

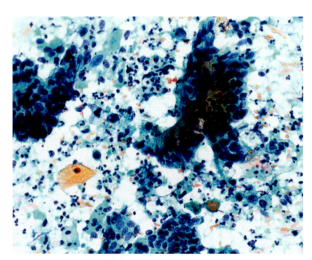

図43　腺癌，HPV 関連
adenocarcinoma, HPV-associated（grade 1）
壊死物とともに高円柱状の腫瘍細胞が柵状や腺管状を呈し，細胞密度は高く細胞配列の極性を欠いている。

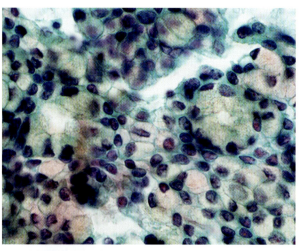

図44　腺癌，HPV 非依存性，胃型
adenocarcinoma, HPV-independent, gastric type
核は小型円形で比較的均一であり，軽度の核形不整がみられる。

HPV 非依存性腺癌が併存することがあり，診断には細心の注意が必要である。
　細胞診では核が均一に配列したシート状細胞集塊がみられる。細胞は円柱状で細胞質には黄色調の粘液を含み，重積性を欠き，細胞辺縁はシャープである。核は円形で大小不同はみられず，核小体は不明瞭である（図45）。一部には腺管が密在するが，細胞質のサイズは均等で核異型はみられない。

3）腺癌，HPV 非依存性，明細胞型（図46）
　組織学的には多彩な増殖パターンを示し，ハイリスク HPV は検出されない。特徴は豊富で淡明なグリコーゲンを有する細胞質を持った腫瘍細胞の，充実性，乳頭状，腺管状，囊胞状の増殖で，ホブネイル（hobnail）様の形態を示す。間質は好酸性で無構造の基底膜物質の沈着がみられることがある。
　細胞診では乳頭状や腺管状，核は円形で大小不同を伴い，クロマチンは細顆粒状に増加し，明瞭な核小体

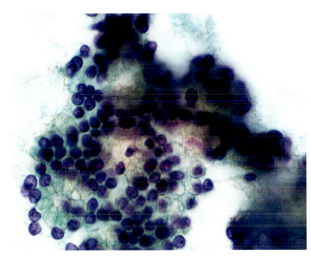

図45　分葉状頸管腺過形成
　　　　lobular endocervical glandular hyperplasia
核は小型円形で，腺管の密集がみられる。

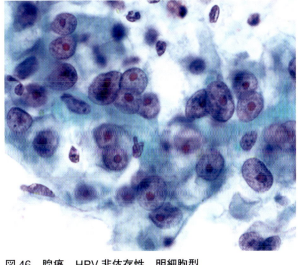

図46　腺癌，HPV非依存性，明細胞型
　　　　adenocarcinoma, HPV-independent, clear cell type
核は円形で明瞭な核小体を有し，細胞質は淡明である。

を認める。ホブネイル様細胞や塗抹時のアーチファクトで裸核状となった大型腫瘍細胞が孤立散在性にみられる。細胞質を有する腫瘍細胞は淡明やライトグリーン淡染性を示す。

4）類内膜癌（図47）

　組織学的には子宮内膜腺に類似する腫瘍腺管で構成される腺癌である。発生頻度はまれで，ハイリスクHPVは検出されない。鑑別として，子宮体部に発生した類内膜癌の子宮頸部進展や，粘液産生の所見や細胞質が乏しいHPV関連腺癌との鑑別が必要である。

　細胞診ではN/C比が高い腫瘍細胞が，乳頭状や細胞密度が高い不規則な細胞集塊でみられる。内膜細胞診でみられる類内膜癌類似の形態を示すが，他の組織型との鑑別は注意が必要である。

☞ Key point

　Silvaシステムによる浸潤様式：浸潤様式とリンパ節転移のリスクに相関があることから，浸潤様式はA，B，Cの3パターンに分類される。パターンAは浸潤する腺管辺縁が平坦で明瞭であるが，パターンCでは腺管が不整形で間質内に浸み込み，パターンBは双方の中間である。

3．その他の上皮性腫瘍

1）癌肉腫

　上皮成分と間葉系成分で構成される悪性腫瘍で，高齢者に好発する。肉眼的にポリープ状腫瘤を形成することが多く，HPV関連である。

2）腺扁平上皮癌

　腺分化と扁平上皮分化の双方を有する癌腫でHPV関連である。旧分類におけるすりガラス細胞癌（図48）は低分化型腺扁平上皮癌の形態学的亜型とされ，組織学的には淡好酸性の豊富な細胞質を持った大型多辺形の腫瘍細胞が充実性に増殖する。核は大型で円形や卵円形，明瞭な核小体を有し，異常核分裂像やアポトーシスが多数みられ，間質には好酸球浸潤が顕著である。細胞診では大型で円形や多辺形の腫瘍細胞がシート状や孤立散在性に認められる。核は円形や類円形で大型，大小不同の多形性がみられる。核小体は好酸性で明瞭，クロマチンは細顆粒状に増加し，細胞質は豊富でライトグリーン好染性で微細な顆粒状を呈する。腫瘍周囲には壊死物が観察される。

4．メラノサイト腫瘍

悪性黒色腫（図49）

　メラニン顆粒を有する腫瘍細胞であり，症例によりメラニン顆粒の含有量はさまざまである。組織学的に腫瘍細胞は小円形，多辺形，紡錘形，ラブド様など多彩である。

　細胞診では紡錘形，多辺形，奇怪などさまざまな形状の腫瘍細胞がみられ，時に多核巨細胞が混在する。核は腫大しクロマチン増加，核小体は明瞭である。細胞質はライトグリーン好染性で突起を有し，褐色調のメラニン顆粒を認める。

5．リンパ性および骨髄性腫瘍

リンパ腫

　リンパ節や他の臓器にみられる細胞像と同様である。子宮原発のリンパ腫の発生頻度は極めて低く，子宮頸部にみられるリンパ腫の多くは，リンパ節原発の続発性病変である。

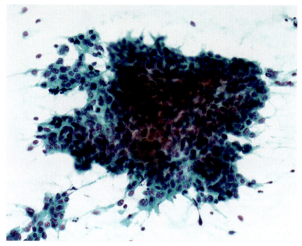

図47 類内膜癌 endometrioid carcinoma
N/C比が高い小型腫瘍細胞が，細胞密度の高い細胞集塊で出現する。子宮内膜の類内膜癌に類似する。

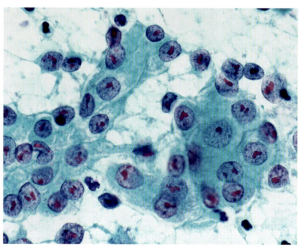

図48 腺扁平上皮癌 adenosquamous carcinoma, 旧分類におけるすりガラス細胞癌 glassy cell carcinoma
大型核と明瞭な核小体，ライトグリーン好染の豊富な細胞質を有する腫瘍細胞のシート状細胞集塊を示す。

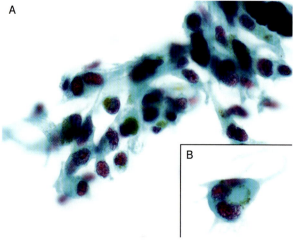

図49 悪性黒色腫 malignant melanoma
A：腫瘍細胞は多辺形や紡錘形で多形性を示し，クロマチン増加，明瞭な核小体を持つ。メラニン産生型では，細胞質内に褐色調のメラニン顆粒を認める。
B：細胞質に突起を有する多核巨細胞を示す。

子宮内膜細胞診

　子宮体内膜はホルモン環境により劇的にその形態を変化させることが大きな特徴である。子宮体癌は近年増加傾向にあるが，その大部分を占める類内膜腺癌は細胞異型に乏しいことが多く，しばしば細胞診断が困難となり，構造異型を加味した細胞判定が求められる分野である。また，採取法，塗抹法も多岐にわたるので，それぞれの特徴を理解しながら診断にあたることが大切である。

1 正常細胞

　体部内膜は機能層と基底層に分かれており，機能層は性ホルモンの刺激によって増殖期，分泌期，月経期のサイクルを繰り返す。閉経後の萎縮内膜では基底層のみとなる。また，内膜表面を覆う上皮は表層被覆上皮と呼ばれる。

1．増殖期内膜（図50A，図51A，図52A）

　エストロゲンの影響下，子宮内膜腺細胞，子宮内膜間質細胞ともに増殖し細胞数を増す。

1）子宮内膜腺細胞

　単一腺管状構造を示し，個々の細胞は小型でN/C比が高く，密に配列している。細胞診標本中には周囲に内膜間質細胞の付着を伴い，管状集塊もしくは採取時や塗抹時に壊れ，シート状の集塊として出現する。核は円形から類円形でクロマチンは顆粒状で濃染し，核小体は小型のものを認めることがある。細胞質は僅少である。また，細胞分裂像を認めることがある。

2）子宮内膜間質細胞

　類円形核を有する小型細胞として観察される。細胞質は脆弱であるために塗抹時に失われやすいが，保持されているものでは淡明で境界不明瞭である。

2．分泌期内膜（図50B，図51B，図52B）

　プロゲステロンの作用により，前期から中期にはグリコーゲンを，中期から後期にはムコポリサッカライド（粘液）を分泌して受精卵の着床に備える。子宮内膜腺細胞，子宮内膜間質細胞ともに体積を増す。

1）子宮内膜腺細胞

　前期から中期には細胞質が明るく広くなり，シート状に出現した場合には蜂巣状構造（honeycomb appearance）を認める。また，増殖期に比べてシート状

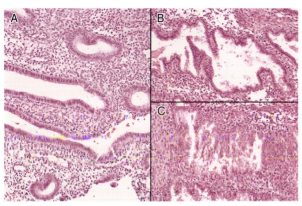

図50　A：増殖期内膜 proliferative phase endometrium
　　　　BC：分泌期内膜 secretory phase endometrium
A：増殖期には，単一腺管状の内膜腺と小型の内膜間質細胞がみられる。
B：分泌期には，増殖期に比べて腺腔幅が拡張した内膜腺がみられる。
C：細胞質内の分泌物により内膜腺管がしわ状となり，組織では鋸歯状変化と表現される。内膜間質細胞は大型化する。

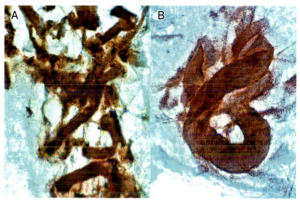

図51　A：増殖期内膜 proliferative phase endometrium
　　　　B：分泌期内膜 secretory phase endometrium
A：増殖期の単一腺管状の内膜腺の周囲には内膜間質細胞の付着がみられる。
B：分泌期には腺腔幅が拡張し，分泌物により個々の細胞が大きく明るくみえる。

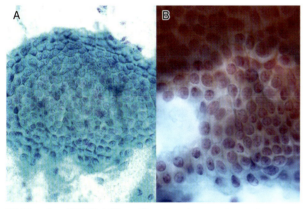

図52　A：増殖期内膜 proliferative phase endometrium
　　　　B：分泌期内膜 secretory phase endometrium
A：増殖期の内膜腺細胞は核密度が高く，クロマチンは顆粒状に濃染している。
B：分泌期の内膜腺細胞は大型化し，N/C 比が小さくなる。クロマチンは淡明化する。

の集塊として出現することが多い。増殖期に比較して拡張や分岐を示す集塊が多くみられる。後期では組織学的に鋸歯状の変化が観察される。核は増殖期に比較して大型化し，クロマチンは淡明化し，細胞質が分泌物を含有し体積を増すため N/C 比は小さくなる。

2）子宮内膜間質細胞

　増殖期に比較して大型化し，核もやや腫大する。細胞質はやや厚く，広くなりクロマチンは淡染性で核小体は小型である。組織球に類似した形態を示すことがある。

3．月経期内膜

1）子宮内膜腺細胞

　分泌後期の内膜腺に変性が加わり断片化する。背景は出血性でフィブリンや好中球の出現を認める。

2）子宮内膜間質細胞

　変性のため核が濃縮する。時折，腺集塊内部に内抱された形態を示す（39 頁図 6 参照）。

4．萎縮内膜

1）子宮内膜腺細胞

　均一核を有する小型の子宮内膜腺細胞がシート状集塊を形成しながら出現する。

2）子宮内膜間質細胞

　萎縮内膜では基底層のみであることが多く，子宮内膜間質細胞はほとんど採取されない場合が多い。

☞ Key point

内膜細胞診においては，腺と間質の鑑別が重要になる。増殖期では子宮内膜間質細胞の N/C 比が上昇して悪性細胞と誤認されることもあるので要注意。弱拡大で集塊内の核の並び方を観察することが判定の一助となる。

2　子宮内膜細胞診のすすめ方

　子宮内膜細胞診断は，子宮内膜腺細胞と子宮内膜間質細胞を鑑別し，増殖期，分泌期，萎縮など，どの期（phase）にあるのかを把握することから始める。また，増殖期の腺管の太さを把握し，逸脱の程度から病変の予測を行う。個々の細胞が異型を示さない内膜増殖症や詳細な細胞所見が観察しづらい症例では，構造異型

を把握することが必要となる。腺の幅が整か不整か，内膜間質の付着の有無に着目することにより，正常集塊として"管状・シート状集塊"，異常集塊として"拡張・分岐集塊"，"乳頭・管状集塊"，"不整形突出集塊"に分類し，標本内の異常集塊の出現数と占有率を計数することにより診断の助けとなる。

3 炎症性の変化

1．IUD 挿入時の細胞診

子宮内避妊器具である IUD 挿入時には著しい炎症性変化が生じることがある。内膜腺は大型化し，大小不同性を伴う修復細胞に類似した形態を示すことがある。背景にはしばしば異物型巨細胞や石灰化がみられる。時に放線菌の菌塊が観察（45頁図19参照）されることがあるが，この場合コメントの記載が必要である。

2．急性内膜炎

性周期にある女性では月経周期により増殖と剥離を繰り返すため，細菌性の急性炎症が起こる可能性は低いが，流産，分娩，子宮内操作に伴い発症することがある。また，閉経後には内膜炎発症の可能性は高くなる。背景には好中球，リンパ球，形質細胞，大食細胞，赤血球が出現し，子宮内膜腺細胞の細胞質に好中球が侵入する像や，核の大小不同を認めることがある。N/C 比が保たれていることで悪性細胞と鑑別する。

3．子宮留膿腫

体部腔内に膿が貯留した状態で，その原因として閉経後の急性内膜炎発症や，子宮頸癌などによる子宮頸部の閉塞が挙げられる。背景には好中球，大食細胞，赤血球が出現し，子宮内膜腺細胞の出現数は少数となることが多い。また，子宮内膜腺細胞はシート状に出現し，核の大小不同性を認めることがある。

4．結核性子宮内膜炎

結核菌が原因となって引き起こされる特異性炎症である。子宮内膜に発生することはまれである。細胞像は他臓器と同様であり，ラングハンス型巨細胞，類上皮細胞が確認できた場合細胞診断の一助になる。

☞ Key point

多核組織球をラングハンス型巨細胞と誤認しないことが大切である。ラングハンス型巨細胞は細胞質の厚みが少なく，楕円から腎形核が一側に並ぶ傾向がみられる。

4 子宮内膜細胞診報告様式

陰性，疑陽性，陽性の三段階評価で行う。近年，後述の記述式報告様式が推奨されている。

5 良性病変から前駆病変

1．ホルモン不均衡内膜（図53）

更年期には生理的にホルモンの分泌機能低下が起こり内膜は萎縮内膜へと変化するが，単純に萎縮内膜になるケースは少なく，多くの場合無排卵性周期による内膜の不規則な増殖を経て萎縮していく。無排卵性周期にみられる内膜の異常では増殖症類似の変化を示す場合があり，細胞診の判定上問題となることがある。排卵が障害され成熟卵胞が存続し，黄体が形成されないと内膜は増殖するが分泌期に移行しない。その後エストロゲンの消退出血または長期持続後破綻出血が起こる。その際に内膜は分泌期への移行を示さず，増殖期の形態のまま断片化するが，この状態を内膜腺間質破綻（EGBD）と呼び，その組織像は出血やフィブリンの析出がみられる中，間質の脱落に起因する子宮内膜腺の断片化や，変性凝集を起こした子宮内膜間質細胞がみられる（図53）。それぞれの割合やパターンによって子宮内膜腺間質破綻を伴う増殖期（proliferative phase with breakdown），不規則増殖期内膜（DPP），部分的腺密集（focal glandular crowding）のように表現され，DPP は質的には単純型増殖症と同様の変化が部分的に起こっている。これらのホルモン不均衡内膜についての理解を深めることは過剰判定を防ぐ上で非常に重要である。

☞ Key point

EGBD における腺管の断片化や間質細胞の変性凝集像は過剰判定の原因になることがあり，注意深い観察が必要である。

2．腺上皮に生じる細胞質変化（化生）（図54）

体内膜の子宮内膜腺細胞には良性から悪性までさまざまな病態で細胞質変化（化生）が生じ，時としてその形態学的判定を複雑にしている。細胞質変化（化生）は好酸性，線毛性，扁平性，粘液性，明細胞性などに分類されるのが一般的である。非増殖期内膜に生じる細胞質変化（化生）は内膜増殖症以上を推定させる細胞異型と誤認されやすく，特に好酸性変化を示す細胞質変化（化生）は，乳頭状増生，大型化，核小体の肥大をしばしば伴う（図54）。EGBD 症例においても高率に細胞質変化（化生）が観察され，特に好酸性変化（化生），線毛細胞変化（化生）が認められるため過剰判定とならないよう注意することが必要である。なお，"好酸性"の意味は"HE 染色におけるエオジン好性"を意味しており，パパニコロウ染色では厚くライトグリーン好性に染まることが多い。

☞ Key point

表層被覆上皮に生じる好酸性細胞質変化はしばしば乳頭状の増生を伴い，類内膜癌と誤認されることがある。

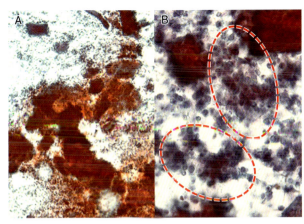

図53 子宮内膜腺間質破綻
　　endometrial glandular and stromal breakdown
A：増殖期の内膜腺が断片化している。
B：内膜間質細胞の変性凝集像を認める（○囲み）。

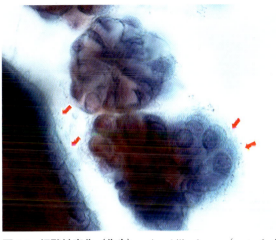

図54 好酸性変化（化生）eosinophilic change（metaplasia）
萎縮内膜症例中にみられたもので，細胞質はライトグリーン好性に染まり，線毛を持つ細胞がみられる（➡）。

強い結合性を示していることが最大の鑑別点である。

3．子宮内膜増殖症

エストロゲンの持続刺激により発症する子宮内膜のびまん性の過剰増殖をいう。子宮内膜腺細胞の核異型の有無で内膜増殖症と異型内膜増殖症に分類される。類内膜癌と関連があるため細胞診で病変が疑われた場合，組織検査を行うことが大切である。

1）子宮内膜増殖症（図55）

組織学的に増殖期の形態に類似した腺細胞が円形，楕円形，管状の構造を示し，豊富な内膜間質に取り囲まれながら増殖する。細胞診では，子宮内膜腺細胞は拡張・分岐を示す集塊が，ある程度の異常集塊出現数と占有率をもって出現する。拡張・分岐集塊の周囲には内膜間質細胞の付着が確認され，中が腔状であることが確認される。子宮内膜腺細胞，子宮内膜間質細胞ともに個々の形態は上記の増殖期内膜と同様である（図55）。腺管の形態が著しく複雑となり，腺管の密集度が高くなると，拡張・分岐がより複雑さを増し，異常集塊の出現数と占有率の値が高くなる傾向がみられる。

2）子宮内膜異型増殖症

組織診の定義では，細胞異型を伴う子宮内膜のびまん性の過剰増殖とされる。通常，細胞異型が増すと構造異型も増す。

3）類内膜上皮内腫瘍

類内膜上皮内腫瘍（endometrioid intraepithelial neoplasia：EIN）は2000年に米国の病理医であるMutter GLが，形態学的および分子生物学的な解析の結果に基づいて子宮体部類内膜腺癌の前駆病変を認識するために提唱した概念である。従来は子宮内膜異型増殖症が類内膜癌の先駆病変であるとされてきたが，異型の定義と診断の再現性が長年問題であった。内膜腺が領域性をもって密集し，腺細胞の核の腫大と円形化，空胞化，核小体の明瞭化，核の重積が認められた場合に子宮内膜異型増殖症と診断されるが，内膜腺においては類内膜癌であっても細胞異型が軽微であることが少なくないため，子宮内膜異型増殖症の診断者間再現性が低くなる。対して，EIN の診断基準は，絶対的な細胞異型の有無や程度ではなく，背景にある非腫瘍性のものと判断される内膜腺細胞との形態的なコントラストを重視し，組織標本上で，細胞異型が軽度なクローナルな内膜腺の増殖性病変を高い再現性をもって認識できるようになった。

診断基準上，子宮内膜細胞診で EIN を診断することはできないが，子宮内膜増殖症以上の病変の存在を指摘し，組織診による精密検査を施行することにより，前駆病変である EIN の発見につながる。

6　悪性腫瘍

1．子宮内膜癌

子宮内膜に発生する癌はそのほとんどが類内膜癌であるが，表2に示すような特性によって，A 型（Ⅰ型）と B 型（Ⅱ型）に分類される。

1）類内膜癌（図56〜58）

体部内膜に発生する癌腫の中で，正常子宮内膜に類似した形態を示すもので最も発生頻度が高い。組織診断では腺癌成分の形態により以下のように分類され，細胞異型と構造異型の程度は平行することが多い。

grade 1（G1）：明瞭な腺管構造が大半を占め，充実性胞巣からなる領域が5％以下

grade 2（G2）：充実性胞巣からなる領域が5％を超えるが，50％以下，または充実性胞巣が5％以下でも核

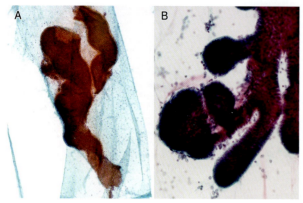

図55　子宮内膜増殖症 endometrial hyperplasia without atypia
増殖期の内膜腺が拡張（A）や分岐（B）を示しながら増生している．腺管周囲に内膜間質細胞の付着がみられる．

表2　子宮内膜に発生する癌の分類

	A型（Ⅰ型）	B型（Ⅱ型）
エストロゲン依存性	あり	なし
組織型	類内膜型	他の型
異型度	低	高
進行度	低	高
予後	良好	不良

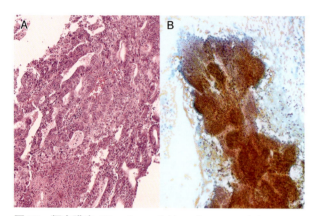

図56　類内膜癌 G1 endometrioid carcinoma, grade1
A：子宮内膜組織像は，乳頭状構造と不整腺管の密集を示す．
B：細胞診では複雑な乳頭状構造を形成して出現している．

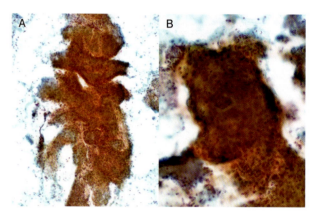

図57　類内膜癌 G1 endometrioid carcinoma, grade1
類内膜癌 G1 においては，個々の細胞異型が軽微なことが多いため，構造の不整を加味した診断が必要となる．

増殖の形態は乳頭状が主体のものと，腺管構造が主体のものに分かれ，両者がさまざまに混じり合いながら増殖していることも多い．

また，類内膜癌に扁平上皮の局所的分化がみられるものをしばしば認める．以前は，細胞異型度が低いものは腺棘細胞癌（adenoacanthoma），細胞異型度が高いものは腺扁平上皮癌（adenosquamous carcinoma）と表現されていたが，現在は日常的な所見として取り扱われる．

a．grade 1，grade 2 の細胞像
・背景所見：好中球，壊死物質，小集塊を形成する異型細胞の出現をみる．
・構造所見：乳頭状構造由来の集塊は中側に新生血管などの間質成分を含むために，周囲に内膜間質細胞の付着を認めない乳頭状の集塊（図56）で，腺管構造由来の集塊は大小さまざまな腺腔が不規則に重なり合う集塊（図57）として出現する．

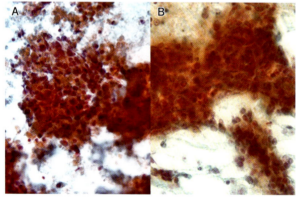

図58　類内膜癌 G3 endometrioid carcinoma, grade3
類内膜癌 grede3 においては，壊死物質に混在して出現したり（A），充実性増殖を反映した細胞集塊としてみられる（B）ことが多い．

異型が強い場合
grade 3（G3）：充実性胞巣からなる領域が50％を超える，または充実性胞巣が50％以下でも核異型が強い場合

・細胞所見：増殖期内膜に比較して，大型化や N/C 比の上昇，核形不整，核の淡明化，クロマチンの増量，核小体の腫大が観察される．これらの細胞異型は grade 1 では軽微なことが多いが，grade 2 では比較的目立つ症例が多くなる．重なりや出血により個々の詳細な細胞所見が観察困難な標本である場合には，構造異型を加味した判定方法を用いることが必要である．

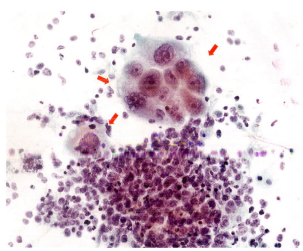

図59　癌肉腫 carcinosarcoma
癌腫由来の細胞（下）と肉腫由来の細胞（➡）がみられる。

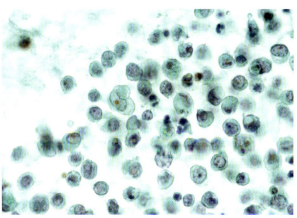

図60　高悪性度子宮内膜間質肉腫
high-grade endometrial stromal sarcoma
核縁は薄く，クロマチンは微細で，核小体の腫大がみられる。

☞ Key point
"構造異型を加味する"とは，異常な形状の細胞集塊の出現数と占有率を算出し判定の根拠とすることである。

b．grade 3 の細胞像（図58）

　Grade 3 の類内膜腺癌はエストロゲン非依存性のことが多く，内膜増殖症を伴うことが少ない。細胞像は，結合性の低下や壊死傾向が強いことが影響し，腫瘍細胞はほとんど集塊を形成せずに出現する。個々の細胞異型も強く，大型化やN/C比の上昇，核形不整，クロマチンの増量，核小体の腫大が観察される。

2）漿液性癌

　乳頭状構造と細胞の芽出を特徴とする腺癌で，砂粒小体を伴うことがある。細胞像においても，N/C比の増大した腫瘍細胞が不規則乳頭状構造あるいはシート状を示しながら出現し，クロマチンは顆粒状に増量する。高齢者に好発する。細胞像は，卵巣に発生するものと同様である（65頁図66B参照）。

☞ Key point
細胞異型は目立つが，結合性が強い集塊で出現する。予後不良の腫瘍であり，細胞診での組織推定は有用である。

3）明細胞癌

　主として明細胞あるいはホブネイル様細胞から構成される腫瘍で，充実性，管状，嚢胞状，乳頭状構造あるいはこれらが混在する。細胞像は子宮頸部（55頁図46参照）や，卵巣に発生するもの（65頁図68参照）と同様である。高齢者に好発する。

4）癌肉腫

　癌腫と肉腫よりなる腫瘍で，異所性成分の有無により，同所性癌肉腫と異所性癌肉腫に分類される。細胞像は，腺癌成分と肉腫成分が混在する（図59）が，症例によりその比率はさまざまである。異所性の場合には，軟骨，横紋筋，骨由来の成分が観察される。

2．その他の上皮性腫瘍

粘液性癌

　腫瘍を構成するほとんどの細胞に豊富な粘液を有する腺癌である。通常，高分化な腺癌で，細胞像は子宮頸部に発生するものと同様である。内膜腺上皮にみられる粘液性の細胞質変化（化生）との鑑別が重要で，集塊内での極性の乱れ，核異型などを確認する。

3．間葉性腫瘍

1）平滑筋肉腫

　平滑筋細胞にて構成されるまれな肉腫で，多くは閉経後に発生する。典型的な平滑筋肉腫では，核形不整が著しい線維状の腫瘍細胞の出現をみる。核が数珠状に連なった多核細胞もしばしば観察される。通常型以外に，以下の2亜型に分類される。

a．類上皮平滑筋肉腫
　上皮類似の細胞よりなる平滑筋肉腫。
b．粘液性平滑筋肉腫
　腫瘍細胞間に粘液性物質がみられる。

2）子宮内膜間質腫瘍と関連病変

a．低異型度子宮内膜間質肉腫
　子宮内膜間質細胞類似の細胞からなる肉腫で，筋層や血管に浸潤性に増殖する。細胞診断は非常に困難である。
b．高異型度子宮内膜間質肉腫
　子宮内膜間質細胞由来を示す腫瘍細胞から構成される低分化な肉腫で，異所性成分は含まない。細胞像は，脆弱な細胞質を持つ腫瘍細胞で，核の大小不同性が著明となる。核縁は薄く，クロマチンは微細で核小体の腫大がみられる。しばしば背景の壊死や核分裂像を観

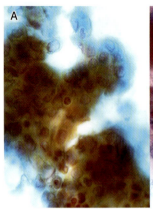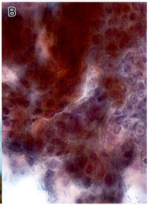

図61　内膜異型細胞 atypical endometrial cells（ATEC）
A：内膜異型細胞；意義不明（ATEC-US）
　　集塊形状に不整がみられるが，細胞異型はみられない。
B：内膜異型細胞；異型増殖症以上を除外できない（ATEC-A）
　　内膜腺細胞の重積と大小不同性が目立つが，結合性が保たれている。

表3　記述式子宮内膜細胞診報告様式による細胞診結果報告（抜粋）

- 陰性/悪性および前駆病変でない
　　negative for malignant tumors and precursors
- 内膜異型細胞 atypical endometrial cells（ATEC）
　内膜異型細胞，意義不明
　　atypical endometrial cells, of undetermined significance（ATEC-US）
　内膜異型細胞，内膜異型増殖症/類内膜上皮内腫瘍，または悪性腫瘍を除外できない
　　atypical endometrial cells, cannot exclude atypical endometrial hyperplasia/endometrioid intraepithelial neoplasia or malignant condition（ATEC-AE）
- 異型を伴わない子宮内膜増殖症
　　endometrial hyperplasia without atypia
- 子宮内膜異型増殖症 atypical endometrial hyperplasia
- 悪性腫瘍 malignant tumor

察する（図60）。

4．上皮性・間葉性混合腫瘍

腺肉腫

良性のミュラー管型上皮と悪性の間質成分よりなる混合腫瘍で，典型例は低悪性度である。異所性成分の有無により，同所性腺肉腫と異所性腺肉腫に分類される。

☞ **Key point**
非上皮性腫瘍の診断は個々の細胞異型のみにとらわれず，細胞密度と核分裂像の頻度に注目することが大切である。

7　記述式内膜細胞診報告様式

子宮頸部細胞診に対する細胞診報告様式「TBS 2001」が発表され，広く用いられるようになって以降，他の領域においても標準化，診断精度向上，国際化などを目的として記述式報告様式が採用されつつある。子宮内膜細胞診においても同様で，矢納らにより策定された記述式内膜細胞診報告様式は非常に有用性が高く，診断精度向上に大きく貢献することが期待されている。この記述式内膜細胞診報告様式では，判定区分が従来の陰性，疑陽性，陽性との整合性を有しているが，新たに内膜異型細胞という用語が採用されている。表3に記述式子宮内膜細胞診報告様式による細胞診結果報告の抜粋を示す。

1．内膜異型細胞（図61）

記述式子宮内膜細胞診報告様式では，病変名推定が困難な異型細胞が認められる場合に限り，内膜異型細胞（ATEC）のカテゴリーを使用可能とされている。ATECは従来の"疑陽性"の一部に該当するものである。さらにATECは，「内膜異型細胞，意義不明（ATEC-US）」と，「内膜異型細胞，内膜異型増殖症/類内膜上皮内腫瘍，または悪性腫瘍を除外できない（ATEC-AE）」に分類され，ATEC-USは必ずしも内膜組織生検を要しないがフォローアップが薦められるもの，ATEC-AEは明白な腫瘍性背景や腫瘍の存在を示唆する化生細胞（異型のある扁平上皮化生など）が存在し，内膜異型増殖症またはそれ以上の病変が示唆されるが，明瞭な腫瘍細胞が存在しない場合などに選択されるものとし，内膜組織生検を推奨している。さらに，ATEC-USは全標本の5％以下，ATEC-AEはATECの10％以下であることが望ましいとしている。

2．ヨコハマシステム

日本で診断精度向上のために策定された記述式内膜報告様式は，国際的同意を得て，ヨコハマシステムとして運用が始まっている。

妊娠，絨毛性疾患の細胞診

妊娠時，特に流産時には腟部頸部塗抹標本中に，脱落膜細胞や絨毛上皮トロホブラストの出現をみることがある。また，妊娠初期に腺上皮に生じるアリアス・ステラ反応は，体内膜腺上皮のみならず頸部腺上皮，卵管上皮にも観察され，細胞異型を伴うために悪性細胞との鑑別が必要となる。臨床情報に注意しながら細胞診断にあたることが大切である。絨毛性疾患に関しては，臨床的な診断基準が確立されているため，細胞

診が診断手段として用いられる機会は少ないが，その細胞像の理解は重要である。

1 妊娠時にみられる正常細胞 （図62）

受精卵の着床により妊娠が成立すると，胎児性外胚葉性絨毛上皮細胞からラングハンス型トロホブラスト（細胞性栄養膜細胞）とジンチチウム型トロホブラスト（合胞性栄養膜細胞）への分化が始まり，妊娠4週（受精から2週間）で胎盤が形成される。胎盤絨毛は胎児側から内側がラングハンス型トロホブラスト，外側がジンチチウム型トロホブラストで構成されている。また，妊娠28週までにラングハンス型トロホブラストは消失する。

1．絨毛上皮細胞 （図63）
1）ラングハンス型トロホブラスト（**細胞性栄養膜細胞** cytotrophoblast）

傍基底細胞よりもやや大きく，大小不同性やN/C比の増大傾向がみられるため，異型細胞と誤認されやすい。クロマチンが均質なことで鑑別する。

2）ジンチチウム型トロホブラスト（**合胞性栄養膜細胞** syncytiotrophoblast）

合胞性の多核巨細胞で有尾状の形態（オタマジャクシ様形態）が最も特徴的である。母体からの栄養吸収のためラングハンス型トロホブラストから分化したものである。細胞質は厚くライトグリーン好性で均質である。

2．脱落膜細胞

脱落膜細胞は内膜間質細胞が妊娠の成立に伴い完成した妊娠黄体から分泌されるプロゲステロンに反応したものである。通常の内膜間質細胞より大型化し，核もやや腫大する（44頁図16A 参照）。

☞ Key point
トロホブラストの同定には臨床所見の確認が必須である。

2 絨毛性疾患の細胞診

妊娠を契機として発生する絨毛性疾患には，胞状奇胎（hydatidiform mole），絨毛癌（choriocarcinoma），胎盤部トロホブラスト腫瘍（PSTT），存続絨毛症などがある。また，絨毛癌には妊娠性のものと非妊娠性のものが存在する。

1．胞状奇胎

肉眼的に絨毛の囊胞化を認める腫瘍で，組織学的には絨毛上皮細胞が異常増殖し，絨毛構造の間質部分が水腫様変性に陥っている。全奇胎，部分奇胎，侵入奇胎に分類される。

1）全胞状奇胎（全奇胎）（図64）

ほぼすべての絨毛に囊胞化がみられ，胎芽，胎児，

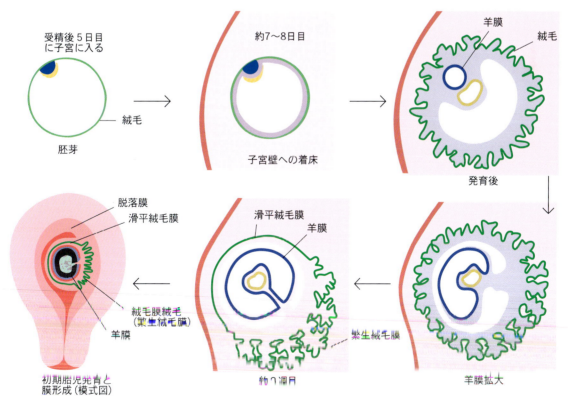

図62 卵子の着床，胎盤と胎児膜の発育

（Nether：The Ciba Collection of Medical Illustrations, Vol. 2, 丸善, 1981）

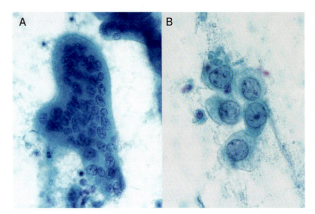

図63　正常初期胎盤由来のトロホブラスト
　　　trophoblast cells of early pregnancy placenta
A：ジンチチウム型トロホブラスト（合胞性栄養膜細胞）
B：ラングハンス型トロホブラスト（細胞性栄養膜細胞）

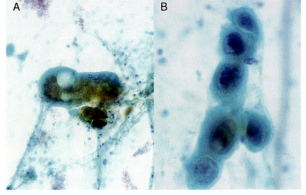

図64　胞状奇胎 hydatidiform mole
A：ジンチチウム型トロホブラストの核数減少はあるが核は大きくなる。
B：ラングハンス型トロホブラストにも軽度異型がみられる。

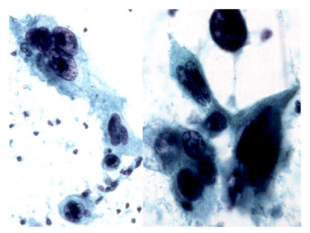

図65　絨毛癌 choriocarcinoma
ラングハンス型トロホブラストが増殖の主体となる。腫瘍細胞は大型で多形性が強い。

あるいは臍帯が存在しない。ジンチチウム型トロホブラストとラングハンス型トロホブラストがともに出現する。正常妊娠や流産時のトロホブラストの形態学的差異はわずかで，診断には組織診の併用が望まれる。

2）侵入胞状奇胎（侵入奇胎）

組織学的に奇胎としての変化を示す絨毛構造が子宮筋層への浸潤を示す。正常絨毛上皮由来に比較して核の腫大やクロマチンの増量が目立つ。また，ジンチチウム型トロホブラストの核数が減少する。

2．絨毛癌（図65）

絨毛癌は予後不良で，早期から血行性転移を起こしやすい。特に肺，脳への転移が高率にみられる。ラングハンス型トロホブラストが増殖の主体となる。腫瘍細胞は大型で多形性が強い。核も腫大し，粗大顆粒状のクロマチンが増量する。背景には出血や壊死が高率に観察される。

☞ Key point
　絨毛性疾患ではジンチチウム型トロホブラストの異型度に注目する。

卵巣腫瘍の細胞診

卵巣腫瘍は腫瘍細胞の分化，起源によって上皮性，性索間質性，胚細胞性に大別される。卵巣腫瘍の細胞診は多くが腹水および腹腔洗浄液であり，進行期の決定に際して重要である。セルブロックは組織型推定において有用性が高い（総論および体腔液参照）。また，腫瘍の捺印や圧挫，腫瘍内容液細胞診も術中迅速診断の補助として用いられる。進行癌の場合，体内膜や頸部細胞診に腫瘍細胞が出現することがある。

1　卵巣にみられる正常細胞

1．卵子

非常に大型の細胞で腫大した核と核小体を有する。クロマチンは網状である。成熟卵胞内の卵子が捺印標本中にごくまれに出現する。

2．性索間質細胞

顆粒膜細胞は卵胞の構成成分で主としてエストロゲンを分泌している。小型でN/C比が高く，顆粒状クロマチンを有する。莢膜細胞は黄体の構成成分で主としてプロゲステロンを分泌している。厚く広い細胞質と顆粒状クロマチンを有する。

☞ Key point
　顆粒膜細胞が性腺刺激ホルモンの作用により莢膜細胞へ変化する。

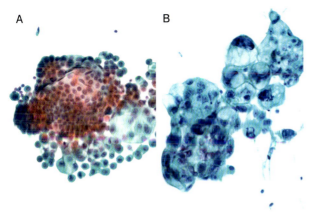

図66　漿液性腫瘍 serous tumor
A：漿液性境界悪性腫瘍 serous borderline tumor
　均一な類円形核を持つ細胞が乳頭状集塊をなす。
B：高異型度漿液性癌 high-grade serous carcinoma
　高度な異型，核分裂，細胞質の空胞化がみられる。

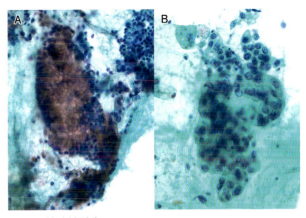

図67　粘液性腫瘍 mucinous tumor
A：粘液性境界悪性腫瘍 mucinous borderline tumor
　平面的な蜂巣状集塊をなす。
B：粘液性癌 mucinous carcinoma
　大小不同，核形不整が目立ち，粘液は乏しい。

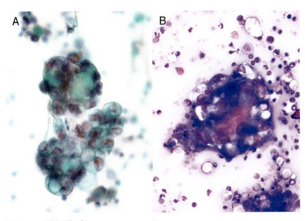

図68　明細胞癌 clear cell carcinoma
A：核は大型，不整で，核小体や明るい胞体を特徴とする。
B：基底膜様物質はギムザ染色で赤紫色に異染性を示す。

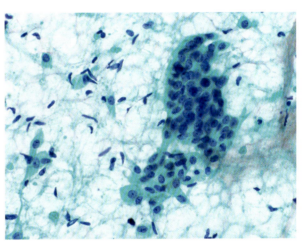

図69　良性ブレンナー腫瘍 benign Brenner tumor
コーヒー豆様の核を有する上皮細胞集塊と，孤立散在性の紡錘形細胞を認める。

2　卵巣腫瘍の細胞診

1．上皮性腫瘍

　卵巣腫瘍の多くを占め，漿液性，粘液性，類内膜，明細胞といった組織型に大別される。それぞれに固有の臨床病理学的な特徴を有しており，良性・境界悪性・悪性の3つに分けられる。

1）漿液性腫瘍（図66）

　卵管上皮への分化を示す細胞で構成される。良性の多くは嚢胞性で，境界悪性腫瘍では嚢胞内で乳頭状に発育するが，卵巣表層から外向性に発育する例があり，腫瘍細胞は乳頭状やシート状集塊で出現する。砂粒小体がしばしばみられる。漿液性癌は組織発生と分子生物学的観点から高異型度と低異型度に分けられるが，高異型度が95％以上を占め，進行癌で発見され腹水貯留を伴うことが多い。体腔液中では多形性のある腫瘍細胞が重積集塊状にみられ，細胞質の空胞変性や核分裂を認める。低異型度は細胞異型から境界悪性腫瘍と鑑別することは困難である。

☞ Key point
　高異型度漿液性癌の多くで卵管（采）に前駆病変として漿液性卵管上皮内癌（STIC）がみつかる。

2）粘液性腫瘍（図67）

　細胞質内に粘液を有する消化管型の上皮細胞で構成される。約80％が良性で大型の多房性嚢胞性腫瘍を形成する。悪性では良性および境界悪性腫瘍に比べて粘液産生が目立たず，腺腫や境界悪性腫瘍成分との移行がみられる。両側性は他臓器からの転移を考慮する必要がある。

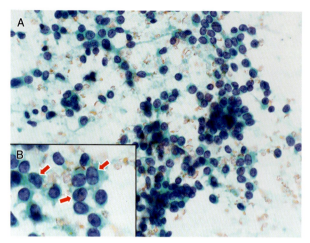

図70　顆粒膜細胞腫 granulosa cell tumor
A：均一で N/C 比の高い裸核様腫瘍細胞が観察され，結合の緩い集塊もみられる。
B：強拡大ではコーヒー豆様の核溝（→）がみられる。

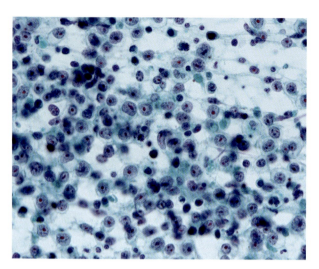

図71　未分化胚細胞腫（ディスジャーミノーマ dysgerminoma）
淡明な細胞質と明瞭な核小体を有する腫瘍細胞と，小型リンパ球が背景にみられる（two cell pattern）。

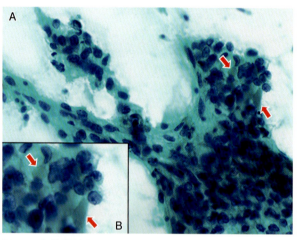

図72　卵黄嚢腫瘍 yolk sac tumor
A：くびれをなして鋭角に突出する細胞集塊でライトグリーン好性の硝子様小体を認める（→）。
B：硝子様小体の拡大所見。

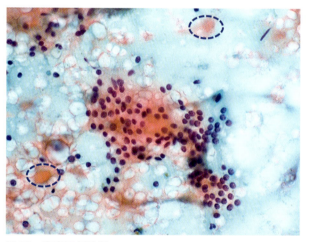

図73　卵巣甲状腺腫 struma ovarii
小型で類円形核からなる異型に乏しい細胞がシート状に観察され，背景にコロイドをみる（○囲み）。

3）類内膜腫瘍

子宮内膜腺上皮に類似し，子宮内膜症との関連性が高い。悪性の多くは充実性ないし嚢胞性で，低異型度の子宮内膜類内膜癌に類似し，高円柱状の腫瘍細胞が腺管状，癒合状に増殖する。しばしば扁平上皮分化を示す。高異型度は高異型度漿液性癌との鑑別が困難である。

4）明細胞腫瘍（図68）

淡明ないし好酸性細胞質を有する細胞，あるいはホブネイル様細胞で構成される。多くが子宮内膜症を合併し，片側性で嚢胞内に降起する結節または乳頭状を呈する。ほとんどが悪性で，管状嚢胞状，乳頭状，充実性増殖を示す。大型核に明瞭な核小体を認める。

☞ **Key point**

硝子様ないし基底膜様物質（ギムザ染色で異染性を示す）を腫瘍細胞が取り囲む。ラズベリー小体やミラーボール状の細胞集塊としてみられる。

5）ブレンナー腫瘍（図69）

尿路（移行）上皮型細胞の増殖で構成され，境界悪性および悪性はまれである。良性は境界明瞭な白色充実性腫瘤をなし，線維性間質内に尿路上皮型の腫瘍細胞が島状の胞巣を形成する。粘液性成分を合併し石灰化を伴う。核にコーヒー豆様の核溝がみられる。

2．性索間質性腫瘍

卵巣顆粒膜細胞，莢膜細胞や線維芽細胞，精巣セルトリ細胞・ライディッヒ細胞への分化がみられる。

1）純粋型間質性腫瘍

a．線維腫
白色調の硬い充実性腫瘤で，紡錘形細胞と膠原線維からなる。メイグス（Meigs）症候群（卵巣線維腫を原因として胸水・腹水が貯留する疾患）を呈することがある。

b．莢膜細胞腫
黄色調の充実性腫瘤で，莢膜細胞に類似した，あるいは泡沫状の細胞質を有する短紡錘形細胞からなる。性ホルモン産生を有することがある。

2）純粋型性索腫瘍

a．成人型顆粒膜細胞腫（図70）
顆粒膜細胞への分化を示す悪性腫瘍で，嚢胞部が混在する充実性腫瘤である。エストロゲン産生能を有するため内膜増殖症や内膜癌を合併することがある。小型でN/C比の高い腫瘍細胞が疎な結合性で増殖し，ロゼット状や好酸性無構造物質を取り囲む微小嚢胞構造であるコール・エクスナー小体（Call-Exner body）や大型濾胞をみることがある。コーヒー豆様の核溝，細顆粒状のクロマチンが特徴的である。

b．若年型顆粒膜細胞腫
発生途中の顆粒膜細胞が増殖する腫瘍で，小児から若年者に好発する。成人型のような特徴はみられない。

3．胚細胞腫瘍

1）奇形腫
二胚葉または三胚葉由来の成熟組織（皮膚付属器，脂肪，骨など）からなる良性奇形腫と，胎生期の組織に類似する未熟奇形腫がある。未熟な神経成分の割合がグレードと予後推定の指標となる。

2）未分化胚細胞腫（ディスジャーミノーマ）（図71）
原始生殖細胞に由来する大型の未分化な細胞からなる悪性腫瘍である。大型類円形核と明瞭な核小体，グリコーゲンを含む淡明で豊富な細胞質がみられ，背景には小型リンパ球の浸潤（two-cell pattern）を伴う。

3）卵黄嚢腫瘍（図72）
胎生期の内胚葉洞，卵黄嚢，原腸を模倣する悪性腫瘍で，α-フェトプロテイン（α-fetoprotein：AFP）が高値を示す。多彩な組織像〔網状，シラー・デゥバル小体（Schiller-Duval body）など〕を呈し，好酸性の硝子小体（hyaline globule）がみられる。

4）単胚葉性奇形腫

a．卵巣甲状腺腫（図73）
ほどんどの成分が甲状腺組織よりなる奇形腫である。腺腫様甲状腺腫や濾胞腺腫様の像を示すものがある。

b．甲状腺腫性カルチノイド
消化管の神経内分泌腫瘍（NET G1）に類似した腫瘍である。成熟奇形腫の神経内分泌細胞成分から発生する。

4．転移性腫瘍
大腸癌や乳癌の転移が多いが，子宮頸癌，子宮体癌，胃癌などの転移も少なくない。片側性のこともある。免疫染色が原発巣推定に役立つ。

☞ **Key point**
クルケンベルグ（Krukenberg）腫瘍は印環細胞癌が10％以上を占めるものをいう。比較的若年者に発生する。胃原発が多い。

II 呼吸器の細胞診

呼吸器領域において，原発性肺腫瘍は多彩な組織型・亜型が存在し，転移性腫瘍も多くみられる。また，感染症などに遭遇する機会もあることから，常にこれらを念頭に鏡検する必要がある。

現在，肺がんの半数以上，約2/3程度は手術適応がない状態で発見されるため，生検や細胞診が最終診断となりうる。肺がんにおいては組織型によって使用される治療薬が異なり，遺伝子異常に応じた分子標的治療などが選択されることから，細胞診による組織型推定の重要性が増してきている。また，細胞診検体を用いての遺伝子検査も行われるようになってきたことから検体の取り扱いにも注意を要する。

呼吸器の解剖組織学

気道は上気道と下気道に分けられる。上気道は鼻腔から喉頭まで，下気道は輪状軟骨下縁より下の気管から肺までを指す（図1）。

上気道は口腔，咽頭，声帯，喉頭後壁，喉頭蓋前面が重層扁平上皮細胞で覆われ，その他は線毛円柱上皮細胞と杯細胞で覆われている。

下気道では，気管および気管支の上皮は線毛円柱上皮細胞と杯細胞が混在し，その下に前駆細胞である基底細胞がみられ，神経内分泌細胞も存在する。また，粘膜下の気管支腺は粘液細胞や漿液細胞，筋上皮細胞から形成されている（図2）。

細気管支領域になると杯細胞の数は減少し，基底細胞や神経内分泌細胞もまれとなり，線毛円柱上皮細胞とクラブ細胞（club細胞）が主体となる。また，線毛円柱上皮細胞の丈は短くなってくる。

呼吸細気管支では，さらに上皮細胞が立方状になり，杯細胞は認められなくなる（図2）。

肺胞はI型肺胞上皮細胞とII型肺胞上皮細胞により構成される。I型肺胞上皮細胞は肺胞表面の90％以上を占め，扁平な形で，ガス交換を担っている。II型肺胞上皮細胞は立方状で肺サーファクタントを合成し分泌している。

呼吸器検体の標本作製法

1 喀痰

自然剝離した細胞を対象とする検体で，患者への侵襲が少なく，繰り返し採取が可能で，炎症性疾患から悪性腫瘍まで診断可能である。胸部X線で観察しにくい肺門部肺癌が主な対象である。

1．新鮮喀痰

喀痰の採取は早朝起床時が適しており，陽性率は検査回数とともに向上するため，最低3日間の検査が必要である。超音波ネブライザーで生理食塩水を吸入させ，喀痰を誘発させる方法が効果的である。検体は内容確認や性状観察がしやすいように，透明もしくは半透明の容器で提出してもらうことが望ましい。透明容器は直接濃い背景下で，白色系不透明容器は透明シャーレなどに移して濃い背景下でよく観察を行う。

喀痰の性状としては，粘液性，膿性，粘液膿性，漿液性，漿液膿性，血性などがみられ，悪性所見では血

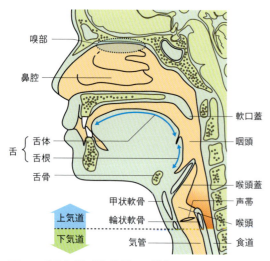

図1　呼吸気道（鼻咽喉）の構造

表1　喀痰の性状と病変の関係

性状	色調	疾患
粘液性	透明，灰白色	正常，気管支炎，喘息
膿性	淡緑色，乳白色	肺膿瘍，肺化膿症
粘液・膿性	黄色粘稠色	肺結核，気管支拡張症
漿液性	透明	唾液，肺水腫，粘液性腺癌
漿液・膿性	黄色漿液性	肺壊疽
血性	赤色	出血性病変，肺癌，肺梗塞

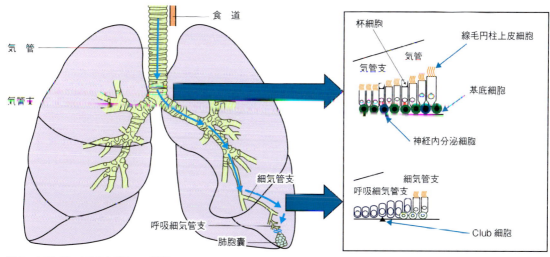

図2　下気道（呼吸気道）の構造

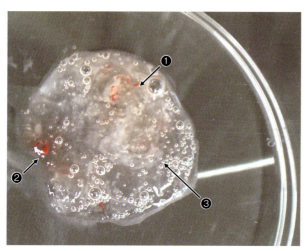

図3　喀痰の性状確認
採取部位の優先順位を考え，悪性細胞の出現率が高い部位を優先して採取する。
図の場合，①血性粘液膿性，②血性漿液性，③粘液性の順で採取することが望ましい。

性を示すものが特に重要で，漿液性も時に重要となる（表1）。採取部位としては，喀痰の性状を確認し，さまざまな所見を示す部分から採取し（図3），2枚のスライドガラスを用いる「すり合わせ法」にて行うのが一般的で，すり合わせ回数は3回以内が望ましい。塗抹量も重要で，性状により塗抹量を考慮し，鏡検しやすい標本の作製を心掛けることが必要である。採取はスライドガラスの縁などを使って行う（図4A）。採取部位は血痰部を認める場合はその部を優先し，血痰部を認めない検体では粘液性〜粘稠性部を優先し，さらに他の性状部からもサンプリングする。小豆〜大豆大の喀痰を片方のスライドガラスに載せ，3cm程度に細く伸ばし，もう1枚のスライドガラスで挟んで圧力をかけ，喀痰を伸展する（図4B）。また，気泡が入る場合は小刻みに動かしながら広げ，検体量が多くはみ出た時は紙で拭き取る。均等に広がったら，前後または左右に水平に引き離し，直ちに固定する（図4C）。すり合わせ回数が多いほど細胞破壊や核線が生じるため3回以内が望ましい。塗抹面はスライドガラス2/3程度の範囲とする（図4D）。

2．蓄痰法

早朝痰を保存液中に3日分蓄痰する。採取する際の注意点としては，粘液融解剤と混和するため，痰を入れるたびによく振るように患者に説明する。粘液融解の不十分な場合は融解剤を追加後，十分混和して一晩室温で放置し，完全に粘液を融解させる。

検体は容器のまま1,500 rpm/5分遠心し，上清を捨て，水分を良く切る。スライドガラスはコーティングガラスを使用し，ピペットで0.1 mLをスライドガラス面に線を引くように載せる。もう1枚のスライドガラスを重ね，沈渣が塗抹面全体に行きわたったら，均等になるように軽く前後に動かした後，前後または左右にゆっくりと引き離す。十分自然乾燥させた後，95％アルコールで10分以上再固定した後，通常のパパニコロウ染色を行う。塗抹面の厚さを一定にすることが重要で，新聞紙の上に置いてかろうじて字が読み取れるくらいの厚さ（400倍で1視野中の上皮細胞は90個程度）が望ましい（図5）。

☞ Key point

リコマノ法

現在使用されているさまざまな蓄痰法の原法で，サコマノ液（50％エタノール98 mLに2％カーボワック

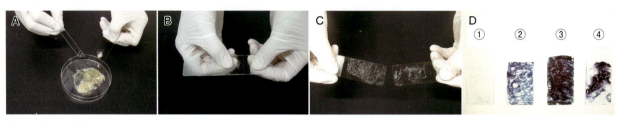

図4　喀痰の塗抹
A：スライドガラスの縁を使って，大豆大を採取する。　B：軽く圧力をかけ伸ばす。
C：前後左右に引き離し，均等になるように塗抹する。　D：標本の仕上がり（①薄い，②適正，③厚い，④ムラ）

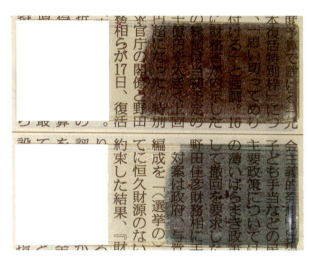

図5　蓄痰法の標本の仕上がり

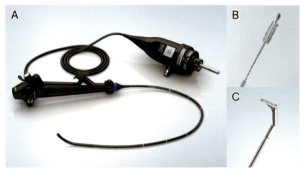

図6　気管支鏡検査で使用される器具
ファイバースコープ（A），細胞診用ブラシ（B），キュレット（C）

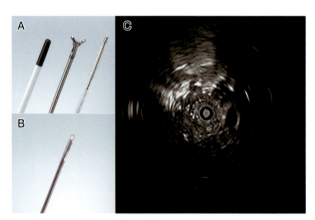

図7　超音波気管支鏡（endobronchial ultrasonography：EBUS）
EBUSに使用されるガイドシース（A左），キュレット（A中央），ブラシ（A右）
と超音波プローブ（B）および末梢気管支病変での超音波画像（C）。

ス1540を2mL加えた液）を少量加えてホモジナイザーで高速に撹拌（21,000 rpm）し，遠心沈渣を塗抹する方法である。

2　気管支鏡下擦過および洗浄液

1．気管支擦過

気管や気管支内腔の肺門中枢病変を気管支鏡直視下で確認し，モニター下に直接擦過する。また，肺野末梢病変にはX線透視下でブラシや鋭匙（キュレット）を気管支に挿入し，直接病巣部から擦過する方法である（図6）。さらに，超音波気管支鏡（endobronchial ultrasonography：EBUS）にガイドシース（guide sheath：GS）法を併用して，病変を可視化し鉗子を用いて擦過する方法もある（図7）。炎症性疾患から悪性腫瘍まで幅広い病変に対して行われ，どれも確定診断や病巣の特定などに欠かせない検査である。

検体採取後は，採取器具を気管支鏡からできるだけ早く取り出し，スライドガラスに塗抹・固定することが重要である。液状成分や血液を多く含む場合は2枚のスライドガラスによるすり合わせ法または引きガラス法を用いる。

2．気管支・肺胞洗浄液

気管支洗浄細胞診は気管支肺生検，あるいは肺野末梢病変の擦過細胞診などによる検体採取後に施行され，気管支腔内に生理食塩水20〜40 mL程度を深吸気時に圧入し，深呼気時と咳嗽に合わせて吸引キットにより回収する。その回収液中の細胞成分から各種感染症，腫瘍細胞の有無などを検査する方法である。また，喀痰中に腫瘍細胞が存在するが，病巣が確認できない場合などに各区域気管支別に行うことで病巣を特定することが可能となる。さらに，細菌検査や生化学検査，

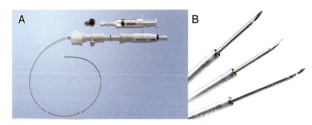

図8　経気管支穿刺吸引で使用される器具
穿刺器具（A），穿刺針（B）

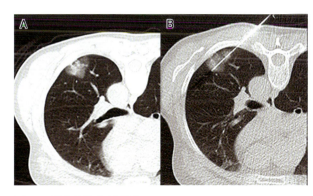

図10　経皮的肺穿刺吸引
すりガラス陰影を示す腫瘤のCT画像（A），腫瘤影に対するCTガイド下生検時のCT画像（B）

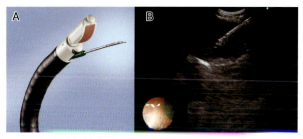

図9　超音波気管支鏡ガイド下針生検細胞診
超音波気管支ファイバースコープ先端にあるコンベックス型超音波プローブと穿刺針（A），病変部位へ穿刺している超音波画像（B）

変を観察しながら穿刺針で吸引針生検し，組織検体を採取できると同時に細胞診検体も採取することが可能である（図9B）。組織診断同様に，細胞診においても，原発性肺癌，転移性肺腫瘍における肺門や縦隔リンパ節転移の評価，原因不明の肺門や縦隔腫脹症例の診断，縦隔腫瘍，肺内腫瘍の診断などが可能である。縦隔炎などの合併症を起こす場合があり，感染の可能性がある場合は十分注意が必要である。

3．経皮的肺穿刺吸引

エコー下あるいはX線透視下やCT下で皮膚から肺病巣に針穿刺を行い，検体を採取する方法である（図10）。病巣が末梢に存在し，気管支擦過で検体採取が困難な場合に有効であるが，気胸や肺内出血などの合併症が発生する危険性がある。

4．外科的肺穿刺吸引

画像所見より肺癌が強く疑われる症例において，確定診断が他の方法で得られなかった場合に用いられ，切除範囲や術式の決定に有用とされる。胸腔鏡下や開胸時に肺生検が行われ，症例や必要性に応じて使い分けられる。ただし，胸腔鏡下では術前画像所見，視覚と鉗子による触感だけで生検部位を決定しなければならないのに対し，開胸時は触診も含めた総合的な判断で生検部位を決定することができる。本法の利点としては，胸腔鏡下肺生検および迅速細胞診に基づいて悪性腫瘍の確定診断がつけば，そのまま切除術に移行できることである。しかし，全身麻酔が必要なため高侵襲であるという欠点もある。

4　肺がんにおける遺伝子検体の取り扱いについて

肺がんの個別化医療では，組織型だけでなく*EGFR*，*ALK*，*ROS1*，*BRAF* などに対する分子標的薬やPD-L1発現評価による免疫チェックポイント阻害薬などの適応となる患者の層別化のために，遺伝子関連検査や免疫染色などのバイオマーカー検査がコンパニ

さらに遺伝子検査などにも提出可能である。

肺胞洗浄細胞診は原因不明の間質性肺炎，あるいは過敏性肺臓炎の病態解明に有用な肺胞レベルでの疾患群の診断に有用な方法である。葉気管支や区域気管支に気管支鏡を楔入して，生理食塩水を150 mL注入し洗浄液を回収する。洗浄液は細胞成分の構成，CD4/CD8比，細菌検査（一般細菌，抗酸菌など），細胞診などに用いる。

各洗浄液は遠心後，沈渣をスライドガラスに塗抹・固定するが，粘液や赤血球成分が多い場合，透過性の低い標本になるため，粘液融解剤や溶血剤を添加した後に遠心し，沈渣を塗抹・固定することで，良好な標本作製が可能となる。

3　肺穿刺吸引

1．経気管支穿刺吸引

経気管支的に穿刺針を病巣内に挿入し，陰圧にて細胞を吸引する方法である（図8）。病巣が気管や気管支の粘膜下または末梢に存在し，ブラシやキュレットなどが到達できない場合に有効である。

2．EBUS-TBNA

コンベックス型超音波プローブが気管支鏡先端に装着された超音波気管支鏡が開発され使用可能となった（図9A）。この超音波気管支鏡で気管，気管支周囲の病

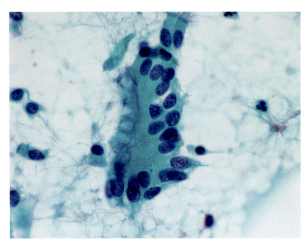

図11　線毛円柱上皮細胞 ciliated columnar epithelial cells
一端に線毛を有する円柱状の細胞

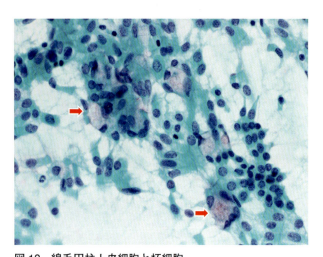

図12　線毛円柱上皮細胞と杯細胞
　　　ciliated columnar epithelial cells and goblet cells
線毛円柱上皮細胞とともに細胞質内に粘液を有する杯細胞（➡）が散見される。

オン診断として必須となっている。このコンパニオン診断が正確に実施されるためには，患者から採取された組織や細胞を採取時から遺伝子関連検査が実施できるように取り扱う必要がある。特にFFPE標本の作製では，プレアナリシス段階の標準化が重要とされており，採取後，冷虚血時間を最短にし，速やかに10%中性緩衝ホルマリンへ浸漬すること，ホルマリン固定時間の不足や過固定を防ぐことなど，『ゲノム診療用病理検体取扱い規程』（日本病理学会，2018）に準じた対応が求められている。一方で，ホルマリン固定を行わない細胞診検体は，FFPEに比べて良質な核酸（DNA，RNA）を抽出することが可能であり，近年では，細胞診検体からのコンパニオン診断も保険収載されるようになり，その利用価値が注目されている。さらに診断や遺伝子検索に有効な検体を確保する目的で，迅速細胞診（ROSE）を実施することも有用である。ROSEは外来，病棟などの検体採取の現場（on site）に赴き，迅速に細胞診標本の作製と染色，評価（evaluation）までを行う細胞診業務である。細胞診の迅速性を生かして，確実に悪性細胞を含む検体の確保が可能なため，組織診や免疫染色，遺伝子関連検査が必須とされる呼吸器領域や消化器領域で行われている。

呼吸器細胞診にみられる正常および良性細胞

1　扁平上皮細胞

上気道を構成する正常細胞として，主に喀痰で認められる。形態としては他の領域で認められる扁平上皮細胞と同一であるが，喀痰では表層から中層細胞が主体である。

2　線毛円柱上皮細胞（図11）

円柱状で一端に線毛を有している。核は類円形〜楕円形で線毛と対側に位置し，核クロマチンは細顆粒状で均等に分布する。線毛が付着するやや厚みのある部分が終末板（terminal bar）であり，はっきりとした線毛が認められなくても終末板が確認できれば線毛円柱上皮細胞と考えられる。線毛や終末板を認めた場合は良性と判定する。

3　杯細胞

類円形で細胞質内には淡いピンク色を呈する粘液を有している。核は粘液に圧排され，時に不整形を呈することがあり（図12），増生が著しい場合には浸潤性粘液性腺癌との鑑別を要することもあるが（図13），集塊内に線毛円柱上皮の介在が認められれば腺癌との鑑別は可能である。著しい増生は気管支喘息や気管支拡張症，気管支炎，重喫煙者などで認められることがある。

4　基底細胞（図14）

通常，喀痰においてみられることはほとんどなく，気管支擦過などの直接採取法において認める。小型類円形でN/C比が高く，核クロマチンは細〜粗顆粒状を呈し均等に分布する。時に小細胞癌などの神経内分泌腫瘍との鑑別を要することもあるが，基底細胞は結合が緩く，小細胞癌のような圧排像はほとんど認めない。また，核縁が目立ち，核形の不整はなく，核クロ

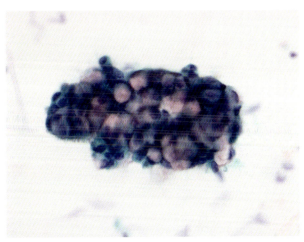

図13　杯細胞増生 goblet cell prolifcration
杯細胞が増生しており，浸潤性粘液性腺癌との鑑別が必要である。

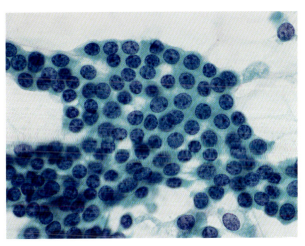

図14　基底細胞 basal cells
小型類円形で，N/C 比の高い基底細胞

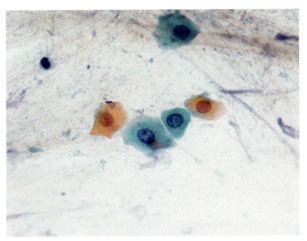

図15　喀痰中に認めた扁平上皮化生細胞
　　　squamous metaplastic cells
腺細胞と扁平上皮細胞の中間的性格を示す。

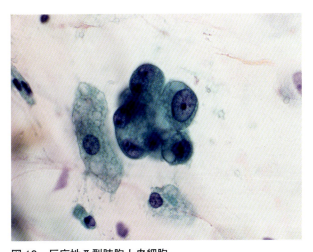

図16　反応性Ⅱ型肺胞上皮細胞
　　　reactive type Ⅱ alveolar epithelial cells
喀痰中に認められた腺癌との鑑別を要する細胞

マチンも均等に分布する点などが鑑別点として挙げられる。

5　扁平上皮化生細胞（図15）

線毛円柱上皮細胞へ分化するはずであった基底細胞が喫煙や炎症などのさまざまな要因によって扁平上皮細胞へ化けて分化したと考えられる。多辺形で腺細胞と扁平上皮細胞の中間的な形態を示す。

6　Ⅱ型肺胞上皮細胞

通常認識することは困難であるが，器質化肺炎や感染症，肺梗塞などの際に，腺癌との鑑別が困難な反応性Ⅱ型肺胞上皮細胞が出現してくることがある（図16）。炎症性背景，出現細胞数が少ない，細胞質が空胞状を呈する，細胞境界が明瞭，核クロマチンが高分化腺癌のような微細な形態を示さない場合などは慎重に判定する必要がある。

7　組織球（図17）

細胞質は泡沫状で核は偏在し，核クロマチンは微細顆粒状で均等に分布する。炭粉などを貪食していることも多く，塵埃細胞と表現されることもある。多核化することもある。喀痰において認められない場合は，「検体不適正」と判定する。

8　赤血球，白血球

赤血球はエオジンあるいはライトグリーンどちらにも染まることがある。大きさはほぼ一定である。
好中球，好酸球ともに核は分葉状を呈する。好中球は3分葉以上のものが多くみられ，好酸球は2分葉のいわゆるトンボのメガネ状を呈することが多い。細胞質は好酸球においてはライトグリーンに染まる顆粒が

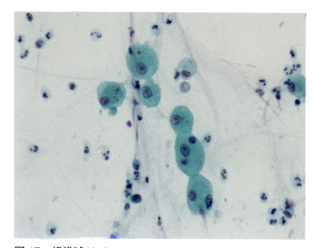

図17　組織球 histiocytes
二核化した細胞や炭粉を貪食している細胞がみられる。

認められる。

　リンパ球は各成熟段階により形態は異なるが，時にリンパ腫や小細胞癌との鑑別を要することもある。前者とは著明な核形不整や明瞭な核小体を認めないこと，後者とは結合性を示さないことなどが鑑別点として挙げられる。

呼吸器細胞診にみられる非細胞成分

1　シャルコー・ライデン結晶（図18）

　六角錐が底面でつながった針状の構造物で，好酸球がエトーシス（extracellular trap cell death：ETosis）と呼ばれる特殊な細胞死を起こすことにより，細胞質内顆粒が結晶化したものである。オレンジGやエオジン，ライトグリーンで染色され，喘息などのアレルギー疾患や寄生虫感染などで主に出現するが，他の感染症や血液疾患，悪性腫瘍などでも認めることがある。

2　クルシュマン螺旋体（図19）

　喀痰中に出現する螺旋状の糸状の物質で，長さや太さはさまざまである。気管支粘液の分泌亢進により気管支内で貯留，停滞，濃縮した粘液が気管支の呼吸運動や咳によって喀痰中に一気に押し出されることにより形成され，気管支内の狭窄部を濃縮した粘液が口腔側へ排出される時に螺旋状を呈すると考えられている。ヘマトキシリンで染色され，気管支喘息でみられることが多いが，肺癌，慢性気管支炎，肺結核，肺気腫，風邪でもみられ，疾患特異性はない。

3　アスベスト小体（図20）

　アスベストの吸引により出現することがあり，アスベスト繊維にフェリチンなどの鉄を含んだ蛋白成分が付着し，緑色〜黄褐色に染色される鉄アレイ状のもので，石綿曝露を推定する重要な指標となるものである。アスベストには，①クリソタイル（白石綿），②アモサイト（茶石綿），③クロシドライト（青石綿）などの種類があり，アスベスト関連疾患としては，中皮腫，石綿による肺がん，石綿肺，びまん性胸膜肥厚となっており，①＜②＜③の順で発がん性が強いとされている。

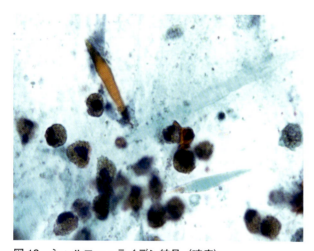

図18　シャルコー・ライデン結晶（喀痰）
Charcot-Leyden crystal
好酸球を背景に，針状の構造物であるシャルコー・ライデン結晶がみられる。

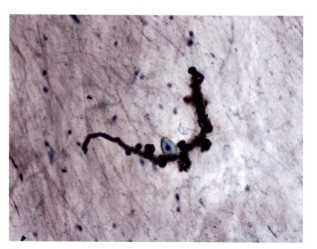

図19　クルシュマン螺旋体（喀痰）Curschmann's spiral
粘液物質を背景に，ヘマトキシリン好性のクルシュマン螺旋体が螺旋状で出現している。

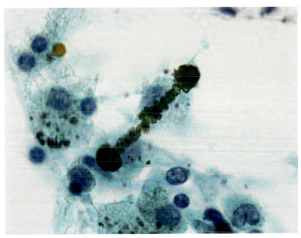

図20 アスベスト小体（肺胞洗浄液）asbestos body
緑色に染色される鉄アレイ状を示すアスベスト小体がみられる。

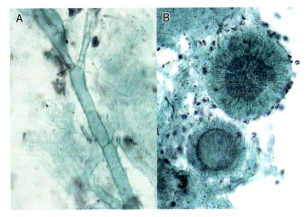

図21 肺アスペルギルス症（気管支擦過）
pulmonary aspergillosis
A：Y字状に分岐する菌糸がみられ，隔壁を伴う。
B：頂嚢を中心に，フィアライドが形成され，分生子とともに分生子頭を形成している。

呼吸器感染症の細胞診

1 真菌感染症

1．肺カンジダ症

　カンジダ症はカンジダ属（*Candida* 属）による感染で，主に *Candida albicans* によるものが多い。感染すると酵母から仮性菌糸を形成し，糸状菌に類似した形態を示す二形成真菌である。カンジダ症には皮膚粘膜カンジダ症と内臓カンジダ症があり，前者には口腔カンジダ症，後者には肺カンジダ症がある。細胞診標本では，口腔内に常在しているため喀痰中に出現することがしばしばあり，病原性は少ない。しかし，婦人科でみられるカンジダの所見と同様で，仮性菌糸が扁平上皮細胞を串刺しにする所見がみられる場合は口腔内カンジダ症が疑われる。免疫抑制剤などの使用により日和見感染として，気管支擦過や洗浄液中に出現した場合は肺カンジダ症の可能性が高い。

2．肺アスペルギルス症

　糸状菌のアスペルギルス属菌（*Aspergillus fumigatus*, *Aspergillus flavus*, *Aspergillus niger*, *Aspergillus terreus*, *Aspergillus nidulans* など）による感染症で，経気道的にアスペルギルスが産生する胞子を吸入することにより感染する。一般的に，空洞内に菌塊（fungus ball）を形成するのが特徴的で，しばしば血痰を伴い，喀痰中にアスペルギルスの菌糸がみられることがある。

　アスペルギルスは炎症性背景を示し，45度に分岐した隔壁を有する菌糸として認められ（図21A），パパニコロウ染色ではライトグリーンで染色され，グロコット染色やPAS反応に陽性を示す。分生子頭（図21B）が認められた場合はアスペルギルスと確定できる。また，背景にシュウ酸カルシウム結晶をみることがある（図22）。

　病型としては慢性肺アスペルギルス症，侵襲性肺アスペルギルス症，アレルギー性気管支肺アスペルギルス症の3種類がある。

①**慢性肺アスペルギルス症**：慢性閉塞性肺疾患，陳旧性肺結核症，肺非結核性抗酸菌症，気管支拡張症，間質性肺炎などの肺の器質的疾患や糖尿病などの基礎疾患を有するヒトが，気道の中にアスペルギルスを吸い込んで発症する。fungus ball を有することが多い。

②**侵襲性アスペルギルス症**：抗がん剤投与や血液悪性腫瘍，骨髄移植などによる好中球減少や免疫抑制状態時に急性の経過でアスペルギルスを吸い込んで発症する。急速な組織破壊が進行するため予後が悪い。

③**アレルギー性気管支肺アスペルギルス症**：気道や気管支に入ったアスペルギルスに対するアレルギー反応を生じて気管支喘息様症状を呈する。繰り返す喘息症状や血中好酸球増多が特徴で，アスペルギルスと多数の好酸球，シャルコー・ライデン結晶がみられる（図23）。

3．クリプトコッカス症

　主に *Cryptococcus neoformans* による感染症で，ハトなどの鳥類の糞便中に多く存在し，通常経気道的に感染する。人獣共通感染症で，日和見感染の他，健常人にも感染，発症することが知られている。血行性に播種し，皮膚，リンパ節，網内系などに病巣を形成し，中枢神経系に親和性が高いことから，脳髄膜炎を呈することがある。

　肺クリプトコッカス症は孤立性の肉芽腫性病変を胸

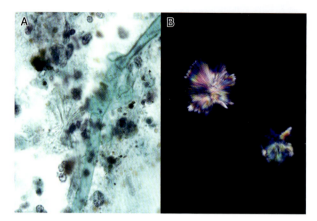

図22 肺アスペルギルス症（喀痰）pulmonary aspergillosis
A：隔壁を有する菌糸の周りに，シュウ酸カルシウム結晶がみられる。
B：偏光レンズで陽性所見を示す。

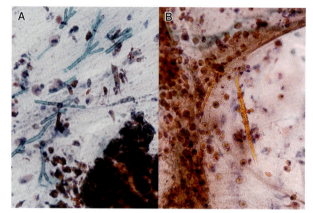

図23 アレルギー性気管支肺アスペルギルス症（喀痰）
　　　allergic bronchopulmonary aspergillosis（ABPA）
A：好酸球や線毛円柱上皮細胞集塊を背景に，Y字状の菌糸がみられる。
B：シャルコー・ライデン結晶なども散見される。

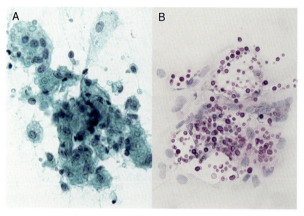

図24 クリプトコッカス症（肺胞洗浄液）
　　　pulmonary cryptococcosis
A：組織球内に貪食されている酵母様の菌体を認める。
B：菌体がPAS反応陽性を示す。

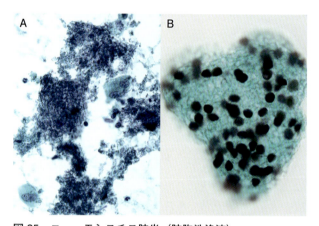

図25 ニューモシスチス肺炎（肺胞洗浄液）
　　　pneumocystis pneumonia
A：パパニコロウ染色では泡沫状物質がみられる。
B：グロコット染色にて菌体が陽性を示す。

膜下に形成することが多く，肺がんとの鑑別が問題となる場合がある。基礎疾患を有さない場合，症状は比較的軽微なことが多く，咳，痰，発熱などがみられる。無症状で胸部X線による検診で偶然に発見されることもある。

　細胞診検体では，喀痰に菌体が喀出されることは少なく，経気管支的擦過および穿刺，気管支肺胞洗浄液で診断されることが多い。菌体は円形で厚い莢膜を有する酵母様真菌で，組織球などに貪食される形でみられることが多い（図24）。通常の真菌染色に陽性であるが，莢膜がムチカルミン染色に陽性を示すことが特徴的である。

4．ニューモシスチス肺炎

　Pneumocystis jirovecii による感染症であり，以前はカリニ原虫（*Pneumocystis carinii*）として扱われていたが，現在は子嚢菌門に属する真菌に分類されてい

る。主にAIDSや日和見感染でみられ，経気道的に侵入した菌体がⅠ型肺胞上皮細胞に付着し，CD4陽性Tリンパ球数の減少や肺胞マクロファージの機能不全などに関連して発症する。発熱，乾性咳嗽，呼吸困難が主な症状であり，胸部X線やCT像ではびまん性すりガラス様陰影を認める。嚢子壁にβ-グルカンを多く含むため，血清中のβ-D-グルカンが上昇する。また，間質性肺炎マーカーのKL-6（シアル化糖鎖抗原KL-6）が上昇する。分離，培養が不可能なため，確定診断には細胞診などにより顕微鏡的に直接検出する必要がある。

　細胞診検体では，喀痰や気管支肺胞洗浄液により診断が可能である。菌体は円形から三日月状で，パパニコロウ染色で菌体を直接確認することは困難であるが，特徴的な泡沫状の無構造な蛋白様物質の集塊中に存在しており，グロコット染色，トルイジンブルー染色，

ギムザ染色などにおいて確認することが必要である（図25）。

2 細菌感染症

1．肺ノカルジア症

ノカルジア症は放線菌目（Actinomycetales），ノカルジア属（Nocardia 属）による亜急性もしくは慢性の肉芽腫性疾患である。ノカルジア属は好気性のグラム陽性菌で，主に Nocardia asteroides による感染症である。内臓ノカルジア症と皮膚ノカルジア症があり，内臓ノカルジア症として，肺ノカルジア症は経気道的に肺に初感染巣を形成する。発熱，咳，血痰，胸痛，全身倦怠感などの症状がみられるが，特異的なものではなく，多くが慢性な経過をたどり，肺結核や肺化膿症，肺がんなどの腫瘍との鑑別が必要となる。その後，中枢神経などの全身臓器へ血行性に播種して内臓病変を呈する。皮膚ノカルジア症では外傷などによって皮膚および皮下組織に病巣を形成し，化膿性肉芽腫症を呈する。いずれもステロイドや免疫抑制薬などの使用頻度の上昇とともに，日和見感染の１つとして近年増加している。細胞診標本では，組織球や好中球の立体的な集塊の中に，放射状や樹枝状に分岐する細い菌体がみられた場合，ノカルジア感染が疑われる（図26）。放線菌と異なり，菌塊の形成はない。

2．肺放線菌症

放線菌症は Actinomyces 属による慢性化膿性肉芽腫性疾患である。主な原因菌は Actinomyces israelii で，偏性嫌気性菌であることが特徴で，グラム陽性桿菌である。口腔内や消化管内に常在しており，非衛生的な状態による虫歯や歯肉炎などが発症の原因となりうる。罹患部位は顔面や頸部，胸部，腹部，女性生殖器（避妊リングなどによることが多い），腎臓，骨などに直接または血行性に感染し，各臓器で膿瘍を形成する。肺放線菌症は口腔咽頭や消化管内容液を誤嚥し，経気道的に放線菌を吸入することにより発症することが多い。主な症状としては慢性的に経過する咳嗽，血痰，喀血あるいは発熱，体重減少などが認められるが，他の呼吸器疾患と類似しており臨床的特徴に乏しい。画像上，腫瘍性陰影を認めることが多く，肺癌との鑑別が必要となる。診断には病巣からの放線菌の同定もしくは特徴的所見である菌塊が石灰化した硫黄顆粒の検出が必要である。細胞診標本では，好中球を主体とした炎症細胞を背景に，線維状の菌糸が複雑に絡み合って硫黄顆粒と呼ばれる菌塊を形成し，菌糸が放射状にフィラメントを伸ばす所見が認められる（図27）。

3．肺結核症

肺結核症は好気性のグラム陽性桿菌である結核菌（Mycobacterium tuberculosis）による感染症である。ヒトからヒトへ感染し，主たる感染経路は経気道的な飛沫感染（空気感染）である。結核菌は石炭酸フクシンで染まり，抗酸菌染色にはチール・ネルゼン（Ziehl-Neelsen）法がよく用いられる。結核菌に感染したヒトのうち，発病するのはわずか10％と推定される。化学療法の進歩により一時減少したが，発展途上国で増加しており，HIV 感染症患者の増加や薬剤耐性菌の出現により，今後増加すると思われる。

喀痰細胞診で特定の細胞所見を呈することはないため診断は困難だが，直接採取法ではリンパ球や乾酪壊死物質を背景に，類上皮細胞やラングハンス型巨細胞などが認められることにより，推定可能となる（図28）。ただし，非結核性抗酸菌症も同様の細胞像を示すことから鑑別は困難であるが，抗酸菌感染を疑う所見として報告することが重要である。また，サルコイドーシスも類似した細胞像を示すが，背景に壊死物質が

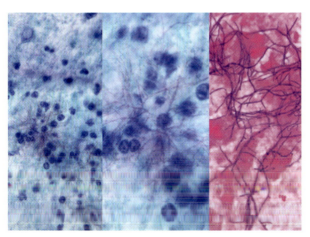

図26　肺ノカルジア症（喀痰）pulmonary nocardiosis
放射状に分岐する細い菌糸に好中球が集積している。

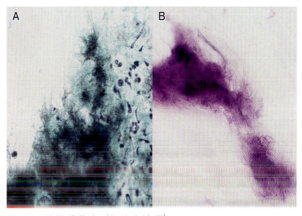

図27　肺放線菌症（気管支擦過）pulmonary actinomycosis
A：細長い菌糸が糸くず状の菌塊を形成する。
B：PAS 反応で菌糸は陽性所見を示す。

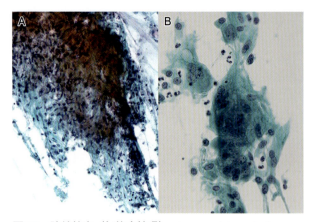

図28 肺結核症（気管支擦過）pulmonary tuberculosis
A：背景に壊死物質（乾酪壊死）およびリンパ球を認め，紡錘形で淡く豊富な細胞質を有する類上皮細胞がみられる。
B：核が細胞質辺縁に配列するラングハンス型巨細胞を認める。

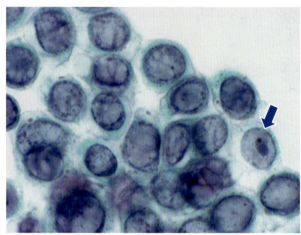

図29 ヘルペスウイルス感染細胞（喀痰）
herpes virus infected cells
すりガラス状核を示し，核内封入体（➡）がみられる。

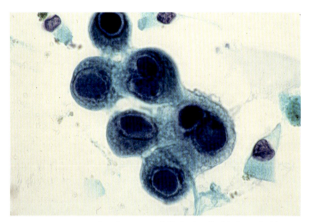

図30 サイトメガロウイルス感染細胞（気管支洗浄液）
cytomegalovirus infected cells
核内に巨大な封入体を形成し，フクロウの目のような所見を示す。

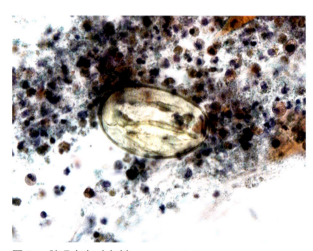

図31 肺吸虫症（喀痰）paragonimiasis
ウエステルマン肺吸虫（*Paragonimus westermani*）の虫卵。背景には多数の好酸球を認める。
虫卵は卵円形でレモン状，卵蓋と卵殻の結合部分が肥厚し側方に突出をみる。

認められないことから，鑑別は可能と思われる。

3 ウイルス感染症，肺吸虫症

1．ヘルペスウイルス感染症

ヒトを宿主とするヘルペスウイルス目で肺に感染するものはまれである。口唇ヘルペスの原因ウイルスとなるオルトヘルペスウイルス科のHSV-1が多く，主として唾液を介した接触感染や飛沫感染によって感染する。婦人科でみられる性器ヘルペスと同様，感染細胞の特徴としては多核やすりガラス状核，核内封入体などである（図29）。

2．サイトメガロウイルス感染症

サイトメガロウイルス（cytomegalovirus）はヘルペスウイルス目オルトヘルペスウイルス科のヒトサイトメガロウイルス（*Cytomegalovirus humanbeta 5*）で，健常人ではその多くが不顕性感染として終生潜伏感染し続けるが，免疫不全状態になるとウイルスが再活性化し，さまざまな臓器障害を発生することがある。また，産道感染や母子感染，性行為における接触感染，輸血・移植臓器などによっても感染する。核内に巨大な封入体を形成するのが特徴で，フクロウの目（owl's eye）といわれる所見や細胞質にも封入体がみられ，細胞自体も巨細胞化する（図30）。

3．肺吸虫症

肺の寄生虫症は生活環境の近代化に伴い，本邦では少なかったが，食生活や海外旅行の多様化，発展途上

国からの入国者の増加，愛玩動物の増加などから近年増加している。感染経路としては，比較的多くみられる肺吸虫症の幼虫はサワガニやモクズガニ，イノシシなどに寄生しており，これらを十分加熱せずに食べることで感染する。感染した寄生虫の卵や幼虫は各々に成長してヒトの体内を移行し，肺に病変を作る。臨床的に共通する所見としては，咳，血痰，胸痛などの呼吸器症状，胸部異常陰影，末梢血好酸球増加を伴うことである。

肺吸虫症の細胞診検体では，喀痰において鉄さび状やチョコレート色の色調を呈することが特徴とされている。細胞像としては背景に多数の好酸球を伴い，シャルコー・ライデン結晶などが散見される。肺吸虫症では虫卵を確認することが重要で，虫卵は黄金色を呈し，卵殻は厚く一端に小蓋のみられる卵円形の虫卵を認める（図31）。

肺の良性腫瘍と細胞診

比較的まれではあるが良性腫瘍が存在する。その中でも比較的頻度の高いものとして過誤腫と硬化性肺胞上皮腫について解説するが，その他にも乳頭腫や唾液腺型の良性腫瘍，神経鞘腫，髄膜腫，顆粒細胞腫，血管周囲類上皮細胞腫瘍（perivascular epithelioid cell tumor：PEComa）などがある。

1 肺過誤腫（図32）

肺の良性腫瘍では最も頻度が高く，約50％を占める。中年男性に好発し，約90％が胸膜下（肺末梢）に発生し，10％程度が気管支内に発生する。多くが染色体転座 t（3；12）（q27-28；q14-15）を認める。肺末梢発生例は無症状のことが多く，検診などにより偶然発見されることが多い。画像上は，ポップコーン様とい

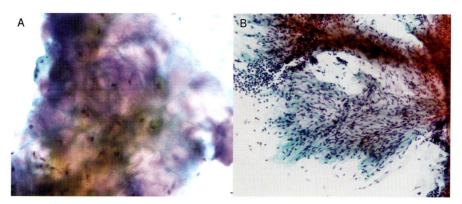

図32 肺過誤腫 pulmonary hamartoma
A：軟骨基質と軟骨細胞の集塊
B：線維粘液様基質が認められる症例

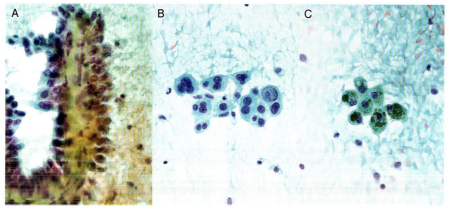

図33 硬化性肺胞上皮腫 sclerosing pneumocytoma
A：血管間質軸を伴う乳頭状集塊
B：Ⅱ型肺胞上皮細胞のシート状集塊
C：ヘモジデリンを貪食した組織球

われる境界明瞭な分葉状の腫瘍影を呈するのが一般的である。気管支内発生例は画像上無所見であり，咳嗽や血痰，喘息様症状，閉塞性肺炎，無気肺などの症状に伴う精査によって発見される。治療は小さいものに関しては経過観察でもよいが，自覚症状があるものや悪性腫瘍との鑑別が必要なものなどは外科的切除が対象となる。

腫瘍割面は灰白色を呈する分葉状の固い腫瘍であり，組織像は，一般的には軟骨組織が優位に多く，気管支上皮や平滑筋，脂肪組織などが介在する。軟骨組織の代わりに線維粘液様基質が認められる症例も存在する。

細胞像は，軟骨基質や軟骨細胞，線維芽細胞，円柱上皮細胞などを種々の割合で認める。ただし，軟骨成分に関しては穿刺吸引時に肋軟骨や気管支軟骨が混入する場合もあるので注意が必要である。

2　硬化性肺胞上皮腫（図33）

Ⅱ型肺胞上皮細胞を由来とする良性腫瘍で，40～50歳代の女性に多くみられる（男女比は約1：5）。症状として，血痰や咳嗽，胸痛などが報告されているが，50～90％は無症状であり，胸部異常影として発見されることが多い。画像上は辺縁明瞭な腫瘍影を呈し，約95％が4 cm以下の単発例であるが，まれに多発例もあり，転移性腫瘍との鑑別が問題となることがある。治療は外科的切除が対象となり，再発防止のために，腫瘍から十分な距離をとった切除が必要となる。

組織像は充実性部，硬化性部，乳頭状部，出血性部などのパターンが，硝子様線維化巣を伴い，種々の割合で混在する。

細胞像は，Ⅱ型肺胞上皮細胞が血管間質を軸とした乳頭状集塊や平面的なシート状集塊，ヘモジデリンを貪食した組織球などがみられる。時に核腫大や多核化，核内封入体などを認める場合があり，これらの所見や乳頭状構造に注目すると腺癌と誤判定する可能性があるので注意が必要である。出現細胞の種類が多く，多様性に富む点などが腺癌との鑑別において重要である。

肺癌の組織分類と細胞診

肺癌の罹患率，死亡率の年次推移は男女ともに増加傾向にあり，2022年の統計によると，男性では全がん死亡数の約24％を占めて死亡率は第1位，女性でも大腸癌に次ぎ第2位の死亡率となっている（表2）。肺癌のリスク因子として喫煙や受動喫煙が挙げられており，扁平上皮癌や小細胞癌だけでなく，腺癌も喫煙に関連している。その他にアスベスト，ヒ素，クロロメチルエーテル，クロム，ニッケル，ウラン（ラドン）や浮遊粒子状物質（微小粒子状物質：PM2.5）の暴露などがリスク因子として挙げられている。

肺癌はその発生細胞由来や部位により原発性肺癌と転移性肺癌，肺門部に発生する肺門部肺癌（中心型肺癌）と肺末梢に発生する肺野型肺癌（末梢型肺癌）に分類される。また，肺に発生する悪性腫瘍の多くは上皮性悪性腫瘍（lung carcinoma）で，組織型では腺癌，扁平上皮癌，神経内分泌腫瘍（小細胞癌）の頻度が高く3大組織型と呼ばれ，大細胞癌は少ない。治療法選択の上でも組織型分類は重要で，組織型により発生部位，生物学的悪性度や予後が異なる。臨床的には，化学療法が第一選択となる小細胞癌か，外科的切除が考慮される非小細胞癌かにまず大別される。次に非小細胞癌では腺癌か扁平上皮癌かの鑑別と，ドライバー遺伝子変異やPD-L1などの分子生物学的な検索が治療選択に必須となっている。腺癌では有効となる可能性がある薬剤が多い一方，扁平上皮癌では投与が禁忌とされる薬剤もあり，組織型の決定は臨床上重要である。

肺癌の組織分類は，世界的にはWHO分類が用いられており，国内ではWHO分類に準じた画像診断分類や肺癌手術記載，病理診断，細胞判定基準，肺がん検診の手引きなど，肺癌の日常診療が包括された日本肺癌学会病理組織分類（日本肺癌学会編：『肺癌取扱い規約』）が用いられている（表3）。

1　扁平上皮系腫瘍，前浸潤性病変を含む

扁平上皮癌の前浸潤性病変は，異形成（dysplasia）と上皮内扁平上皮癌（squamous cell carcinoma in situ）がある。

1．扁平上皮異形成，上皮内扁平上皮癌

気管支上皮細胞が喫煙などの外的刺激により，過形成や扁平上皮化生を経て扁平上皮癌の前駆病変である異形成や上皮内癌が発生する。異形成や上皮内癌の組織診断は，上皮層の厚さ，細胞の大きさ，成熟度および極性，核の性状などにより分類され，婦人科と同様に異型細胞の増殖の程度が上皮層の下1/3を軽度，2/3を中等度および上皮層の上1/3にまで及ぶ高度異形成に分類される。上皮内癌は，上皮全層が異型細胞

表2　部位別がん死亡数（2022年）

	1位	2位	3位	4位	5位
男性	肺	大腸	胃	膵臓	肝臓
女性	大腸	肺	膵臓	乳房	胃

（国立がん研究センター：最新がん統計．2024．https://ganjoho.jp/reg_stat/statistics/stat/summary.html より）

表3 肺癌組織分類（抜粋）

腺癌 adenocarcinoma
 置換型腺癌 lepidic adenocarcinoma
 腺房型腺癌 acinar adenocarcinoma
 乳頭型腺癌 papillary adenocarcinoma
 微小乳頭型腺癌 micropapillary adenocarcinoma
 充実型腺癌 solid adenocarcinoma
 特殊型腺癌 variants of adenocarcinoma
  浸潤性粘液性腺癌 invasive mucinous adenocarcinoma
  コロイド腺癌 colloid adenocarcinoma
  胎児性腺癌 fetal adenocarcinoma
  腸型腺癌 enteric adenocarcinoma
 微少浸潤性腺癌 minimally invasive adenocarcinoma
  非粘液性，粘液性
 前浸潤性病変 preinvasive lesions
  異型腺腫様過形成 atypical adenomatous hyperplasia
  上皮内腺癌 adenocarcinoma *in situ*
   非粘液性，粘液性

扁平上皮癌 squamous cell carcinoma
 角化型扁平上皮癌 keratinizing squamous cell carcinoma
 非角化型扁平上皮癌 non-keratinizing squamous cell carcinoma
 類基底細胞型扁平上皮癌 basaloid squamous cell carcinoma
 リンパ上皮癌 lymphoepithelial carcinoma
 前浸潤性病変 preinvasive lesions
  異形成 dysplasia
  上皮内扁平上皮癌 squamous cell carcinoma *in situ*

神経内分泌腫瘍 neuroendocrine tumors
 小細胞癌 small cell carcinoma
 大細胞神経内分泌癌 large cell neuroendocrine carcinoma
 カルチノイド腫瘍 carcinoid tumors
  定型カルチノイド typical carcinoid
  異型カルチノイド atypical carcinoid
 前浸潤性病変 preinvasive lesions
  びまん性特発性肺神経内分泌細胞過形成 diffuse idiopathic pulmonary neuroendocrine cell hyperplasia

大細胞癌 large cell carcinoma

腺扁平上皮癌 adenosquamous carcinoma

肉腫様癌 sarcomatoid carcinoma
 多形癌 pleomorphic carcinoma
 紡錘細胞癌 spindle cell carcinoma
 巨細胞癌 giant cell carcinoma
 癌肉腫 carcinosarcoma
 肺芽腫 pulmonary blastoma

その他の上皮性腫瘍 other epithelial tumors
 NUT癌 NUT carcinoma
 胸部SMARCA4欠損未分化腫瘍 thoracic SMARCA4-deficient undifferentiated tumor

唾液腺型腫瘍 salivary gland-type tumors
 粘表皮癌 mucoepidermoid carcinoma
 腺様嚢胞癌 adenoid cystic carcinoma

肺転移 metastases to the lung

置換されるが，浸潤を認めない状態で核の極性は失われ，核分裂像を全層に認める。分子病理学的には異形成の病態ですでに扁平上皮癌と同様の*Rb*（retinoblastoma）遺伝子，*p53*遺伝子のヘテロ接合性の欠失（LOH），すなわち対立遺伝子座の欠失が認められ，他の遺伝子異常も加わって扁平上皮癌へ進行していくと

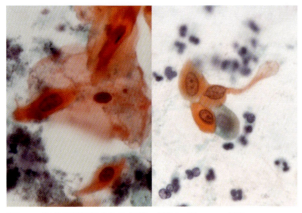

図34 軽度異型扁平上皮細胞（喀痰 サコマノ法）
mild atypical squamous cells
核はやや大きく，細胞質は軽度肥厚するオレンジGに染まり，核クロマチンは軽度増量を示すが，分布は均一で明るく，核膜は明瞭で核形不整は認めない。

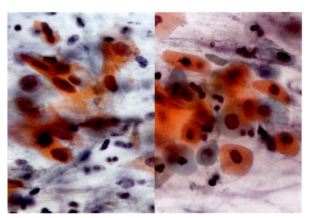

図35 中等度異型扁平上皮細胞（喀痰 サコマノ法）
moderate atypical squamous cells
軽度異型扁平上皮細胞よりN/C比が大きくなり，核形不整を伴う細胞がみられる。核クロマチンは粗く，中等度増量するが，分布は均等で疎である。

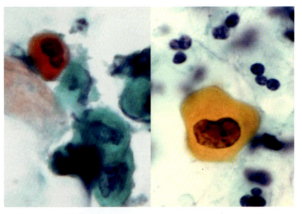

図36 高度異型扁平上皮細胞（喀痰サコマノ法）
severe atypical squamous cells
核腫大と，細胞質は円形化し，辺縁は鈍化してみられる。2核細胞が多く，軽度の核形不整，核クロマチンは濃染し，不均等分布があるも平面的な核クロマチンを示す。細胞質は肥厚し，オレンジGやレモンイエローの輝きがみられる。

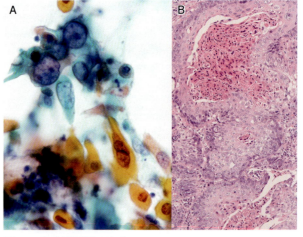

図37 角化型扁平上皮癌
keratinizing squamous cell carcinoma
A：オレンジGに好染した角化型異型細胞を認める。
B：組織像は充実性増殖を示す腫瘍で，敷石状配列や角化を認める。

考えられている。これらの病変は細胞診の対象検体としては，喀痰細胞診（肺がん検診など）でみられることがある（図34～36）。

2．扁平上皮癌

扁平上皮癌は全肺がんの20～30％を占め，腺癌に次いで多い。喫煙歴を反映して男性が圧倒的に多い。肺扁平上皮癌は肺門部発生と末梢型発生に大別され，末梢型の頻度が増加している。肺門部発生の扁平上皮癌は，気管支から浸潤性に増殖するものや気管支腔内にポリープ状に発育するものもある。末梢性の扁平上皮癌は，腺癌に比して境界明瞭な結節状を示し，内部に空洞や壊死を伴うことが多い。組織学的に扁平上皮癌は角化（keratinization），または細胞間橋（intercellular bridge）を伴う悪性上皮性腫瘍，あるいは形態学的には未分化であっても免疫学的に扁平上皮癌マーカーに陽性を示す非小細胞癌と定義されており，角化型，非角化型および類基底細胞型の扁平上皮癌がある。

1）角化型扁平上皮癌

背景に壊死を伴い，オレンジGに好染した角化や細胞相互封入像を特徴とする腫瘍細胞を認める。細胞間結合に乏しく孤立散在性に出現し，オタマジャクシ状，ヘビ状の奇怪な細胞像もみられる。核は不整形で大小不同が著しく，角化に伴い濃縮傾向を示す。細胞質は層状で重厚感があり，ライトグリーンからオレンジGまで多彩な染色性を示す（図37）。

2）非角化型扁平上皮癌

　基底細胞に類似するN/C比の高い腫瘍細胞が出現し，細胞質はライトグリーン好性を示し角化はみられない。類円形から楕円形の核を示す腫瘍細胞が核の長軸方向に流れるような流れ様配列，層状配列，細胞集塊辺縁の扁平化や細胞質の突出（毛羽立ち），細胞相互封入像および細胞間の空隙などが認められる。角化異常細胞を伴わないため，腺癌や大細胞癌との鑑別が必要となる。特に気管支鏡採取などの新鮮な非剝離細胞診検体では，細顆粒状の核クロマチンや核小体を伴うことがあり，核所見のみでは腺癌との鑑別が困難なことがあるため構造異型や免疫染色を加味して総合的に診断する必要がある。定義上，形態的に扁平上皮細胞への分化が明らかでない場合でも免疫染色によりp40，サイトケラチン（cytokeratin）5/6などの扁平上皮癌マーカーにびまん性陽性を示し，TTF-1（thyroid transcription factor-1），Napsin A（ペプシン様アスパラギン酸プロテアーゼA）などの腺癌マーカーに陰性を示す非小細胞癌が含まれる（図38）。

3）類基底細胞型扁平上皮癌

　肺の中枢側や気管支内に発生することが多い。小型細胞が小葉状に増殖し，胞巣周辺で核の柵状配列を示す低分化な悪性上皮性腫瘍と定義され，明らかな角化を欠くが，免疫染色では扁平上皮癌マーカーが陽性となる。角化あるいは非角化型扁平上皮癌の成分を伴うことがあるが，類基底細胞成分が50%を超えるものは類基底細胞型扁平上皮癌と分類される。細胞学的には，ライトグリーン好性の無構造物質とともに小型でN/C比が高い小細胞癌に類似する腫瘍細胞を認める。核分裂像が多く，1/3の症例でロゼット様配列がみられる。小細胞癌や大細胞神経内分泌癌および腺様嚢胞癌と誤認しない注意が必要で，小細胞癌にみられる核の相互圧排像はみられず，ライトグリーンに好染する硝子様物質とともに出現する点に着目する。診断には免疫染色が有用で，扁平上皮癌マーカーのp40が陽性，神経内分泌マーカーであるクロモグラニンA（chromogranin A）やシナプトフィジン（synaptophysin）に陰性を示す。

4）リンパ上皮腫様癌

　『肺癌取扱い規約 第8版』（日本肺癌学会編，2021）では分類不能癌に分類されている。WHO分類第5版ではリンパ上皮癌（lymphoepithelial carcinoma）として分類不能癌から扁平上皮癌の項に分類された。リンパ球浸潤を伴う低分化な扁平上皮癌と定義され，エプスタイン・バール（Epstein-Barr：EB）ウイルス感染が証明〔EB virus encoded small RNA in situ hybridization（EBER ISH）陽性〕されることが多い。p40などの扁平上皮癌マーカーが陽性で腺癌および神経内分泌癌マーカーは陰性である。腫瘍の全体像が把握できない生検組織や細胞診検体では診断ができない。

2 神経内分泌腫瘍

　神経内分泌分化を示す上皮性腫瘍と定義され，小細胞癌，大細胞神経内分泌癌，定型および異型カルチノイド，および神経内分泌細胞の過形成病変であるびまん性特発性肺神経内分泌細胞過形成（DIPNECH）が含まれる。神経内分泌細胞由来の証明には，chromogranin A，synaptophysin，CD56（NCAM）およびINSM1などの免疫染色が用いられるが，光学顕微鏡下のHE染色像による神経内分泌形態，つまり類器官様構造（organoid），索状（trabecular），島状（insular），柵状（palisading），リボン状（ribbon），ロゼッ

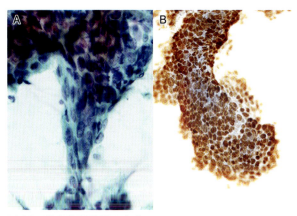

図38　非角化型扁平上皮癌 non-keratinizing squamous cell carcinoma
A：流れ様配列がみられる。
B：免疫染色におけるp40陽性像（びまん性に核が染まっている）

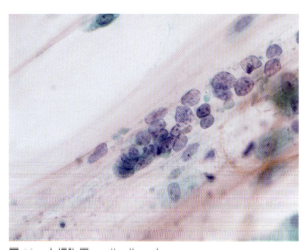

図39　小細胞癌 small cell carcinoma
壊死を背景に，小型裸核状の細胞を認める。相互圧排像もみられる。

ト様（rosette-like）などの所見が重視されている。

1．小細胞癌

小細胞癌は肺がんの10〜15％を占め，喫煙歴との関連が深い。多くは中枢側に発生し，病勢進行が早く，縦隔リンパ節転移や他臓器に転移をきたす予後不良な腫瘍である。また，異所性ホルモン産生により低ナトリウム血症，低カルシウム血症，クッシング（Cushing）症候群および自己免疫性の筋無力症であるランバート・イートン（Lambert-Eaton）症候群などの腫瘍随伴症候群を引き起こすことがある。腫瘍細胞は小型で，N/C比が高く密な増殖を示す。しばしば背景に壊死物質を認める。腫瘍細胞の核は均一で微細顆粒状のクロマチン増量を示す。核小体はないか，あっても目立たない。細胞質は乏しくほぼ裸核状で，標本塗抹時のアーチファクトとして核線などの挫滅を起こしやすい。腫瘍細胞の大きさはリンパ球の3倍大程度までとされ，核の相互圧排像（molding）や核分裂像を認める（図39）。神経内分泌マーカーが陽性となることが多いが，TTF-1も小細胞癌に陽性を示すことが多い。他の非小細胞癌成分を含む場合は混合型小細胞癌（combined small cell carcinoma）とする。腺癌や大細胞神経内分泌癌との合併が多く，小細胞癌と大細胞神経内分泌癌の混在の場合，10％以上を含む場合には混合型小細胞癌とする。

2．大細胞神経内分泌癌（LCNEC）

神経内分泌分化を示唆する類器官構造，ロゼット様構造，柵状配列を示し，核小体明瞭で豊富な細胞質を有する大型細胞からなる高悪性度腫瘍である。診断には神経内分泌分化を免疫染色で確認する必要がある。神経内分泌マーカーはchromogranin A, synaptophysin, CD56（NCAM）が推奨され，1つでも10％以上の領域に染まれば，陽性と判定する。壊死を伴うことが多く，核分裂像も小細胞癌と同様に多く認められる。核クロマチンは粗糙から微細顆粒状で，小細胞癌に比べて細胞は大きく，リンパ球の3倍を超え，核の大小不同や核小体が明瞭であるが，小細胞癌，非角化型扁平上皮癌および低分化腺癌との鑑別が困難な場合も少なくない（図40）。

3．カルチノイド腫瘍

神経内分泌分化を示唆する類器官構造，ロゼット様構造，柵状配列を示し，比較的N/C比の低い細胞からなる，低ないし中間悪性度の上皮性神経内分泌腫瘍と定義され，円形〜類円形の揃った核とやや好酸性の細胞質からなる腫瘍である。細胞の異型度ではなく，核分裂像の数により定型カルチノイド（typical carcinoid）および異型カルチノイド（atypical carcinoid）に分類する。カルチノイド様の神経内分泌細胞の増殖病変のうち，病変の大きさが0.5 cm未満のものをテューモレット（tumorlet）と呼ぶ。0.5 cm以上の場合はカルチノイドに分類する。前浸潤性病変のDIPNECHにテューモレットやカルチノイドが合併することがある。

定型カルチノイドは，核分裂像が2 mm^{2}もしくは10HPF（high power field）（対物40倍で10視野）当たり2個未満で，壊死はみられないものと定義される。細胞診標本ではゴマ塩様（salt and pepper like）の核

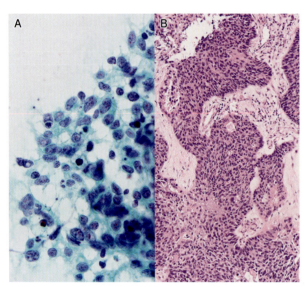

図40　大細胞神経内分泌癌　large cell neuroendocrine carcinoma（LCNEC）
A：明瞭な核小体を認め，ロゼット様配列もみられる。
B：組織像は柵状配列やロゼット様配列，壊死などを認める。

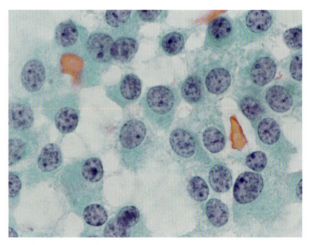

図41　定型カルチノイド typical carcinoid
境界不明瞭な顆粒状の細胞質を有する細胞は平面的なシート状集塊で認められる。核クロマチンはゴマ塩様を呈している。

クロマチンを呈し，細胞境界が不明瞭な腫瘍細胞がモノトーナス（単調）に認められる。壊死や核分裂像は見いだせない（図41）。異型カルチノイドは，核分裂像が2mm²もしくは10HPF当たり2～10個みられるか，壊死巣を有するカルチノイドで，通常，胞巣中心性の小さい壊死を伴う。

3 腺系腫瘍（前浸潤性病変を含む）

腺癌は肺がんで最も頻度の高い組織型で，肺癌の約60％を占め女性に多くみられる。肺の末梢に発生し，胸膜陥入を伴うことが多い。前浸潤性病変には，異型腺腫様過形成（AAH）と上皮内腺癌（AIS）がある。腺癌は，微少浸潤性腺癌（MIA），浸潤性腺癌，特殊型腺癌がある。特殊型腺癌には浸潤性粘液性腺癌，コロイド腺癌，胎児性腺癌，腸型腺癌などがある。

1．異型腺腫様過形成（AAH）

AAHは，肺末梢の細気管支周辺にみられる。通常0.5cm以下の小型の限局した増殖性病変で，高分解能CTですりガラス様陰影（GGO）を呈する。組織学的に軽度～中等度の異型を有するⅡ型肺胞上皮細胞やクラブ細胞が単層性に上皮を置換するような増殖がみられる。免疫染色では，TTF-1，NapsinAに陽性を示し，KRASやEGFR遺伝子変異の頻度が高いとの報告があり，腺癌の前駆病変と考えられている。細胞学的には異型に乏しいⅡ型肺胞上皮細胞様細胞が出現し，2核や核内封入体を認めることがある。細胞診の対象となることは少ないが，術中迅速などで提出されることがある。

2．上皮内腺癌（AIS）

AISは，3cm以下の限局性腺癌で，AAH同様，高分解能CTですりガラス様陰影を呈する。既存の肺胞構造を置換してⅡ型肺胞上皮細胞やクラブ細胞類似の腫瘍細胞が比較的密に増殖しているが，間質浸潤，脈管浸潤や胸膜浸潤はみられない。非粘液性と粘液性のAISがあるが，ほとんどが非粘液性である。浸潤と定義される腺房型，乳頭型，充実型，微小乳頭型の組織亜型や気腔内腫瘍散布（STAS）も認められない。細胞学的にはシート状や平面的で重積性に乏しい出現パターンをとる。核の切れ込みや核内封入体を認めるが，全体像の評価が困難な細胞診での診断は困難である。

3．微少浸潤性腺癌（MIA）

MIAは，置換性増殖を優位とする3cm以下の孤立性腫瘍で，0.5cm以内の浸潤部分を認めるものと定義されている。非粘液性と粘液性のMIAがあるが，AISと同じく非粘液性の頻度が高い。切除された場合の生存率はAAH，AIS，MIAともにほぼ100％である。AAH，AIS，MIA，浸潤性腺癌の順に悪性度が高くなる多段階発がんが提唱されている。

4．浸潤性腺癌

浸潤性腺癌は増殖パターンにより置換型，腺房型，乳頭型，微少乳頭型，充実型の5型に亜分類される。通常さまざまな増殖パターンが混在するが，最も優位な亜分類で主診断名をつけ，残りの亜型を5％刻みで記載する。この亜分類は予後と相関しており，置換型は予後良好であるのに対し，充実型，微小乳頭型は予後不良で，腺房型，乳頭型は中間的な予後を示す。細胞学的に亜型の推定は困難なことが多いが，微少乳頭状や印環細胞形態など予後や治療に関連する所見はコメントを付すことが望ましい。

1）置換型腺癌

Ⅱ型肺胞上皮細胞やクラブ細胞に類似する腫瘍細胞が，既存の肺胞壁に沿って増殖する像が優位な腺癌である。細胞学的には，置換性増殖を反映してシート状や平面的な構造を示す腺癌細胞を認める。核は円形～類円形で核の切れ込みや核内封入体を認めることがある。細胞質に粘液はみられない（図42）。

2）腺房型腺癌

腫瘍細胞に囲まれた腺管構造が優位な腺癌である。腫瘍細胞内や腺管内に粘液を有するものもある。篩状構造も腺房型に含まれており，粘液貯留を伴う篩状構造（mucinous cribriform pattern）はALK融合遺伝子やROS1遺伝子異常が疑われる所見とされる。細胞学的には，円形～類円形核を示す腫瘍細胞が腺腔様の配列を示す。シート状で出現することは少なく，不規則重積性集塊を示すことが多い。集塊辺縁では核の突出像を認める（図43）。

3）乳頭型腺癌

腫瘍細胞が線維性血管軸を取り巻くように乳頭状に増殖する像が優位な腺癌である。細胞学的には重積性を示す中～大型の細胞集塊で，集塊の一部が辺縁から半島状に突出している像を示す。この乳頭状の定義には線維性血管軸の有無はかかわらないため，線維性血管軸がなくても乳頭状とする（図44）。

4）微小乳頭型腺癌

腫瘍細胞が花冠状に配列し，中心に線維性血管軸を持たない腫瘍細胞塊が優位な腺癌である。微小乳頭型が優位でなくとも，この増殖パターンの存在は予後不良因子とされている。細胞学的には，3～20個程度の腫瘍細胞から構成され，花冠状，球状，桑実状の小型集塊で，線維性血管軸はみられない（図45）。

5）充実型腺癌

腺上皮細胞としての極性を持たない多角形の腫瘍細胞が乳頭状や管状構造を作らず，充実性に増殖する像が優位な腺癌である。細胞学的には，多辺形で豊富な

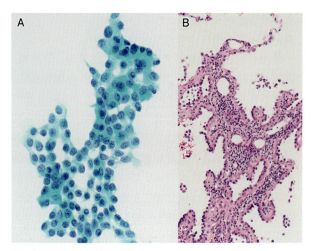

図42　置換型腺癌 lepidic adenocarcinoma
A：シート状集塊で出現している。核の切れ込みや核内封入体も認める。
B：組織では肺胞上皮を置換するように腫瘍細胞が増殖している。

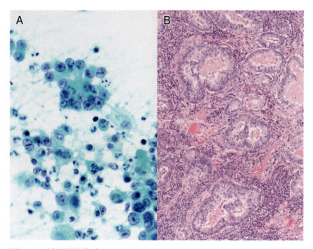

図43　腺房型腺癌 acinar adenocarcinoma
A：腺腔様構造を認める集塊がみられる。
B：組織では多数の腺管形成がみられる。

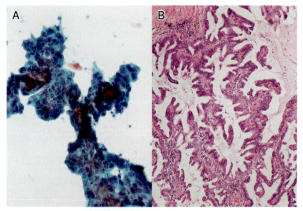

図44　乳頭型腺癌 papillary adenocarcinoma
A：不規則重積性集塊で乳頭状の構造を認める。
B：組織では血管間質を軸に乳頭状の増殖を認める。

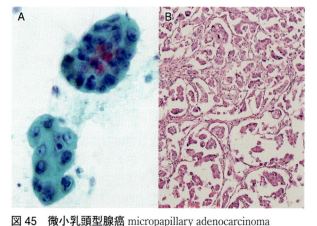

図45　微小乳頭型腺癌 micropapillary adenocarcinoma
A：花冠状，桑実状の小型集塊を認める。
B：組織では線維性血管間質軸を伴わない微小乳頭状構造が認められる。

細胞質を有する腫瘍細胞を不規則重積性集塊から孤立散在性に認める。腺腔様構造や乳頭状などの特徴的な構造を示さないため，腺癌以外の組織型との鑑別を要する。PAS反応や免疫染色で腺癌マーカーを検索するか，非小細胞癌として報告する（図46）。

5．特殊型

1）浸潤性粘液性腺癌

高円柱状で豊富な細胞質内粘液を有する杯細胞に類似する腫瘍細胞が，肺胞置換性に増殖する腺癌である。核は小型で異型に乏しい。肺腺癌マーカーとされるTTF-1やNapsin Aは陰性で，*KRAS*遺伝子変異の頻度が高い。細胞学的には，背景に粘液がみられ，高円柱状の腫瘍細胞が柵状，亀甲状および蜂巣状にみられる。核異型に乏しいが小型の核小体がみられ，細胞質の豊富な粘液によりN/C比は低くみえる。細胞異型が弱く杯細胞との鑑別を要する（図47）。

2）コロイド腺癌

豊富な細胞質外粘液の貯留により，既存の肺胞構造が破壊される像が優位な粘液産生性腺癌である。細胞学的には背景に多量の粘液を認め，腫瘍細胞が粘液に浮遊している像を呈する。腫瘍細胞が少なく，粘液のみが採取されることもある。

3）胎児型腺癌

胎児期の肺に類似した構造を示す腺癌である。グリコーゲンに富む非線毛円柱上皮細胞が複雑な分岐腺管を形成しながら増殖する。

4）腸型腺癌

大腸癌に類似する形態を示す腺癌である。腸型の成

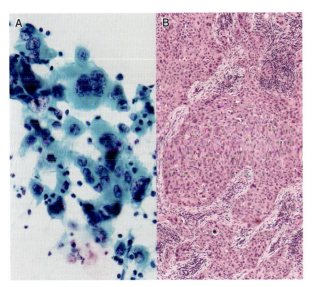

図46　充実型腺癌 solid adenocarcinoma
A：多辺形の細胞質を有する細胞がみられる。腺癌と判定する構造所見に乏しい。
B：組織では充実性に腫瘍の増殖を認める。

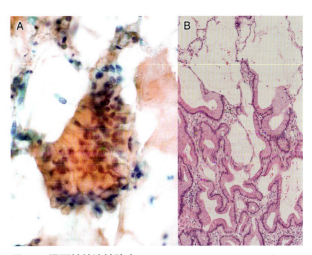

図47　浸潤性粘液性腺癌 invasive mucinous adenocarcinoma
A：粘液を有する高円柱状細胞のみで構成された集塊。線毛円柱上皮細胞は認めない。
B：組織では粘液を有する高円柱状細胞が肺胞上皮置換性や乳頭状に増殖する。

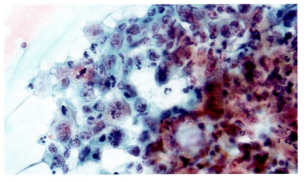

図48　大細胞癌 large cell carcinoma
大型核を有している。明らかな分化傾向が認められない。

分が50％以上を占めるものと定義されている。細胞学的にも大腸癌の像に類似しており，高円柱状の腫瘍細胞が柵状や管状構造を示す。診断には大腸癌の既往の有無を確認し，転移性肺腫瘍を否定することが必要である。

4　大細胞癌

大細胞癌は形態的にも免疫学的にも腺癌，扁平上皮癌，神経内分泌癌への分化を欠く未分化な上皮性悪性腫瘍と定義されている。大細胞癌は扁平上皮癌，腺癌，神経内分泌癌の成分がないことを形態的および免疫染色で確認する必要があり，除外診断的な位置づけであるため，全体像を把握できない生検や細胞診では非小細胞癌としか診断できない（図48）。

5　腺扁平上皮癌

扁平上皮癌と腺癌成分で構成され，それぞれの成分が腫瘍全体の10％以上を占める癌腫と定義されている（図49）。腫瘍全体を検索する必要があり，生検や細胞診では診断ができない。

6　肉腫様癌

肉腫あるいは肉腫様成分を含む低分化な非小細胞癌で，多形癌，紡錘細胞癌，巨細胞癌，癌肉腫および肺芽腫がある。肉腫様癌の中では多形癌（pleomorphic carcinoma）の頻度が高い。多形癌は紡錘細胞あるいは巨細胞を含む低分化な非小細胞癌，または紡錘細胞と巨細胞のみからなる腫瘍と定義されている。なお，紡錘細胞と巨細胞は腫瘍全体の10％以上と定義されているため，生検や細胞診標本で診断することはできない。細胞学的には，壊死や炎症細胞を背景に低分化非小細胞癌と肉腫様細胞を認めた場合に推定できることがある（図50）。

7　唾液腺型腫瘍

唾液腺に発生する癌と同様の形態を示すものが気管支腺由来の腫瘍として認められる。代表的なのが粘表皮癌や腺様嚢胞癌（ACC）である。

1．粘表皮癌

肺がん全体の0.1～0.2％程度とかなりまれな腫瘍であり，好発年齢は30～40歳代と肺癌としては若年発生例が多い。病変は気管支腔内でポリープ状に突出し，表面は気管支粘膜に覆われていることが多く，しばし

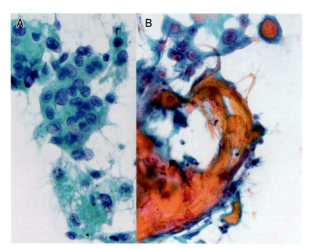

図49　腺扁平上皮癌 adenosquamous carcinoma
A：腺癌が推定される細胞集塊。一部に細胞質内粘液も認める。
B：角化型異型細胞を認め，扁平上皮癌が推定される細胞像。腺癌，扁平上皮癌の両者を推定する像を認める。

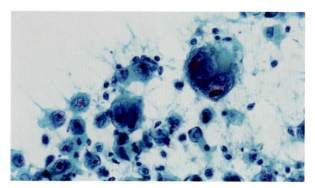

図50　肉腫様癌 sarcomatoid carcinoma
巨細胞が散見される。

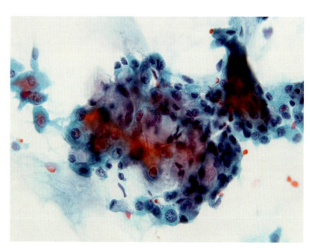

図51　粘表皮癌 mucoepidermoid carcinoma
ライトグリーン好染の厚みのある扁平上皮系細胞と粘液を有する腺系細胞，また中間型細胞が認められる。

ば粘膜下腫瘍の形態を示す。
　組織像は唾液腺に発生するものと同様の組織形態を示し，粘液を有する腺系細胞と扁平上皮系細胞，中間型細胞が種々の割合で混在する。
　細胞像は，多辺形でライトグリーンに好染する細胞質を有する扁平上皮系細胞と細胞質内にピンク色に染まる粘液を有する腺系細胞と中間型細胞が認められる（図51）。

2．腺様嚢胞癌（ACC）

　まれな腫瘍であるが，ほとんどが気管から発生し，気管原発の悪性腫瘍としては扁平上皮癌に次ぐ発生頻度である。粘膜下へ進展し，粘膜下腫瘍の形態をとる。
　組織像は，唾液腺に発生するものと同様の組織形態を示し，篩状や管状，充実性部などが混在する。
　細胞像は，N/C比の高い小型の腫瘍細胞が粘液球を取り囲むように立体的な集塊を形成して出現してくる。粘液球が連なり篩状構造を示す（図52）。粘液球はギムザ染色において異染性（メタクロマジー）を示すのが特徴である。

8　転移性腫瘍

　肺は他臓器からの転移性腫瘍が多い臓器の1つである。画像上，境界明瞭な結節性陰影を呈することが多く，多発結節で悪性腫瘍の既往がある場合には肺転移が疑われるが，単発性結節の場合もある。大腸癌や腎癌など特徴的な細胞像を示す場合は，ある程度原発巣を推定することが可能であるが，困難なことも多く，既往歴や画像，免疫染色の結果などを考慮する必要がある。

1．大腸癌の転移

　壊死性背景を呈する。集塊では柵状配列がみられ，腫瘍細胞は楕円形核を有する高円柱状細胞で，核クロマチンは顆粒状，核小体が目立つ（図53）。ただし，原発性肺癌の特殊型である腸型腺癌との鑑別を要することがあり，大腸癌の既往や病変の存在の有無を確認することが大事である。

2．腎癌の転移

　血流が豊富な腫瘍であるため，背景は血性となることが多い。シート状集塊で出現し，個々の細胞は淡明で豊富な細胞質を有し，核クロマチンは細顆粒状で，明瞭な核小体を有する（図54）。

肺癌報告様式

　細胞診における報告様式は今までクラス（class）分類を使用してきたが，近年，質的な診断をする上で不都合が生じることから，多くの領域で「癌取扱い規約」

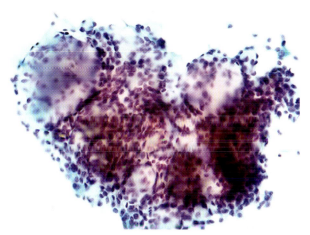

図52　腺様嚢胞癌 adenoid cystic carcinoma（ACC）
小型腫瘍細胞が粘液球を取り囲むように立体的な集塊を形成している。

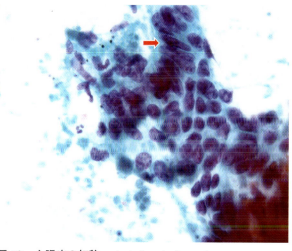

図53　大腸癌の転移 metastatic colonic carcinoma
壊死性背景に，高円柱状の細胞が柵状配列を呈する集塊で出現している（➡）。

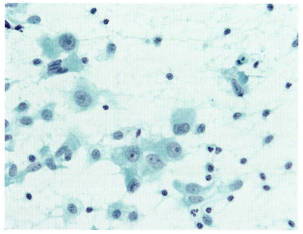

図54　腎細胞癌の転移 metastatic renal cell carcinoma
血性背景に淡明豊富な細胞質を有し，明瞭な核小体を認める細胞が出現している。

『肺癌取扱い規約』における呼吸器領域の細胞診報告様式が改訂されることと思われる。

肺がん検診における細胞診

　肺癌は本邦での癌死亡率が第1位であり，その対策は重要である。肺がん検診はその対策として必要とされ，問診と胸部X線を主体とした方法により早期発見に寄与している。この肺がん検診は問診にて高危険群を特定することで喀痰細胞診を実施し，肺門部肺癌の早期発見を目的としている。また，胸部X線においては，肺野部肺癌の検出を目的としている。

に準じた報告様式やベセスダ分類などが使用されている。呼吸器領域の報告様式としては，『肺癌取扱い規約』に規定されているように，癌細胞の有無に関する判定の区分と病変あるいは異常細胞に関する診断についての記述を行う報告様式が用いられる（表4）。しかし，実際に使用されている施設は少なく，現在もclass分類を使用している施設は少なくない。このことから，呼吸器領域でも臨床に適した報告様式が必要となり，WHOより『Reporting System for Lung Cytopathology』が出版された。この中では5段階の報告様式となっており，各種検体に対する悪性のリスク（risk of malignancy）（ROM）と臨床的対応（clinical management options）が明記されていることが特徴である（表5）。今後，本邦においてもWHOに準じた形式で

表4　『肺癌取扱い規約 第8版』における報告様式

標本評価	判定区分	該当する所見などの記載方法
不適正		標本作製不良（乾燥，固定不良，細胞挫滅・破壊，末梢血混入，厚い標本）
		病変を推定するに足る細胞が採取されていないため診断が著しく困難
適正	陰性	悪性腫瘍細胞や良性・悪性の判断が困難な異型細胞を認めない
	疑陽性	悪性腫瘍が疑われる異型細胞，あるいは良性・悪性の判断が困難な異型細胞を認める
	陽性	悪性腫瘍細胞を認める

表5 WHO分類における肺癌報告様式

診断分類	推定される悪性腫瘍リスク*	臨床管理
不十分/不適正/診断不能（insufficient/inadequate/non-diagnostic）	喀痰：0～100% BW：38～81% BB：0～75% FNAB：43～53%	サンプル採取の繰り返しを検討するか，CLIN-IMG-MICROに応じて（喀痰サンプルの場合）BB/BWとFNABの両方またはどちらかを使用する。FNABの場合はCNBの有無にかかわらず繰り返しFNABを行う。
良性（benign）	喀痰：0～42% BW：38～42% BB：32～38% FNAB：19～64%	CLIN-IMG-MICROと関連づけ，良性が確認された場合は3～6カ月ごとに定期的な追跡調査を行う。相関がない場合は，新しいサンプル採取を検討する。FNABの場合はCNBの有無にかかわらずFNABを繰り返す。
異型（atypical）	喀痰：86～100% BW：62～86% BB：79～100% FNAB：46～55%	CLIN-IMG-MICROと関連づけ，良性の場合は繰り返す。異型性または悪性疑いの場合はCNBの有無にかかわらず，BB/BWまたはFNABを行う。FNABですべてが良性と診断された場合は，3～6カ月ごとに定期的な追跡調査を行う。相関がない場合は，CNBの有無にかかわらずROSEでFNABを繰り返し行う。
悪性疑い（suspicious for malignancy）	喀痰：100% BW：83～100% BB：75～100% FNAB：75～88%	CLIN-IMG-MICROと関連づけ，CNBの有無にかかわらずBB/BWまたはFNABを行う。これらの症例はMDTで議論する必要がある。FNABですべてが悪性を示す場合は根治的治療を検討する。病変が悪性であるという相関がない場合は，CNBの有無にかかわらずROSEでFNABを繰り返し行う。
悪性（malignant）	喀痰：100% BW：98～100% BB：94～100% FNAB：87～100%	CLIN-IMG-MICROと関連づけ，CNBの有無にかかわらずBB/BWまたはFNABを行い，根治的治療前に診断を確認する。FNABですべてが悪性を示す場合，根治的治療を行う。病変が悪性であるという相関がない場合は，CNBの有無にかかわらずROSEでFNABを繰り返し行う。

BW：bronchial wash（気管支洗浄）/BB：bronchial brush（気管支擦過）/CLIN-IMG-MICRO：臨床検査，画像検査，微生物検査所見/CNB：針生検（気管支鏡を含む）/FNAB：穿刺針生検（経気管支穿刺吸引，超音波気管支鏡ガイド下針生検を含む）/MDT：多職種医療チーム
*：悪性腫瘍リスクはいくつかの対照研究に基づく。一般的には前向き研究が推奨される。
（WHO：WHO Reporting System for Lung Cytopathology. IARC Pub 2022. より和訳して一部改変）

1 高危険群

喀痰細胞診の対象となる高危険群は50歳以上の男女で，喫煙指数（BI：1日平均喫煙本数×喫煙年数）が600以上（過去における喫煙も含む）の重喫煙者の他，職業性曝露（ウラン，アスベスト，ベンゼンなどを取り扱う職業に従事），COPD，間質性肺炎などが該当する。喫煙に関しては加熱式タバコも含まれ，「カートリッジの本数」を「喫煙本数」に換算する。なお，過去に血痰のあった者に対しては，自覚症状があるということで，医療機関への受診を指導することとなっている。

2 採痰と標本作製法

3日間の蓄痰法で行い，起床時の早朝痰を原則とし，喀痰保存液中に3日分を蓄痰する。採痰や標本作製法は「蓄痰法」の項参照。

3 評価法

肺がん検診における判定はA～Eの5区分を用いて分類し（表6），原則として最も異型の程度が強い部分で判定されるが，標本全体を観察し，総合的に判定を行うことが重要とされる。また，異型扁平上皮細胞については細胞異型の程度により，軽度異型，中等度異型，高度異型に分類されており，主にこれらの出現細胞によって判定される。ただし，判定に関してBかC，CかDで迷った場合は異型度の高い判定区分を選択し，早期の肺癌を見逃さないことが必要である。

4 異型扁平上皮細胞について

喀痰細胞診における異型扁平上皮細胞は出現部位の特定をすることが困難なため，細胞所見に対する組織所見の裏づけができないことが多い。そのため，細胞診断として断定的に組織像を推定することは困難とされていることから，異型を有する扁平上皮細胞を異型扁平上皮細胞とまとめている（表7）。

1. 軽度異型扁平上皮細胞（図55）

多くは孤立散在性に出現し，細胞質は多辺形で均質なオレンジG好性を示す。細胞および核の大小不同性は目立たず，核縁は円滑で，クロマチンは軽度の増量を認め，ほぼ均等分布を示し，核小体はほとんどみら

表6　肺がん検診における喀痰細胞診の判定基準と指導区分（2016改訂）

判定区分	細胞所見	指導区分
A	喀痰中に組織球を認めない	材料不適，再検査
B	正常上皮細胞のみ	現在異常を認めない 次回定期検査
B	基底細胞増生	現在異常を認めない 次回定期検査
B	軽度異型扁平上皮細胞	現在異常を認めない 次回定期検査
B	線毛円柱上皮細胞	現在異常を認めない 次回定期検査
C	中等度異型扁平上皮細胞	再塗抹または6カ月以内の再検査
C	核の増大や濃染を伴う円柱上皮細胞	再塗抹または6カ月以内の再検査
D	高度（境界）異型扁平上皮細胞または悪性腫瘍の疑いのある細胞を認める	直ちに精密検査
E	悪性腫瘍細胞を認める	直ちに精密検査

※喀痰1検体の全標本に関する総合判定であるが，異型細胞少数例では再検査を考慮する。
※全標本上の細胞異型の最も高度な部分によって判定する。
※扁平上皮細胞の異型度の判定は異型扁平上皮細胞の判定基準および細胞図譜を参照して行う。
※再検査が困難な時は，次回定期検査の受診を勧める。
※D・E判定で精密検査の結果，癌が発見されない場合には常に厳重な追跡を行う。

（日本肺癌学会編：肺癌取扱い規約 第8版補訂版．金原出版 2021．より抜粋）

表7　喀痰細胞診における異型扁平上皮細胞および扁平上皮癌細胞の判定基準（2016改訂）

判定区分	出現様相	細胞質染色性	細胞質の光輝性	細胞質の厚み・構造	細胞形	細胞の大小不同	N/C比[*1]	核形	核の大小不同	核縁[*2]	核数	クロマチン量[*3]	クロマチン分布・パターン	核小体
B 軽度異型扁平上皮細胞	多くは孤立散在性	ほとんどオレンジG好性，淡染		均質	小リンパ球の2倍程度まで，類円形ないし多辺形	目立たない	小〜中	小リンパ球まで，類円形	目立たない	円滑		軽度増量	ほぼ均等	不明
C 中等度異型扁平上皮細胞	多くは孤立散在性	ほとんどオレンジG好性，時に重厚感のある染色性		時にやや厚みあり，時に不整構造	小リンパ球の2倍程度まで，類円形ないし多辺形，時に奇妙な形	目立たない	小〜中	小リンパ球まで，軽度不整まで	目立たない	やや不整	時に多核	軽度増量	ほぼ均等	時に認める
D 高度（境界）異型扁平上皮細胞[*4]	孤立散在性，不規則配列の細胞集塊，時に細胞相互封入像	ほとんどオレンジG好性，一部ライトグリーン好性，**重厚感のある染色性**	**時に橙黄色（レモンイエローなど）の光輝性**	**厚みあり，不整な不構造，時に層状構造**	小リンパ球の2〜4倍程度まで，類円形，多辺形，奇妙な形など多様	目立つ	小〜大	時に小リンパ球を越える，**不整やくびれ**	目立つ	不整	**しばしば多核**	**中等度増量**	**不均等分布，凝集**	しばしば認める
E 扁平上皮癌細胞	孤立散在性，不規則配列の細胞集塊，**しばしば細胞相互封入像**	多様，オレンジG好性，ライトグリーン好性，重厚感のある染色性	**しばしば橙黄色（レモンイエローなど）の光輝性**	**不整な構造，顕著な層状構造**	小リンパ球の2〜5倍以上のものも，**不整形，奇妙な形など多彩**	著明，しばしば大型細胞	小〜大	しばしば小リンパ球の2〜3倍，しばしば不整やくびれ	著明	粗剛	しばしば多核，多彩な核数，核の大小不同も著明	**高度な増量**	不均等分布，凝集，濃縮核	しばしば認める

*1：N/C比 "中" とは，オレンジG好性細胞では1/3，ライトグリーン好性細胞では1/2とする。
*2：核縁 "円滑" とは「核縁が均一の厚みであること」，"不整" とは「核縁の厚みが不均一で凸凹していること」，"粗剛" とは「核縁に不均等に著明なクロマチンの凝集を認め，核縁の厚みが目立って不均一であること」とする。
*3：クロマチン量 "中等度増量" とは，「好中球の染色性と同程度の核濃度であること」とする。
*4：高度（境界）異型には一部癌が含まれている。
※太赤字による記載は重視すべき細胞所見である。

（日本肺癌学会編：肺癌取扱い規約 第8版補訂版．金原出版 2021．より抜粋）

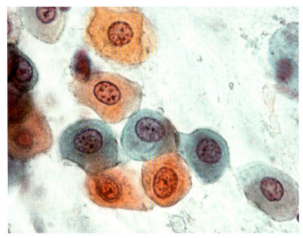

図55 軽度異型扁平上皮細胞（喀痰）
mild atypical squamous cells
細胞質は均質で多辺形を示し，軽度の核腫大を伴うが，細胞異型はほとんどみられない。

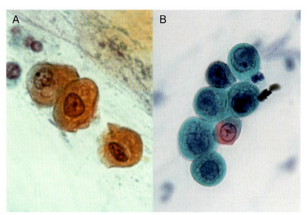

図56 中等度異型扁平上皮細胞（喀痰）
moderate atypical squamous cells
軽度異型に比べ，重厚感のある細胞質を示し，クロマチンはほぼ均等分布で軽度の増量を認める。

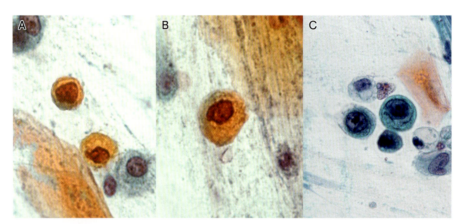

図57 高度異型扁平上皮細胞（喀痰）severe atypical squamous cells
孤立散在性で出現し，オレンジG好性で厚みのある細胞質で，クロマチンは不均等分布で中等度増量を示し，核小体もしばしば認められる。

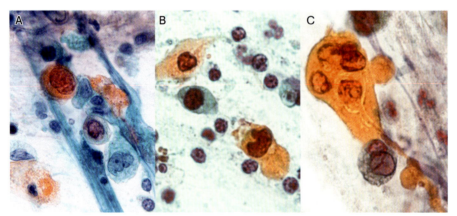

図58 扁平上皮癌細胞（喀痰）squamous cell carcinoma cells
A：早期癌。類円形核でクロマチン増量はみられるが，比較的均一に分布している。
B, C；浸潤癌。背景に壊死物質を伴い，細胞質の重厚感や光輝性が増強し，核形不整の存在と粗顆粒状のクロマチン増量や不均等分布などの所見がみられる。

2. 中等度異型扁平上皮細胞（図56）

出現形式は孤立散在性で，軽度異型に比べて時に重厚感のある細胞質を示す。細胞の大きさは成熟リンパ球の2倍までで，細胞および核の大小不同性は目立たない。核縁はやや不整を示し，時に多核細胞もみられる。クロマチンはほぼ均等分布で軽度の増量を示し，核小体が認められることもある。

3. 高度異型扁平上皮細胞（図57）

孤立散在性や不規則な配列を示す集塊として出現し，多くはオレンジG好性で一部にライトグリーン好性で厚みがあり，時にレモンイエローの光輝性を伴う細胞質を示す。細胞の大きさは成熟リンパ球の4倍程度までで，細胞および核の大小不同性が目立ち，核形や核縁は不整を示し，しばしば多核として認める。クロマチンは不均等分布で中等度増量を示し，核小体もしばしば認められる。

4. 扁平上皮癌細胞（図58）

多形性や多彩性が著明で，細胞質の重厚感や光輝性が強くなる。核形不整の存在と粗顆粒状のクロマチン増量を示し，クロマチンの不均等分布もみられる。細胞相互封入像もしばしば認められる。早期癌では出現数が少なく，類円形で小型なものが主体を示す。

縦隔に発生する腫瘍

縦隔とは特定の臓器名ではなく，左右の肺に挟まれた空間で，壁側胸膜に覆われている。その中には心臓や大血管，胸腺，食道などが含まれ，上縁は胸郭入口部，下縁は横隔膜となっている。さらに縦隔は上縦隔，前縦隔，中縦隔，後縦隔の4つの区画に分けられ，それぞれの部位において好発する腫瘍に差がみられる（図59）。

CTガイド下経皮的穿刺や超音波気管支鏡ガイド下による生検，穿刺吸引細胞診が行われるが，穿刺検体が少量であるため，臨床所見や画像所見，検査データなどを合わせて総合的に判定する必要がある。

1 胸腺腫瘍

1. 胸腺腫

縦隔腫瘍では最も頻度が高い。多くは成人に発生し，前縦隔あるいは上縦隔に好発する。重症筋無力症などを合併することがある。

腫瘍は，腫瘍性の上皮細胞と未熟なT細胞が種々の割合で混在し腫瘍を構成しているが，その割合により，A型，AB型，B1型，B2型，B3型などに分類される。A型はリンパ球がほとんど認められず，紡錘形腫瘍細胞が主体である（図60）。B型は腫瘍細胞が類円形～多角形を示し，リンパ球が混在する。その中でもB1型はリンパ球が豊富で，類円形核を有する腫瘍細胞が混在する（図61）。B2型はリンパ球が豊富であるが，上皮細胞がB1型に比べて多く大型で，核腫大や明瞭な核小体を認める。B3型はリンパ球成分が少なく，核形不整などを認めることもある。AB型は上皮性成分が主体のA型とリンパ球成分が主体のB型が混在したものである。

2. 胸腺癌

組織型として扁平上皮癌，類基底癌，リンパ上皮様癌，NUT（nuclear protein in testis）癌，明細胞癌，肉腫様癌，その他にも多数存在するが，そのうち最も頻度が高いのが扁平上皮癌であり，アジア人においては約90%を占めるともいわれている。胸腺腫と異なり一般的には重症筋無力症などを合併することはない。

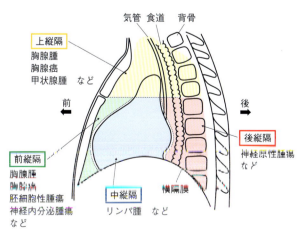

図59　縦隔部位別好発腫瘍

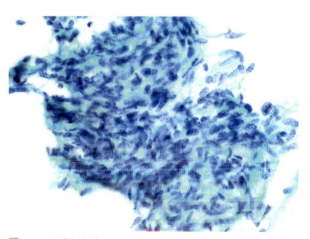

図60　A型胸腺腫 thymoma, type A
紡錘形細胞が主体

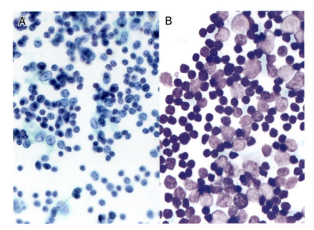

図61　B1型胸腺腫 thymoma, type B1
大型類円形核を有する細胞と小型リンパ球が混在する。

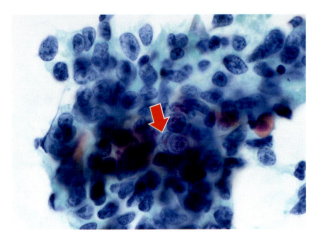

図62　胸腺癌（扁平上皮癌）
　　　thymic carcinoma（squamous cell carcinoma）
粗顆粒状の核クロマチンが増量した異型細胞集塊。一部に細胞相互封入像（➡）を認める。

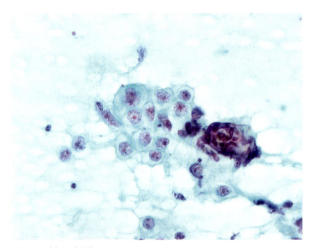

図63　精上皮腫 seminoma
明るい透明感のある細胞質と中心核を有し，明瞭な核小体を認める。

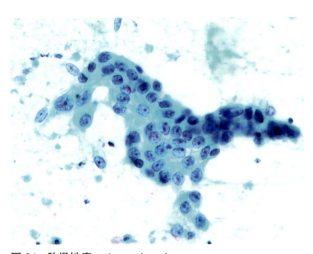

図64　胎児性癌 embryonal carcinoma
壊死性背景に，核小体明瞭な異型細胞が集塊で出現している。

　扁平上皮癌は組織学的に角化の有無は問わない。背景に硝子化した線維性間質を認め，浸潤するリンパ球は成熟T細胞やB細胞であり，幼若なT細胞は認めない点が胸腺腫とは異なる。免疫染色でCD5とc-kit（CD117）の両者が陽性を示す場合，かなりの確率で肺原発ではなく，胸腺原発の扁平上皮癌が示唆される。また，bcl-2（B-cell CLL/lymphoma 2）も胸腺癌のほとんどで陽性を示すが，浸潤性胸腺腫の約4割程度でも陽性を示すといわれている。
　細胞像は他臓器に発生する扁平上皮癌と同様である（図62）。

2　胚細胞腫瘍

　前縦隔に好発し，成人よりも小児に頻度が高く，縦隔腫瘍における頻度は成人が約10％，小児が約20％程度とされている。精上皮腫，奇形腫，胎児性癌，卵黄嚢腫瘍，絨毛癌，混合性肺細胞腫瘍などがある。

1．精上皮腫

　20〜40歳の男性に好発する。腫瘍細胞は大型で敷石状に増殖し，グリコーゲンを有する淡明な細胞質と明瞭な核小体が特徴的である。また，リンパ球浸潤を伴うことが多く，背景にリンパ球を認める（図63）。免疫染色ではc-kit（CD117），PLAP，OCT3/4（細胞の初期化を誘導する遺伝子の1つ）が陽性を示し，PAS反応陽性も鑑別に有用な所見である。

2．胎児性癌

　若年男性に多い。細胞像は，壊死や出血を伴うことが多く，充実性に増殖することから集塊として出現してくることが多い。腫瘍細胞は大小不同が目立ち，明瞭な核小体を認める（図64）。免疫染色においては

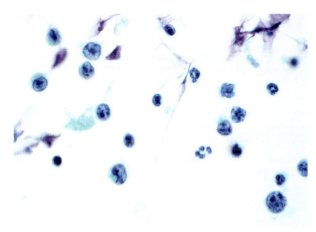

図65　縦隔原発大細胞型B細胞リンパ腫
　　primary mediastinal B-cell lymphoma（PMBL）
大型リンパ球に核の切れ込みが目立ち、核小体を認める。核分裂像もみられる。

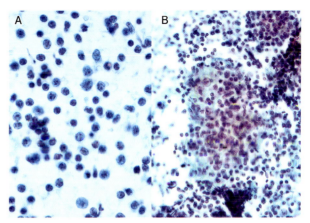

図66　節外性粘膜関連濾胞辺縁帯リンパ腫
　　extranodal marginal zone lymphoma of mucosa-associated lymphoid tissue（MALT）
A：車軸状の不整形核を有する小型〜中型細胞を認める。
B：上皮様のリンパ上皮病変（lymphoepithelial lesion：LEL）を認める。

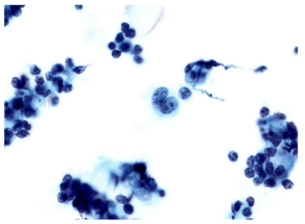

図67　ホジキンリンパ腫 Hodgkin lymphoma
小型リンパ球を背景に、リード・ステルンベルグ（Reed-Sternberg：RS）細胞を認める。

CD30が陽性を示す。

3　リンパ腫

　中縦隔に好発する。縦隔腫瘍において、小児では最も頻度が高く、成人も胸腺腫に次いで頻度が高い腫瘍である。ホジキン（Hodgkin）リンパ腫やT細胞性リンパ芽球型リンパ腫、節外性粘膜関連濾胞辺縁帯リンパ腫などがある。

1．縦隔原発大細胞型B細胞リンパ腫（PMBL）（図65）
　縦隔原発は20〜30歳代の若年成人に好発する。臨床的には上大動脈症候群や気道閉塞、胸水・心嚢水貯留などがみられる。
　細胞像は核の切れ込みやくびれ、核小体などを認め、細胞質内にアズール顆粒がみられることもある。集簇してみられる場合には、胸腺腫や精細胞腫などとの鑑別を要する場合があるが、免疫染色においてB細胞系のマーカーやbcl-6などが有用である。

2．節外性粘膜関連濾胞辺縁帯リンパ腫（図66）
　自己免疫性疾患との関連が深く、関節リウマチやシェーグレン（Sjögren）症候群などの合併が多い。予後は極めて良好である。小型〜中型の細胞が主体で、形質細胞への分化を示す胚中心細胞類似細胞（centrocyte like cell）は明るい細胞質と車軸状の不整形核を有している。また、上皮様にみえるリンパ上皮病変（lymphoepithelial lesion：LEL）を形成する。

3．ホジキンリンパ腫（図67）
　多くは結節硬化型（nodular sclerosis：NS）で、20歳代の女性に好発する。細胞像は、小型リンパ球や形質細胞、好酸球、組織球などの炎症性背景にリード・ステルンベルグ（Reed-Sternberg：RS）細胞を認める。RS細胞は大型で、2核化した鏡面像（mirror image）を呈し、明瞭な核小体を有する。

III 体腔液の細胞診

体腔の基礎

1 体腔の解剖と組織学

　胸部や腹部の内臓と体腔の表面を覆う細胞を漿膜という。漿膜は胸膜腔，腹膜腔，心囊腔，精巣鞘膜腔（男性）の表面を覆い，これらの腔は体壁と各種臓器の間に形成された間隙である（図1）。肺，心臓，腸管，膵臓，脾臓，肝臓などの臓器を直接覆っている漿膜を臓側漿膜といい，それと対向する体壁の内面を覆う漿膜を壁側漿膜という。漿膜組織の最表層は一層の中皮細胞（mesothelial cell）で覆われ，中皮細胞下の間質組織には多分化能を有する間葉系細胞である漿膜下線維芽細胞（subserosal fibroblast）が存在し，弾性線維，膠原線維および豊富な血管とリンパ管を含む。一般的に，壁側漿膜は厚く（90～130μm），臓側漿膜は壁側漿膜より薄い（45～76μm）。正常すなわち非刺激状態の漿膜組織は，静止期中皮（resting mesothelial cell）と呼ばれる単層の丈が低い扁平な中皮細胞で覆われ，間質組織も細胞密度が疎で薄い組織像を示す（図2A）。一方，悪性細胞浸潤や感染症などに起因する炎症反応がおこると中皮細胞は活性化され，核は腫大し，細胞質の立方化や多層化がみられる。この際，漿膜下間質組織でも線維芽細胞が活性化され，膠原線維が増生し，漿膜は肥厚する。この状態を反応性中皮と称される（図2B）。中皮細胞は液体や粒状物質を吸収し，傷害，感染などさまざまな病態に対して反応するだけでなく，物理的刺激に対しての保護膜としても機能する。また，中皮細胞はグリコサミノグリカンの中でも主にヒアルロン酸を分泌し，臓側漿膜と壁側漿膜の間に介在して器官や組織の摩擦を軽減し，滑らかに運動できるように機能している。

2 体腔液の性状と貯留要因

　体腔液とは左右の胸膜腔，腹膜腔や心囊腔の貯留液であり，生理的な状態で片側の胸膜腔には約10～15mLの胸水（pleural effusion），腹腔には約20～50mLの腹水（ascites），心膜腔には約5～20mLの心囊液（pericardial effusion）が認められる。体腔液は炎症性疾患および腫瘍性疾患を含む種々の疾病に伴い出現し，その性状により濾出液（漏出液）と滲出液に分けられる。濾出液はうっ血性心不全や静脈血栓などによる脈管内の内圧亢進，循環障害，低アルブミン血漿や肝硬変などによる門脈圧の亢進，電解質異常による膠質浸透圧の低下などによって認められ，蛋白含有は低く細胞成分に乏しい。滲出液は肺炎や膵炎などによる毛細血管透過性の亢進，乳び胸やサルコイドーシ

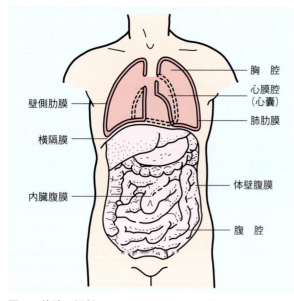

図1　体腔の解剖 anatomy of the body cavity

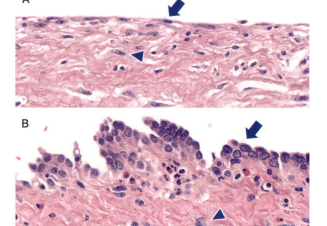

図2　漿膜の組織像 histology of serosal membrane
最表層は扁平あるいは立方状の中皮細胞（➡）で覆われ，中皮細胞下の間質組織には多分化能を有する漿膜下線維芽細胞（▶）が存在する
A：静止期中皮　B：反応性中皮

スなどによるリンパ灌流の低下，両方に起因した結核や悪性腫瘍などによって起こり，蛋白含有は高く細胞成分に富むことが多い。

体腔液の肉眼的性状は漿液性，血性，粘液性，膿性，乳び性など多種多様である。淡黄色透明は濾出液を示唆し，暗赤色ないし暗褐色を呈する血性の体腔液は悪性腫瘍や外傷の際にみられる。中皮腫や腹膜偽粘液腫ではゼラチン様の粘稠性のある液体として認められることもある。また，液中にコレステロール結晶が多く認められる場合は，結核やリウマチが推察され，ビリルビン結晶の出現は肝硬変が疑われる。膿性は黄白色や黄緑から緑色を呈し，化膿性炎症や細菌感染のある場合に認められる。膿性混濁は好中球，細菌を含んだ滲出液を示唆する。乳び性は黄白色または白色を呈し，悪性腫瘍の際にもみられ，乳び性混濁はリンパ管の閉塞や障害による滲出液を示唆する。胸水貯留を伴う主な疾患としては，感染症を原因とする肺炎随伴胸水，結核性胸水や寄生虫感染症，自己免疫性疾患の慢性関節リウマチや全身性エリテマトーデス（SLE），強皮症などがあり，腫瘍性としては原発性胸膜腫瘍である中皮腫や癌性胸膜炎がある。また，腹水貯留を伴う疾患として，濾出性腹水では肝硬変症，うっ血性心不全，収縮性心膜炎，ネフローゼ症候群，低栄養などが挙げられ，滲出液腹水では結核性腹膜炎，化膿性腹膜炎，胆汁性腹膜炎，胆嚢炎，急性膵炎，癌性腹膜炎などがある。粘液（粘稠）性腹水では腹膜偽粘液腫，粘液癌，腹膜中皮腫などがある。心嚢液の貯留要因は感染症，尿毒症や粘液水腫などの代謝性疾患，自己免疫性疾患（慢性関節リウマチ，全身性エリテマトーデス，強皮症），放射線照射，悪性腫瘍，心不全，腎不全，低蛋白血症，アレルギー性心膜炎など多岐にわたる。

3 体腔液細胞診の役割

体腔液に悪性細胞がみられた場合は，そのほとんどが転移性であり，細胞診の目的の1つである癌の早期発見に寄与することは少ないが，体腔中への腫瘍細胞の播種を初期の段階から発見できるため，臨床的に極めて重要である。提出される体腔液の検体量，細胞収集方法，細胞塗抹方法の把握やパパニコロウ染色以外のギムザ（Giemsa）染色や粘液染色などの特殊染色併用の必要性を理解しておくことは重要である。

これまで癌性漿膜症である病態は，癌末期状態という認識から臨床的にも積極的な治療には否定的であったが，さまざまな病期にわたり化学療法や分子標的療法が導入されるようになって以来，体腔液に出現した腫瘍細胞の組織型や原発巣の推定が極めて重要となった。従来の細胞形態学的特徴による鑑別に加え，現在では免疫染色を併用した原発巣の推定のみならず，セルブロック標本を用いた網羅的がんゲノム解析も可能となっている。

体腔液細胞診のすすめ方

1 検体の提出と保管

体腔液細胞診に必要な検体量は，検体中に含まれる有核細胞濃度に左右されるが，可能な限り100〜400 mL程度（最低でも10〜20 mL）を提出してもらうことが重要である。特に中皮腫症例においては，その多くが初回採取検体中での腫瘍細胞の出現が最も多いため，より多くの検体量を提出してもらうようにする。検体採取後は直ちに検査室まで搬送してもらい，細胞形態ならびに抗原性の保持に加え，良質な核酸を確保するためにも，速やかに標本作製することが重要である。やむを得ず保管する場合には室温放置は禁忌で，必ず冷蔵保存とする。近年，体腔液細胞診においても不可欠となっている免疫染色のためにもセルブロック標本の作製が推奨される。また網羅的がんゲノム解析にも応用可能な検体であるため，標本作製後の残余検体は診断確定までは冷蔵保管しておくことが重要である。

2 検体の性状確認

色調および混濁や凝固（フィブリン析出）の有無に加え，血性，粘稠性，膿性の確認は不可欠であり，性状に応じた適切な集細胞法と塗抹法の選択のためにも重要である。悪性症例の多くが血性検体のことが多く，粘稠性の強い検体の場合は，粘液産生性の腺癌や腹膜偽粘液腫などでみられるが，蜂蜜状あるいはオイル様でトロミの強い粘稠性の場合は，ヒアルロン酸濃度が著しく高い中皮腫の可能性もある（図3A）。

3 集細胞

遠心分離法などにより細胞成分を沈渣として集細胞を行うが，回転数は300〜1,500 G（1,500〜3,000 rpm），3〜5分が推奨される。粘稠性の強い検体の場合は，遠心条件（回転数，時間）を強めに設定する。遠心分離後，細胞沈渣の最下層には赤血球，その上部に有核細胞層（いわゆるバフィコート）が形成される（図3B）ので，赤血球が少量混じたこの部位を軽く混和した後，適量をサンプリングする。

4 血性検体の取り扱い

血液の混入が著しい検体で，遠心分離後の有核細胞層が肉眼的に不明瞭な場合は，0.9％塩化アンモニウム

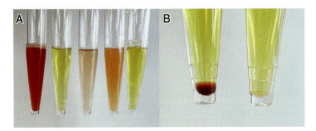

図3 体腔液検体の性状(A)と遠心分離による集細胞沈渣(B)
gross findings of fluid samples and cell sediment by centrifugation
A：清明から血性，混濁検体など性状はさまざまである。
B：遠心分離による集細胞によって，最下には赤血球層，その上部に有核細胞層（いわゆるバフィコート）が形成される。

水溶液や1.2%シュウ酸アンモニウム水溶液などを用いた溶血法が知られている。しかし免疫染色における抗原蛋白の変性・失活，遺伝子検査のための核酸の断片化をきたすことがあり，溶血操作はなるべく避けるべきである。したがって，血性検体の場合には一度遠心した後，少量の赤血球層を含むバフィコート部分を採取し，再度遠心分離操作をする二重遠心法が推奨される。

5　塗抹・固定

引きガラス法とすり合わせ法があるが，前者が一般的で主流である。いずれの塗抹作製法においても「厚すぎず，薄すぎず」，スライドガラス全面に均一に塗抹することを心掛ける。塗抹後は，湿固定標本の場合は瞬時にアルコール固定液，乾燥固定標本の場合は瞬時に冷風乾燥させることが極めて重要である。

1．引きガラス法（ウェッジ法）

スライドガラスの端に適量の沈渣を滴下し，引きガラスで塗抹する方法である。本法では，引き終わり部分が乾燥しやすいため湿固定標本の場合は注意を要する。滴下する沈渣量が多すぎると引き止め部分の細胞が重積し，観察不能な標本となるため，サンプリングする沈渣量，引きガラスの角度，塗抹スピードなどを適宜調整する。一方でギムザ染色に用いる塗抹乾燥標本の場合は引き溜まりを作らず引き切ることが重要である（図4A）。

2．すり合わせ法

1枚のスライドガラス上に適量の沈渣を載せ，もう1枚のスライドガラスで軽く挟み，左右または上下に引き伸ばす方法である（図4B）。粘稠性の強い検体で有用である。

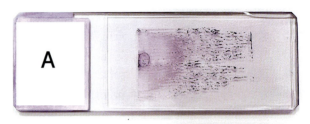
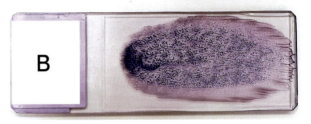

図4 引きガラス法とすり合わせ法による塗抹標本
wedge method and grinding method
スライドガラスに載せた細胞沈渣を引きガラス法（A）もしくは，すり合わせ法（B）にて塗抹する。塗抹は厚すぎず，薄すぎず均一な塗抹を心がける。

6　各種染色

体腔液細胞診は，背景に出現する炎症細胞や組織球，反応性中皮細胞との鑑別において，体腔中に存在しない悪性細胞をいかに検出するかが主な目的である。また，リンパ腫や中皮腫診断において，核や細胞質の染色性の相違など詳細な観察が要求されるため，安定した染色法の構築と導入が重要である。以下の4種類の染色法が通常染色法として推奨される。

1．パパニコロウ染色

反応性中皮細胞や組織球との鑑別において，核染色性の濃淡，核クロマチン分布が明瞭に観察でき，細胞質の染色性，細胞集塊の透過性がよく，光学顕微鏡下の観察に適した染色法である。概ね体腔液に出現する腺系異型細胞や中皮腫細胞の細胞質はライトグリーンに好染し，厚みを帯びる。一方で角化細胞，細胞質内や背景にある粘液様物質はオレンジGやエオジンにて染色され，癌細胞の検出に有用な細胞所見が得られる（図5）。また組織球や変性した腫瘍細胞の細胞質はライトグリーンに淡染し，単房から多空胞状に観察される。

2．ギムザ染色

体腔液細胞診において造血器腫瘍や非上皮性腫瘍の鑑別，剥離が起きやすい検体に必須の染色法である。乾燥固定によって伸展された細胞質内の顆粒や粘液の観察にも適し，中皮腫や明細胞癌の細胞集塊内間質，微絨毛は異染性（メタクロマジー）を呈する（図6）。

3．PAS反応

多糖類に含まれるグリコール基を過ヨウ素酸（periodic acid）で酸化し，アルデヒド基を生じさせ，これとシッフ（Schiff）試薬が反応し独特の赤紫色を呈する。体腔液中に検出される腺癌細胞の細胞質内にある中性粘液物質（図7A）やグリコーゲン顆粒の存在，細胞表面の微絨毛の証明に用いられる。その他，各種基底膜や豊富なミトコンドリアの存在，カンジダやアスペルギルスなど真菌類の証明など，多彩な用途に用いられる。固定には95％エタノール湿固定や乾燥固定が用いられ，特に乾燥固定においては細胞質が伸展されるためグリコーゲンが顆粒状あるいは領域が明瞭となり，中皮腫と癌腫の鑑別にも有用である。

4．アルシアンブルー染色

粘液細胞が分泌するシアロムチンとスルホムチン，また間質組織の構成成分のコンドロイチン硫酸からなるプロテオグリカン，ヒアルロン酸，コンドロイチン硫酸などが対象となる。粘液様物質（図7B）や間質組織の構成成分を染め分ける。中皮腫細胞では，細胞集塊辺縁に存在するヒアルロン酸が多量に含まれる微絨毛や，細胞質内に一致して染色される。対比染色にはヘマトキシリンやケルンエヒトロート（Kernechtrot）が用いられる。

5．その他

ベルリンブルー（Berlin blue）染色は，ヘモジデリ

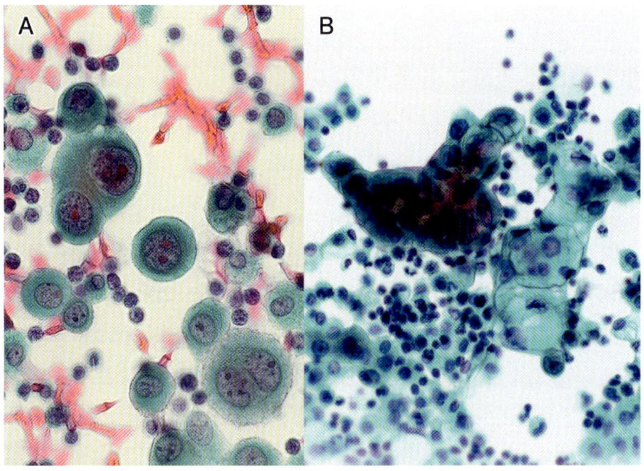

図5　パパニコロウ染色 Papanicolaou stain
腺癌細胞は核クロマチンの濃染と好酸性明瞭な核小体，粘液や細胞質の染色性を考慮し，反応性中皮細胞や組織球，反応性リンパ球と対比しやすい染色を心がける。A：肺腺癌　B：膵癌

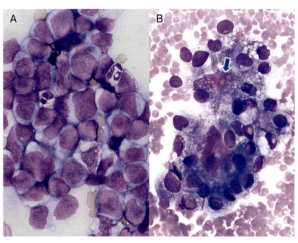

図6　ギムザ染色 Giemsa stain
酸性色素と塩基性色素により多彩な染色像を示す。リンパ腫をはじめ小型円型腫瘍細胞の鑑別に適しており，核形不整，核小体，好塩基性の細胞質と空胞変化や，上皮細胞集塊内のメタクロマジーが観察される（➡）。A：非ホジキンリンパ腫　B：明細胞癌

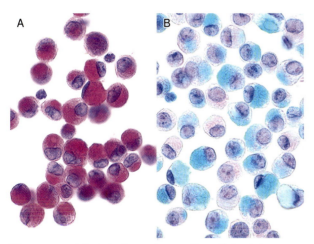

図7　PAS反応（A）とアルシアンブルー染色（B）
　　　Periodic acid-Schiff reaction and Alcian blue stain
A：胃印環細胞癌などでは，細胞質内がPAS反応にて赤紫色の陽性となる。
B：アルシアンブルー染色にて粘液様物質が淡青色の陽性となる。

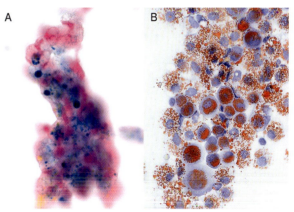

図8　ベルリンブルー染色（A），ズダンⅢ染色（B）
　　　Berlin blue stain and Sudan Ⅲ stain
A：組織球の細胞質内にはヘモジデリン顆粒を認め，ベルリンブルー染色にて青色の陽性となる。
B：組織球および活動性中皮細胞の細胞質内にズダンⅢにて陽性となる顆粒状の脂肪滴がみられる。

ン（図8A）やアスベスト小体の証明に用いられる。また，脂肪細胞由来の細胞や，変性疾患における脂肪の沈着の同定にはズダンⅢ染色（図8B）などが利用される。

7 免疫染色

　細胞診における免疫染色の応用は体腔液分野が最も頻度が高い。特に腺系の上皮性腫瘍の鑑別にはCEAやERA（MOC-31），EA（Ber-EP4），クローディン4（claudin 4）などの一次抗体が用いられる。一方で中皮細胞との鑑別には，特異性が高いカルレチニン（calretinin）やポドプラニン（podoplanin）（D2-40），WT1（Wilms tumor 1），シアル化HEG1（sialylated protein HEG homolog 1）などと組み合わせて評価する必要がある。細胞形態から考えうる原発臓器に，陽性となりうる一次抗体や陰性抗体をそれぞれ複数選んで検索する必要がある。また，アルコールベースで固定することで，蛋白抗原の保持は良好である場合が多いが，FFPEによる組織標本と比べ，細胞あるいは細胞集塊に厚みがあるため，抗体浸透性などの問題も考慮しなければならず，熟練した手技操作と経験，偽陰性・偽陽性化を考慮した評価が必要となる。

8 細胞転写法

　細胞転写法とは，スライドガラス上に塗抹された目的の細胞や細胞集塊を，1枚の標本からシート状に剝離して複数の他のスライドガラスへ移し替える方法をいい，マリノール（武藤化学）やマウントクイック（大道産業）など封入剤を用いる方法が一般的である。分割・転写された標本を用いることで，複数の一次抗体による免疫染色が可能となる。封入剤を用いる細胞転写法の手順を以下に示す。

①既存染色標本のカバーガラスをキシレンにて剝離・封入在除去。
②キシレンで2倍程度に薄めた封入剤を均等に塗布（図9A）。
③封入剤を十分に乾燥・硬化。
④温水中で硬化した封入剤を軟化させる。
⑤セロファン膜状になった封入膜をメスとピンセットを用いて剝離（図9B）。
⑥目的の細胞（集塊）部分をカーターナイフ等で分割する（図9C）。
⑦別に準備した複数枚のコートスライドガラスへ貼付・密着させ乾燥（図9D）。
⑧キシレンで封入剤を完全に除去。
⑨親水処理後に各種染色に移行。

　細胞転写法を行う際の注意点としては，封入剤シートに無理な力を加えて剝離しないこと，剝離した封入剤シートの表裏を間違えて転写させないことである。またパパニコロウ染色標本の細胞を転写し免疫染色を施行する場合，内因性ペルオキシダーゼ処理に用いる過酸化水素水により脱色されるので，事前に脱色処理は必要ない（図10A，B）。

9 セルブロック法

　本邦においては遠沈管法をはじめクロロホルム重層法，コロジオンバック法，クライオバイアル法などが開発されてきたが，現在では次の2法が主流である（表1）。

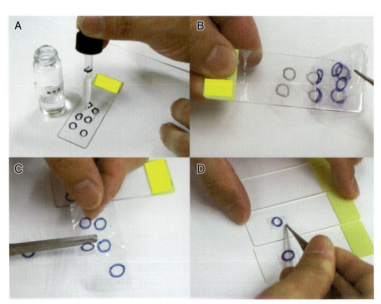

図9　細胞転写法の手順 cell transfer procedures

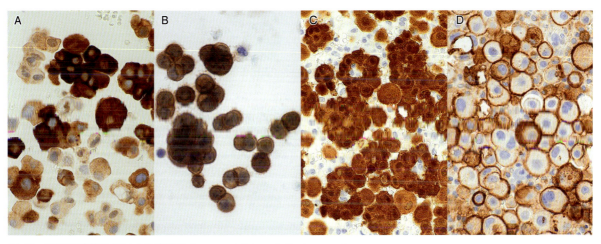

図 10　体腔液検体を用いた免疫染色 immunostaining of effusion sample
A：CEA は腺癌細胞の細胞質に陽性を示す。
B：claudin 4 は細胞境界の細胞膜に陽性を示す。
C：カルレチニンは中皮腫細胞の核と細胞質に陽性を示す。
D：claudin 4 は癌細胞の細胞膜に陽性像を示す。
A, B：細胞転写法　　C, D：セルブロック

表 1　試験管法とアルギン酸ナトリウム法の作製手順 test tube and sodium alginate method

試験管法	アルギン酸ナトリウム法
①3,000 rpm，3 分，遠心分離沈渣（約 300 μL 以内）	非 LBC 検体は 10％中性緩衝ホルマリン固定（浮遊） LBC 検体は，保存液で少なくとも一晩固定（浮遊）
②上清を除去	蒸留水にて洗浄，1,500 rpm，5 分，遠心分離沈渣
③10％中性緩衝ホルマリンにて重層固定，24 時間	1％アルギン酸ナトリウム数滴（約 0.5mL）添加後によく混和
④10％中性緩衝ホルマリンを排出	3,000 rpm，5 分，遠心分離，上清除去
⑤容器上部（沈渣層上部）にて水平に割断	1M 塩化カルシウムを 2～3 滴加え固化（数分）
⑥沈渣を入れた容器ごと垂直割断面作製	蒸留水を入れ沈渣を浮遊させる
⑦脱水・パラフィン浸透	脱水・パラフィン浸透
⑧容器を取り外し，割断面にて包埋	包埋

試験管法は沈渣を舞い上げないように重層固定を推奨するため，固定不良にならないよう沈渣量には上限を設ける。

1．試験管法

容易に切断可能なポリエチレン製試験管内で，遠心分離によって細胞収集を行い，さらに固定と固化を行った後に容器ごとパラフィン浸透工程まで行う方法である。遠沈管法やクライオバイアル法の改良方法で，組織標本と同様に陽性像の局在が明瞭である（図 10C, D）。細胞成分に添加物を加えず 10％中性緩衝ホルマリンのみの固定法であり，確実にセルブロックを作製したい場合に有用な手法である。同様の原理で，スポイドやマイクロチューブを用いる方法，サンプルチップを用いる方法は微量検体でのセルブロック作製に有効な方法である。

2．アルギン酸ナトリウム法

アルギン酸はマンヌロン酸とグルロン酸の単糖で構成され，食品添加物や粘度調整剤などに使用される物質である。原法では①回収された細胞沈渣を 20％ホルマリンで固定後に 1％アルギン酸ナトリウムを混和させ，②その後に 1M 塩化カルシウム水溶液を添加させゲル化する。一方で細胞沈渣と同量の 1％アルギン酸ナトリウム，20％ホルマリン水溶液を加えて固定操作を同時に行い，さらに塩化カルシウムを加えてゲル化させ，短時間でセルブロックを作製する方法もある。添加物を加えることにより細胞密度の低下がみられ，粘液多糖類であるアルギン酸はアルシアンブルー染色やギムザ染色などで粘液様物質が陽性となり鏡検の妨

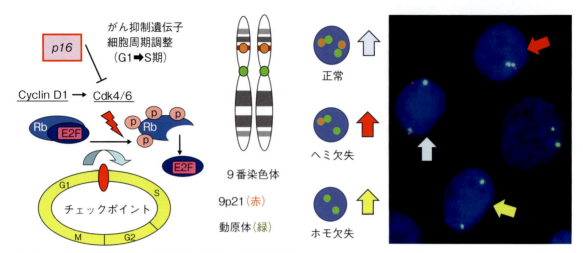

図11 *p16* 遺伝子の機能と9番染色体短腕21領域の欠失 function of *p16* gene and deletion of chromosome 9p21 lesion
9番染色体欠失の評価にはFISH法が有用で，動原体のシグナル（緑色2個）と9p21領域（正常では赤色2個）のシグナルを観察し，その欠失の比率を評価する。

げとなることがあるが，染色前のEDTA液処理にて粘液様物質の共染は軽減させることができる。確実に細胞沈渣を回収できる手法であるが，腫瘍細胞含有率の低下，塗抹標本との細胞像の相違が認められる場合があるので注意が必要である。

10 中皮腫診断のための 9p21(*p16*)-FISH法

細胞の増殖サイクルにおけるG1期（DNA合成前期）からS期（DNA合成期）へのチェックポイントにおいて，サイクリン依存性キナーゼ（cyclin dependent kinase）4/D型サイクリン（CDK4/cyclin-D）の触媒活性により増殖抑制蛋白であるRb（網膜芽細胞腫：retinoblastoma）蛋白はリン酸化を受ける。このRb蛋白のリン酸化（不活性化）により転写因子であるE2Fが放出され，細胞は分裂・増殖へ誘導される。一方，*p16*遺伝子の転写産物であるp16^{INK4A}蛋白は，前述のCDK4蛋白に結合し，その機能を抑制することで細胞周期をG1期で停止させるというがん抑制遺伝子の代表的な蛋白の1つである（図11）。1994年，Chengらによって中皮腫における*p16*遺伝子を含む9番染色体短腕21（9p21）領域のホモ欠失（2本の相同染色体上の両方が欠失する）が報告された。それ以来，多くの研究者らによって中皮腫におけるさまざまな割合での同遺伝子のホモ欠失と組織ならびに細胞診検体を用いたFISH法の中皮腫診断への有用性が数多く報告された。本検査の特筆すべき点は，反応性中皮細胞においてはその欠失が絶対に認められない点，すなわち特異度が100％であり，中皮腫と反応性病変との鑑別において非常に有効な診断ツールになりうるということである。一般的に使用されている*p16*遺伝子検出用のFISHプローブは，本遺伝子が存在する9p21領域が赤の蛍光色素で標識されており，コントロールとしての9番染色体動原体（セントロメア）が緑の蛍光色素で標識されている。正常細胞であれば，2本の相同染色体上に*p16*遺伝子が存在するため，緑2個，赤2個のシグナルパターンを示す。一方，中皮腫において9p21領域が欠失すると赤のシグナルが消失し，相同染色体の両方が欠失しているホモ欠失の場合は，緑2個のみのシグナルパターンとなり，片方のみが欠失しているヘミ欠失の場合は，緑2個，赤1個のシグナルパターンを示す（図11）。本検査は組織検体やセルブロック標本のみならず塗抹標本にも応用可能で，パパニコロウ染色標本を脱色して行うFISH法では，あらかじめ細胞像をホールスライドイメージあるいは写真などで保存しておき（図12A），これらと対比することで細胞形態を加味した目的の細胞での欠失の有無を判定できる（図12B）。さらに中皮細胞マーカーを用いた蛍光抗体法とFISH法の2重染色も解析すべき細胞の同定がより確実になる。この方法は，集塊形成性に乏しく孤立散在性の出現パターンを示す症例に有効で，組織球などの正常細胞との区別が明確になるため，精度の高い検査結果を得ることができる（図12C）。

11 体腔液検体を用いたゲノム解析

近年の肺癌の遺伝子診断においては次世代シークエンサー（NGS）やマルチPCR法によるマルチプレックスコンパニオン診断が主流となり，その他の固形腫瘍においてもがんゲノムプロファイリング検査が数多く実施されている。これらの検査には薬事承認上の制

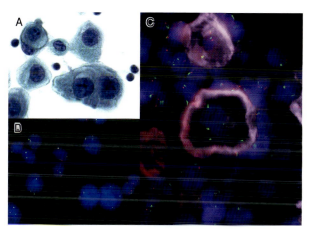

図12 塗抹標本を用いたFISH法とセルブロックでのFISHと蛍光抗体法の2重染色
9p21 FISH in direct smear and double staining in cell block

パパニコロウ標本（A）を脱色して施行したFISH法（B）。上下は同一細胞で，大型異型細胞ではホモ接合性欠失を示す。
9p21-FISHとEMA蛍光抗体法の2重染色（C）。EMAに膜状陽性（桃色）を示す大型細胞で，ホモ接合性欠失がみられる。

表2 セルブロックを用いたコンパニオン診断検査における検体の取り扱い handling of specimens in companion diagnostics using cell block

- 採取後，可及的速やかに塗抹標本ならびにセルブロックを作製する（やむを得ず保管する場合は冷蔵保存）。
- ホルマリン固定液は10％中性緩衝ホルマリンで，6〜24時間程度の固定が望ましい。
- 遠心分離細胞収集法の遠心管法によるホルマリン重層固定では，沈渣深層部が固定不良になりやすいため，沈渣層厚は3mmを超えないように心がける（沈渣が多い場合は複数本に分けてセルブロックを作製する）。
- 体腔液材料中には組織球などの炎症細胞，中皮細胞などの非腫瘍細胞が数多く混在するため，腫瘍細胞含有割合が問題となることが多い。メンブレンフィルター（メッシュ）法や抗体を標識した磁気ビーズを用いた方法など，腫瘍細胞のみを抽出する試みがなされている。
- 沈渣層を垂直割断面にて作製した遠心管法では，腫瘍細胞の分布や比率が評価しやすく，トリミングなどの操作を加えることで腫瘍細胞含有割合を向上させることができる。

コンパニオン診断検査において，セルブロック作製のプレアナリシス段階におけるさまざまな要因を考慮しなければならない。

限からもFFPE検体が主に用いられるが，患者の病態や部位などによっては組織検体の採取が不可能な場合もあり，細胞検体からの検査が求められることもある。体腔液においては胸水を用いた非小細胞肺癌のコンパニオン診断が対象となることが多く，これらの遺伝子診断を念頭に置いた適切な検体処理とセルブロック作製，保管を行うことが重要である（表2）。

良性細胞の見方

1 中皮細胞

1．剝離中皮細胞

平静時の中皮細胞は腔水症にはほとんどみられることはなく，腹腔および胸腔洗浄液など手術操作によって得られる検体にみることができる。体腔の全表面を覆うタイルを敷き詰めたような扁平で単層の上皮様細胞でシート状に出現する（図13A）。細胞径は15μm程度の多辺形で，核の周囲にはミトコンドリアや粗面小胞体，ゴルジ野がありやや厚みを帯び，一方で細胞辺縁部は極めて薄い細胞である。また細胞境界は微絨毛が相互に入り組んだ線状にみえ，アルシアンブルー染色にて弱く陽性を示す。さらにPAS反応による細胞質内の弱い顆粒状陽性像はグリコーゲンを示唆する。核は類円形でほぼ中心に位置し，N/C比は低い。核縁は肥厚がなく滑らかで，クロマチンも繊細で均等に分布する。核小体は小さい円形のものが1個程度みられ，核分裂像はほぼ認められない（図13B）。

2．反応性中皮細胞

漿膜の炎症や腫瘍の播種，肝硬変などの際に出現し，立方状や円柱状，あるいは球状の形態を示す（図14）。細胞の大きさは20μm程度が主体で，大型細胞や多核細胞，無構造膠原線維間質（collagenous stroma）の球状塊を取り巻く細胞集塊がみられる場合もあるがその頻度は低い。また，2個の中皮細胞の間に空隙（window形成）がみられることがある。増生が盛んな場合は重層性あるいは乳頭状集塊が出現することがある。核は剝離中皮細胞より腫大し，主として中心性，核縁は薄くクロマチンは繊細であるが，時に粗剛になることもある。核小体はやや肥大し，2核細胞が軽度増加し，核分裂像もまれにみられる。細胞質は広く，ライトグリーン好染性を示し，空胞状を呈することは少ないが，まれに印環細胞様変化を伴うこともある。また細胞表面に微絨毛が多くみられ，ヒアルロン酸を主体とする酸性ムコ多糖類を産生する。ヒアルロン酸は心臓の拍動や肺呼吸，腸の蠕動運動などに際し，摩擦を減少させる重要な役割を果たす外圧からの臓器の損傷を防ぐ効果もある。

2 炎症細胞

胸水や腹水には多少なりとも炎症細胞が含まれており，リンパ球をはじめ好中球や好酸球，好塩基球，組

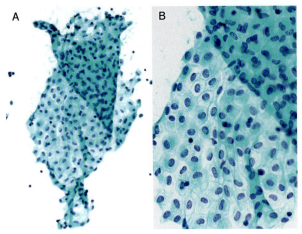

図13　剥離中皮細胞集塊 peeled mesothelial cell cluster
シート状の細胞集塊で一部が折り畳まれ，細胞の境界は明瞭で細胞質はライトグリーンに淡染，核は類円形から楕円形を呈する。

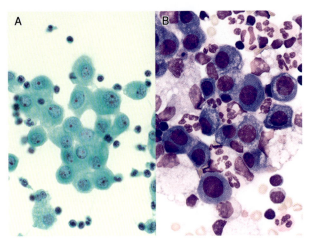

図14　反応性中皮細胞 reactive mesothelial cells
A：小型核小体を持つ類円形核を有し，細胞質はライトグリーンに好染性で，リンパ球の3～4倍程度の大きさを呈する。
B：ギムザ染色では細胞質は好塩基性を呈し，一部空胞状あるいは核近傍に明庭部をみる。

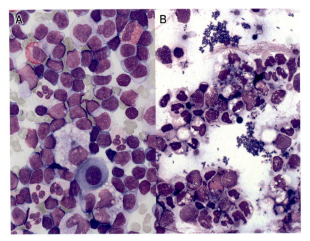

図15　リンパ球と好中球 lymphocytes and neutrophils
A：反応性中皮細胞や組織球，好中球，好酸球に混じて，リンパ球が出現する。
B：好中球の中には一部に細菌を認めることがある。

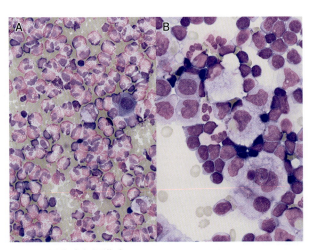

図16　好酸球と組織球 eosinophils and histiocytes
A：好酸球には粗大な橙赤色の好酸性顆粒が細胞質内に充満する2分葉核球である場合が多い。
B：組織球は大型で核は偏在し不整形，細胞質は多空胞状を呈する。

織球などが病態によりさまざまな頻度で出現する。これらリンパ球などの炎症細胞やメラニン顆粒などの鑑別にはギムザ染色が有用で，必須の染色法である。

1．リンパ球

結核症などに付随する慢性炎症では通常小型リンパ球が主体だが，まれに芽球化した大型リンパ球が含まれ，形質細胞が混じることもある（図15A）。リンパ球が主体で大型リンパ球の出現頻度が高い場合には，リンパ腫の鑑別を常に念頭に置いてスクリーニングを行うことが重要であり，場合によっては免疫染色やフローサイトメトリーの併用が望まれる。

2．好中球

細菌などの感染に伴う急性期感染症など化膿性漿膜炎では，多数の好中球とともに組織球，リンパ球，形質細胞など多彩な炎症細胞が含まれる（図15B）。

3．好酸球

好酸球は気胸時の胸水に多く出現し，喘息などのアレルギー機序や寄生虫感染，好酸球性肉芽腫，ホジキン（Hodgkin）リンパ腫に随伴することがある。大型の異型リンパ球を見逃さないようにスクリーニングを行う（図16A）。

4. 組織球

炭粉や崩壊した赤血球，ヘモジデリン，メラニンなどを貪食した組織球が出現することがある（図16B）。メラニン貪食組織球の存在は悪性黒色腫転移の発見のきっかけとなりうるが，皮膚炎のある患者にも出現することがあり即断はできない。

3 その他

体腔液中には炎症細胞や中皮細胞などの他に，手術操作やさまざまな病態によって，本来体腔液中には存在しない筋肉や骨髄細胞，タルク，細菌類，食物残渣などがみられることがある。また，髄外造血などによって骨髄巨核球が出現する場合は，扁平上皮癌などの悪性細胞との鑑別を要する場合があるので，出現する異型細胞の鑑別には注意を要し，免疫染色などを併用した正確な判断が要求される。

1. 骨髄巨核球

白血病や骨髄線維症，髄外造血の病態や病的骨折，手術操作により骨髄巨核球が出現し，悪性細胞との鑑別を要する場合があるが，出現細胞は基本的には少ない（図17）。悪性腫瘍との正確な判別には，免疫染色の併用が望まれる。

2. 細菌

検体の長期保管による細菌増殖をまずは除外する。胸腔や腹腔への感染波及による細菌性胸膜炎・腹膜炎，腸穿孔などの病態が考えられ，細菌類は好中球や組織球の細胞質に取り込まれていることが多い（図15B）。詳細な観察にはギムザ染色やグラム染色が有用である。

3. 手術操作による人工産物など

下部消化管悪性腫瘍の術前マーキングのための点墨による墨汁顆粒（図18A）や手術操作による横紋筋組織（図18B），皮膚組織片，肋骨切断時の骨髄細胞，また術者手袋からのタルク（図19A）などの混入がみられることがある。墨汁顆粒は組織球に取り込まれていることがあり，メラニン顆粒と見誤らないことが重要である。

4. 食物残渣

消化管穿孔など緊急手術時に採取された腹水中に，食物残渣がまれに混入することがあり，悪性細胞と見誤らないことが重要である（図19B）。

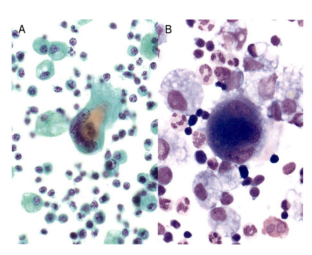

図17 骨髄巨核球（A：パパニコロウ染色，B：ギムザ染色）
　　　megakaryocytes

骨髄巨核球の細胞質は好塩基性が強く，分葉傾向を示す大型の核を有する細胞で，小型核小体は明瞭であるが核クロマチンは微細である。扁平上皮癌との鑑別を要する細胞像であり，注意が必要である。

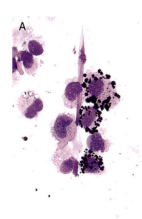
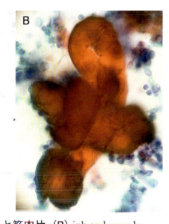

図18 組織球内墨汁（A）と筋肉片（B） ink and muscle
A：下部消化管内視鏡下点墨法により，漿膜層まで到達した墨汁が組織球に取り込まれ黒色調の顆粒が観察される。
B：術中の切開操作により，まれに筋肉（横紋筋組織）片が混入することがある。

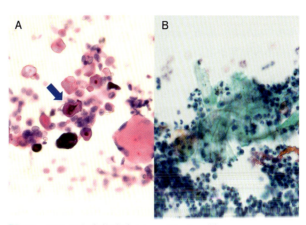

図19 タルクと食物残渣 talc and food residue
A：腹腔内貯留液には手術手袋に含まれるタルクが混入することがあり（→），結晶構造物がPAS反応弱陽性を示す。
B：消化管穿孔の手術時に回収される腹水には，さまざまな食物残渣が出現することがある。

転移性腫瘍細胞の見方

体腔液中に腫瘍細胞が出現する場合，漿膜表面に腫瘍が播種性転移をきたし，広範に広がった状態を意味し，悪性腫瘍患者の末期状態の1つである。日常の体腔液細胞診において，漿膜原発性腫瘍より転移性腫瘍の出現が圧倒的に多くを占める。体腔液細胞診に要求されるものには，悪性腫瘍細胞の検出とともに組織型や分化度，さらには原発巣との細胞学的相違点などが挙げられる。細胞形態のみで原発巣を推定できる腫瘍は限られるが，その特徴を理解しておくことは重要である。転移性・播種性に体腔液中に出現する悪性細胞の出現パターンとしては，球状あるいは乳頭状集塊などさまざまな出現形態を示し，例えば乳癌の硬性型では腫瘍細胞がインディアン・ファイル状に出現するなど組織構築を反映することもある。一方，低分化腺癌は高分化腺癌より播種しやすい傾向にあり，その理由として低分化型の細胞は一般的に孤立散在性あるいは小型集塊を示すためと考えられる。本項では癌の組織型ごとに体腔液細胞診上の特徴と原発巣を推定する手がかりについて述べるが，既往歴や画像情報を十分把握し，必要に応じて免疫染色などの補助的手段を併用し，総合的に判断することが重要である。

1 腺癌

体腔液にみられる悪性細胞の中で頻度が高いのは腺癌であり，その鑑別診断が体腔液細胞診では最も重要である。しかし，背景に出現する反応性中皮細胞や扁平上皮癌などとの鑑別に苦慮する場合もしばしばで，診断には注意が必要である。胸水や心嚢液では，近接臓器である肺癌や乳癌の出現が多い傾向にある一方で，腹水では胃癌，卵巣・卵管癌，膵・胆道系癌，子宮体癌の出現頻度が高い。一般的に腺癌細胞の核は偏在傾向を示す。反応性中皮細胞との比較ではクロマチンは粗剛で増量し，不均等な分布を示して核縁に不整肥厚を認める。核小体は類円形から不整形で，大型で1〜数個みられる。細胞質はライトグリーン淡染性で泡沫状になりやすく，空胞を持つことも多いが，辺縁部は濃染し細胞境界は明瞭である。また細胞質内小腺腔（ICL）を持つことがある。アルシアンブルー陽性粘液は腺癌だけでなく中皮腫細胞にもみられるため，ヒアルロニダーゼ消化試験にて確認する。原発巣の推定は治療法の選択など患者予後にも重要な情報源となるため，PAS反応やアルシアンブルー染色，また可能な限り免疫染色などを併用し，原発巣推定に努めることが重要である。

1．胃腺癌

胃腺癌細胞は，組織球やリンパ球，反応性中皮細胞とともに出現し，その分化度によるが核は偏在濃染し，細胞質の一部には粘液様物質がみられ，これらは細胞集塊を縁取るようにアルシアンブルー染色が陽性となる。結合性の強い不規則な重積性を示す集塊状（図20A）としても出現する。一方低分化腺癌では，核は偏在し，細胞質内に粘液様物質を蓄えた印環細胞型の腺系異型細胞が，孤立散在性（図20B）に多数出現する。細胞質内にはPAS反応やアルシアンブルー染色陽性の粘液が観察されることが多く，ギムザ染色においても一部粘液の存在を示唆する淡紫色を呈する。

2．肺腺癌

反応性中皮細胞と比較して大型で，核形不整が著しく一部に核内細胞質封入体がみられる。クロマチンの不均等分布で濃染傾向を示し，核は偏在して核縁の肥厚を認め，核小体が散見される。細胞質が一部で空胞状を示す異型細胞が不規則な重積性を示す集塊を形成して出現する。一般的に分化度の違いにより集塊状から孤立散在性に，さまざまな大きさの癌細胞や集塊が観察される（図21）。

3．乳癌

N/C比の高い細胞が，索状配列を呈してみられ，核は鋳型状である。細胞辺縁は明瞭で細胞密度が高く，中〜大型の細胞集塊としてみられることが多い。いわゆるミラーボール状の細胞集塊（図22A）として出現するのが乳癌の1つの特徴である。また，小型で核が偏在する異型細胞が孤立散在性に出現し，インディア

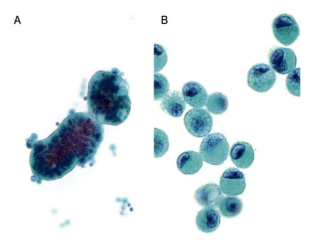

図20 高分化型胃腺癌（A）と印環細胞型胃腺癌細胞（B）
well differentiated and signet ring cell gastric adenocarcinoma
胃腺癌細胞が体腔液に出現する場合，その分化度により集塊状（A）あるいは孤立散在性（B）に出現する。核は偏在濃染し，細胞質内には粘液様物質がみられる。

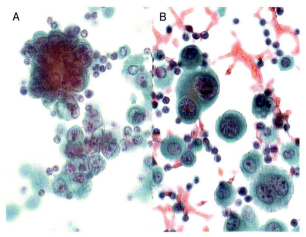

図21　肺腺癌　高分化型（A）と低分化型（B）
well and poorly differentiated lung adenocarcinoma
背景の組織球やリンパ球，反応性中皮細胞と比較して大型で，核形不整は著しく，核クロマチンの濃染傾向や不規則な分布，核縁の肥厚，核小体が散見される。一般的に分化度の違いにより集塊状（A）から孤立散在性（B）に，さまざまな大きさの癌細胞が観察される。

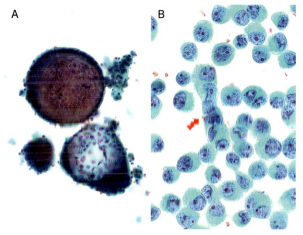

図22　乳癌（ミラーボール状とインディアン・ファイル状）
breast carcinoma（mirror ball and indian file pattern）
乳癌細胞は乳頭状やミラーボール状の集塊形成（A），孤立散在性やインディアン・ファイル状（B：➡）に出現するさまざまな形態として観察される。

ン・ファイル状に出現することもある（図22B）。またICLが散見され，腺腔の内面や内容物がPAS反応陽性となる細胞も認められる。

4．卵巣・卵管癌

　漿液性癌の集塊辺縁は比較的明瞭で，核密度は低く，核の大小不同性，異型が強い。細胞質は空胞状を呈することが多く（図23A），中〜大型の細胞集塊としてみられることが多い。細胞膜を縁取るようにPAS反応やアルシアンブルー染色が弱陽性を示すが，明らかな細胞質内の陽性所見は認められない。ギムザ染色にて細胞質は好塩基性で濃淡を示す。一方で卵巣明細胞癌は腫大した濃染核を有し，細胞質は淡明である。ホブネイル状（hobnail pattern）を呈する乳頭状から胞巣状の細胞集塊が特徴的である（図23B）。また核小体が明瞭で，細胞質内にはグリコーゲンを有するため，PAS反応にてびまん性顆粒状に強陽性を呈する。

5．腹膜偽粘液腫

　背景に多量の粘液を伴い，粘液産生の顕著な杯細胞が集塊状に少数みられる。主に虫垂や卵巣などの粘液性腫瘍が破裂することで，腹腔内にゼリー状の粘液が出現する。

6．クルッケンベルグ腫瘍

　原発部位としては胃が圧倒的に多く，大腸や胆囊，膵臓，虫垂癌が卵巣に転移した腫瘍。組織型としては印環細胞型が多い。細胞質に粘液を貯留し，核が偏在傾向を示す。

7．子宮頸癌・体癌

　体腔液中に出現する子宮頸癌は腺癌細胞が多く，扁

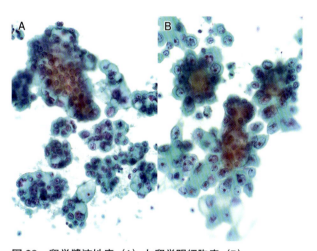

図23　卵巣漿液性癌（A）と卵巣明細胞癌（B）
serous carcinoma and clear cell carcinoma
A：漿液性癌の細胞質は空胞状を呈し，不規則な重積性を示す集塊として出現する。
B：明細胞癌は淡明な細胞質を持ち，球状や乳頭状様集塊で出現し，ホブネイル（hobnail）状の細胞像を呈することが多い。

平上皮癌が体腔液中に出現することは少ない。子宮頸部腺癌（図24A）や子宮体部腺癌細胞（図24B）は，一般的な腺癌細胞の所見を呈するのみで，臓器特異性の高い細胞所見は見当たらないため，既往歴や画像診断，婦人科細胞診検体との比較検討が必須となる。

8．膵管癌

　膵管癌は，比較的小型で多形性に乏しい腫瘍細胞が辺縁明瞭な乳頭状や類円形〜球状の細胞集塊で出現する頻度が高い（図25A）。核は小型で不規則な重積性を示し出現し，核形不整（核のシワ）がみられる。集塊辺縁部は直線的かつ細胞質で覆われ，粘液を含有して

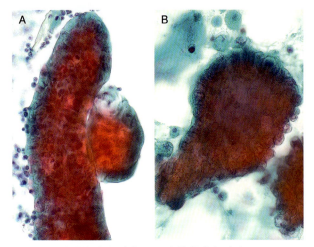

図24　子宮頸部腺癌（A）と子宮体部腺癌（B）
cervical adenocarcinoma and corpus adenocarcinoma
A：核偏在傾向を示す異型細胞が柵状配列にて集塊状にみられる。細胞質内には粘液様物質が観察される。
B：核偏在傾向を示し，核クロマチン増量，不規則な重積性を示す異型細胞が，乳頭状構造で出現している。

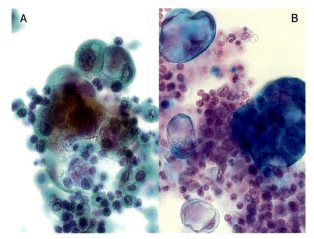

図25　膵管癌（A：パパニコロウ染色，B：アルシアンブルー染色）pancreatic ductal adenocarcinoma
A：リンパ球を背景に，核は腫大して偏在，細胞質内には粘液様物質を認め，重積性のある細胞集塊で出現する。
B：細胞質内の粘液様物質はアルシアンブルー染色にて陽性となり，異型細胞集塊は背景の組織球などから浮き上がるようにみられる。

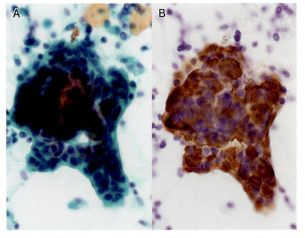

図26　膵管癌（A：パパニコロウ染色，B：CA19-9）
pancreatic ductal adenocarcinoma
A：核は腫大して偏在し，核密度の高い不規則な重積性のある細胞集塊で出現する。
B：抗CA19-9抗体を用いた同一異型細胞集塊の免疫染色にて，異型細胞集塊は細胞質内に陽性を示す。
CA19-9：糖鎖抗原 19-9

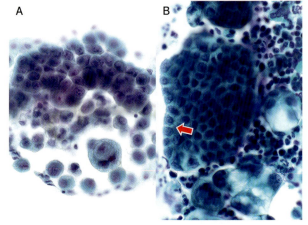

図27　肝細胞癌（A）と大腸癌（B）
hepatocellular carcinoma and colorectal adenocarcinoma
A：核は腫大して中心性，細胞質内には粘液様物質は認められない。
B：重積性のある細胞集塊で出現し，集塊辺縁部では腫瘍細胞の柵状配列がみられる（→）。

いることが多い（図25B，図26）。

9．胆嚢癌・胆管癌

胆嚢癌や胆管癌では，偏在核と粘液様物質が淡橙色に染色される細胞質を持つ小型異型細胞が，孤立散在性あるいは集塊状に多数みられる。細胞質内の粘液様物質はPAS反応陽性およびアルシアンブルー染色に陽性となり，ギムザ染色では淡染性で小空胞状を呈し，一部粘液の存在を示唆する淡紫色を呈する。

10．肝細胞癌

肝細胞癌が体腔液中に出現することはまれだが，肝腫瘍破裂により大量の血液とともに出現することがある。分化度によるが敷石状，小腺腔状，孤立散在性の出現パターンを示す。異型細胞は大型の類円形あるいは多辺形で，著しく腫大した好酸性の核小体を有する。細胞質は重厚〜微細空胞状などさまざまである（図27A）。

11. 大腸癌

　高円柱状の腫瘍細胞集塊や孤立散在性の異型細胞が出現する。高分化型や中分化型腺癌が大部分を占め，腫瘍細胞の結合性は比較的強く集塊外側で柵状配列を示し，核クロマチンの増量，核形不整，核小体の腫大を認める（図27B）。

2 扁平上皮癌

　胸水では肺癌（図28A）や食道癌（図28B），頭頸部癌，舌癌（図29A），腹水では子宮頸部（図29B）の扁平上皮癌が出現することがあるが，体腔液中に出現する頻度は腺癌に比べてまれである。また，尿管や膀胱では尿路上皮癌の一部に扁平上皮癌への分化がみられることがあり，さらに胆管，膵臓，胆嚢などでは腺扁平上皮癌成分が孤立散在性に少数出現することもある。出現パターンとしては平面的配列，癌真珠配列がみられるが，孤立散在性のことが多い。体腔液中に角化細胞や紡錘形から多辺形の扁平上皮癌細胞が出現することはまれである。核形は類円形から不整形で，核縁肥厚は目立たず，核クロマチンは一般的に濃染傾向にあるが，繊細な顆粒状を示すこともある。核小体は大型の不整形のものがみられる。細胞質は多形性に富み，ライトグリーン好染性で重厚感があり境界明瞭，核周囲に同心円状の層状構造を認め，まれに平面的配列の細胞間に細胞間橋や隙間をみる。PAS反応では細胞質辺縁部に顆粒状陽性を示し，ギムザ染色では角化した癌細胞は細胞質が透明感のある淡青色を示す（図29C）。相互封入所見や多核細胞が目立つ症例もあり，その場合はその重厚な細胞質のために中皮腫との鑑別が問題となるが，扁平上皮癌では細胞質辺縁が直線的で境界明瞭である。

3 小型円形細胞腫瘍

1. リンパ腫・白血病

　一部のリンパ腫を除き，体腔液中にリンパ腫細胞が出現することは腫瘍細胞が全身性に広がった進行期であることが多く，その的確な診断は極めて重要である。組織型としては，びまん性大細胞型B細胞リンパ腫（DLBCL）が最も多いが，成人T細胞白血病/リンパ腫，バーキット（Burkitt）リンパ腫，濾胞性リンパ腫などもみられる。細胞像としては，N/C比の高い単調な小型円形細胞が孤立散在性に出現し，切れ込み（cleaved cell）などの核形不整，明瞭な核小体を認める（図30A）。特にDLBCLにおいては，ギムザ標本において好塩基性の強いやや広い細胞質，核および細胞質の打ち抜き空胞像を認める（図30B）。大型細胞が多数出現している場合は診断が容易であるが，小型〜中型の細胞からなる濾胞性リンパ腫では反応性リンパ球増生との鑑別が困難である。また，時には上皮様結合を示すような集塊を形成し，癌や肉腫との鑑別が問題となる症例もあるため，このような場合はセルブロック標本を用いた免疫染色や体腔液検体を用いたフローサ

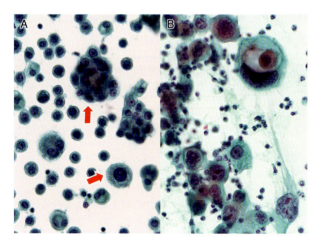

図28　肺扁平上皮癌（A）と食道扁平上皮癌（B）
squamous cell carcinoma (lung cancer and esophageal cancer)
A：核は比較的中心性で不整形，濃染傾向を示し，異型細胞は孤立散在性から集塊状に観察される（➡）。
B：細胞質はライトグリーン好染性で，まれに相互封入所見がみられることがある。

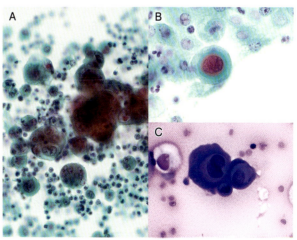

図29　舌扁平上皮癌（A）と子宮頸癌扁平上皮癌（B，C）
squamous cell carcinoma (tongue cancer and cervical cancer)
A：背景には組織球やリンパ球，好中球を認め，核は中心性で核小体の目立つ異型細胞が孤立散在性から集塊状に観察される。
B：異型細胞の出現が少ない場合，細胞剝離の少ないギムザ染色（C）が有用である。

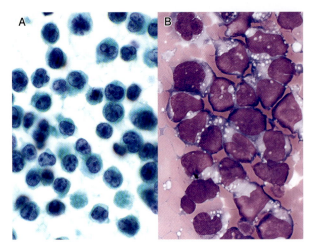

図30 びまん性大細胞型B細胞リンパ腫
diffuse large B cell lymphoma
小型円形細胞が孤立散在性に出現し，核形不整と明瞭な核小体を認める。
A：パパニコロウ染色　B：ギムザ染色

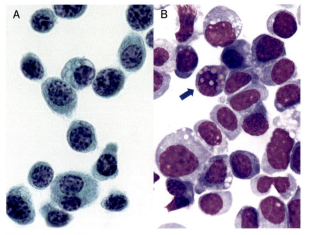

図31 形質細胞骨髄腫 plasma cell myeloma
A：やや豊富な細胞質と粗大顆粒状のクロマチン凝集（HE標本にて車軸状と称される）を示す偏在核を有する類円形の腫瘍細胞。
B：好塩基性の細胞質内に好酸性の構造物〔ラッセル小体（Russell body）：➡〕を認めることがある。

イトメトリーの追加検査が不可欠である。白血病細胞もリンパ腫同様，孤立散在性に均一な細胞形態を示す円形細胞が出現する。特に骨髄性白血病細胞では，ギムザ標本において微細なアズール顆粒を認め，繊細かつ緻密な核クロマチンパターンを示す。

> **Column**
> 原発性滲出性リンパ腫（PEL）
> 　PELは漿液貯留を伴う大細胞型B細胞性腫瘍で，臨床的に同定しうる腫瘤が全身のいずれにも認められないものをいう。HHV-8関連疾患で，主にHIV感染症を含む免疫不全状態の患者に発生する。細胞像としてはDLBCLと同様の形態を示すが，CD20，CD79aなどの汎B細胞マーカーの発現は欠如する。診断確定にはHHV8関連蛋白の発現が必須で，しばしばEBV（Epstein-Barr virus）の共感染がみられる。

2．形質細胞骨髄腫（多発性骨髄腫）

　骨あるいは軟部組織発生の腫瘍が直接浸潤することで腔水中に出現することがあるが，極めてまれである。形質細胞の特徴であるHE標本で車軸状と表現される粗大顆粒状の核クロマチンパターンを示す偏在核，核周囲の明庭を伴う塩基好性のやや豊富な細胞質，多核細胞など（図31）が認められればその推定は比較的容易であるが，未熟型や芽球型など高異型の場合はこれらの特徴的な所見に乏しいため，免疫染色によるCD138陽性や免疫グロブリンの証明が診断の一助となる。

3．神経内分泌癌（小細胞癌）

　肺原発性で胸水中に出現することが多いが，他臓器

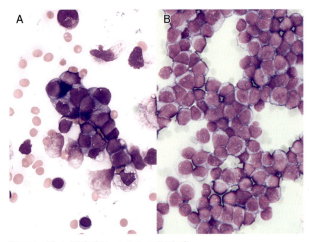

図32 肺小細胞癌とメルケル細胞癌
small cell carcinoma and Merkel cell carcinoma
A：いずれもN/C比が高い小型類円形異型細胞として出現。肺小細胞癌では相互圧排像（木目込み細工様配列）が特徴的な所見の1つである。
B：メルケル細胞癌は悪性度の高いまれな皮膚発生の癌で，神経内分泌能を有し，小細胞癌やリンパ腫との鑑別を要する。

原発の本腫瘍細胞が腹水中に出現することも少なくない。小細胞癌細胞はリンパ球より一回り大きい小型細胞で，細胞質は著しく狭い（図32A）。核は円形ないし短紡錘形で，孤立散在性あるいは核密度の高い不規則な集塊でみられることが多い。細胞が木目込み細工様に密着した集塊や数珠状に並んだ集塊，あるいはロゼット状配列のみられることが特徴である。紡錘形核の場合は一端が尖るような不整形核を呈する。クロマチンは細顆粒状に分布し，ごま塩状（salt and pepper）

と形容される。核小体は小型で1〜数個みられるが，目立たないことが多い。免疫染色にて CD56 が細胞膜に，クロモグラニン A（chromogranin A）やシナプトフィジン（synaptophysin）は細胞質に，TTF-1 や INSM1 が核に陽性を示す症例が多い。

4．メルケル細胞癌

メルケル細胞由来の皮膚発生の神経内分泌腫瘍で，細胞所見としては N/C 比が高い小型円形細胞で，核クロマチンは微細〜細顆粒状を呈し，核小体は不明瞭なことが多い（図32B）。結合性に乏しく孤立散在性に出現するためリンパ腫との鑑別，さらに細胞が直線的に接合し，直線的に木目込み細工様配列を示すため，小細胞癌との鑑別が問題となる。神経内分泌マーカー陽性に加え，サイトケラチン 20 のドット状（滴状）陽性という特徴的な免疫染色所見が重要かつ診断の決め手となる。

4 その他の悪性細胞

1．腎細胞癌

胸腹水に出現することは少ないが，核が小型で異型性に乏しいものから不整形なものまで多彩で，細胞質が広い症例では組織球との鑑別が問題となる。細胞質内にはグリコーゲンを有するため，PAS 反応に顆粒状陽性を示す。大型核を有する腫瘍細胞は，打ち抜き状の明瞭な核小体が特徴の1つである。免疫染色では CA9 や CD10 が有用なマーカーとして挙げられる（図33）。

2．尿路上皮癌

腎盂，尿管，膀胱に発生する腫瘍で胸腹水に出現することはまれであるが，出現した場合は異型度の高いものが多い。細胞質は重厚〜空胞状など多彩な形態を呈する（図34A）。特異度の高い免疫染色のマーカーとして uroplakin-Ⅱ が挙げられるが感度は低い。

3．前立腺癌

前立腺癌細胞が胸腹水中に出現することはまれであるが，骨転移あるいは肺などへ転移した後に体腔へ播種し検出されることがある。細胞質は淡明で，核形不整を伴い核小体が目立つ（図34B）。免疫染色では，特異度の高い前立腺特異抗原（PSA）やメチルアシル CoA ラセマーゼ（Alpha-methylacyl-CoA racemase：AMACR）が有用である。

4．甲状腺乳頭癌

胸腹水中に出現することはまれだが，乳頭癌に特徴的なすりガラス状核，核溝，核内細胞質封入体が重要な観察ポイントである（図34C）。砂粒小体（psammoma body）を有する球状集塊を認めることがあるが，卵巣漿液性癌でも出現するため注意が必要である。他の癌腫との鑑別マーカーとしては TTF1 や PAX8 などが挙げられるが，サイログロブリン（thyroglobulin）が最も特異度が高い。

5．肉腫

原発巣の組織型によりさまざまな細胞形態を示す。小型円形あるいは巨細胞などの大型細胞が孤立散在性に出現することが多いが，癌腫との鑑別を要するよう

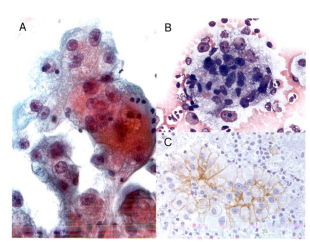

図33 腎細胞癌 renal cell carcinoma
A：核腫大，核の大小不同，大型核小体が目立ち，細胞質淡明な細胞集塊（胸水，パパニコロウ染色）
B：細胞質辺縁不明瞭な細胞集塊（胸水，ギムザ染色）
C：CA9 は細胞膜に陽性（胸水，セルブロック，免疫染色）

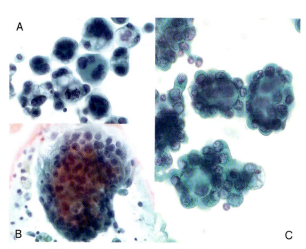

図34 尿路上皮癌，前立腺癌，甲状腺乳頭癌
urothelial carcinoma, prostatic adenocarcinoma and thyroid papillary carcinoma
A：尿路上皮癌：多核や大小不同など著しい核異型を示し，重厚なものから空胞状のものなどさまざまな細胞質形態を示す。
B：前立腺癌：淡明な細胞質と明瞭な核小体を有する異型細胞の球状集塊
C：甲状腺乳頭癌：すりガラス状核，核溝や核内細胞質封入体などの特徴的な所見を示す異型細胞の球状集塊

な結合性のある細胞集塊を形成する肉腫もある。線維形成性小円形細胞腫瘍（DSRCT）では細顆粒状のクロマチン網を呈する小円形細胞が密に接合する充実性集塊を形成して出現するため，小細胞癌との鑑別が問題となる（図35A）。デスミン（desmin）のドット状陽性，WT1蛋白のN末端陰性，C末端陽性などの免疫所見と*EWSR1-WT1*（Ewing sarcoma breakpoint region 1-WT1）融合遺伝子の証明が診断の決め手となる。また血管肉腫（特に類上皮型）の胸腹水中での細胞形態は，腺癌や中皮腫に酷似した重積性のある球状〜乳頭状集塊として出現するため（図35B），既往歴を含めた病歴を把握することに加えて，血管内皮マーカーとしてのCD31，ERG（erythroblast transformation-specific-related gene），クローディン5（claudin 5）の免疫学的検索が不可欠である。

6．リンパ脈管平滑筋症（LAM）

妊娠可能年齢の女性に起こるまれな疾患で，肺に多発性囊胞を形成し，緩徐進行性かつ全身性の難治性疾患で，肺移植対象疾患ともなっている。体腔液に出現する特徴的細胞像として，組織球，成熟リンパ球を背景に平滑筋様のLAM細胞を認める（図36A）。LAM細胞は球状集塊としてみられ，中心を構成する細胞はN/C比が高く，細胞質辺縁不明瞭な円形核（α-SMA，HMB-45陽性）を楕円形核と薄い細胞質からなる扁平細胞（CD31，D2-40陽性）が，一層で包み込んでいる（図36B）。LAM細胞集塊が乳頭状集塊として出現すると，腺癌細胞との鑑別が問題となる。

中皮腫

1 概要

中皮腫は体腔内面を被覆する中皮組織に由来するまれな悪性腫瘍で，発生部位としては胸膜が圧倒的に多く（80〜90%），ついで腹膜（10%前後），そして心嚢や精巣鞘膜に発生する。胸膜および腹膜中皮腫の大半は，初期症状として胸水や腹水が貯留するため，その際の体腔液細胞診は早期診断のためにも極めて重要な検査である。

2 組織像

組織学的に上皮様（epithelioid），二相型（biphasic），肉腫様（sarcomatoid）の3型に大別される。肉腫様の予後は極めて悪く，上皮様はそれに比べるとやや良好で，二相型は両者の中間にあたる。上皮様では腺管乳頭状，腺房あるいは腺管状，充実状，索状などさまざまな組織構築を示すが概して混在していることが多い（図37A）。肉腫様では紡錘形細胞が束状配列，錯綜配列，花むしろ状配列あるいは無秩序に増殖し，細胞密度が高く，滑膜肉腫などその他の紡錘形細胞肉腫に類似した組織構築を示す（図38A）。二相型は上皮様あるいは肉腫様成分が少なくとも10%以上存在す

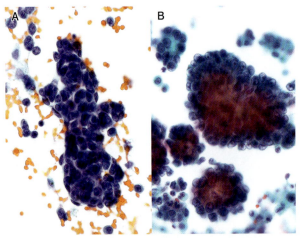

図35　線維形成性小円形細胞腫瘍（A）と血管肉腫（B） desmoplastic small round cell tumor（DSRCT）and angiosarcoma
A：均一な小型円形細胞が孤立散在性，密に接合する充実性集塊を形成して出現
B：類円形で均一な核所見を示す異型細胞の重積性あるマリモ状〜桑実状集塊
Aは小細胞癌，Bは腺癌あるいは中皮腫との鑑別が問題となる。

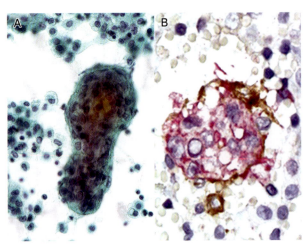

図36　リンパ脈管平滑筋症 lymphangioleiomyomatosis（LAM）
A：LAM細胞，胸水，パパニコロウ染色，強拡大。細胞集塊表面の扁平な紡錘形細胞が，集塊内部の類円形細胞を包むように存在し，形態的にも2種類の細胞が同定できる。
B：LAM細胞，胸水セルブロック，免疫染色，強拡大。細胞集塊表面の扁平な紡錘形細胞がD2-40陽性（茶色），類円形のLAM細胞がHMB-45陽性（赤色）となっている。

る両者の混在型である。

3 細胞像

上皮様中皮腫では，腫瘍細胞は球状および乳頭状様集塊あるいは孤立散在性に出現し，平面的な集塊で出現することもしばしばである。核は類円形から楕円形で核形不整やクロマチンの濃染に乏しく，各々の異型細胞の所見が均一で単調な印象を受ける（図37B）。肉腫様中皮腫が胸腹水中にみられることはまれで，出現しても著しい核異型を示す大型異型細胞をごく少数認める程度であり，紡錘形形態を示さないことが多い（図38B，C）。

1. 中皮腫を示唆する細胞所見と癌腫および反応性中皮細胞との鑑別

表3に中皮腫を示唆する細胞所見を示す。中皮腫では孤立散在性あるいは大小の球状〜乳頭状の集塊として多数の中皮由来の細胞を認める（図39A）。これらの細胞の細胞質はライトグリーン好染性で，核周囲がやや明るく，その周囲は重厚感がある。また中皮腫の発達した微絨毛により細胞質辺縁が不明瞭となる（図39D）。核は類円形で著しい核異型を示すことはまれで，個々の細胞所見は均一で多形性に欠く。また中皮腫では，相互封入像とそれに伴い一方の細胞の細胞質が瘤状に突出するいわゆるハンプ（hump・瘤）様細胞質突起を有する鋳型細胞の出現頻度が高い（図40A）。

癌腫との鑑別において重要な所見としては，癌腫における細胞質辺縁部の直線的な輪郭，立体的な重積を示す集塊の出現，個々の細胞での核異型が強く，出現細胞が多彩である点などが挙げられる。反応性中皮細胞との鑑別においては，出現する中皮細胞の多さ，細

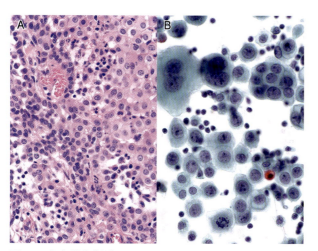

図37 上皮様中皮腫 epithelioid mesothelioma
A：組織像では，腺管状，乳頭状，充実性などの上皮様構築を示し増殖する。
B：細胞像は，球状および乳頭状集塊，孤立散在性など多彩な出現様式を示す。一般的には，個々の核所見が均一で，多形性に乏しく，クロマチンの濃染や形状不整などの核異型に乏しい。

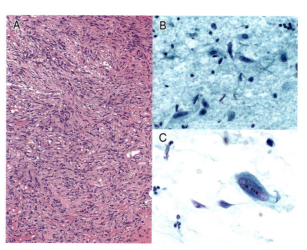

図38 肉腫様中皮腫 sarcomatoid mesothelioma
組織像（A）では紡錘形/間葉系形態を示す腫瘍細胞が，束状あるいは花むしろ状構造を呈しながら増殖・浸潤する像がみられる。胸水中に肉腫様中皮腫がみられることは極めてまれで，出現しても細胞数が過少なことが多い。著しい核異型を示す大型の多形性に富む細胞で，紡錘形を示さないことも多い。腫瘍捺印（B）。胸水（C）。

表3 中皮腫診断に役立つ細胞所見 cytological characteristics of suggestive for mesothelioma

①背景の粘液様物質（ヒアルロン酸）
②多数の中皮腫細胞の出現（孤立散在性，球状・乳頭状細胞集塊）
③Collagenous stroma を有する細胞集塊
④相互封入像およびハンプ様細胞質突起を有する鋳型細胞
⑤窓形成および細胞相接所見
⑥2核以上の多核細胞の出現率増加
⑦細胞質辺縁の不明瞭化
⑧細胞質の重厚感
⑨大型の好塩基性細胞
⑩細胞の大きさ（リンパ球の6倍以上）
⑪核の大きさ（リンパ球の4倍以上）

中皮腫瘍取扱い規約 第2版より一部改変

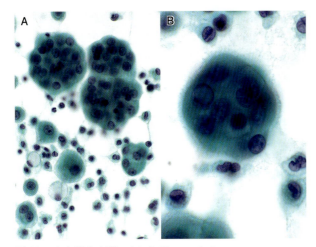

図39　上皮様中皮腫 epithelioid mesothelioma
A：上皮様中皮細胞は球状および乳頭状様集塊，孤立散在性に多彩な細胞像を呈する。
B：細胞質はライトグリーン好染性で重厚感があり，辺縁部では微絨毛の発達により不明瞭となる。

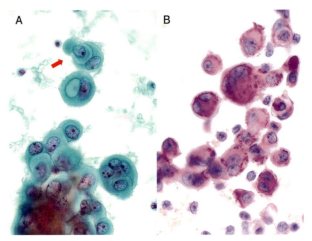

図40　上皮様中皮腫 epithelioid mesothelioma
A：相互封入像やハンプ様細胞質突起（→）を有する鋳型細胞は上皮様中皮腫の特徴所見の1つである。
B：細胞質内には豊富なグリコーゲンを有するため，PAS反応にて顆粒状・滴状の陽性所見を認める。

胞ならびに核の大きさの評価が重要である。概して中皮腫細胞の方が明らかに大きく，N/C比はむしろ低くなる。多核細胞や相互封入像およびハンプ様突起を伴う鋳型細胞は反応性中皮細胞でも少なからず出現するため，中皮腫との鑑別に際してはその出現割合の評価が不可欠である。また，さまざまな量のグリコーゲンを持つためPAS反応で顆粒状あるいは滴状の陽性を示し（図40B），体腔液ヒアルロン酸値が高値の症例では，背景がアルシアンブルー陽性の粘液腫様背景を示す。これらはヒアルロニダーゼで消化される。

4 免疫染色所見

中皮腫診断において，異型細胞が中皮細胞由来であることを証明することが極めて重要な第1ステップである。癌腫の共通マーカーとしてはBer-EP4，MOC-31，CEAなどがあり，特に感度・特異度ともに優れた癌腫マーカーとしてのclaudin4はほとんどの癌腫が陽性を示し，一方で中皮細胞では陰性を示す。また近年では，TTF-1（肺腺癌），PAX8（卵巣癌，腎癌）やGATA3（GATA-Binding Protein 3）（乳癌，膀胱癌）など数多くの臓器特異性の高い一次抗体の登場により，癌腫と中皮腫の鑑別に関して精度の高い鑑別診断が可能となった。中皮細胞マーカーとしてはcalretinin，podoplanin（D2-40）やWT1などに加え，特異度の高い中皮細胞マーカーとしてシアル化HEG1（sialylated protein HEG homolog 1）やSOX6（sex determining region Y-box 6）が注目されている。しかしながら，癌腫と中皮腫との鑑別マーカーは数多く存在するが，単一抗体による判定は禁忌で，その感度・特異度的に完璧なマーカーはなく，多くのガイドラインにおいては2種以上の中皮細胞マーカーおよび癌腫マーカーの組み合わせによって判断することが推奨されている。

術中体腔液細胞診

術中体腔液細胞診は開胸，開腹直後，体腔液貯留や肉眼的播種がみられない場合に，生理食塩水を注入して採取し，胸腔内，腹腔内の悪性細胞の有無を確認する手法である。生理食塩水中に出現する細胞を塗抹するため，検体の処理時間や検体の性質によっては，そのまま塗抹標本を作製してもパパニコロウ染色では核形不整や核クロマチンが粗くみえ，ギムザ染色では核の膨化，顆粒状の変性などの細胞変性が起こりやすくなり，蛋白質成分の少ない検体では綺麗な塗抹標本の作製が難しい。細胞変性を防ぐ方法として，沈渣に仔ウシ血清入り培養液，あるいはアルブミンを1滴加えるなどの工夫が必要となる。詳細は『胃癌の術中腹腔内洗浄細胞診ガイドライン』（日本臨床細胞学会，2001），『細胞診標本作製マニュアル「体腔液」』（細胞検査士会，2008）を参照されたい。

1 腹腔洗浄細胞診

術中腹腔洗浄細胞診よる胃癌の腹腔細胞診陽性（CY1）は腹膜播種（P1）に匹敵する胃癌の進行度（stage）分類，予後規定因子として重要な検査となっている。『胃癌取扱い規約 第15版』（日本胃癌学会編，2017）では，開腹直後に腹水がある場合は腹水を，な

い場合には生理食塩水を腹腔内に注入し，ダグラス（Douglas）窩より洗浄液を採取して検査を行うとなっている（図42A）。また，婦人科悪性腫瘍（卵巣癌）摘出時の腹腔洗浄細胞診に関しても規約中に盛り込まれ，患者予後への影響に関して報告されている（図42B）。

2 胸腔洗浄細胞診

肺腫瘍摘出時に行われる胸腔洗浄細胞診に関しても規約中に盛り込まれ，患者予後への影響に関して報告されている。

体腔液細胞診の報告様式

体腔液細胞診の主な目的は，腔水貯留の原因が癌性胸膜炎あるいは腹膜炎などによる悪性細胞の有無を検索することにある。CT や PET-CT などの画像検査に先立って行われる体腔液細胞診は，悪性腫瘍の存在を一早く確認することができ，治療方針の決定や予後推定にも多大な情報を提供できる。また近年では，免疫染色やフローサイトメトリー，FISH 法や PCR 法など

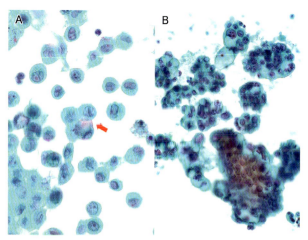

図42　術中迅速細胞診（胃癌，卵巣癌）
　　　intraoperative rapid cytology (gastric cancer and ovary carcinoma)
A：核偏在した異型細胞の細胞質の一部に粘液様物質（➡）が認められる。
B：卵巣漿液癌は大型の異型細胞集塊で多数出現することが多い。

の分子病理学的検査を含めた診断ツールの併用により，良悪の鑑別はもとより原発巣の推定など精度の高い細胞診断が可能となった。このように体腔液細胞診はが

Column

BAP1 と MTAP を用いた免疫染色

反応性中皮細胞と中皮腫の鑑別のための良悪鑑別マーカーとして BAP1（BRCA associated protein 1）ならびに S-メチル-5'-チオアデノシンホスホリラーゼ（MTAP）も中皮腫診断に不可欠となっている。BAP1 遺伝子は 3 番染色体短腕 21 領域に存在し，核に局在する脱ユビキチン化酵素（nuclear ubiquitin carboxy-terminal hydrolase）をコードして DNA 修復，細胞増殖や細胞周期に関与し，がん抑制遺伝子として機能する。約 50～80％ の上皮様中皮腫において BAP1 遺伝子変異に基づく BAP1 蛋白の発現消失がみられ，免疫染色にて核内での染色性が欠失する（図41A）。MTAP は，p16 遺伝子近傍の 9 番染色体短腕 21 領域に存在する遺伝子で，p16 ホモ欠失を示す中皮腫細胞においては，その蛋白発現が消失していることが多い（図41B）。両マーカーともに，本章冒頭の p16-FISH と同じく反応性中皮細胞においてはその変異欠失を認めず，中皮腫との鑑別において特異度100％を示す有効なマーカーである。しかし重要な点は，BAP1，MTAP はともに正常細胞では必ず発現がみられる蛋白であるため，陽性対照（内在コントロール）としての背景の組織球や血管内皮細胞などでの陽性所見が得られない標本では決して判定してはならない。

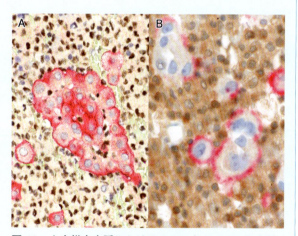

図41　上皮様中皮腫における BAP1 と sHEG1 および MTAP と podoplanin の免疫二重染色
　　　double immunostaining of epithelioid mesothelioma
背景に出現する組織球やリンパ球は sHEG1 および podoplanin に陰性で，核の BAP1 陽性および細胞質の MTAP 陽性所見を示す。一方で，sHEG1 および podoplanin に細胞膜が陽性を示す異型細胞では，BAP1 および MTAP に陰性（欠失陽性）を示す。
A：BAP1（茶色）と sHEG1（赤色），セルブロック
B：MTAP（茶色）と podoplanin（赤色），セルブロック
sHEG1：sialylated protein HEG homolog 1

表4 体腔液細胞診の報告様式 reporting system of effusion cytology

1) 判定区分		2) 細胞診断と推定組織型
不適正 inadequate	標本作製状態が不良（乾燥，固定不良，細胞挫滅・破壊，末梢血混入，厚い標本），壊死，または病変を推定するに足る細胞が採取されていないため判定が著しく困難な標本を指す．不適正とした標本は，その理由を明記する．	悪性と判定した場合は，必要に応じて免疫染色による検討を行い，中皮腫か癌腫（あるいはその他の悪性腫瘍）を識別し，所見にその推定組織型を記載する．
陰性 negative	悪性腫瘍細胞や良性・悪性の判断が困難な異型細胞を認めない．	
異型 atypical	悪性腫瘍細胞の可能性を示唆する最小限の特徴を示すが，良性病変か悪性病変か判定するには量的にも質的にも不十分である．	
悪性疑い suspicious for malignancy	悪性腫瘍細胞を示唆する特徴を示すが，悪性病変と判定するには量的にも質的にも不十分である．	
悪性 malignant	悪性腫瘍細胞を認める．中皮腫を含むすべての悪性腫瘍細胞が含まれる．	

中皮腫瘍取扱い規約 第2版より

ん診療に不可欠な検査であり，臨床医と病理部門との共通言語としていくつかの報告様式が提唱されている．

1 細胞診ガイドライン（2015年版）

検体適正か検体不適正かの評価を行い，検体適正の場合はさらに正常あるいは良性，鑑別困難，悪性疑い，悪性と報告する4段階分類が採用されている．

2 中皮腫瘍取扱い規約

本邦の『中皮腫瘍取扱い規約 第2版』では，標本の適正評価を含めた5段階の判定区分（不適正，陰性，異型，悪性疑い，悪性）の報告様式が採用されている（表4）．同規約では悪性には中皮腫および癌腫を含むすべての悪性腫瘍が含まれ，悪性と判定した場合は，必要に応じて免疫学的検討も行い，中皮腫かその他の悪性腫瘍かの判定ならびに推定組織型を所見に記載することが推奨されている．

3 石綿健康被害救済制度

石綿健康被害救済制度は，石綿（アスベスト）による健康被害を受けられた方およびそのご遺族で，労災保険などの対象とならない方に対して，救済給付の支給を行う制度である．中皮腫において細胞診断を実施している場合は，パパニコロウ染色による形態学的特徴および免疫染色の結果など，細胞診断報告書「判定様式第1号 診断書（中皮腫用）」の提出が要求される．

4 その他の報告様式

2019年にはInternational Academy of Cytology（IAC）とAmerican Society for Cytopathology（ASC）が国際細胞診報告様式を提案し，2020年にThe International System for Serous Fluid Cytopathology（TIS）が出版された．

IV 泌尿器の細胞診

泌尿器系の解剖・組織・細胞学

　泌尿器系（urinary system）は腎臓，尿管，膀胱，尿道から構成され，上部尿路（腎臓，尿管）と下部尿路（膀胱，尿道）に大別される。腎臓で生成された尿は，尿管を通って膀胱に蓄えられ，尿道を経て体外に排泄される。

1　腎臓

　腎臓は腎実質と腎盂から構成される（図1）。

1．腎実質

　腎実質には，腎小体（糸球体とボウマン嚢）とそれに続く尿細管があり，両者を合わせたものをネフロンという。糸球体では濾過が，尿細管では再吸収と分泌が行われる。

　糸球体の毛細血管内の血漿成分は，①内皮細胞の小孔，②基底膜，③たこ足細胞（ポドサイト）の3層構造を通過することで濾過され，原尿が生成される。尿細管は近位尿細管に始まり，ヘンレ係蹄，遠位尿細管，集合管へと続く導管であり，原尿が通過する間に必要な成分を再吸収するだけでなく，体内で生成された有害物質を原尿中に分泌する機能も併せ持つ。尿細管上皮細胞は単層立方上皮とされているが，部位によりその形態は異なる。近位尿細管上皮細胞は不整形で細胞境界不明瞭，多量のミトコンドリアを反映した粗顆粒状の細胞質が特徴である。遠位尿細管上皮細胞は立方形で細胞境界は明瞭である（図2）。ヘンレ係蹄の上皮細胞は，扁平～低立方形を呈する。一方，集合管細胞は，細胞境界明瞭な人型立方形で，細胞質は均質である（図3）。尿中に出現する尿細管上皮細胞は，変性により由来の推定が困難な場合もあるが，大まかな分類は可能である。近位尿細管上皮細胞は，10～40μm大で不整形，粗顆粒状の細胞質が特徴であり，核は偏在し，N/C比は小，しばしば無核を呈する（図4）。遠位尿細管上皮細胞～集合管細胞は10～20μm大で，円形～立方形を呈し，核は中心性でN/C比は大である。いずれの尿細管上皮細胞も核内は変性により濃縮または融解状を呈する。これら尿細管上皮細胞が多数出現する場合には糸球体腎炎など腎疾患の存在が示唆される。

2．腎盂

　腎盂は腎実質で生成された尿をまとめて尿管へと導く部位であり，尿路上皮で覆われている。尿路上皮細胞の形態については，膀胱の部分でまとめて解説する。

2　尿管

　尿管は腎盂と膀胱をつなぐ直径5mm程度の細い管であり，内腔表面は尿路上皮で覆われている。

3　膀胱

　膀胱は尿を貯留するための伸縮性に富んだ臓器であり，内腔表面は腎盂・尿管と同様に尿路上皮で覆われ

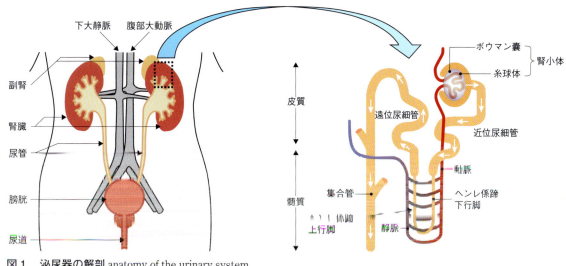

図1　泌尿器の解剖 anatomy of the urinary system

ている。尿路上皮は泌尿器系のみに存在し，3〜6層の細胞から構成される（図5）。最表層の細胞は大型でしばしば多核を呈しアンブレラ細胞と呼ばれる。中層から基底層の細胞は小型で多角形から円柱状を呈する。健常者の自然尿中に剥離するのは最表層のアンブレラ細胞であり，中層から深層由来の細胞がみられることはまれである。一方で，カテーテル尿や膀胱洗浄尿では，機械的刺激によりアンブレラ細胞だけでなく中層から深層細胞が尿中に多数剥離する（図6）。

4 尿道

尿道は，膀胱から尿を体外に導く管であり，男性では15〜20 cm程度あるが，女性では5 cm程度と短い。尿道の内腔表面は，膀胱に近い部分では尿路上皮であるが，出口付近では非角化重層扁平上皮で覆われている。

5 前立腺

前立腺は，膀胱の下に存在する栗の実大の分泌器官で，中心を尿道が貫通している。前立腺を構成するのは，単層〜多列円柱上皮であり，これら円柱上皮細胞が産生した分泌物が尿道に排出される。

組織型分類

尿細胞診の判定に必要な主要組織型を『腎盂・尿管・膀胱癌取扱い規約 第2版』に沿って記載する。

1 尿路上皮系腫瘍

尿路上皮癌は腎盂，尿管，膀胱，尿道に存在する尿路上皮から発生する悪性腫瘍で，基底膜を越えて増殖する浸潤癌と，基底膜上で増殖する非浸潤癌に分けら

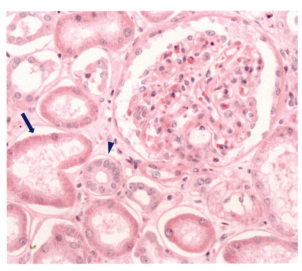

図2　腎実質 kidney parenchyma
皮質：近位尿細管（→）と遠位尿細管（▶）

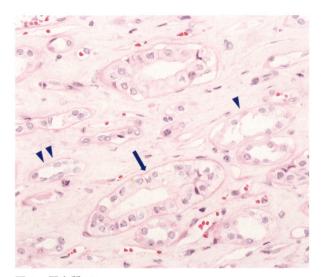

図3　腎実質 kidney parenchyma
髄質：ヘンレ係蹄の下行脚（▶）と上行脚（▶▶），集合管（→）

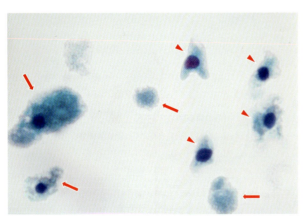

図4　尿細管上皮細胞 renal tubular cells
近位尿細管上皮細胞（→）と遠位尿細管上皮細胞〜集合管細胞（▶）

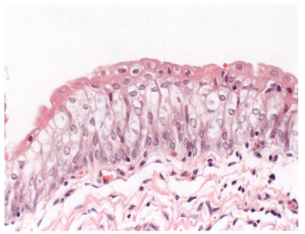

図5　尿路上皮 urinary epithelium
アンブレラ細胞が最表層に存在する。

れる。基底膜を越えない非浸潤癌は，異型の強い腫瘍細胞が平らに増殖する平坦病変と，血管結合組織を伴い内腔に向かって乳頭状に発育する乳頭状病変に分類される。さらに，乳頭状病変は腫瘍細胞の異型度により低異型度と高異型度に分けられる（図7）。

基底膜を越えて間質に浸潤する浸潤癌にはさまざまな亜型が存在する。扁平上皮への分化を伴う浸潤性尿路上皮癌は，細胞診でも角化細胞を捉えやすいため，治療反応性や予後推測の観点からも報告書への記載が望まれる。微小乳頭状亜型，形質細胞様/印環細胞亜型，肉腫様亜型も予後不良な亜型で，細胞像からの推察も可能であり，報告書への記載の意義は高い。

また，尿路上皮癌の特徴として，腎盂，尿管，膀胱には同時性・異所性に同じ組織型の腫瘍が多発する傾向がある。そのため，上部尿路（腎盂・尿管）のカテーテル尿や洗浄尿では，腫瘍の存在部位を推測することを目的として部位を限定した検体採取を行うことが多い。尿路上皮系には下記の腫瘍がある。

1. 尿路上皮内癌 urothelial carcinoma in situ (CIS)
2. 非浸潤性乳頭状尿路上皮癌 non-invasive papillary urothelial carcinoma
   1) 低異型度非浸潤性乳頭状尿路上皮癌 non-invasive papillary urothelial carcinoma, low grade
   2) 高異型度非浸潤性乳頭状尿路上皮癌 non-invasive papillary urothelial carcinoma, high grade
3. 浸潤性尿路上皮癌 invasive urothelial carcinoma

2 尿膜管に関する腫瘍

尿膜管癌（urachal carcinoma）：尿膜管は胎児の尿を母体側に排泄するために膀胱から臍に至る排泄管である。尿膜管癌は遺残した尿膜管を起源として膀胱頂部に発生し，組織型として腺癌の頻度が高い。発生部位などの臨床情報を参考にすることで尿細胞診での推察も可能である。

3 神経内分泌腫瘍

小細胞癌（small cell carcinoma）：肺の小細胞癌と同様の像を示す高悪性度の腫瘍である。尿路上皮癌と併存する場合が多い。小細胞癌の存在は予後不良因子であり，尿細胞診でも記載が求められる組織型である。

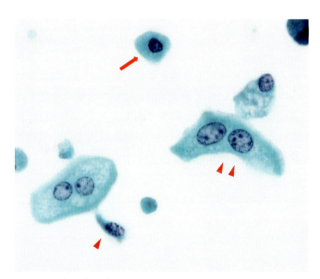

図6　尿路上皮細胞 urothelial cells
カテーテル尿：表層（▶▶），中層（➡），深層（▶）の尿路上皮細胞が出現する。

非浸潤癌			浸潤癌
平坦病変	乳頭状病変		さまざまな亜型がある
尿路上皮内癌（CIS）	低異型度非浸潤性乳頭状尿路上皮癌 (non-invasive papillary UC, low grade)	高異型度非浸潤性乳頭状尿路上皮癌 (non-invasive papillary UC, high grade)	扁平上皮への分化 微小乳頭状 形質細胞様/印環細胞 など

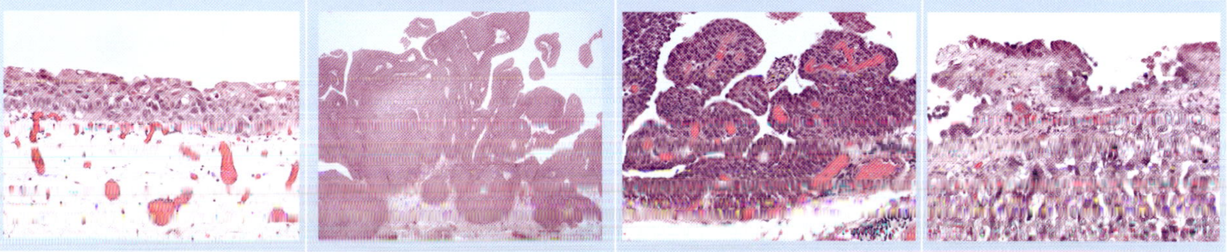

図7　尿路上皮悪性腫瘍の組織分類 histological classification of urothelial malignant tumors
CIS：urothelial carcinoma in situ

尿細胞診のすすめ方

1 尿細胞診の特徴と目的

　自然尿検体を用いた尿細胞診は，患者に対する侵襲性が低く繰り返し行えることが最大の特徴であり，さまざまな診療科で実施される検査である。

　尿細胞診の主な目的は，予後不良の高異型度尿路上皮癌細胞が検体中に存在するか否かを明らかにすることである。特に高異型度尿路上皮癌細胞と良性・反応性異型細胞を的確に判別することが求められる。

　上部尿路（腎盂・尿管）細胞診は，腎盂・尿管癌の推定や膀胱癌患者の上部尿路への癌進展の有無を確認するために行われる。癌細胞の有無だけでなく，癌の存在部位を推察することも重要な目的である。そのため，一度の検査で採取部位を分けた複数の尿検体（カテーテル尿，洗浄尿）が提出される。これらの検体の採取には時間を要し，患者への侵襲も大きい。また，病変へのアプローチが難しく組織検体が採取できない場合，上部尿路細胞診が組織診に代わり最終診断となることもある。そのため上部尿路細胞診は，自然尿を対象に行う尿細胞診とは異なる検査と考えるべきである。

2 尿路上皮癌の検出方法

　尿路に発生する尿路上皮癌は，その約90％が膀胱に発生し，発見の契機となる主な症状として血尿（肉眼的血尿，顕微鏡的血尿）と膀胱刺激症状（頻尿，排尿時痛，残尿感など）がある。特に肉眼的血尿は尿路上皮癌で高頻度にみられる重要な症状である。血尿の原因疾患推定の指針となる『血尿診断ガイドライン』の血尿診断アルゴリズムでは，最初に尿中の赤血球形態（変形赤血球，均一赤血球）や血清クレアチニン値などによって紹介先を泌尿器科にするか腎臓内科にするかの分類が行われる（図8）。泌尿器科に紹介された血尿患者については，その年齢や血尿の程度，喫煙歴（膀胱癌においては最大の危険因子）などから尿路上皮癌に対するリスクを分類し，検査方法や診断，経過観察の方法が定められている。中リスク群では尿細胞診の他，膀胱鏡検査や超音波検査が実施され，さらに高リスク群の患者に対してはCT urography（computed tomography：CT尿路検査）が追加されて診断がなされる。腫瘍の肉眼像を捉える膀胱鏡検査は，細胞診での検出率が低い低異型度尿路上皮癌の診断や術後の経過観察には欠かせない検査である。一方で膀胱鏡検査ではわかりにくい平坦病変の尿路上皮内癌は，細胞異型が強いため尿細胞診が有用となる。

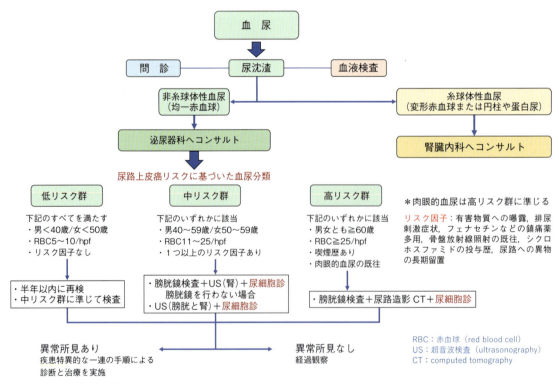

図8　尿路上皮癌診断のすすめ方

血尿診断ガイドライン改訂委員会編：血尿診断ガイドライン2023．より改変引用．
ライフサイエンス出版，東京，2023．より

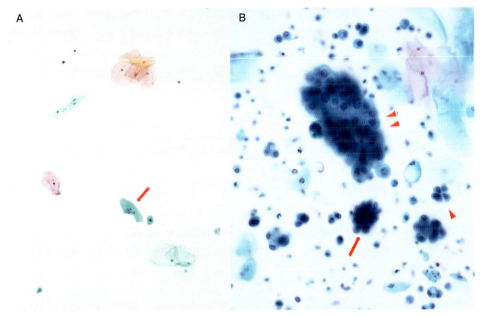

図9　A：自然尿 voided urine，B：カテーテル尿 catheterized urine
A：表層の尿路上皮細胞（➡）が少数出現する。
B：機械的刺激により，表層（▶▶），中層（➡），深層（▶）の尿路上皮細胞が出現する。

尿の検体処理方法

1 検体種別

　尿はその採取方法により，自然尿（自排尿），カテーテル尿，洗浄尿，回腸導管尿などに分類される。特に，自然尿と機械的刺激の加わるカテーテル尿，洗浄尿では細胞の出現様式が異なることから判定基準も異なってくる。そのため，検体種別の把握は必須である。

1．自然尿

　患者自身が排尿することで採取される尿であり，侵襲がなく繰り返しの検査が可能である。そのため，本邦の尿細胞診では主に自然尿が用いられる。健常者の自然尿では表層の尿路上皮細胞が少数出現するのみであるが（図9A），結石患者の場合には表層～深層の尿路上皮細胞が多数出現する。女性の場合は，外陰部の扁平上皮細胞などが混入しやすいため，中間尿を用いることが望ましい。自然尿を用いて尿細胞診標本を作製する場合，パリシステム（後出表1，2参照）では30 mL以上が必要とされている。

2．カテーテル尿

　カテーテルを尿道口から膀胱や尿管，腎盂まで挿入して採取された尿である。患者自身での排尿が困難な場合（導尿）や上部尿路腫瘍の検査目的で採取する腎盂・尿管カテーテル尿がある。カテーテル挿入時の機械的刺激により，自然尿では出現しない中層～深層の尿路上皮細胞の集塊が出現する。また，カテーテルを留置している場合には，しばしば再生異型を伴う反応性異型尿路上皮細胞が出現する（図9B）。

3．洗浄尿（液）

　内視鏡検査時に生理食塩水で膀胱や尿管，腎盂内を洗浄して採取される。内視鏡挿入時と洗浄時の刺激により表層～深層の尿路上皮細胞が孤立散在性または集塊で多数出現する。

☞ **Key point**

> 上部尿路の細胞診では，1度の検査で採取部位ごとに複数の尿検体（カテーテル尿，洗浄尿）が提出される。そのため，判定時には部位ごとの検体を比較することが重要である。また，1部位の検体量は10 mL程度と少量であり，検体処理にも注意が必要となる。

4．回腸導管尿

　膀胱全摘出術後に回腸を代用膀胱として利用する患者の尿であり，粘性が高く，変性した円柱上皮細胞や各種結晶，細菌の出現を認める。特に円柱細胞は変性によりN/C比の増大に加え，核濃染も呈するため注意が必要となる（図10）。

2 標本作製法

　尿検体は蛋白量に乏しいため，遠心沈殿後に得られた尿沈渣を直接塗抹し，そのまま95％エタノールに浸けること（浸漬法）は避けるべきである。浸漬法ではほとんどの細胞が固定液中に剝離することで生じる偽陰性だけでなく，固定液中に剝離した癌細胞のコンタ

ミネーションによる偽陽性をも引き起こす可能性がある（図11, 12）。また、細胞剥離を避ける目的で直接塗抹標本にギムザ染色を行う施設もあるが、尿検体は基本的に蛋白量が少ないため、塗抹面の乾燥時に扁平上皮細胞以外の細胞はしばしば崩壊する。そのため、ギムザ染色を行う際には（血尿や蛋白尿を除き）尿沈渣にアルブミンなどを混和する必要がある。

尿細胞診の標本作製に各種のLBC法を使用する施設も増えてきたが、コスト面などからLBC法を実施できない施設も存在する。従来法で尿細胞診標本を作製する場合、塗抹法は個人差が生じにくいすり合わせ法や自動遠心塗抹法（オートスメア、サイトスピン）が望ましい。いずれの方法においても、スライドガラスはコーティングスライドを使用する。固定法としては、コーティング固定（スプレー固定）や2回遠沈法などが望ましい。これらの方法では、ポリエチレングリコールを含む固定液（サコマノ液）などで固定をした後に塗抹面を1度乾燥させることで細胞剥離を防止できる。

☞ Key point

2回遠沈法
- 尿を遠心沈殿し、得られた沈渣にポリエチレングリコールを含むサコマノ液などを混和して前固定を行う。
- 再度遠心沈殿を行い、沈渣を塗抹後に乾燥させる。
- 乾燥後に95％アルコールで後固定を行う。

自然尿中の細胞は少ないため、検体全量に含まれる細胞を効率よく回収する必要がある。そのため、検体全量を一定時間放置して細胞を沈殿させた後に検体の余剰分を廃棄し、残りの尿を薬さじなどで撹拌してから試験管に移し遠心沈殿を行うことで、検体全量に含まれる細胞を回収することが可能となる。

肉眼的血尿検体に関しては、特に次の点に注意が必要となる。遠心沈殿後の上清除去に倒立法（デカンテーション）を用いると有核細胞層も一緒に廃棄される可能性があるため、アスピレーターを用いて上清を吸引除去することが望ましい。また、上清除去後には有核細胞層のみを採取して標本を作製することが重要である。

☞ Key point

特に冬場において、提出時には透明であった尿が標本作製時には混濁（桃～茶色）していることがある。この原因の多くは尿酸塩の析出であるため、37℃まで温めるか、沈渣に0.4% EDTA生理食塩水を混和することで結晶が消失する。

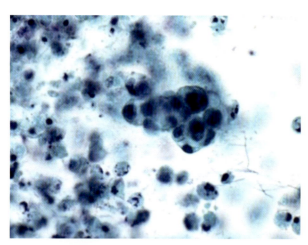

図10　回腸導管尿 ileal conduit urine
粘液とともに円柱上皮細胞が出現する。これらの円柱細胞は変性により類円形を呈し、核濃染を伴うことが多い。

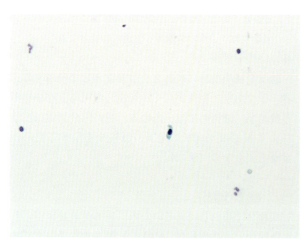

図11　標本作製法による出現細胞数の変化
高異型度尿路上皮癌の患者尿を二等分して作製
浸漬法。固定液中に細胞が剥離しスライドガラス上には極少数の癌細胞がみられるのみ

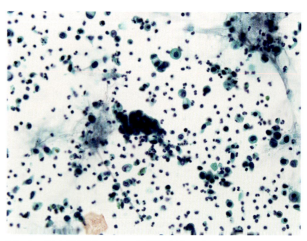

図12　標本作製法による出現細胞数の変化
高異型度尿路上皮癌の患者尿を二等分して作製
SurePath法。多数の癌細胞が孤立散在性または集塊で出現する。

尿細胞診の報告様式

尿中に剥離してきた細胞の形態で判定を行う尿細胞診は，高異型度尿路上皮癌に対する感度・特異度には優れるが，低異型度尿路上皮癌に対する感度・特異度は低いという特徴がある。しかし，この特徴が臨床医に認識されていない場合も多く，尿細胞診の結果の解釈について病理側と臨床側の間でしばしば乖離が生じていた。また，報告様式や判定基準も国や施設ごとに異なるという問題もあった。これらの問題を解決するために，2016年に国際的な尿細胞診の報告様式としてパリシステムの初版が発刊され，2022年には第2版が発刊された。パリシステムの特徴は，尿細胞診で検出できる高異型度尿路上皮癌と尿路上皮内癌を主なターゲットとしていることであり，5種類の診断カテゴリーとそれぞれの診断基準が明記されている（表1，図13）。なお，日本臨床細胞学会が発表した『泌尿器細胞診報告様式2015』は，パリシステムとの共通点も多いが，低異型度尿路上皮癌の取り扱いなどに相違点が存在する（表2）。

尿中に出現する非細胞成分

臨床的意義のあるものとして，円柱と結晶，食物残渣，トリコモナス原虫（*Trichomonas vaginalis*）などがある。

1 円柱

円柱は糸球体腎炎など腎疾患の存在を示唆する所見で，特に円柱内に赤血球や白血球，尿細管上皮細胞などが包埋されている場合には臨床的意義が高い。赤血球円柱や白血球円柱はネフロンでの出血や炎症の存在を確定できる所見であり，上皮円柱は虚血などにより尿細管上皮細胞が剥離したことを示す所見である（図

表1　パリシステムの診断カテゴリー

診断カテゴリー	診断基準
不適正 （inadequate）	尿路上皮細胞数過少
高異型度尿路上皮癌陰性 （negative for HGUC：NHGUC）	・正常の各種上皮細胞 ・ウイルス感染細胞，反応性異型細胞，治療の影響など ・低異型度尿路上皮腫瘍
異型尿路上皮細胞 （atypical urothelial cells：AUC）	N/C比≧0.5（必須） ＋ ・クロマチン増量 ・粗大クロマチン ・核形不整 （いずれか1つ以上）
高異型度尿路上皮癌疑い （suspicious for HGUC：SHGUC）	N/C比＞0.7 ＋ ・クロマチン増量 ・粗大クロマチン ・核形不整 （いずれか2つ以上） 上記細胞が5～10個未満
高異型度尿路上皮癌 （high-grade urothelial carcinoma：HGUC）	N/C比＞0.7 ＋ ・クロマチン増量 ・粗大クロマチン ・核形不整 （いずれか2つ以上） 上記細胞が10個以上

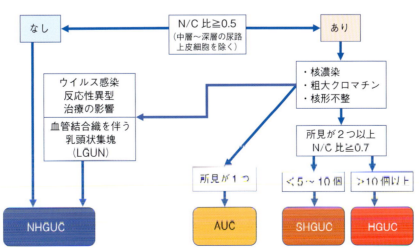

図13　パリシステムにおける診断フローチャート

表2 パリシステムとその他の報告様式

パリシステム	泌尿器細胞診報告様式	3段階分類	5段階分類
不適正	不適正	陰性	クラス1〜2
高異型度尿路上皮癌陰性	陰性		
異型尿路上皮細胞	異型細胞	疑陽性	クラス3
高異型度尿路上皮癌疑い	悪性疑い		クラス4
高異型度尿路上皮癌	悪性 □高異型度尿路上皮癌 □低異型度尿路上皮癌 □その他	陽性	クラス5

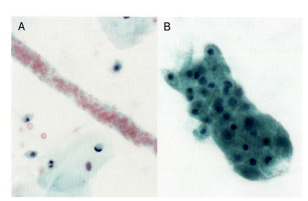

図14 円柱 urinary cast　A：赤血球円柱，B：上皮円柱
A：円柱内に多数の赤血球が包埋されている。
B：円柱内に多数の尿細管上皮細胞が包埋されている。

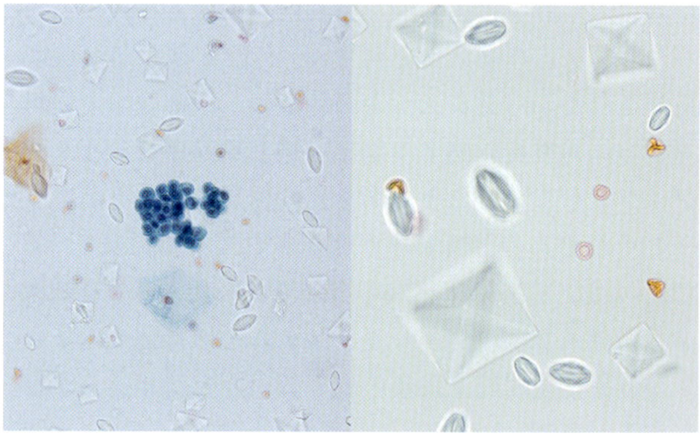

図15 シュウ酸カルシウム結晶 calcium oxalate crystals
尿路結石患者の自然尿：多数のシュウ酸カルシウム結晶と赤血球を背景に中層〜深層の尿路上皮細胞が集塊で出現する。

14A，B）。また，円柱は下着やトイレットペーパーなどに由来する繊維との鑑別が必要となる。両者の鑑別点として，繊維は薄く輝度が高いことに加え，長軸方向に溝があることが多い。

☞ Key point

一般的に，尿細胞診では標本作製や染色の過程で円柱がスライドガラスから剝離するため，尿沈渣よりも円柱の出現率が低くなるが，SurePath法では円柱を高率に回収できる。これは，陽性に荷電したスライドガラスと円柱の構成成分である各種蛋白（陰性荷電）が電気的に結合することに起因する（総論参照）。

2　結晶

尿中にはさまざまな結晶が出現するが，多くの場合その臨床的意義は乏しい。一方で，血尿検体にシュウ酸カルシウム結晶や尿路上皮細胞の集塊などが多数出現する場合には尿路結石の存在が示唆される（図15）。

3　食物残渣

尿中に食物残渣が存在した場合には便の混入や膀胱腸瘻の可能性がある。特に女性では尿道口と肛門が近いため尿中に便由来の食物残渣が混入することがある。一方，尿中に多数の炎症細胞や細菌とともに食物残渣が出現した場合には，膀胱と大腸が交通した膀胱腸瘻の可能性を念頭に置く必要がある。膀胱腸瘻の原因は，憩室炎や大腸癌の浸潤が大半を占めるため，円柱上皮細胞や腺癌細胞が混在しないかについて慎重な鏡検が望まれる。

4　トリコモナス原虫

トリコモナス原虫は腟や尿道に感染するため，尿中にも出現する。形態は類円形から不整形，大きさも好中球の2〜5倍程度とさまざまである。ライトグリーンに好染するが核は不明瞭なことが多く，背景には好中球を認める。

尿中に出現する良性異型細胞

しばしば遭遇するものとして，ウイルス感染細胞や

再生異型を伴う反応性尿路上皮細胞，反応性尿細管上皮細胞などがある。なお，これらの異型の原因が明らかな細胞は，パリシステムにおいて「AUC」ではなく「NHGUC」に分類される（図13）。

1 ウイルス感染細胞

尿中に出現するウイルス感染細胞で最も多いのは，HPoV感染細胞である。HPoVにはBKウイルスとJCウイルスの2種類があり，幼少期に不顕性感染して潜伏し，免疫機能が低下した際に尿中に出現する。HPoV感染細胞はデコイ細胞とも呼ばれ，大型でN/C比が高いため，高異型度尿路上皮癌細胞との鑑別が必要となる。HPoV感染細胞の核内はすりガラス状や網目状であることが鑑別点となる（図16A，B）。特に，腎移植患者ではHPoVの活性化が移植腎廃絶の原因になることもあるため，HPoV感染細胞を認めた場合には臨床医に報告する必要がある。また，免疫機能不全状態では，HPoV感染細胞と類似した形態を示すアデノウイルス感染細胞も出現するとされる。特に女性の検体では子宮頸部由来のHPV感染細胞（コイロサイトーシス）が尿中に混入することがある。

2 反応性尿路上皮細胞

尿路結石や炎症，カテーテル挿入などの際には，機械的刺激により尿路上皮細胞が剝離し，その後に尿路上皮細胞が再生する。再生過程の反応性尿路上皮細胞は集塊で出現することが多く，しばしば分裂像を認める。個々の細胞形態としては，微細なクロマチンと大型の核小体を有し，いわゆる再生異型を呈することが多く，相互封入像（cannibalism）が出現することもある（図17A，B）。

結石の場合には，自然尿であっても表層から深層までの尿路上皮細胞が多数出現する。特に，深層の尿路上皮細胞が集塊で出現した場合には低異型度尿路上皮癌との鑑別が必要となる（図18A）。しかし，機械的刺激により尿路上皮細胞の集塊が出現する場合には，背景に多数の表層由来細胞が出現することや，集塊内に分化傾向を認めることなどが低異型度尿路上皮癌との鑑別点となる（図18B）。尿路結石や低異型度尿路上皮癌の場合には，画像診断や内視鏡で診断できることが多いため，尿細胞診で無理な判定を行わずに臨床医に精査を希望すべきと考える。

3 反応性尿細管上皮細胞

糸球体腎炎や急性尿細管壊死などでは，尿細管上皮細胞が障害されて剝離した後に再生する。この再生過程の細胞が反応性尿細管上皮細胞であり，異型を伴うため良悪の鑑別が必要となる。典型的な反応性尿細管上皮細胞は，放射状配列の小集塊で出現することが多く，個々の細胞はホブネイル状形態や類円形を示す。これらの細胞は，N/C比の増大や核形不整，核小体の腫大を呈し，クロマチンは微細顆粒状である（図19A）。反応性尿細管上皮細胞は，しばしば低異型度尿路上皮癌細胞や高異型度尿路上皮癌細胞，腺癌細胞に類似した形態を呈する（図19B）。

☞ Key point

> 形態学的な鑑別が困難な場合には，ビメンチン抗体を用いた免疫染色が有効である。反応性尿細管上皮細胞はビメンチン陽性であるが，尿路上皮癌細胞は陰性を示す。

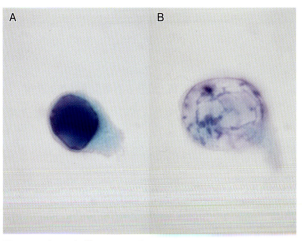

図16　デコイ細胞 decoy cells
A：N/C比は高いが核内は無構造ですりガラス状を呈する。
B：変性したものはしばしば網目状の核内構造を呈する。

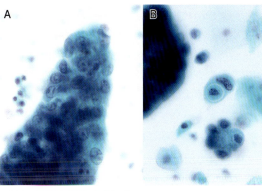

図17　反応性尿路上皮細胞 reactive urothelial cells
　　　A・B：尿路結石（自然尿）
A：微細なクロマチンと不整形の大型核小体を伴う再生変化を伴う異型上皮細胞を認める。
B：尿路結石では相互封入像もしばしば出現する。

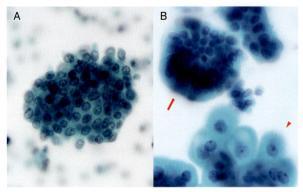

図18 反応性尿路上皮細胞 reactive urothelial cells
　　　A・B：尿路結石（自然尿）
A：深層由来の細胞集塊は低異型度尿路上皮細胞との鑑別が問題となる。
B：結石などの場合には深層由来（➡）のみでなく表層など（▶）各層の尿路上皮細胞が出現する。

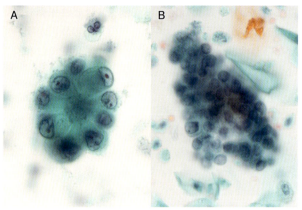

図19 反応性尿細管上皮細胞 reactive renal tubular cells
　　　A・B：糸球体腎炎（自然尿）
A：微細なクロマチンと大型核小体を有する反応性尿細管上皮細胞が放射状に配列した集塊で出現する。
B：反応性尿細管上皮細胞の集塊は低異型度尿路上皮癌細胞に類似する。

尿中に出現する悪性細胞

1 尿路上皮癌

　腎盂から尿管，膀胱に発生する悪性腫瘍のほとんどは尿路上皮癌である。従来から，低異型度尿路上皮癌は細胞異型に乏しく再発はするが浸潤はまれで予後が良いこと，一方の高異型度尿路上皮癌は細胞異型が強く再発・浸潤とも多く予後が悪いことが知られていた。さらに近年の遺伝子解析などにより，両者は全く別の腫瘍であることが解明された（表3）。そのため，パリシステムでは，尿細胞診における感度と特異度が高く，かつ予後不良の高異型度尿路上皮癌と尿路上皮内癌の検出に主眼を置くこととなった。

1．尿路上皮内癌

　癌細胞が上皮内に限局する非浸潤性の平坦状病変で，乳頭状増殖は示さない。尿路上皮内癌の細胞異型は強いため尿細胞診では容易に検出できるが，内視鏡では発見が困難な場合が多い。尿路上皮内癌では癌細胞が間質から剥離しやすいため，生検組織では癌細胞が消失していることも多い。また，その結果として尿細胞診では出血性背景に癌細胞が集塊で出現することがある（図20，21）。パリシステムでは出現数により「SHGUC」か「HGUC」に分類される。

2．非浸潤性乳頭状尿路上皮癌

1）低異型度非浸潤性乳頭状尿路上皮癌（低異型度尿路上皮癌）

　腫瘍細胞が血管結合織を中心に乳頭状に増殖する（図22）。そのため，特に膀胱内に発生したものは内視鏡で容易に発見できるが，本組織型は細胞剥離と細胞異型に乏しいため尿細胞診による検出は困難となる。低異型度尿路上皮癌を尿細胞診で検出するためには，細胞回収率の高い方法で標本を作製することと，個々の細胞異型ではなく細胞の出現様式を重視する必要がある。

　自然尿では，小型の円柱～類円形の腫瘍細胞が孤立散在性あるいは小集塊で出現する。これらの腫瘍細胞は細胞異型に乏しく，深層の尿路上皮細胞に類似する（図23，24）。ここでのポイントは，健常者の自然尿に深層の尿路上皮細胞が出現することはないということである。正常の組織像（図5）をみてもわかるように，健常者の自然尿中に剥離するのは表層のアンブレラ細胞であり，中層や深層の尿路上皮細胞が剥離することはない。自然尿中に深層の尿路上皮細胞が出現するのは，結石などで機械的に上皮細胞が剥ぎ取られた場合である。それ以外では，深層の尿路上皮細胞に類似す

表3　低異型度尿路上皮癌と高異型度尿路上皮癌

	低異型度尿路上皮癌	高異型度尿路上皮癌
発生頻度	80%	20%
遺伝子異常	FGFR3	TP53
前癌病変	過形成	異形成
再発	あり	あり
浸潤	まれ	多い
予後	良い	悪い
細胞異型	軽度	高度

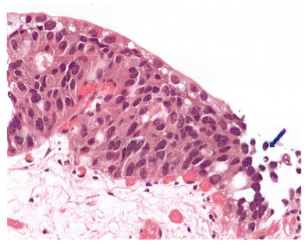

図20 尿路上皮内癌 urothelial carcinoma *in situ*
個々の癌細胞の異型は強く，剥離しやすい（➡）。

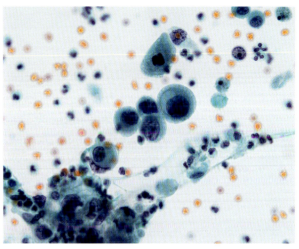

図21 尿路上皮内癌 urothelial carcinoma *in situ*
出血性背景の中に異型の強い癌細胞が孤立散在性または小集塊で出現する。

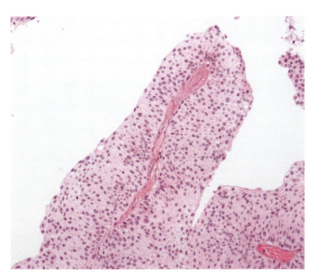

図22 低異型度尿路上皮癌 low-grade urothelial carcinoma
異型に乏しい腫瘍細胞が血管結合織を中心に乳頭状に増殖する。全層が同一の腫瘍細胞で占められている（単一増殖）。

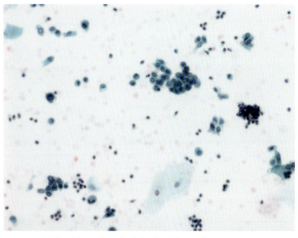

図23 低異型度尿路上皮癌細胞（自然尿）
　　　low-grade urothelial carcinoma cells（voided urine）
深層の尿路上皮細胞に類似した小型細胞が孤立散在性や集塊で出現する。結石の場合と異なり表層や中層の尿路上皮細胞はみられない。

る腫瘍細胞が全層で増殖している低異型度尿路上皮癌の可能性がある。結石の場合には，深層の尿路上皮細胞のみでなく表層や中層の尿路上皮細胞が混在し，集塊内にも分化傾向が保たれていることが多い。一方で，低異型度尿路上皮癌では，小型の腫瘍細胞が孤立散在性や小集塊で出現するが，背景に表層や中層の尿路上皮細胞は少なく，集塊も単一の細胞で構成されている。

カテーテル尿や洗浄尿の場合，各層の尿路上皮細胞が多数出現するため，低異型度尿路上皮癌細胞の検出は困難となる。これらの機械的刺激が加わる尿では，真の乳頭状構造を保持する集塊が出現した場合にのみ低異型度尿路上皮癌の判定が可能となる（図25，26）。また，パリシステムでは血管結合織を中心に伴う真の乳頭状構造集塊が出現した場合のみ「LGUN」と判定することになっている。なお，上述のごとく，パリシステムにおいて低異型度尿路上皮癌細胞は「NHGUC」に分類される。

2）高異型度非浸潤性乳頭状尿路上皮癌（高異型度尿路上皮癌）

高異型度尿路上皮癌では，細胞異型が顕著であるため尿細胞診での検出は容易である（図27〜29）。特に，パリシステムにおいて尿細胞診の主目的は高異型度尿路上皮癌の検出であることが明記され，細胞所見としてN/C比の増大や核濃染，核形不整などの重要性が示されている。中でも，N/C比は最も重要な所見であり，N/C比0.5が異型尿路上皮細胞，0.7が高異型度尿路上皮癌のカットオフ値とされている。ただし，N/C比については観察者の主観と実際の定量値にかなりの

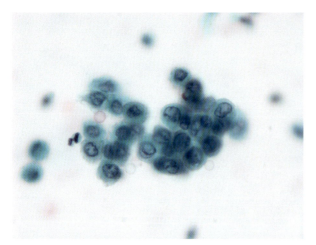

図24 低異型度尿路上皮癌細胞（自然尿）
low-grade urothelial carcinoma cells（voided urine）
核の濃染などはみられないが，核形不整を呈する細胞の比率が高い。

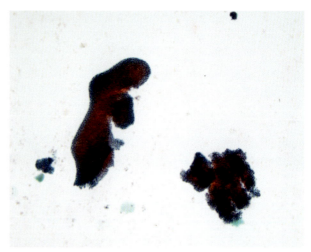

図25 低異型度尿路上皮癌細胞
low-grade urothelial carcinoma cells（bladder washing sample）
膀胱洗浄液やカテーテル尿では真の乳頭状集塊が出現することがある。この所見がみられた場合には低異型度尿路上皮癌を推定可能となる。

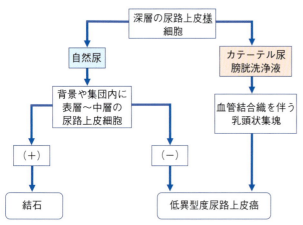

図26 深層の尿路上皮様細胞の判定フローチャート

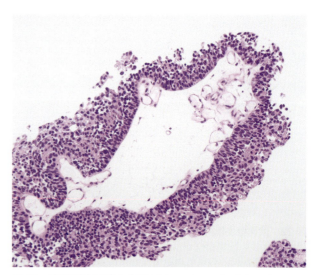

図27 高異型度尿路上皮癌 high-grade urothelial carcinoma
核濃染や核形不整などを伴う細胞異型の著明な癌細胞が乳頭状に増殖している。

隔たりがあると報告されているため，鏡検の際には注意が必要である（図30）。

3．浸潤性尿路上皮癌

　癌細胞が基底膜を破って間質に浸潤したもので，高度の細胞異型を呈し，しばしば扁平上皮や腺上皮への分化を伴う。ただし，経尿道的膀胱腫瘍切除術（TUR-BT）による組織標本では，浸潤の有無に関する診断が困難な場合も少なくない。尿細胞診では，壊死物や炎症細胞などを背景に高異型度の尿路上皮癌細胞が出現する。

　浸潤性尿路上皮癌の中でも，治療反応性や予後推測の観点から重要な亜型の細胞像について以下に記載する。

扁平上皮への分化を示す浸潤性尿路上皮癌：高異型度尿路上皮癌細胞とともに，角化を示す悪性細胞を認める（図31）。

微小乳頭状亜型：核異型の強い尿路上皮癌細胞で構成された集塊辺縁平滑な球状集塊を認める（図32）。

形質細胞様/印環細胞亜型：核が偏在した形質細胞様の癌細胞が孤立散在性に出現する。リンパ腫や腺癌などとの鑑別を要するが，リンパ腫に比べ核異型が強くN/C比は低い（図33）。

肉腫様亜型：高異型度尿路上皮癌細胞とともに，核異型の強い類円形や大型紡錘形悪性細胞を認め，多形性に富む細胞像を呈する。

2　尿中の扁平上皮癌細胞

　扁平上皮癌は，組織学的には扁平上皮への分化を示す腫瘍細胞のみで構成される腫瘍と定義されており，

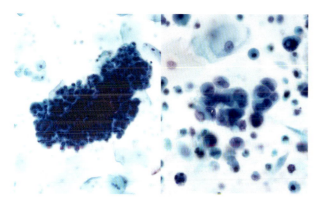

図28　高異型度尿路上皮癌細胞
　　　high-grade urothelial carcinoma cells
結合性の低下により大型集塊から孤立散在性までさまざまな癌細胞が多数出現する。

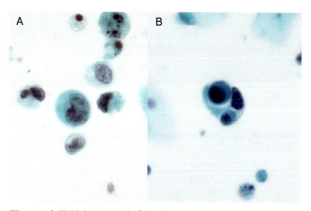

図29　高異型度尿路上皮癌細胞
　　　high-grade urothelial carcinoma cells
A：核形不整で核偏在の癌細胞が出現する。
B：3個以上の細胞から構成される相互封入像もみられる。

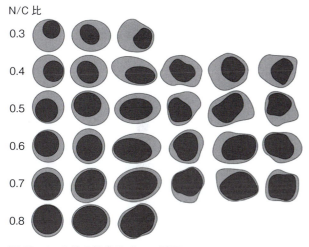

図30　N/C比の視覚的イメージ図
　　　graphic illustration of visual differences in N/C ratios
Zhang ML, et al：Morphologists overestimate the nuclear-to-cytoplasmic ratio. Cancer Cytopathol 2016；124：669-677. を一部改変

腫瘍の全体像が把握できない細胞診での断定は困難である。ただし，角化した癌細胞を捉えることで扁平上皮への分化を示す浸潤性尿路上皮癌の推察は可能である。また，子宮頸部扁平上皮癌の浸潤や尿中への経腟混入の場合にも扁平上皮癌細胞を認める。

3　尿中の腺癌細胞

尿中に腺癌細胞を認める場合も扁平上皮癌と同様に，全体像が把握できない細胞診での断定は困難となる。尿中に出現する腺癌細胞には，膀胱原発の腺癌以外に他臓器からの浸潤転移〔前立腺癌（prostate cancer），子宮癌（uterine cancer），大腸癌（colorectal cancer）など〕や尿膜管癌がある。また，浸潤性尿路上皮癌の一部が腺への分化を示す場合も腺癌細胞を認める。以下，尿中に出現する代表的な腺癌の細胞像を中心に記載する。

1．尿膜管癌
発生部位（膀胱頂部）の情報が重要である。腸型腺癌の頻度が高く，胃癌や大腸癌を思わせる細胞像を示す。粘液を背景に高円柱状や印環細胞型の腺癌細胞を認める（図34）。

2．前立腺癌（転移・浸潤）
腫瘍細胞がやや小型で小細胞癌と鑑別を要する場合もある。N/C比が非常に高く，核小体が目立つ細胞が重積性集塊や柵状集塊で出現する（図35）。

3．大腸癌（転移・浸潤）
壊死を伴い核が偏在する腺癌細胞を認める。膀胱浸潤する癌の多くは中～低分化腺癌であり，一般的にいわれる高円柱状細胞の柵状配列集塊を認めない場合も多い。

4　小細胞癌

肺の小細胞癌と同様の細胞像で，小型でN/C比の高い裸核様細胞が敷石状配列集塊で出現する。核クロマチンは微細顆粒状または濃縮状で核小体は目立たない。標本の作製法によって核線や壊死を伴うことがある（図36）。高異型度尿路上皮癌に併存することも多く，尿路上皮癌細胞だけにとらわれず，予後不良因子である小細胞癌成分を見落とさないように注意が必要である。

☞ Key point

尿路に発生する悪性腫瘍の約90％は尿路上皮癌であり，扁平上皮癌や腺癌，小細胞癌の発生はまれである。尿細胞診で扁平上皮癌細胞や腺癌細胞など尿路上皮細胞以外の悪性細胞を認めた場合，必ず臨床情報を確認して判定することが重要となる。

尿細胞診と免疫染色

LBCの普及により尿細胞診にも免疫染色を追加する機会が増えてきた。有用性が報告されているものとして，CK20，ビメンチン，p53，Ki-67，$p16^{INK4a}$などがある。CK20は，低・高異型度尿路上皮癌のマーカーとして用いられているが，アンブレラ細胞にも陽性を呈することを認識しておく必要がある。ビメンチンは，

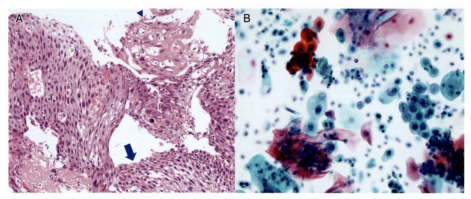

図31　扁平上皮分化を示す浸潤性尿路上皮癌　invasive urothelial carcinoma with squamous differentiation
A：組織像（HE染色，×4），B：細胞像（パパニコロウ染色，×20）。
高異型度尿路上皮癌細胞（➡）とともにオレンジGに染まる扁平上皮分化（▶）を示す悪性細胞を認める。

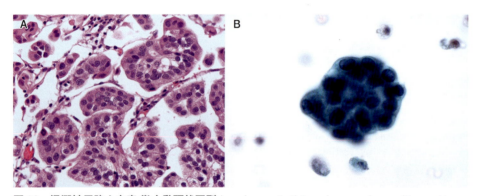

図32　浸潤性尿路上皮癌 微小乳頭状亜型 invasive urothelial carcinoma, micropapillary subtype
A：組織像（HE染色，×10），B：細胞像（パパニコロウ染色，×60）
核異型の強い尿路上皮癌細胞で構成される結合性の良い集塊辺縁平滑な球状集塊を認める。

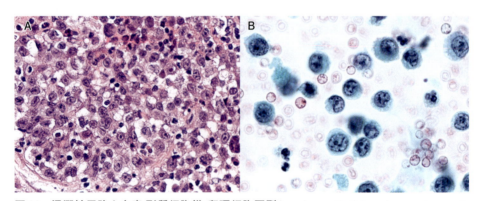

図33　浸潤性尿路上皮癌 形質細胞様/印環細胞亜型 invasive urothelial carcinoma, plasmacytoid/signet ring cell subtype
A：組織像（HE染色，×10），B：細胞像（パパニコロウ染色，×100）
核偏在する形質細胞様の悪性細胞が孤立散在性に出現する。リンパ腫や腺癌と鑑別を要するが，リンパ腫に比べ核異型が強くN/C比は低い。

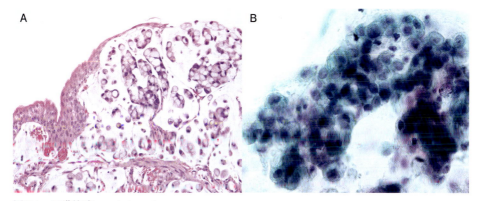

図34　尿膜管癌 urachal carcinoma
A：組織像（HE染色，×4），B：細胞像（パパニコロウ染色，×60）
腸型腺癌の頻度が高く，胃癌や大腸癌を思わせる細胞像を示す．粘液を背景に印環細胞型の腺癌細胞を認める．

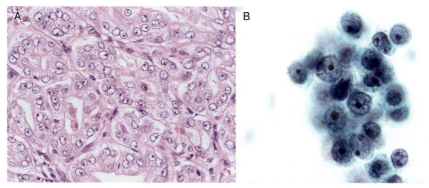

図35　A：前立腺癌 prostatic adenocarcinoma，B：尿中の前立腺癌細胞（自然尿）
A：組織像（HE染色，×4），B：細胞像（パパニコロウ染色，×60）
小型でN/C比が高く，核小体明瞭な腺癌細胞が重積性集塊で出現する．

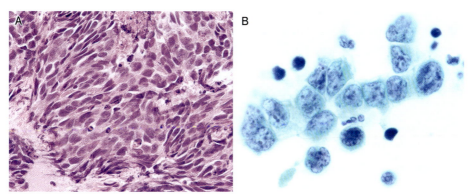

図36　小細胞癌 small cell neuroendocrine carcinoma
A：組織像（HE染色，×20），B：細胞像（パパニコロウ染色，×100）
小型でN/C比の高い裸核様細胞が敷石状配列集塊で出現する．核クロマチンは微細顆粒状で核小体は目立たない．核線や壊死を伴うことが多い．

再生過程の反応性尿路・尿細管上皮細胞に陽性を呈し，尿中の低・高異型度尿路上皮癌細胞には陰性を呈するため両者の鑑別に利用される．p53は高異型度尿路上皮癌のマーカーであるが，正常の尿路上皮細胞の一部や反応性尿細管上皮細胞にも陽性を呈するため注意を要する．Ki-67は，高異型度尿路上皮癌で高率に陽性を呈するが，細胞増殖のマーカーであるため再生過程にある反応性尿路・尿細管上皮細胞にも陽性を呈する．p16は特に低異型度尿路上皮癌の検出に有用とされている．このように，いずれの抗体にも一長一短があるため，複数の抗体を組み合わせて慎重に判定することが重要である．

V 乳腺の細胞診

　乳腺の細胞診にはFNAと乳頭分泌物がある。FNAは，苦痛を伴うことなく経済的で，かつ早く診断できることが利点であり，組織学的検査であるCNBに匹敵する検査法として，主に腫瘍性病変に用いられている。しかしながらFNAは，細胞採取不良や良悪性鑑別が困難な例があり，このような場合はCNBが採用される。CNBは免疫染色的な検索で多くの情報を得られることから，臨床的に悪性が疑われる場合はFNAを施行せずに直接CNBを施行する例が増えてきている。CNBはすべての例で適応可能ではなく，腫瘍の大きさや存在する位置などで施行が困難な例もある。臨床的に良性が疑われる腫瘍性病変にはFNAを施行し，良性診断を得られたならばそれが最終診断となるため，患者にとって負担の軽減につながる。

　乳腺の腫瘍性病変に対してはまずFNAを施行し，確定できない場合にCNBを施行することが合理的であると考える。

　乳腺病変の病理組織像は良悪性ともに非常に多彩であり，それに応じて細胞像も多種多様な像として認められる。特に小型で異型に乏しい病変では，一般的な細胞診断基準では悪性の診断に到達することが困難な例や，良性病変でも異型の強い細胞が出現する例もある。正しい診断に到達するためには，病変の組織学的背景や特徴をよく理解しておくことが重要である。

乳腺の解剖組織学

　乳腺は外胚葉由来の皮膚付属器腺の一種であり，胎生6週ごろに，腋窩から鼠径部にかけて左右1対の乳腺堤と呼ばれる外胚葉性上皮細胞の増殖した線状肥厚が出現し，これが乳腺の原基となる。通常，胸部以外は消失するが，まれに副乳として残存することがある。

　正常乳腺は，乳頭（nipple）に15～20本の乳管が開口しており，分岐を繰り返しながら小葉間乳管（interlobular duct）となり，終末乳管（terminal duct）は，小葉外終末乳管（extralobular terminal duct：ETD）から小葉内終末乳管（intralobular terminal duct：ITD）に連続してさらに分岐し，最末梢では小葉を形成して終わる（図1）。

　1本の集合管に連なる乳管系は20～40の小葉を含み乳腺葉と呼ばれる。小葉外乳管から小葉内乳管に至る腺管部分ならびに介在間質を終末乳管小葉単位（TDLU）と呼び，乳癌の発生母地といわれている（図2）。

　乳管は太さから大乳管と細乳管に大別され，乳管を構成する上皮は乳管上皮細胞（luminal cell）と筋上皮細胞（myoepithelial cell）の2種類からなり，これを二相性という（図3）。

　乳管上皮細胞は円柱上皮細胞と立方上皮からなる。

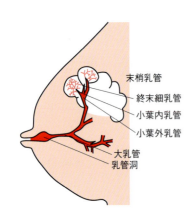
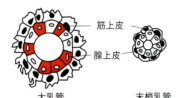

図1　乳腺の基本構造

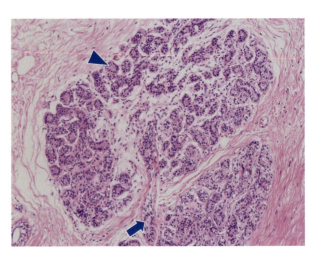

図2　終末乳管小葉単位 terminal duct lobular unit（TDLU）
終末細乳管（▶）と小葉外終末乳管（➡）がみられる。

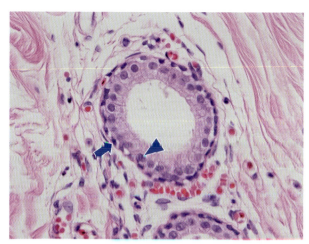

図3　正常乳管の組織像 histology of normal breast duct
内層の腺上皮細胞（▶）と外層の小型，不整形で明るい細胞質を有し，核濃縮した筋上皮細胞（➡）の二相性を確認できる。

筋上皮細胞は中枢側乳管（大乳管）と末梢側乳管で分布が異なり，中枢側乳管では管腔の長軸方向に沿って隙間なく覆われている。また，小葉内終末乳管，終末細乳管では網目状に疎に分布している。筋上皮細胞は乳管上皮細胞と基底膜の間に位置し，HE染色では明調な細胞質を有する小型の細胞として観察される。

乳腺腫瘍の病理組織

乳腺腫瘍の組織学的分類は，日本乳癌学会の編集による『臨床・病理 乳癌取扱い規約 第18版』に記載されている（表1）。

乳腺腫瘍には非常に多くの組織型が存在し，それに応じて細胞像も多彩な像として認められることが特徴である。細胞診では局所的な増殖態度しか読み取ることができないため，細胞像からわずかな特徴を見いだし，組織構築を想像して組織型を推定することが重要である。

乳腺腫瘤穿刺吸引細胞診の報告様式

乳腺細胞診の報告様式に関しては，乳癌取扱い規約に記載された報告様式を用いることが推奨されている。乳腺細胞診の報告様式は従来，Papanicolaouのクラス分類（class Ⅰ～Ⅴ）が利用されていたが，検体の「適正」，「不適正」の記載項目がないことや，判定基準が明確ではないことから推奨されなくなってきている。

また近年，IAC（The International Academy of Cytology）Yokohama Systemが国際的な乳腺細胞診の報告様式として提唱された。この報告様式で用いられるカテゴリー分類は，乳癌取扱い規約で採用されている細胞診報告様式区分に類似するが，特にatypicalと鑑別困難，suspicious of malignancyと悪性の疑いの概念，そして想定される病態が異なっている。また，診断前段階の問題改善のためのROSEの導入や判定に際してのトリプルテスト（細胞診判定，臨床像，画像診断との対比）の推奨，各カテゴリーにおけるROM（risk of malignancy）の算出，カテゴリーごとに推奨される臨床的な対応方法の設定など，新しい考え方が多く含まれている。

腫瘍性病変に対して直接針を刺し細胞を採取する乳腺FNAにおいて，その診断には推定される組織型が求められる。以下に乳癌取扱い規約の概略を記す。

1　判定区分と診断基準

1．検体不適正 inadequate

この診断基準は標本の作製不良（乾燥，固定不良，細胞挫滅・破壊，末梢血混入，厚い標本）や，採取された細胞数が少ないため，診断が著しく困難な例を指す。検体不適正判定の占める割合は，細胞診検査総数の10％以下が望ましい。

2．検体適正 adequate

細胞診断をするにあたり，一定量の細胞が採取できていれば「検体適正」とする。

1）**正常あるいは良性 normal or benign**

この区分には正常乳管上皮に加え，線維腺腫の大部分，乳腺症の一部，乳管内乳頭腫，良性葉状腫瘍，囊胞，乳腺炎，脂肪壊死などの組織型が含まれる。

2）**鑑別困難 indeterminate**

本区分は，細胞学的に良悪性の判定が困難な病変を指す。代表的な病変として，乳頭状病変（乳管内乳頭腫，乳頭癌），上皮増生病変（乳管過形成，異型乳管過形成，低異型度乳癌：篩状型など），上皮結合織増生病変（葉状腫瘍の境界病変，一部の乳腺症型線維腺腫）などが含まれる。検体適正の中で本区分が占める比率を10％以下にすることを努力目標としている。

3）**悪性の疑い suspicious for malignancy**

本区分は主として異型に乏しい非浸潤癌や小葉癌などが含まれる。「悪性の疑い」はその後の組織学的検索で，90％以上が「悪性」であることが望ましく，臨床側に再検査あるいは組織診（CNB，切開生検）を勧めることが重要である。

4）**悪性 malignant**

本区分は悪性腫瘍を指し，乳癌（原発性，転移性），非上皮性悪性腫瘍などが含まれる。

表 1　乳腺腫瘍組織分類

Ⅰ．上皮性腫瘍	Ⅱ．結合織性および上皮性混合腫瘍
A．良性腫瘍 bening tumors	A．線維腺腫 fibroadenoma
1．乳管内乳頭腫 intraductal papilloma	B．葉状腫瘍 phyllodes tumor
2．乳管腺腫 ductal adenoma	C．その他 others
3．乳頭部腺腫 adenoma of the nipple	Ⅲ．非上皮性腫瘍
4．腺腫 adenomas	A．間質肉腫 stromal sarcoma
a．管状腺腫 tubular adenoma	B．軟部腫瘍 soft tissue tumor
b．授乳性腺腫 lactating adenoma	C．リンパ腫および造血器腫瘍 lymphoid and haematopoetic tumors
5．腺筋上皮腫 adenomyoepithelioma	D．その他 others
6．その他 others	Ⅳ．その他
B．悪性腫瘍 malignant tumors	A．いわゆる乳腺症 mastopathy
1．非浸潤癌 ductal carcinoma *in situ*	B．過誤腫 hamartoma
a．非浸潤性乳管癌 noninvasive ductal carcinoma	C．炎症性偽腫瘍 inflammatory pseudotumor
b．非浸潤性小葉癌 noninvasive lobular carcinoma	D．乳腺線維症 fibrous disease
2．微小浸潤癌 microinvasive carcinoma	E．女性化乳房症 gynecomastia
3．浸潤癌 invasive carcinoma	F．副乳 secondary breasts
a．浸潤性乳管癌 invasive ductal carcinoma	G．転移性腫瘍 metastases of extramammary malignancies of the breast
(1) 腺管形成型 papillotubular type	H．その他 others
(2) 充実型 solid type	
(3) 硬性型 scirrhous type	
(4) その他 others	
b．特殊型 special types	
(1) 浸潤性小葉癌 invasive lobular carcinoma	
(2) 管状癌 tubular carcinoma	
(3) 篩状癌 cribriform carcinoma	
(4) 粘液癌 mucinous carcinoma	
(5) 髄様癌 medullary carcinoma	
(6) アポクリン癌 apocrine carcinoma	
(7) 化生癌 metaplastic carcinoma	
(ⅰ) 扁平上皮癌 squamous cell carcinoma	
(ⅱ) 間葉系分化を伴う癌 cancer with mesenchymal differentiation	
①紡錘細胞癌 spindle cell carcinoma	
②骨・軟骨化生を伴う癌 carcinoma with cartilaginous and/or osseous metaplasia	
③基質産生癌 matrix-producing carcinoma	
④その他 others	
(ⅲ) 混合型 mixed type	
(8) 浸潤性微小乳頭癌 invasive micropapillary carcinoma	
(9) 分泌癌 secretory carcinoma	
(10) 腺様嚢胞癌 adenoid cystic carcinoma	
(11) その他 others	
4．Paget 病 Paget's disease	

乳腺腫瘤穿刺吸引細胞診にみられる良性細胞

1 乳管上皮細胞（腺上皮細胞）（図4）

乳管上皮細胞は，結合性の強い平面的な集塊，樹枝状または腺管状など多彩な集塊を形成して出現する傾向にある。細胞質はパパニコロウ染色でライトグリーンに淡く染まり，核は円形ないし類円形でやや偏在し，クロマチンは細顆粒状で核小体は目立たない。

2 筋上皮細胞（図5）

筋上皮細胞は多彩な形態を示すことを理解しておく必要がある。正常乳腺の筋上皮細胞は乳頭に近い太い乳管（大乳管型筋上皮細胞）と小葉を含めた細い乳管（末梢型筋上皮細胞）で，その形態は異なってくる。大乳管型筋上皮細胞はライトグリーン好性の細胞質を有した有尾状から多辺形の細胞が管腔を隙間なく覆っている。末梢型筋上皮細胞は，裸核状，類円形から紡錘形，核小体は不明瞭でクロマチンの増量はみられない。集塊の辺縁やシート状集塊上に付着してみられる他，線維腺腫では背景に裸核細胞として孤立散在性にみられる。

☞ Key point

非浸潤性乳管癌（DCIS）でみられる筋上皮細胞の形態は乳管内で増殖した癌細胞によって，圧排され菲薄化し，濃縮した筋上皮細胞がみられる。筋上皮細胞のマーカーとして，p63（核が陽性），CD10，αSMA，カルポニン，ミオシン（細胞質が陽性）がある。

3 双極裸核

間質の増生を伴う線維腺腫に多く出現してくる2つの極を持つ紡錘形の裸核細胞を指す。線維芽細胞や筋上皮細胞に由来する細胞で，双極裸核細胞を多く認めた場合は良性病変を示唆する1つの指標となる。

4 泡沫細胞（図6）

泡沫細胞は淡明な泡状の細胞質を有する細胞で，核は偏在しクロマチンの増量はみられない。乳管内病変や囊胞性変化を示す病変に出現する細胞である。

5 アポクリン化生細胞（図7）

結合性の強い豊富な細胞質を有する細胞が，シート状集塊で出現する。敷石状配列を示し，細胞境界は明瞭で，細胞質にエオジンまたはライトグリーン好性の

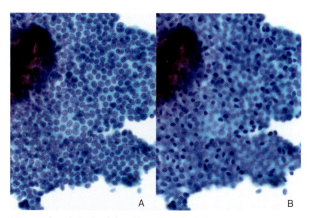

図4 腺上皮細胞（A），筋上皮細胞（B）
　　luminal cells and myoepithelial cells
A：シート状配列を示す乳管上皮細胞。
B：フォーカスを上下させると筋上皮細胞を確認できる。

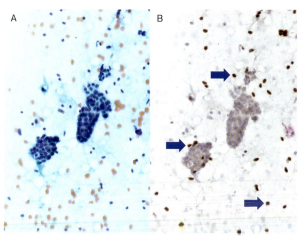

図5 筋上皮細胞 myoepithelial cells
A：パパニコロウ染色，B：p63 免疫染色
筋上皮細胞は p63 陽性（茶褐色：➡）を示す。

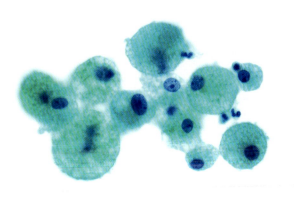

図6 泡沫細胞 foamy cells
泡沫細胞は淡明な泡状の細胞質を有する細胞で，核は偏在しクロマチンの増量はみられない。

136　各論

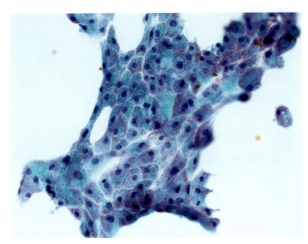

図7　アポクリン化生細胞 apocrine metaplastic cells
ライトグリーンに好染し，豊富な細胞質を有する比較的大きな細胞。細胞質に赤い小顆粒（アポクリン顆粒）を認める。

顆粒を認める。N/C 比は低く，核は類円形で明瞭な核小体を有している。

6　間質細胞

紡錘形または楕円形の核を有する細胞質境界が不明瞭な線維状の細胞で，クロマチンの増量はみられず，核小体は小さい。間質の豊富な腫瘍では裸核で出現することが多く，間質細胞の存在は結合織の増生所見を示唆する。

7　脂肪細胞

細胞境界が明瞭で不染性の明るい細胞質を有する大型の細胞で，微細顆粒状のクロマチンを有し，核は小さく辺縁に圧排され，しばしば集塊でみられる。

乳腺腫瘍穿刺吸引細胞診のすすめ方

1　弱拡大での観察のポイント

1．背景

背景所見は良悪性の判定や組織型推定に必要な情報を得ることができる重要な観察ポイントである。

1）泡沫細胞
　前項参照
2）双極裸核
　前項参照
3）多核巨細胞
　破骨巨細胞様で細胞質が厚い場合は癌例に認められる場合がある。多核で泡沫細胞様の場合は良性病変な

どでも認められる場合がある。いずれも組織球由来である。

4）間質組織片
　間質成分が豊富な浸潤癌（硬性型，小葉癌）でみられることがある。
5）壊死物質
　基本的には悪性を示唆する所見であるが，梗塞部が混在する良性病変でも認められることがある。
6）粘液様物質
　上皮性および間質由来の粘液様物質がある。上皮性粘液成分は，粘液癌，浸潤性乳管癌（充実型）の一部や DCIS に，良性病変では粘液瘤様腫瘍（mucocele-like tumor）に観察される。
　間質性粘液成分は，線維腺腫や葉状腫瘍の浮腫状間質成分に由来しており，内部には線維芽細胞が認められる。
7）石灰化物質
　カルシウムの沈着物で同心円状のものは砂粒小体と呼ばれている。良，悪性腫瘍ともに認められる。マンモグラフィで石灰化の形と分布をみることで，良悪性を鑑別する基準の1つになる。

2．乳腺腫瘍穿刺吸引細胞診の細胞出現様式と組織型

細胞の出現様式にはいくつかの特徴的なパターンがあり，それぞれに良悪性を鑑別すべき病変が存在する。よって細胞集塊がどのような形状で出現しているかを詳細に観察することが組織型の推定につながる。
　表2に細胞出現様式に応じた推定組織型を示す。

1）細胞集塊からみた推定組織型
a．シート状配列
　核の重なりに乏しい平面的な細胞集塊。基本的には良性病変によくみられる所見であるが，DCIS で部分的に認められる場合がある。
b．樹枝状配列
　枝が分かれたように分岐した形状を示す細胞集塊で，二相性が認められる。線維腺腫に多くみられ，乳管内乳頭腫でも出現する。
c．乳頭状配列
　乳頭状に増生する細胞集塊。線維血管性の間質を認める真の乳頭状集塊と線維血管性の間質を伴わない偽乳頭状集塊に分けられる。
　真の乳頭状構造の細胞集塊で，線維血管性の間質付近に筋上皮細胞を認める場合は良性を示唆し，乳管内乳頭腫が推定される。線維血管性間質と乳管上皮細胞の境界が明瞭であり，筋上皮細胞を認めない場合は悪性を疑う。
　偽乳頭状構造の細胞集塊で，筋上皮細胞を認めない場合は，良悪性の鑑別は困難である。

表2　乳腺腫瘤穿刺吸引細胞診の細胞出現様式と組織型

細胞集団の配列	推定組織型	
	良性	悪性
シート状配列	線維腺腫，乳腺症（乳管過形成），乳管内乳頭腫	DCIS（低乳頭型）
樹枝状配列	線維腺腫，乳管内乳頭腫	
乳頭重積性配列		
真の乳頭状	乳管内乳頭腫	DCIS（乳頭型，篩状乳頭型，充実乳頭型）
偽乳頭状	乳管内，乳頭部腺腫，乳腺症（乳管過形成）	DCIS，浸潤性乳管癌（腺管形成型）
充実重積性配列	線維腺腫，乳管内乳頭腫，乳腺症（乳管過形成）	DCIS（充実型），浸潤性乳管癌（腺管形成型，充実型，硬性型）
篩状配列	線維腺腫（乳腺症型），乳管内乳頭腫	DCIS（篩状-乳頭型，篩状型），浸潤性乳管癌（腺管形成型，充実型，硬性型）
腺管状配列	乳腺症（腺症），線維腺腫，乳管内乳頭腫	浸潤性乳管癌（腺管形成型，硬性型），管状癌
くさび状配列	乳腺症（硬化性腺症），乳管内乳頭腫	浸潤性乳管癌（硬性型）
線状配列（索状配列）	線維腺腫（乳腺症型）	DCIS（乳頭型），浸潤性乳管癌（腺管形成型）
柵状配列	乳管内乳頭腫	DCIS（乳頭型），浸潤性乳管癌（腺管形成型）
単個細胞の出現様式		
孤立散在性多数	線維腺腫（乳腺症型）	浸潤性乳管癌（充実型），DCIS，リンパ腫
円柱状細胞	乳管内乳頭腫	浸潤性乳管癌（腺管形成型），DCIS

（土屋眞一ほか：乳腺細胞診カラーアトラス，医療科学社 2007, 71-84. を参考に作成）

d．篩状配列

重積性のみられる細胞集塊の内部に複数の腺腔配列がみられる状態。核が管腔に対し規則正しく配列する真の篩状集塊は悪性を疑う。一方で核の配列が横に並ぶなど不規則で平面的な集塊は偽りの篩状集塊で，良性の所見である。

e．腺管状配列

管状構造を保つ細胞集塊でほぼすべての乳腺病変に出現する。また核密度や重積性が高く立体的な集塊である。悪性では，筋上皮細胞を認めない。良性では集塊辺縁あるいは集塊内に筋上皮細胞を認め，集塊の核配列は不規則である。

f．くさび状配列

先端部分が鋭角になった小細胞集塊。悪性では筋上皮細胞を認めず，先端部分まで核が密に配列し，核は縦に並ぶ。良性では筋上皮細胞を認め，核配列は不規則で核形も多彩である。

g．線状配列

核が一列に配列する細胞集塊。索状配列，数珠状配列とも称される。浸潤性乳管癌（硬性型），浸潤性小葉癌にみられる特徴的な配列である。

2）単個細胞の出現様式からみた推定組織型

a．孤立散在性の単個細胞

単個細胞が粘着性を示さずバラバラと出現し，集塊の形成が目立たない状態。悪性では浸潤性乳管癌（充実型），小葉癌，良性では乳管内乳頭腫が代表的である。非上皮性腫瘍ではリンパ腫がある。

b．円柱状細胞

乳管上皮細胞由来で乳頭状の増殖性病変を疑う。浸潤性乳管癌（腺管形成型），乳管内乳頭腫がある。

c．細胞質内小腺腔

細胞質内にみられる円形の構造物で内部に粘液を有し，粘液の粒がみられるタイプとみられないタイプの2種類がある。浸潤性乳管癌（硬性型）や浸潤性小葉癌で多くみられるが，良性でもまれにみられる場合がある。

2 強拡大での観察のポイント

1．核の大きさと大小不同

一般的に正常の細胞核は一定の大きさを保つが，増殖性病変になると核の腫大，悪性になるとさらに核形不整，核の大小不同も目立ち始める。しかし乳腺領域では核の大小不同が良性病変でもみられる所見である。また，DCISでは核の不整形は目立たないなど，病変ごとに核の特徴が異なるため，核所見のみでは良悪性の判断がつかない場合が多い。よってクロマチンの増量など，その他の所見を入念に観察する必要がある。

2．クロマチン増量の程度

良性細胞ではクロマチン増量が軽度であるため核内は明るく，核縁が均等に肥厚している。悪性細胞ではクロマチン増量があり，核が濃くみえ，クロマチン分布も不均一であるが，非浸潤癌や浸潤性小葉癌などではクロマチンパターンが微細であるため核は比較的淡くみえる。

3．核小体

核小体の腫大は細胞分裂に起因するため良性でも目立つことがあり，複数個認められる場合もある。悪性の場合は核小体の腫大に加えて形も不整形になる傾向にあるが，核所見やクロマチン増量など，総合的に判断する必要がある。

乳腺良性腫瘍の組織像と細胞所見

1 上皮性良性腫瘍

1．乳管内乳頭腫（図8, 9）

乳管壁より乳頭状に増殖する良性腫瘍。乳頭近傍の太い乳管あるいは末梢の乳管に発生する。前者の多くは中年以降の女性に多く発生し，血性分泌物を伴う。末梢乳管に発生する乳管内乳頭腫の多くは多発性である。本腫瘍は限局性の腫瘤として触知され，多くは血性の乳頭分泌物を契機に発見される。超音波画像では，低エコーの拡張した乳管内に高エコーの腫瘤像として観察されることが多い。

組織像は，拡張した乳管内に筋上皮細胞との二相性を保つ乳管上皮細胞が，血管間質を伴い乳頭状に増生する像と，腺管が増生し腺腫様に腺腔形成を示して増生する像を呈する場合がある。いずれの場合も乳管上皮細胞の周囲および乳管上皮細胞の下層には，筋上皮細胞が観察され，両者の二相性は保たれている。

細胞像は，泡沫細胞を背景に，内部に血管間質のみられる結合性の強い増殖した乳管上皮細胞が乳頭状集塊で出現する。また，乳管上皮細胞の集塊に筋上皮細胞との二相性がみられ，血管間質に紡錘形の裸核状細胞の付着を認める。乳管上皮細胞と間質組織との接着性は強く，集塊内や間質組織片の周囲には，ライトグリーン好性の豊富な細胞質を持つ大乳管型筋上皮細胞を認める。集塊を構成する乳管上皮細胞の核は紡錘形核から類円形核を呈し多彩な核所見を呈する。

本疾患では，アポクリン化生細胞やN/C比が低い重厚な細胞質を有し空胞変性のみられる扁平上皮様細胞が出現する。

☞ **Key point**

乳管内乳頭腫は梗塞を起こしやすい病変である。細胞像としては，変性した円柱状細胞および壊死物質がみられるため良悪性の鑑別には注意が必要である。

2．乳管腺腫（図10）

広い年齢層に発生するが，40歳代以降に多い。臨床的には単発性の触知可能な腫瘤を呈するが，時に多発性のこともある。腫瘤が不整形を呈して石灰化が描出されることもあり，マンモグラフィや超音波検査で悪性と誤診されることがあるため，細胞診断は非常に重要となる。

組織像は，比較的境界明瞭な腫瘍であり，線維性皮膜で被われている。拡張乳管を埋め尽くすように上皮が増生する腫瘍で，硝子化を伴う線維性結合織と二相性を有する上皮細胞より構成される。また，偽浸潤像やアポクリン化生を伴うことがある。

細胞像は，泡沫細胞を背景に，結合性が比較的ルーズな乳管上皮細胞の集塊が多量に採取される。シート状集塊および重積を呈する乳頭状集塊や管状構造を呈する細胞集塊など，多彩な形態を示す乳管上皮細胞の集塊が混在して出現する。核の大小不同を認める異型

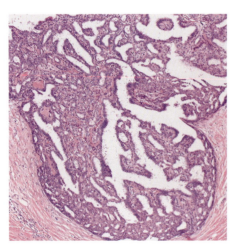

図8 乳管内乳頭腫 intraductal papilloma
拡張した乳管内に筋上皮細胞との二相性を保つ上皮細胞が，血管間質を伴い乳頭状に増生する。

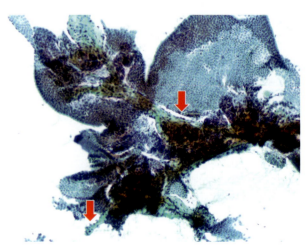

図9 乳管内乳頭腫 intraductal papilloma
内部に血管間質を伴う結合性の強い上皮細胞が乳頭状集塊で出現する。血管間質に紡錘形裸核状細胞の付着を認める（➡）。

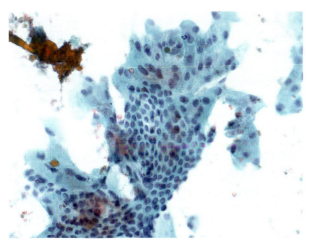

図10 乳管腺腫 ductal adenoma
良性乳管上皮細胞と異型アポクリン化生細胞との間に移行像を認める。

アポクリン化生細胞がみられた場合は，良性乳管上皮細胞と異型アポクリン化生細胞との間に移行像を確認することが重要である。

👉 Key point
異型アポクリン化生細胞と良性乳管上皮細胞が単独でみられる場合，アポクリン型DCIS（apocrine DCIS）を考慮して「鑑別困難」にとどめる。

3．乳頭部腺腫

乳頭部腺腫は，乳頭および乳頭直下の乳管内に発生する乳頭状ないし充実性の腺腫。血性の乳頭分泌物がみられることが多く，乳頭のびらんや発赤がみられ，臨床的に乳房パジェット病（Paget's disease）との鑑別が問題となる比較的まれな腫瘍である。

組織像は，乳頭部または乳輪部の比較的境界明瞭な乳管上皮細胞の増殖がみられる。硬化性腺症に類似した偽浸潤像や乳管内乳頭腫様の所見など，組織像に多様性が認められる。

👉 Key point
筋上皮細胞の有無が良悪性の鑑別ポイントで，腫瘍の発生部位が乳頭部または乳頭直下であることが診断のポイントとなる。

細胞像は，出現細胞量が多く，比較的結合性の強い乳頭状集塊で出現する。乳頭状集塊は血管間質を伴わない乳頭状配列を呈しており，細胞集塊の辺縁に乳頭状突出像がみられる。突出部の細胞は重厚な細胞質を有する扁平上皮様細胞への変化を認め，重積性を呈する細胞集塊内には筋上皮細胞との二相性が観察される。細胞集塊からの乳頭状突出像は悪性乳頭状病変（DCISあるいは乳頭腺管癌）でもみられるため鑑別が必要となるが，悪性乳頭状病変の乳頭状突出部分は集塊を構成する細胞群とほぼ同一の形態を示す点が前述する良性乳頭状病変との違いである。

4．腺筋上皮腫（図11）

腺筋上皮腫は比較的まれな腫瘍である。マンモグラフィや超音波画像では境界明瞭な腫瘍として認められる。腺筋上皮腫は完全に切除されれば通常治癒するが，不完全な切除の場合再発することがある。リンパ節転移や遠隔転移はみられない。

組織像は，充実性もしくは多結節性で，周囲との境界が明瞭である。腺腔を形成した乳管上皮細胞とその周囲を筋上皮細胞が被覆する二相性を保つ腫瘍である。

細胞像は細胞採取量が多く，孤立散在性の細胞を背景に乳管内乳頭腫に類似した間質を伴う導管上皮細胞からなる集塊が出現する。細胞集塊には，核密度の高い導管上皮細胞と核密度の低い腫瘍性筋上皮細胞の細胞学的性状の異なる2種類の細胞がみられる。導管上皮細胞部分はクロマチンがやや増量した小型類円形核を有するN/C比の高い細胞で構成されている。腫瘍性筋上皮細胞は多稜形から紡錘形でN/C比が低く，ライトグリーン淡染性の広い胞体を有する細胞であり，しばしば核内細胞質封入体が観察される。

2 結合織および上皮性混合腫瘍

1．線維腺腫（図12, 13）

線維腺腫は，乳管上皮成分と間質結合織成分が同時に増殖する腫瘍で，臨床的に20〜40歳代に多く発生する限局性の腫瘤である。その組織学的特徴から管内型，管周囲型，類臓器型，乳腺症型に亜分類される。管内型の組織像では増殖した間質細胞に乳管が圧排され，スリット状の構造をとる。陳旧化すると間質は線維化，硝子化を示し，石灰化がみられる。管周囲型は乳管の周囲に同心円状に間質細胞が増殖する像を呈する。類臓器型は増生した乳管上皮成分が小葉構造に類似した

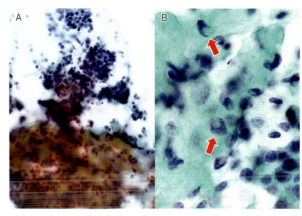

図11 腺筋上皮腫 adenomyoepithelioma
A：基底膜様物質に絡んで乳管上皮細胞が集塊で認められる。
B：腫瘍性筋上皮細胞に核内細胞質封入体（➡）を認める。

像を示す．乳腺症型では上皮成分にアポクリン化生，硬化性腺症，乳管乳頭腫症などの乳腺症の部分像を呈する．

一方，典型的な細胞像は，裸核細胞を背景に上皮細胞が結合性の強い集塊で認められる．細胞集塊は乳管上皮細胞と筋上皮からなる二相性が維持されている．乳管上皮細胞の核は円形で均一，クロマチンは均等に分布し，核小体は目立たない．また，大型の粘液腫様あるいは浮腫状の間質結合織を認める．

管内型の細胞像では乳管上皮細胞が主に筋上皮細胞との二相性を保持したシート状集塊で出現する．管周囲型ではシート状あるいは腺管状の細胞集塊として出現し，筋上皮細胞との二相性がみられる．類臓器型では軽度の重積を呈する腺房状集塊で出現する．乳腺症型では重積集塊，篩状様集塊，圧排した腺管状集塊，アポクリン化生細胞が出現する．

☞ Key point
間質の増生や集塊周囲にみられる筋上皮細胞の付着が癌との鑑別ポイントとなる．

2．葉状腫瘍

境界明瞭な分葉状の腫瘤を形成する．間質結合織成分と腺成分の増生よりなり，間質結合織成分の増生が優位なものをいう．

1）葉状腫瘍（良性）（図14）

組織像では，分葉状の構造を呈する乳管上皮細胞と間質を主体とするが，間質の増生がより顕著で広い面積を占める．浮腫状に増殖する線維性間質の細胞密度は低い．

細胞像では，中型から大型で結合性の強いシート状や折れ曲がった細胞集塊が多数出現する．内部の線維芽細胞の密度が高い浮腫状の間質細胞を認める．孤立散在性に出現する間質細胞は，裸核状，類円形から短紡錘形で異型性に乏しい．

2）葉状腫瘍（悪性）（図15）

組織像は，葉状腫瘍の間質成分が悪性化したものが悪性葉状腫瘍である．線維肉腫様，悪性線維性組織球腫瘍の形態をとることが多いが，骨肉腫，軟骨肉腫，脂肪肉腫など，あらゆる悪性軟部腫瘍の形態を呈する．

細胞像は，良性葉状腫瘍と同様に上皮成分と間質細胞成分がともに出現するが，間質細胞成分の割合が多く，核は大型で，核形不整およびクロマチンの増量，明瞭な核小体を有する異型の強い肉腫様の細胞が孤立散在性に出現する．

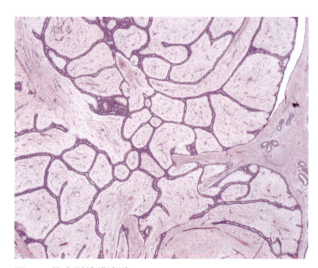

図12　管内型線維腺腫 fibroadenoma, intracanalicular type
間質結合織の増生のため管腔は樹枝状裂隙状である．

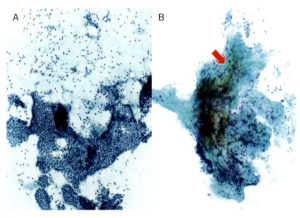

図13　線維腺腫 fibroadenoma
A：裸核細胞を背景に結合性の強い上皮細胞が集塊で認められる．上皮細胞集塊は乳管上皮細胞と筋上皮細胞からなる二相性が維持されている．
B：大型の粘液腫様あるいは浮腫状の間質結合織を認める（➡）．

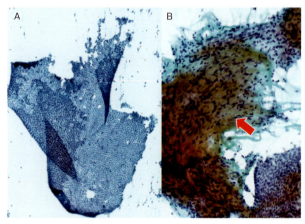

図14　葉状腫瘍（良性） phyllodes tumor, benign
A：中型から大型で結合性の強いシート状や折れ曲がった細胞集塊が多数出現する．
B：内部の線維芽細胞の密度が高い浮腫状の間質細胞を認める（➡）．

3 その他の良性腫瘍および腫瘍様病変

1．いわゆる乳腺症

乳腺症の好発年齢は30～40歳代で，エストロゲンと密接な関係がある病変であり，閉経後はエストロゲン分泌の減少とともに沈静化してくる。片側あるいは両側の乳房に大小の硬結または境界不明瞭な腫瘤として触知されることが多い。圧痛や乳頭異常分泌物がみられることがある。乳管上皮および間質成分の複雑な増生，退行性変化など多彩な組織像を示す非腫瘍性疾患で，組織学的には線維症，嚢胞，乳管過形成，小葉過形成，アポクリン化生，線維腺腫様過形成，腺症の7型に分類され，これらが種々の割合で混在し，いわゆる乳腺症という病変を形成してくる。

2．乳管上皮過形成（図16）

組織像は，乳管上皮が乳頭状または偽腺腔を形成し増殖する。細胞配列に極性はみられず通常間質は伴わない。

細胞像は，裸核状間質細胞および泡沫細胞を背景に，重積集塊が出現する。集塊を構成する細胞の核は多彩な形態を示し，方向性は不均一である。微小乳頭状配列や篩状配列を認めるが，癌細胞集塊と比較すると核に均一性がなく，不規則な篩状配列を呈する。

3．硬化性腺症

組織像は，末梢乳管の増生からなり，浸潤性にみえるが，腺管配列に規則性があり乳管上皮と筋上皮細胞の二相性が保たれている。

細胞像は，索状やくさび状あるいは小腺管状配列を示す小から中型の細胞集塊が出現する。細胞配列から硬癌との鑑別を要するが，硬化性腺症では集塊上および辺縁部に筋上皮細胞がみられる。また集塊内の核配列が硬化性腺症では細胞集塊辺縁に平行に配列しているのに対して，硬癌では細胞集塊辺縁に直角に並んでみられる。

4．過誤腫

組織像は，周囲を線維性の被膜によって被覆されている。過誤腫では乳管や間質成分など乳腺を構成する各要素が出現しうるが，主として間質成分が増殖する。

細胞像は，脂肪組織とともに二相性を有する乳管上皮細胞が小集塊で出現する。

5．炎症性病変

1）産褥性乳腺炎

細胞像は，原則として授乳期の細胞像に炎症細胞が混在した所見を示す。

2）化膿性乳腺炎

細胞像は，多数の炎症細胞を背景に，フィブリン網状物質および多核組織球に乳管上皮細胞が混在して出現する。

3）乳輪下膿瘍

細胞像は，多数の炎症細胞およびフィブリン網の中に，有核扁平上皮細胞，無核上皮細胞が散見される。標本中に乳管上皮細胞が観察されることが重要である。

4）肉芽腫性乳腺炎

細胞像は，多数の炎症細胞を背景に，類上皮細胞および多核組織球がみられる。炎症性変化により，出現する乳管上皮細胞は濃縮状の核，核肥大などの変化を認めるが，核異型やクロマチンの増加に乏しい。

5）乳腺線維症

組織像は，萎縮した乳管と膠原線維の増生および硝子化が目立ち，乳管周囲にはリンパ球浸潤を伴うことがある。

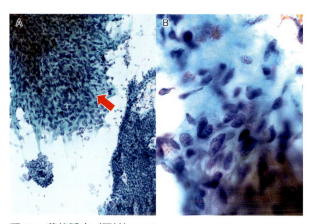

図15　葉状腫瘍（悪性）phyllodes tumor, malignant
A：良性葉状腫瘍と同様に上皮成分と間質細胞成分（→）がともに出現する。
B：間質細胞の核は大型で，核形不整およびクロマチンの増量した異型の強い肉腫様細胞が出現する。

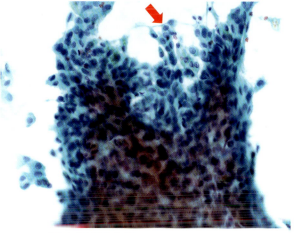

図16　乳腺症（乳管上皮過形成）
mastopathy, hyperplasia of ductal cell
細胞集塊辺縁は毛羽立ち（→），集塊を構成する細胞の核は多彩な形態を示して，細胞配列は不均一である。

FNA は腫瘍が硬く，細胞採取量は少ない。細胞が採取された場合は，膠原線維とともに二相性を有した小集塊を認める。

6）女性化乳房

組織像は，乳管の増生，乳管上皮の過形成および間質線維芽細胞の増生からなる病変である。間質は膠原線維，線維芽細胞の増生に浮腫状変化が加わり，軽度の炎症細胞浸潤がみられる。

細胞像は，線維芽細胞および浮腫状間質を背景に，大型細胞集塊が出現する。集塊を構成する乳管上皮細胞は均一で重積性を呈する。

7）副乳

組織像は正常乳腺と基本的には同様の構造を示すが，小葉構造が失われ脂肪に置換されることがある。

細胞像は，脂肪組織および二相性を有した小型細胞集塊が出現する。腋窩腫瘤の FNA において異型の乏しい乳管上皮細胞がみられた場合，副乳の存在を考えて，癌のリンパ節転移と間違えないようにする。

4 妊娠，授乳期乳腺の細胞所見

1．授乳性結節（図17）

妊娠中あるいは授乳期にみられる良性乳腺腫瘤。

組織像は分泌性変化を示す腺管が密に増殖する。腺上皮は立方形またはホブネイル（hobnail）状で，泡沫状の細胞質を有する。

細胞像は，ライトグリーンに染まる乳汁様分泌物を背景に，裸核状の細胞が孤立散在性に出現する。核は類円形で不整はみられず，クロマチンは細顆粒状で均等に分布し増量に乏しい。核小体は単個ないし数個有し著明な腫大を認める。

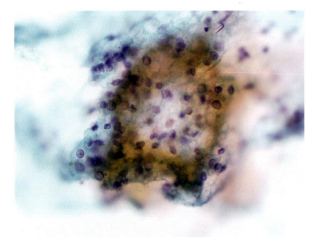

図17　授乳性結節 lactational nodule
細胞質は泡沫状で大小の空胞を認める。核は類円形で不整はみられずクロマチンは細顆粒状，小型円形核小体を有する。

乳腺悪性腫瘍の組織像と細胞所見

1 非浸潤癌

乳管上皮あるいは小葉由来の癌細胞が乳管内，小葉内に限局している状態で，基底膜を破って間質への浸潤がみられないものを示す。DCIS はマンモグラフィ検診の普及によって発見される乳癌の25%を占めるようになっており，全乳癌の中では約14%とされている。

1．非浸潤性乳管癌

非浸潤性乳管癌（non-invasive ductal carcinoma）は DCIS と同義語である。組織型の亜型がいくつかあり，代表的なものは乳頭型，低乳頭型，篩状型，充実型，充実-乳頭型，面皰型である。面皰型を除いた組織亜型の核異型度は低く，単一で単調な細胞所見となる。面皰型は核異型度が高く，悪性の診断は容易であるが，浸潤癌との鑑別はできない。DCIS は，組織学的に浸潤性乳管癌と同様に，核異型度により低異型度（low grade），中異型度（intermediate grade），高異型度（high grade）に分かれる。細胞診は，面皰型のように壊死を伴い，核異型度が強い high grade に分類される DICS は悪性の診断が容易となるが，low grade DCIS の場合では悪性の診断は困難になることが多い。

1）乳頭型（図18，19）

組織像は，線維血管性間質を軸に乳頭状の増生を示す。筋上皮細胞を介さずに線維性血管性間質から乳管上皮細胞が直接的に配列する。

細胞像は，線維血管性間質を伴う場合は乳頭状に増生する重積性集塊で出現し，線維血管性間質から直角に乳管上皮細胞が配列し，筋上皮細胞は認めない。線維血管性間質は細く透明感がある。さらに先端がループ状で乳管上皮細胞を伴わない状態で存在することが多く，そのような線維血管性間質は裸血管と称される。個々の細胞は高円柱状から円柱状を示し，いずれの核も緊満感があり，大きさも整っている。

👉 Key point
乳頭状の重積性集塊で出現するため，乳管内乳頭腫が鑑別に挙がる。線維血管性間質や筋上皮細胞の捉え方が困難な場合，良悪性の鑑別が難しいことも多いが，核の大小不同に乏しく，単一の核が整然と配列される所見は DCIS の特徴である。

2）低乳頭型（微小乳頭型）

組織像は，拡張した乳管内の内腔側に向かって，線維血管性間質を伴わない乳頭状の突出やアーチ状の構造をとり増生する。

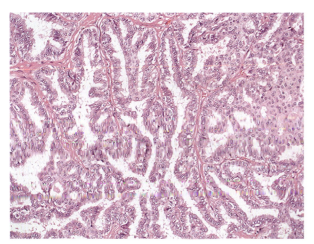

図18 非浸潤性乳管癌 乳頭型
non-invasive ductal carcinoma, papillary type
細い線維血管性間質から直接的に乳管上皮が増生し，乳頭状構造を示す。

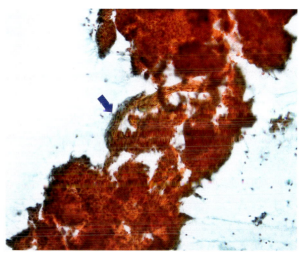

図19 非浸潤性乳管癌 乳頭型
non-invasive ductal carcinoma, papillary type
重積性の強い乳頭状の集塊で，線維血管性間質を伴う（➡）。異型の乏しい細胞で構成されている。

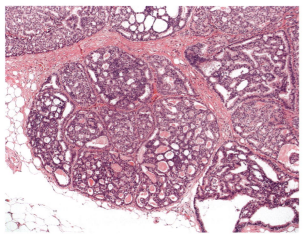

図20 非浸潤性乳管癌 篩状型
non-invasive ductal carcinoma, cribriform type
多数の腺腔構造が認められ，その形は正円形で乳管上皮は規則的に配列している。

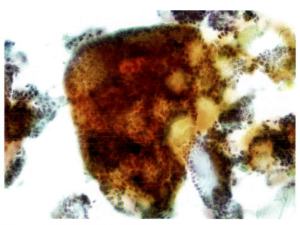

図21 非浸潤性乳管癌 篩状型
non-invasive ductal carcinoma, cribriform type
類円形の明瞭な腺腔配列を有する細胞集塊で，細胞配列は腺腔に向かって極性を示している。

細胞像は，シート状の集塊から丈の短い乳頭状突起がみられ，先端部は丸みを帯び，均一な細胞で構成されている。シート状集塊に少数の小型紡錘形核の細胞がみられることがあるが，これは基底膜側に存在する筋上皮細胞である。

3）篩状型（図20，21）

組織像は，乳管内に正円形の腺腔構造が多数みられ，腺腔の内側に向かって垂直に細胞が配列され，核は基底膜側に規則正しく配置している。

細胞像は，重積性集塊で出現することが多い。ピントを上下させると複数の腺腔配列が浮かび上がる。腺腔配列自体に立体性があり，核の配列は規則正しく整っている。構成細胞は均一である。

4）充実型（図22，23）

組織像は，拡張した乳管内に腫瘍細胞が充満している。細胞の核は円形で均一である。

細胞像は，腫瘍細胞が重積性集塊や孤立散在性に出現する。円形核，均一な細胞で構成され，比較的均等に細胞が配列する。

5）充実乳頭型

組織像は，乳管内に細く繊細な線維血管性間質を有する乳頭状構造と癌細胞の充実性増殖が認められる。粘液産生や神経内分泌への分化を示すことが多い。

細胞像は，偏在性の類円形核で，細胞は円形，多形，高円柱状などさまざまな形態を示し，孤立散在性に出現する傾向にある。また線維血管性間質が裸血管状に認められることも多い。

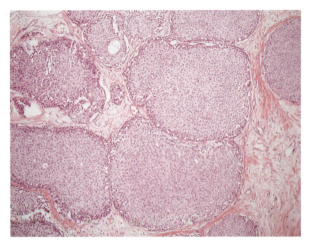

図22　非浸潤性乳管癌 充実型
　　　non-invasive ductal carcinoma, solid type
拡張した乳管内に腫瘍細胞が充実性に増生している。

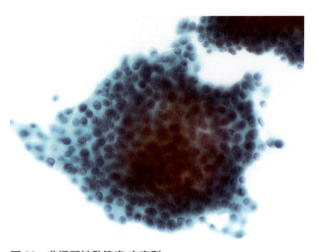

図23　非浸潤性乳管癌 充実型
　　　non-invasive ductal carcinoma, solid type
重積性を伴う乳管上皮細胞の集塊。核異型に乏しい円形核で均一な細胞から構成されている。

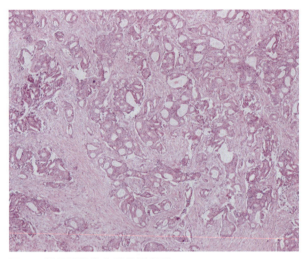

図24　浸潤性乳管癌 腺管形成型
　　　invasive ductal carcinoma tubule forming type
腺腔形成がみられる癌細胞巣が浸潤性に認められる。

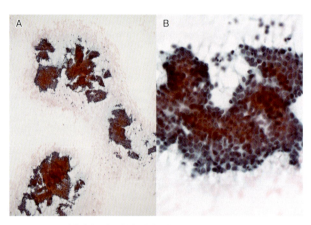

図25　浸潤性乳管癌 腺管形成型
　　　invasive ductal carcinoma tubule forming type
A：不規則な重積性集塊で，腺管構造や腺腔構造が認められる。
B：核密度の高い集塊で，核はクロマチン増加が顕著である。

6）面疱型

　組織像は，乳管内に充実性に癌細胞が増殖し，その中心部に壊死を認める。石灰化を伴うことも多い。

　細胞像は，多量の壊死を背景に，細胞異型度の高い癌細胞が核不整や核の大小不同を伴いながら出現する。よって浸潤癌との区別はつかない。

2　浸潤性乳管癌

　浸潤性乳管癌は浸潤癌胞巣の形態や構築に基づいて腺管形成型，充実型，硬性型に分類され，2種類以上の型が認められる場合には，より広い面積を占める型に分類する。いずれが優位とも判断が困難な場合や，中間的な組織像を示す場合は，その他に分類される。

1．腺管形成型（図24, 25）

　組織像は，浸潤癌胞巣が腺管形成を主体とする高分化な癌である。細胞異型度は低から中程度が多い。

　細胞像は，規則的な配列を示す重積性集塊で出現し，小型集塊や単個細胞も孤立散在性に出現する。集塊内部には腺管構造を模倣するような腺腔配列や，篩状配列や索状配列などが混在する。

2．充実型（図26, 27）

　組織像は，充実性で腺管形成の不明瞭な浸潤癌胞巣が，周辺組織に対して圧排性ないし膨張性発育を示す浸潤性乳管癌である。

　細胞像は，細胞採取量が豊富なことが多く，結合性の緩い重積性集塊や単個細胞が孤立散在性に出現する。細胞は多辺形から類円形で，核形は円形で偏在傾向にある。集塊内部には明らかな腺腔配列は認めない。

3．硬性型（図28, 29）

　組織像は，癌細胞が単個あるいは小集塊状ないし索

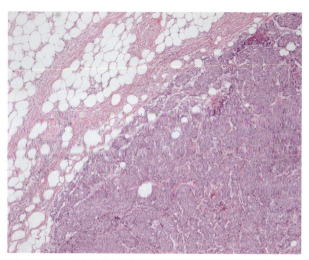

図26 浸潤性乳管癌 充実型
invasive ductal carcinoma solid type
腺腔形成の不明瞭な癌細胞が充実性に増殖している。

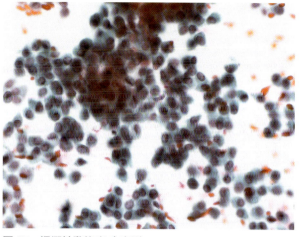

図27 浸潤性乳管癌 充実型
invasive ductal carcinoma solid type
重積性集塊から結合性の低下した癌細胞が孤立散在性に出現する。腺腔配列は認めない。偏在性の核で核の大小不同や核形不整がみられる。

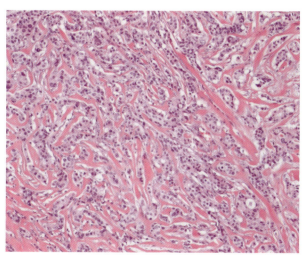

図28 浸潤性乳管癌 硬性型
invasive ductal carcinoma scirrhous type
癌細胞が小塊状，索状に間質に浸潤している。周囲の間質結合織は増生がみられる。

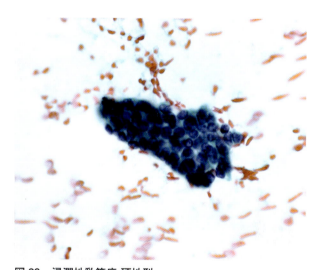

図29 浸潤性乳管癌 硬性型
invasive ductal carcinoma scirrhous type
くさび状配列を示す細胞集塊。

状となって間質に浸潤し，間質結合織の増生を伴う浸潤性乳管癌である。

細胞像は，小型〜中型の重積性集塊で，間質への浸潤形態を模倣するように線状，索状，くさび状配列を示す。クロマチン増量や核形の不整がみられ，細胞質には細胞質内小腺腔が観察されることが多い。

3 特殊型浸潤癌

1. 粘液癌（図30, 31, 32）

組織像は，癌細胞が産生した粘液が間質内に貯留し，その中に癌細胞が浮遊する。癌胞巣が少なく粘液の多いA型と，癌胞巣が多く粘液が少ないB型に分けられる。

細胞像は，背景に粘稠性の高い粘液を伴い，重積性集塊が厚みのある粘液に埋もれるように出現する。細胞集塊の周囲には粘液が渦巻状や年輪状の形態として認められる。これは高い粘稠性を示唆する粘液の特徴である。

☞ Key point

乳腺粘液腫瘤様病変（MLL）：拡張した乳管の内腔に薄い粘液が貯留した嚢胞（粘液貯留嚢胞）の乳管壁が破綻した状態で，薄い粘液を背景に乳管上皮集塊がみられることがあるため，粘液癌と鑑別を要する場合がある。粘液癌と比較してMLLで出現する粘液には厚みがなく粘稠性が低い。また乳管上皮集塊もシート状で小型核であるが，MLL近傍にDCISや粘液癌が合併する

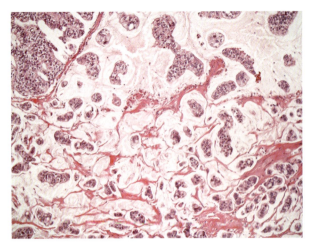

図30　粘液癌 mucinous carcinoma
多量の粘液の中に乳頭状の癌胞巣がみられる。

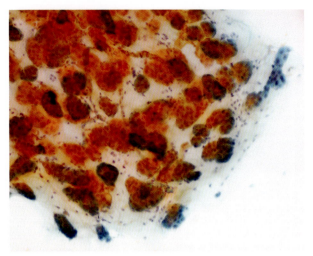

図31　粘液癌（A型）mucinous carcinoma type A
重積性集塊が多量の粘液の中に埋もれるように浮遊する。

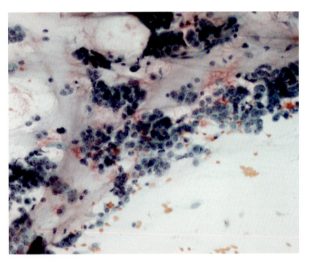

図32　粘液癌（B型）mucinous carcinoma type B
粘液を背景に核腫大，核形不整のみられる腫瘍細胞の集塊が出現している。

ことがあり注意が必要となる。

2．髄様癌（図33，34）

組織像は，癌細胞が髄様に増殖し，境界明瞭な腫瘤を形成する。癌細胞周囲の間質にリンパ球浸潤を伴うことが多い。核異型は高度である。

細胞像は，背景にリンパ球を伴い，顆粒状の広い細胞質で細胞境界の不明瞭な大型の細胞が出現する。核形不整が強く，大型の核小体も目立ち細胞異型は強い。また裸核細胞の出現が目立つ。

3．浸潤性小葉癌（図35，36）

本疾患の特徴は，両側乳房発生，多中心性発生が高率でびまん性増殖パターンを呈する。同様な浸潤形式を示す硬性型と比較するとリンパ節転移は少なく，浸潤性小葉癌は晩期再発型の特徴を備えており，長期の術後経過観察が必要とされている。

組織像は，腫瘍細胞形態は小から中型でほぼ均一な大きさを呈し，間質に浸潤する形態は数珠状配列あるいは線状配列，乳管を中心に同心円状に配列する標的状が特徴である。腺腔を形成することはほとんどなく，癌細胞が充実性胞巣を形成することもある。

細胞像は，小型の腫瘍細胞が孤立散在性または数珠状配列で出現する。核は類円形で，核に切れ込みがみられ微細顆粒状のクロマチンを有する。また，細胞質は不明瞭で細胞質内小腺腔を高率に認める。

☞ Key point

浸潤性乳管癌の硬性型との鑑別にE-カドヘリンの免疫染色が用いられる。小葉癌ではE-カドヘリンの陽性率が低い。

4．管状癌（図37）

発生頻度は全乳癌の1％未満で比較的まれな腫瘍である。リンパ節転移率は低く，腫瘍径も2cm以下と小さなものがほとんどを占める。予後良好で，高分化な管腔形成性の腫瘍である。

組織像は，高分化の管腔を形成する癌で，管腔は円形から涙滴状で1層の上皮からなる（二相性の欠如）。

細胞像は，小型で異型に乏しい細胞が，腺管状配列を示す細胞集塊として認められる。核密度の高い細胞集塊で配列は整っている。集塊内あるいは集塊辺縁に筋上皮細胞は確認されない。管状癌は異型に乏しいため，良性と間違えられやすい悪性病変の1つである。細胞配列や核の緊満感など，わずかな細胞所見を読み取ることが重要である。

5．アポクリン癌（図38）

背景には壊死物質を伴い，豊富な細胞質に好酸性，顆粒状のアポクリン顆粒を有する細胞からなる。細胞

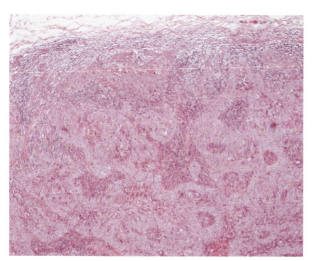

図33　髄様癌 medullary carcinoma
リンパ球を伴い，充実性髄様の癌胞巣が浸潤性に増生している。

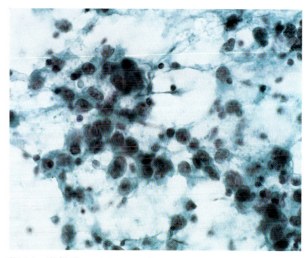

図34　髄様癌 medullary carcinoma
リンパ球を背景に，境界不明瞭な淡い細胞質で核形不整の強い細胞が出現する。また裸核細胞の出現も特徴である。

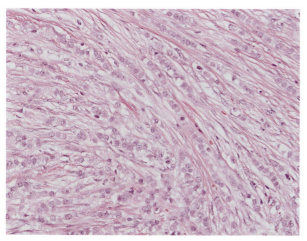

図35　浸潤性小葉癌 invasive lobular carcinoma
索状配列の腫瘍細胞が間質組織に浸潤している。

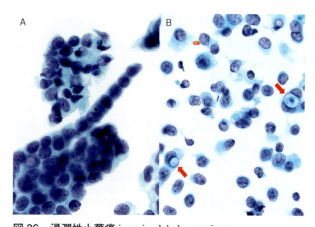

図36　浸潤性小葉癌 invasive lobular carcinoma
A：癌細胞が線状配列（数珠状配列）で出現する。
B：癌細胞が孤立散在性に出現。核は類円形で，微細顆粒状で細顆粒状クロマチンを有する。ICLを高率に認める（→）。

質は泡沫状で核は類円形で大小不同があり，クロマチンは顆粒状で明瞭な円形核小体を有する。アポクリン変化を伴う病変の中には，乳管腺腫やアポクリン腺症などの良性病変においても異型アポクリン化生細胞が認められ，過剰診断されやすいということを念頭に置いて細胞診断を行うことが重要である。

6．浸潤性微小乳頭癌（図39）

浸潤性微小乳頭癌ではリンパ管侵襲，血管侵襲の頻度は高くリンパ節転移率が高い。

組織像は，非常に特徴的な組織所見を示す。網目状の間質に囲まれて微小乳頭状胞巣が増殖し，間質と癌巣との間に明瞭な間隙が認められる。なお，間隙はアーチファクトといわれており，固定前の凍結標本では間隙がみられない。

細胞像は，小型から中型の立体的な細胞集塊を多数認める。いずれの細胞も結合性が強く，孤立散在性に出現する細胞は少ない。N/C比は高く，クロマチンの増量，核の大小不同を認める。集塊最外層に核配列の極性がみられ，細胞極性が反転している。また，集塊辺縁部の微絨毛の存在から，毛羽立ち状の所見がみられる。

7．分泌癌（図40）

非常にまれな腫瘍で，発生頻度は全乳癌の0.1％以下とされている。予後は通常の乳癌と比べて比較的良好とされている。

組織像は，甲状腺濾胞や授乳期乳腺に類似した組織像を呈し，細胞質あるいは腺腔内に好酸性の分泌物を認める。分泌物はPAS反応陽性でジアスターゼ消化試験は抵抗性，アルシアンブルー染色陽性，ムチカルミン染色陽性で粘液の存在が示唆される。

細胞像は，細胞採取量が比較的多く，シート状あるいは小集塊状，孤立散在性の出現様式として認められ

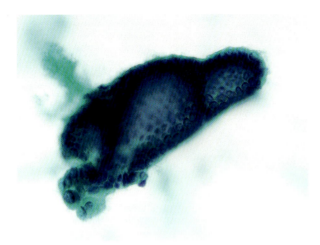

図37　管状癌 tubular carcinoma
小型で異型に乏しい腫瘍細胞が腺管状配列で認められる。核密度が高く，一層の上皮細胞で構成されている。

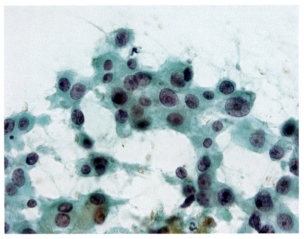

図38　アポクリン癌 apocrine carcinoma
多辺形を示す細胞。細胞質は豊富でアポクリン顆粒を認める。核は円形から類円形で大小不同があり，大型円形核小体を認める。

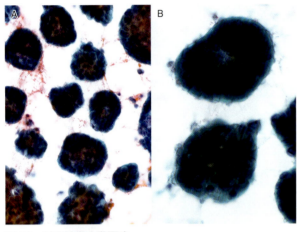

図39　浸潤性微小乳頭癌
　　　invasive micropapillary carcinoma（IMPC）
A：小型から中型の立体的な細胞集塊を多数認める。
B：集塊最外層に核配列の極性がみられ細胞極性が反転している。また，集塊辺縁部の微絨毛の存在から，毛羽立ち状の所見がみられる。

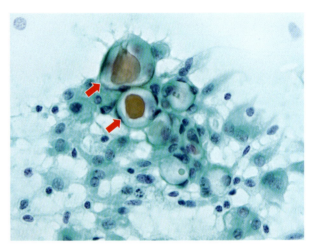

図40　分泌癌 secretory carcinoma
細胞質内には淡青色から黄褐色に染まる MGS が認められる（→）。

る。細胞質内にはライトグリーンからヘマトキシリン好性の分泌物がみられる。これは粘液小球状構造（MGS）と呼ばれる構造物で，分泌癌に特徴的な所見である。

4　間葉系分化を伴う癌

1．紡錘細胞癌

　組織像は，肉腫様の紡錘形腫瘍細胞からなる高異型度の化生癌である。上皮性性格の明らかな領域がみられることが多い。
　細胞像は，紡錘形の腫瘍細胞が緩い結合性の集塊で出現する。細胞質の境界は不明瞭で核の大小不同や核の多形性が目立つ。

2．骨・軟骨化生を伴う癌

　組織像は腫瘍内に骨あるいは軟骨化生を示す癌である。骨・軟骨基質と上皮様成分の間には紡錘形腫瘍細胞の介在がみられる。
　細胞像は異型の強い上皮性の腫瘍細胞集塊と骨基質や軟骨基質，紡錘形腫瘍細胞が孤立散在性に出現する。

3．基質産生癌

　組織像は，骨・軟骨基質の産生を特徴とするが，上皮様の腫瘍成分と基質成分の間に紡錘形細胞成分や破骨細胞成分は介在しない。
　細胞像は，背景に軟骨基質成分を伴い，異型の強い上皮性の細胞が集塊や孤立散在性に出現する。

☞ Key point
背景に出現する軟骨基質や骨基質成分に気づくことが

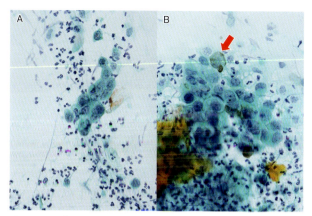

図41 パジェット病 Paget's disease
A：炎症性背景に大型で類円形の腫瘍細胞が小集塊、あるいは孤立散在性として認められる。
B：細胞質にはメラニン顆粒が観察される（→）。

重要である。また、マンモグラフィでリング状の陰影を示すことが特徴とされている。

5 乳房パジェット病（図41）

乳頭近傍の太い乳管に発生した癌が乳管内を乳頭およびその表皮に向かって進展した腫瘍で、乳房内に明らかな浸潤性腫瘍を形成しないものを指す。臨床的には乳頭部のびらん、発赤を特徴とする。

組織像は、乳頭部・乳輪部の表皮内にPaget細胞が増生する。このPaget細胞は、大型、類円形であり、豊富な細胞質と大型の核を特徴とし、明瞭な核小体を有する。Paget細胞の細胞質には時にメラニン顆粒を認めることがある。

びらんを伴う病変部の擦過細胞診の細胞像では、炎症性背景に細胞質が豊富で大型の核に明瞭な核小体を有するPaget細胞が、孤立散在性あるいは小集塊で認められる。細胞質には、メラニン顆粒を認める場合がある。臨床的に湿疹やびらんを伴うことから、乳頭部腺腫との鑑別が必要となり、Paget細胞にメラニン顆粒を認めた場合は悪性黒色腫との鑑別が重要となる。

乳頭分泌物の細胞診

異常乳頭分泌物とは、妊娠・授乳期以外に認められる持続性の分泌物で、ホルモン異常などが関与する機能的異常分泌（通常は両側性多孔性の分泌であることが多い）と、乳管内の病的原因による器質的異常分泌（片側性単孔性であることが多い）がある。

異常乳頭分泌物細胞診はFNAとは違い、検体から得られる情報量が非常に乏しく、かつ細胞変性が加わるため、診断に苦慮する場合がある。しかしながら画像診断では異常が指摘されず、乳頭分泌物が唯一の所見である場合、異常乳頭分泌物細胞診の期待は大きい。特に無腫瘤性の乳癌の発見に有用である。

異常乳頭分泌物の細胞採取方法には、スライドガラスを乳頭に直接押し当てて塗抹する方法、毛細管で乳頭分泌物を採取し標本作製を行う方法、集細胞法を応用した畜乳法がある。

1 異常乳頭分泌細胞診の見方と考え方

異常乳頭分泌物に出現する細胞は乳管内で剥離した細胞であり、細胞変性が加わっているため、過剰診断をしないように注意が必要である。また、乳頭分泌物の細胞所見から組織型を推定することは困難な場合が多いため、良悪性の判定が主体となる。

1．壊死物質の有無

壊死物質の存在は強く、悪性を疑う。

2．出現細胞量

乳頭分泌物中の細胞は、自然剥離した細胞である。通常、上皮細胞が多くみられた場合は悪性を疑う。しかしながら、乳癌例では細胞が少数である場合が多く、非癌例でも時として多くの細胞が出現する場合もあるため、細胞所見などを総合的に判断する必要がある。

3．孤立散在性細胞と細胞集塊からの細胞のほつれ

孤立散在性細胞とは細胞質を保持した乳管上皮細胞で、その出現は細胞集塊から細胞が剥離したためであり、細胞接着の低下を意味する。よって、孤立散在性細胞が多数出現している場合は、悪性を示唆する所見の1つとなる。また、細胞集塊から細胞がほつれていく所見も、細胞接着性の低下を意味しており、悪性を考える所見の1つとなる。

4．核の不規則重積性

核の不規則な重積が3層以上あり、しかも集塊内の核が密集している部分と疎な部分を認め、核間距離が不均等な細胞集塊は悪性を示唆する所見の1つとなる。

5．細胞質所見

変性のためライトグリーンに濃染し、重厚性や層状構造様にみえる場合がある。

6．核所見

顆粒状や網状、濃縮状など、さまざまなクロマチンがみられる。変性が少ない癌例の場合はクロマチンの増量により核に緊満感があり、かつ核縁は薄くクロマチンが充満している。しかし非癌例では、核縁は均等に肥厚しクロマチンも均等に分布している。

また、大型核小体や核小体明庭がみられる細胞は癌細胞に多いが、核小体のみで良悪性の鑑別はできない。

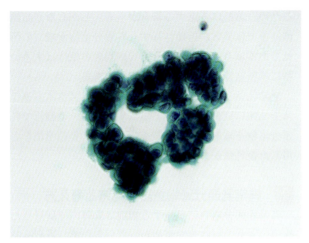

図42 乳頭分泌物（乳管内乳頭腫）
nipple discharge, intraductal papilloma
細胞接着性が強い集塊。細胞質は厚く，核クロマチンの増量は認められない。また"集塊からの細胞のほつれ"も観察されない。

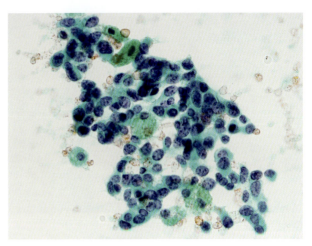

図43 乳頭分泌物（乳管癌）
nipple discharge, ductal carcinoma
結合性の低下した細胞集塊。核の大小不同や核形不整，クロマチン増量などの細胞異型を認める。

7．対細胞
細胞の増殖が強いことを示唆する。癌例のみならず良性病変にも認められる所見である。

2 乳腺病変における異常乳頭分泌物細胞診

1．乳腺炎
背景には多数の好中球を認め，時に角化した扁平上皮細胞を認めることがある。

2．乳管内乳頭腫（図42）
多数の泡沫細胞とともに，乳管上皮細胞が結合性の強い集塊で認められる。時に乳頭状集塊や球状集塊が認められることもある。集塊の核密度が低く，不規則な重積も観察されず，配列は整っている。核の緊満感に乏しく，重厚な細胞質を持つ扁平上皮化生様細胞の出現を高頻度に認める。

3．乳腺症
泡沫細胞とともに，結合性の強い細胞集塊を少数認める。核の大小不同がみられるが，N/C比はそれほど高くない。

4．乳管癌（図43）
乳管内病変の像を反映した悪性細胞の出現がみられる。N/C比の高い腫瘍細胞が乳頭状重積性集塊，球状集塊，孤立散在性など多彩な像で出現する。一般に不規則重積性集塊の核密度は高く，クロマチン増量に伴い核に緊満感を感じる。

☞ Key point
乳頭部腺腫が存在する場合，変性の少ない細胞接着の低下した細胞が多数出現することがある。このような場合，過剰診断される可能性が高いため，乳頭分泌細胞診では臨床情報が重要である。

乳癌のサブタイプ

サブタイプとは，病理組織学的分類とは異なる，網羅的遺伝子解析による新たな分類である。実臨床では通常，免疫染色結果を踏まえ，ホルモン受容体陽性のLuminal乳癌，HER2陽性のHER2乳癌，3つのマーカー〔エストロゲン受容体（estrogen receptor：ER），プロゲステロン受容体（progesterone receptor：PR），HER2〕すべてが陰性であるトリプルネガティブ乳癌に分かれ，さらにLuminal乳癌は，ER，PR，Ki67の組み合わせによりLuminal AとLuminal Bに分類される。

乳癌の治療においては，2年に1度行われる「ザンクト・ガレン乳癌カンファランス」において，個別化治療を目標とした臨床的サブタイプが提唱されている。基本的にLuminal乳癌はホルモン治療が優先され，HER2乳癌は抗HER2療法および抗癌剤やホルモン療法が優先される。一方，トリプルネガティブ乳癌ではホルモン療法や抗HER2療法は行えず，現状は化学療法（抗癌剤）が基本となる。

乳腺細胞診においては今後，良悪性の判定のみならず，乳癌の予後や分子標的治療法の応用と細胞像との関係などが重要なテーマになるものと考えられる。

VI 甲状腺・副甲状腺の細胞診

甲状腺の解剖・機能

甲状腺は甲状軟骨の下方に位置し、気管を前面から囲むように存在する内分泌臓器である。重さは15〜20gで、左右の葉とそれらをつなぐ峡部からなり、蝶の形をしている。峡部には頭部側に小さな突起物（錐体葉）がみられることもある（図1）。両葉は、さらに三等分され、上部、中部、下部に分かれる。

甲状腺組織の上皮成分は、濾胞細胞とC細胞（傍濾胞細胞）からなる。大部分を占めるのは濾胞細胞で、これらが単層に配列して球形の濾胞を形成している（図2，3）。濾胞腔には、粘度の高いコロイドが充満している。C細胞は、濾胞細胞と基底膜の間に位置し、両葉の上1/3に存在する（図4）。

甲状腺の濾胞細胞とC細胞はいずれもホルモン産生細胞である。濾胞細胞からは甲状腺ホルモンが、C細胞からはカルシトニンが産生される。前者は生体の新陳代謝に作用し、後者は血中カルシウム濃度をコントロールする要因の1つである。

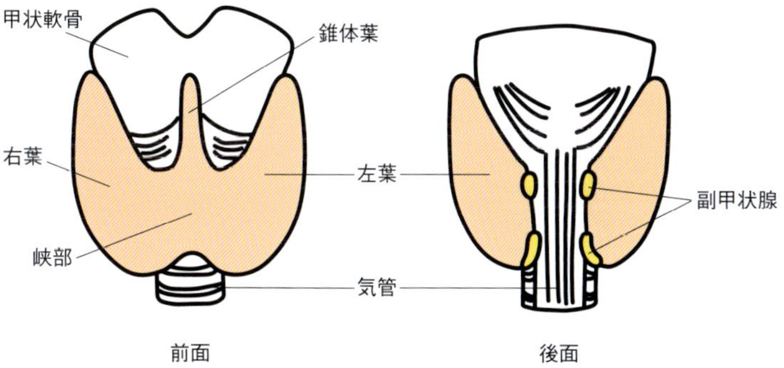

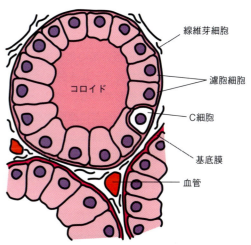

図2 甲状腺組織の模式図 histology of the thyroid (schema)
甲状腺組織の上皮成分は、濾胞細胞とC細胞からなり、球形の濾胞を形成している。

図1 甲状腺と副甲状腺の解剖 anatomy of the thyroid and the parathyroid
甲状腺は左右の葉とそれらをつなぐ峡部からなり、蝶の形をしている。副甲状腺は甲状腺の背側に位置する。

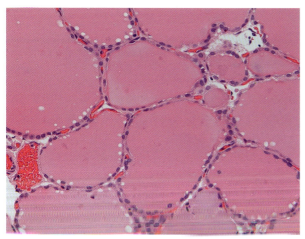

図3 甲状腺組織 histology of the thyroid
甲状腺濾胞は単層の扁平な濾胞細胞からなり、内腔にはコロイドが充満している。

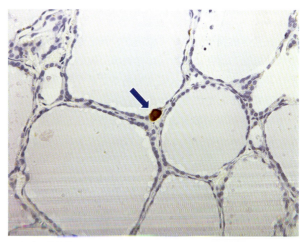

図4 C細胞 C cell
C細胞は、濾胞細胞間にまばらに存在し、カルシトニン免疫染色陽性である（カルシトニン免疫染色：➡）。

副甲状腺の解剖・機能

甲状腺の細胞診において，まれに副甲状腺由来の細胞が混在することがあるので，その存在を念頭に置くことは重要である．副甲状腺は甲状腺の背側に位置し，左右，上下に4個あるが，実際には2～6個とさまざまである．副甲状腺はレンズ豆の形状をし，重さは20～50 mgである．

組織学的には主細胞と好酸性細胞からなり，間質には毛細血管と脂肪細胞が存在する．副甲状腺は副甲状腺ホルモン（PTH）を分泌し，骨や腎臓に働いて血中のカルシウム濃度を上昇させ，リンを低下させる．

甲状腺腫瘍の組織分類

表1は，『甲状腺癌取扱い規約第9版』による甲状腺腫瘍の組織学的分類であり，基本的にはWHO分類第5版の組織分類に準拠している．

甲状腺悪性腫瘍のほとんどは濾胞細胞由来の乳頭癌で，その他の濾胞細胞由来腫瘍として濾胞腺腫，濾胞癌，低分化癌，未分化癌などがある．髄様癌はC細胞由来である．表2に摘出症例における甲状腺悪性腫瘍の頻度を示す．

甲状腺細胞診の特徴と対象となる疾患

図5に示すように，甲状腺疾患の診断では，まず問診，触診が行われ，超音波，X線などの画像検査，各種ホルモン・自己抗体・腫瘍マーカーなどの生化学的・血清学的検査などから細胞診の適応が決定される．甲状腺結節の診断においては穿刺吸引細胞診の診断精度は非常に高く（表3），安全であることから，有用な術前診断法として広く行われている．

甲状腺穿刺吸引細胞診の対象となる疾患を表4に示す．結節形成を伴うほとんどの疾患が含まれる．機能亢進状態のバセドウ病は，穿刺によって病態が悪化することがあるため穿刺吸引の適応からは除外される．慢性甲状腺炎（橋本病）は，臨床症状および甲状腺自己抗体の測定で診断可能であるが，結節性病変の出現やリンパ腫の併発が疑われる場合は穿刺吸引が行われる．副甲状腺腺腫への穿刺吸引は，大量出血や腫瘍の播種をきたす可能性があるため禁忌とされている．

穿刺吸引手技

①**準備**：患者の前頸部をできる限り伸展させ，刺入部を消毒する．
②**刺入**：ピストル型フォルダーに注射器（10～20 mL）と注射針（21～23G）を装着し，超音波ガイド下にて，針を腫瘤内に差し込む．
③**切り取り**：腫瘤内に針先を確認後，わずかに陰圧（0.3 mL）をかける．強い陰圧だと，血液を多量に吸引し，検体不適正になりやすい．陰圧状態で，針を前後にすばやく（1秒間に3～5回）動かし，針先で組織を円柱状に切り取る（2～3秒間）．ただし，囊胞液を吸引した場合は，十分に吸引する．
④**陰圧の解除と針の抜去**：陰圧を解除した後，針を刺入方向に対して真っ直ぐに引き抜く．
⑤**排出**：注射針を注射筒から外し，注射筒に空気を注入してから再び注射針を装着する．次に，針先を斜めにしてプレパラート上に置き，吸引した検体を1回で吹き出す．
⑥**局所の圧迫**：針の抜去後，刺入部を15分間（抗凝固薬を内服している人では20分間）圧迫する．

塗抹法

正確で信頼性の高い診断をするには，できる限り観察しやすい標本を作製することが重要である．観察しやすい標本とは，薄く塗抹する，組織構築を保つ，血液を排除する，細胞量を確保するの4つで，それらを満たすには，合わせ法が最適である．血液を多量に吸引した場合は，溶血作用のあるLBC法を行う．

鑑別診断のための免疫染色

パパニコロウ染色やギムザ染色にて鑑別が困難な場合に，免疫染色が行われることがある．表5に一般的に用いられている抗体とその染色態度を示す．

甲状腺腫瘍の遺伝子異常

甲状腺腫瘍の多くに，その発生原因としての遺伝子異常がみつかっている（表6）．甲状腺濾胞細胞由来の高分化癌の多くはドライバー遺伝子（総論参照）によ

表1　甲状腺腫瘍の組織学的分類

1. 腫瘍様病変 tumor-like lesions
a. 腺腫様甲状腺腫 adenomatous goiter

2. 良性腫瘍 benign tumors
a. 濾胞腺腫 follicular adenoma
b. 膨大細胞腺腫 oncocytic adenoma

3. 低リスク腫瘍 low-risk neoplasms
a. 乳頭癌様核所見を伴う非浸潤性濾胞型腫瘍 noninvasive follicular thyroid neoplasm with papillary-like nuclear features (NIFTP)
b. 悪性度不明な腫瘍 tumors of uncertain malignant potential (UMP)
c. 硝子化索状腫瘍 hyalinizing trabecular tumor

4. 悪性腫瘍 malignant tumors
a. 濾胞癌 follicular carcinoma
　浸潤様式からみた分類
　　1) 微少浸潤性濾胞癌 follicular carcinoma, minimally invasive
　　2) 被包化血管浸潤性濾胞癌 follicular carcinoma, encapsulated angioinvasive
　　3) 広汎浸潤性濾胞癌 follicular carcinoma, widely invasive
b. 乳頭癌 papillary carcinoma
　亜型 subtypes
　　1) 濾胞型乳頭癌 papillary carcinoma, follicular subtype
　　2) 大濾胞型乳頭癌 papillary carcinoma, macrofollicular subtype
　　3) 好酸性細胞型乳頭癌 papillary carcinoma, oxyphilic cell subtype
　　4) びまん性硬化型乳頭癌 papillary carcinoma, diffuse sclerosing subtype
　　5) 高細胞型乳頭癌 papillary carcinoma, tall cell subtype
　　6) 円柱細胞型乳頭癌 papillary carcinoma, columnar cell subtype
　　7) 充実型乳頭癌 papillary carcinoma, solid subtype
　　8) ホブネイル型乳頭癌 papillary carcinoma, hobnail subtype
　　9) その他の亜型 other subtypes
c. 膨大細胞癌 oncocytic carcinoma
d. 低分化癌 poorly differentiated carcinoma
付) 高異型度分化癌 high-grade differentiated carcinoma
e. 未分化癌 anaplastic carcinoma
f. 髄様癌 medullary carcinoma
g. 混合性髄様癌・濾胞細胞癌 mixed medullary and follicular cell carcinoma
h. リンパ腫 lymphoma

5. その他の腫瘍 other tumors
a. 篩状モルラ癌 cribriform morular carcinoma
b. 粘表皮癌 mucoepidermoid carcinoma
c. 好酸球増多を伴う硬化性粘表皮癌 sclerosing mucoepidermoid carcinoma with eosinophilia
d. 胸腺様分化を伴う紡錘形細胞腫瘍 spindle epithelial tumor with thymus-like differentiation (SETTLE)
e. 甲状腺内胸腺癌 intrathyroid thymic carcinoma (ITC)
f. 甲状腺芽腫 thyroblastoma
g. 肉腫 sarcomas
h. その他 others
i. 続発性 (転移性) 腫瘍 secondary (metastatic) tumors

6. その他の甲状腺疾患 other thyroid diseases
a. 嚢胞 cyst

(日本内分泌外科学会ほか編:甲状腺癌取扱い規約 第9版, 金原出版, 2023)

表2　甲状腺悪性腫瘍の頻度

組織型	頻度（%）	症例数
乳頭癌	90.1	2,503
濾胞癌	4.1	115
微少浸潤性	(1.7)	(48)
被包化血管浸潤性	(0.5)	(15)
広汎浸潤性	(1.9)	(52)
低分化癌	0.8	23
髄様癌	1.2	33
未分化癌	0.4	11
リンパ腫	1.1	30
その他の悪性腫瘍	2.3	63
計	100	2,778

2020～2022年の3年間における隈病院の手術例から

表3　甲状腺穿刺吸引細胞診の特徴

1. 診断精度が高い
2. 針生検や切除生検に比べて手技が簡単である
3. 患者への負担が少なく，繰り返し実施できる
4. 安全で合併症の頻度が低い
5. 麻酔が必要ない
6. 少量の検体でも診断が可能である
7. 特別な器具を必要としない
8. 迅速診断が可能である
9. 検査時間が短い
10. 安価である

り2つに大別される。濾胞腺腫，濾胞癌では *RAS* 変異が，乳頭癌では *BRAF* 変異が主体であり，それらは互いに排他的である。C細胞由来の髄様癌では，*RET* 変異がドライバー変異として検出される。

甲状腺細胞診の報告様式

細胞診の報告書には，標本の適正，不適正，判定区分（カテゴリー），細胞所見，推定病変などが記載される。まず，標本が不適正か，適正かを判断し（表7），不適正の場合には診断を行わず，その理由を記載する。適正の場合には判定区分，判定の根拠となった細胞所見および推定される病変を可能な限り具体的に記載する。判定区分は検体不適正，嚢胞液，良性，意義不明，濾胞性腫瘍，悪性の疑い，悪性の7区分に分類する（表8）。また，画像所見との整合性を考慮して診断することが望ましい。

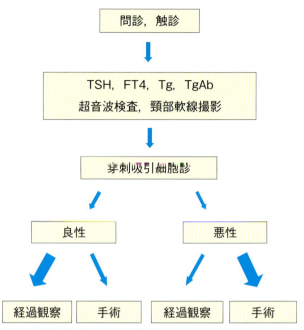

図5　甲状腺結節の鑑別診断の流れ
algorithm of the thyroid nodule

表4　甲状腺穿刺吸引細胞診の対象となる疾患

悪性腫瘍
乳頭癌，濾胞癌[*1]，低分化癌，未分化癌，髄様癌，リンパ腫，転移性腫瘍，その他の悪性腫瘍
良性腫瘍
濾胞腺腫[*1, 2]，副甲状腺腺腫[*2, 3]
腫瘍様病変
腺腫様甲状腺腫[*2]
その他の甲状腺疾患
囊胞，急性化膿性甲状腺炎，亜急性甲状腺炎，慢性甲状腺炎（橋本病）

＊1：鑑別はできない
＊2：鑑別が難しい時がある
＊3：通常は禁忌である

甲状腺細胞診のすすめ方

甲状腺の穿刺吸引細胞診は，隣接する気管（図6），食道憩室（図7），胸腺，副甲状腺などから穿刺される可能性があるため，まず甲状腺検体であることを確認する。同時に，弱拡大でも認識可能な細胞量とコロイド量に注目する。両者は逆相関関係にあり，富細胞性でコロイドが少ない場合は腫瘍性病変，乏細胞性でコロイドが多い場合は良性病変，ともに少ない場合は線維化や石灰化病変を念頭に置く。コロイド以外の背景所見として，炎症細胞（リンパ球，好中球，組織球，異

表5　甲状腺・副甲状腺疾患における免疫染色結果

	Tg	TTF-1	PAX8	Ki-67（MIB-1）*	カルシトニン	CEA	PTH	GATA3
正常濾胞細胞	＋	＋	＋	－	－	－	－	－
腺腫様甲状腺腫	＋	＋	＋	－	－	－	－	－
濾胞性腫瘍	＋	＋	＋	－	－	－	－	－
硝子化索状腫瘍	＋	＋	－	＋	－	－	－	－
乳頭癌	＋	＋	＋	－	－	－	－	－
髄様癌	－/＋	－	－	－	＋	＋	－	－
未分化癌	－	－	－/＋	－	－	－	－	－
副甲状腺	－	－	－	－	－	－	＋	＋

＊：細胞膜が陽性

表6　甲状腺腫瘍の遺伝子異常

腫瘍	乳頭癌	濾胞腺腫・濾胞癌	低分化癌	未分化癌	髄様癌	硝子化索状腫瘍
BRAF 変異	40～45％	0％	5～30％	10～45％	＜5％	0％
RET 変異	0％	0％	0％	0％	遺伝性＞90％ 散発性 40～50％	0％
RET::PTC 転座	＜10％	0％	＜5％	＜1％	0％	0％
RAS 変異	10～20％	20～50％	20～40％	20～40％	10～15％	0％
PAX8::PPARG 転座	＜5％	5～20％	5～7％	＜1％		
CTNNB1 変異	0％	0％	＜25％	48～66％		
TERT 変異	＜10％	15％	30～50％	70％	0％	
TP53 変異	＜5％	＜10％	10～30％	50～70％	＜5％	
PAX8::GLIS3 転座						＞90％

PTC：premature termination codon, *RAS*：rat sarcoma viral oncogene, *PPARG*：peroxisome proliferator activated receptor gamma, *CTNNB1*：catenin beta 1, *TERT*：telomerase reverse transcriptase, *GLIS3*：GLIS family zinc finger 3

物型多核巨細胞），壊死物質，結晶構造物，砂粒体，アミロイドなどがある。

次に，細胞の形状，性状と出現様式をみる。出現様式は組織構築を反映するため組織型の推定に役立つ。最も重要なものは乳頭状配列と濾胞状配列である（図8）。

最後に，核所見（大きさ，形状，クロマチン・パターン，核小体）に注目し，表9のような鑑別診断を行う。核所見は良・悪性の判定に最も重要で，中でも甲状腺癌のほとんどを占める乳頭癌の核所見の確認は必須である。

1 正常甲状腺

細胞診の対象とはならないが，病変周囲の正常組織が採取される場合がある。

細胞像は，清澄な背景に濾胞状構造やシート状配列を示す濾胞細胞が出現する。核は小型・類円形で，クロマチンは均一である（図9）。

表7　検体の適正・不適正の基準

適正：下記の4項目のいずれかの場合を適正とする
1）10個程度の濾胞細胞からなる集塊が6個以上 2）豊富なコロイド 3）異型細胞の存在（細胞数は問わない） 4）リンパ球，形質細胞，組織球などの炎症細胞
不適正：下記の2項目のいずれかの場合を不適正とする
1）標本作製不良（乾燥，変性，固定不良，末梢血混入，塗抹不良など） 2）上記適正の項目のいずれにも該当しない

（日本内分泌外科学会ほか編：甲状腺癌取扱い規約 第9版，金原出版，2023）

2 非腫瘍性病変

1．バセドウ病

甲状腺刺激ホルモン（TSH）受容体に対する自己抗体〔抗TSH受容体抗体（TSH receptor antibody：

表8 甲状腺細胞診の判定区分と該当する所見および標本・疾患

判定区分	所見	標本・疾患
検体不適正 (unsatisfactory)	細胞診断ができない	標本作製不良（乾燥，変性，固定不良，末梢血混入，塗抹不良など） 病変を推定するに足る細胞あるいは成分（10個程度の濾胞細胞からなる集塊が6個以上，豊富なコロイド，異型細胞，炎症細胞など）がない
嚢胞液 (cyst fluid)	嚢胞液で，診断に足るコロイドや濾胞細胞を含まない	良性の嚢胞に由来する。まれに嚢胞形成性乳頭癌が含まれることがある
良性 (benign)	悪性細胞を認めない	正常甲状腺，腺腫様甲状腺腫，甲状腺炎（急性，亜急性，慢性，リーデル），バセドウ病などが含まれる
意義不明 (undetermined significance)	良性・悪性の鑑別が困難，他の区分に該当しない，診断に苦慮する	乳頭癌の可能性がある（乳頭癌を示唆する細胞が少数，腺腫様甲状腺腫と乳頭癌の鑑別が困難，橋本病と乳頭癌の鑑別が困難），特定が困難な異型細胞が少数，濾胞性腫瘍と乳頭癌の鑑別が困難，橋本病とリンパ腫との鑑別が困難，硝子化索状腫瘍が疑われるなどが含まれる
濾胞性腫瘍 (follicular neoplasm)	濾胞腺腫または濾胞癌が推定される，あるいは疑われる	多くは濾胞腺腫，濾胞癌である。膨大細胞腫瘍，奇怪核を伴った濾胞腺腫を推定する標本も含まれる。腺腫様甲状腺腫，NIFTP，濾胞型乳頭癌，副甲状腺腺腫のこともある
悪性の疑い (suspicious for malignancy)	悪性と思われる細胞が少数または所見が不十分なため，悪性と断定できない	種々の悪性腫瘍が含まれるが，その多くは乳頭癌である。良性疾患や低リスク腫瘍で含まれる可能性のあるものとしては，奇怪核を伴った濾胞腺腫，腺腫様甲状腺腫，橋本病，硝子化索状腫瘍などがある
悪性 (malignant)	悪性細胞を認める	乳頭癌，低分化癌，未分化癌，髄様癌，リンパ腫，転移癌などが含まれる

（日本内分泌外科学会ほか編：甲状腺癌取扱い規約 第9版，金原出版，2023）

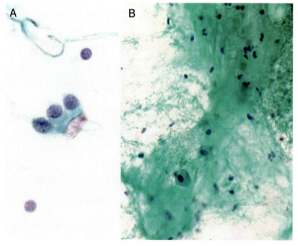

図6　気管 trachea
線毛円柱上皮細胞（A）と組織球，粘液物質（B）がみられる。

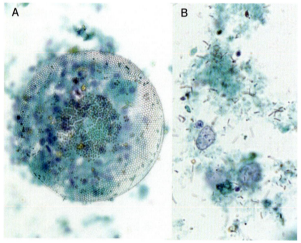

図7　食道憩室 esophageal diverticulum
食物残渣（A）と細菌，扁平上皮細胞（B）がみられる。

TRAb）〕によって甲状腺ホルモンの過剰分泌が起こる疾患（甲状腺機能亢進症）で，甲状腺はびまん性に腫大する。欧米ではグレーヴズ病（Graves'disease）の名称が使われる。結節性病変を伴わない限り細胞診の対象にはならない。

組織学的には種々の像を呈するが，一般的に濾胞細胞の過形成が目立ち，弱好酸性のコロイドを入れた大型濾胞状構造や乳頭状構造，濾胞細胞と接する部分のコロイド内に空胞（scalloping）がみられる。腺腫様甲状腺腫やリンパ球浸潤を伴うことも多い。

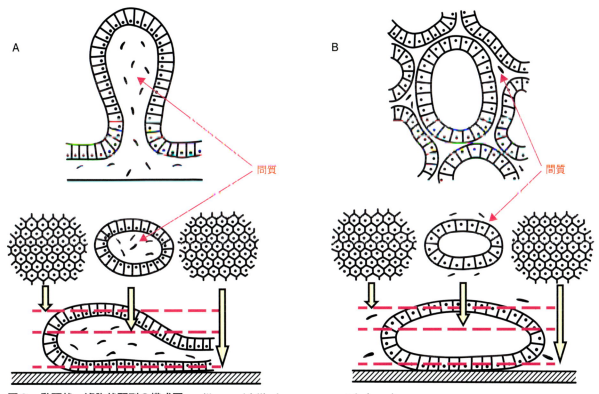

図8 乳頭状・濾胞状配列の模式図 papillary and follicular arrangement (schema)
A（乳頭状配列）：上皮細胞が間質を伴って，樹枝状に増殖している。紡錘形細胞（間質）は集塊の内部に観察される。
B（濾胞状配列）：上皮細胞が球状に配列し，内腔は空虚である。紡錘形細胞（間質）がある場合，濾胞の外側にみられる。

細胞像は，水様コロイドを背景に，シート状および乳頭状の細胞集塊が出現し，腺腫様甲状腺腫に類似する。ギムザ染色では，細胞質辺縁に空胞を有し，毛羽立った赤色の細胞縁を示す火炎細胞（flame cell）がみられることがある（図10）。リンパ球浸潤が目立つ症例では，慢性甲状腺炎（橋本病）の像に類似する。

2．急性化膿性甲状腺炎

甲状腺の感染性化膿性炎症で，下咽頭梨状窩瘻を介した感染が原因になりやすい。小児期に多い反復性炎症で，ほとんどが左側に発生する。

細胞像は多数の好中球が出現し，濾胞細胞がみられることはまれである（図11）。

3．亜急性甲状腺炎（ド・ケルヴァン甲状腺炎）

圧痛を臨床的特徴とする肉芽腫性甲状腺炎で，特異な臨床症状と検査所見からほとんどの症例は臨床的に診断される。細胞診の対象になることは少ないが，結節状を呈する場合に腫瘍との鑑別で施行されることがある。

組織学的に，病初期には破壊された濾胞周囲に好中球浸潤とコロイドに対する異物反応がみられる。病期の進行とともにコロイドは消失し，異物型多核巨細胞が巨大化する。その後，線維化とともに炎症細胞は消退し，痕跡を残さずに治癒する。

細胞像は組織像を反映して，炎症の時期によって異なる。初期には好中球が多く，経過とともにリンパ球や類上皮細胞，異物型多核巨細胞が増加する（図12）。なお，濾胞細胞がみられても，異型性には乏しい。

4．慢性甲状腺炎（橋本病）

中年女性に多い自己免疫性疾患で，甲状腺はびまん性に腫大する。抗サイログロブリン（thyroglobulin：Tg）抗体，抗甲状腺ペルオキシダーゼ抗体が陽性である。超音波検査で結節性病変やリンパ腫が疑われる場合に穿刺吸引細胞診が施行される。

組織学的には，リンパ濾胞を伴うリンパ球・形質細胞浸潤，甲状腺濾胞の小型化，濾胞細胞の好酸性細胞化がみられる。病期の進行とともに線維化や甲状腺濾胞の消失が起こり，リンパ球浸潤も減少する。

細胞像は，多数の小型成熟リンパ球と好酸性変化を伴った濾胞細胞がみられる。形質細胞や大型リンパ球が混在する症例や上皮細胞を欠きリンパ球しかみられない症例もある。好酸性濾胞細胞はシート状ないしは濾胞状に出現し，核の大小不同や腫大した核小体，時折，二核細胞がみられる（図10）。線維化が高度な症例（線維型慢性甲状腺炎）では細胞採取量が少ない。

経過中にリンパ腫が発生することがあり，そのほとんどがびまん性大細胞型B細胞リンパ腫（DLBCL）

表9 甲状腺の細胞所見と鑑別診断

背景	出現様式	細胞形，細胞質	核
1. コロイド 　1) びまん性コロイド 　　腺腫様甲状腺腫（腺腫様結節） 　2) 硝子様コロイド 　　濾胞性腫瘍 　　腺腫様甲状腺腫（腺腫様結節） 　3) ロービーコロイド 　　乳頭癌 2. アミロイド 　髄様癌 　アミロイド甲状腺腫 3. 砂粒体 　乳頭癌 　膨大細胞腫瘍 　硝子化索状腫瘍 4. リンパ球，形質細胞 　慢性甲状腺炎（橋本病） 　乳頭癌 　リンパ腫 　甲状腺内胸腺癌 5. 泡沫細胞 　囊胞 　腺腫様甲状腺腫（腺腫様結節） 　囊胞形成性乳頭癌 6. 多核巨細胞 　亜急性甲状腺炎 　乳頭癌 　慢性甲状腺炎（橋本病） 　囊胞 　腺腫様甲状腺腫（腺腫様結節） 　異物肉芽腫 　未分化癌 7. 壊死性背景 　未分化癌 　低分化癌 　リンパ腫 　梗塞を伴った腫瘍	1. シート状 　腺腫様甲状腺腫（腺腫様結節） 　乳頭癌 2. 乳頭状 　乳頭癌 　腺腫様甲状腺腫（腺腫様結節） 3. 濾胞状 　腺腫様甲状腺腫（腺腫様結節） 　濾胞性腫瘍 　乳頭癌 4. 索状 　低分化癌 　濾胞性腫瘍 　乳頭癌 5. 孤立散在性 　リンパ腫 　髄様癌 　未分化癌 　乳頭癌	1. 円形，類円形 　ほとんどの疾患 2. 紡錘形細胞 　髄様癌 　未分化癌 　甲状腺内胸腺癌 　SETTLE 　硝子化索状腫瘍 　乳頭癌 3. 化生細胞（扁平上皮化生） 　乳頭癌 　未分化癌 　腺腫様甲状腺腫（腺腫様結節） 　甲状腺内胸腺癌 　扁平上皮癌 4. 好酸性細胞 　膨大細胞腫瘍 　腺腫様甲状腺腫（腺腫様結節） 　慢性甲状腺炎（橋本病） 　乳頭癌 5. 隔壁性細胞質内空胞 　囊胞形成性乳頭癌 6. 大型異型細胞 　未分化癌 　髄様癌 　奇怪核を伴った濾胞腺腫 　腺腫様甲状腺腫（腺腫様結節）	1. 核内細胞質封入体 　乳頭癌 　硝子化索状腫瘍 　膨大細胞腫瘍 　髄様癌 　未分化癌 2. 核溝 　乳頭癌 　膨大細胞腫瘍 　橋本病 　腺腫様甲状腺腫（腺腫様結節） 3. 粗顆粒状クロマチン 　髄様癌 　膨大細胞腫瘍 　未分化癌 　リンパ腫 4. 粉末状クロマチン 　乳頭癌 5. 大型核小体 　膨大細胞腫瘍 　未分化癌 　低分化癌 　濾胞癌 　リンパ腫 　甲状腺内胸腺癌 6. ビオチン含有核 　篩状モルラ癌

と MALT リンパ腫である．特に，異型性に乏しい後者と慢性甲状腺炎との鑑別は必ずしも容易ではない．

☞ Key point

　MALT リンパ腫は，胚中心細胞に類似したリンパ球や単球様 B 細胞などを主体に，小型～中型リンパ球，形質細胞，免疫芽球などの B 細胞が混在する低悪性リンパ腫である．細胞像は，濾胞細胞や線維芽細胞が少なく，核線や lymphoglandular bodies を背景に，リンパ球の山脈状集塊（細胞集塊の長さ／平均幅比が 4 以上，弱拡大で 1 視野を超える），核形不整や多少とも腫大した核小体がみられる（図 14）．形質細胞もみられるが，程度は症例によって異なる．

5. IgG4 関連甲状腺炎

　IgG4 関連甲状腺炎は甲状腺限局性の慢性炎症性疾患（全身的関与のない臓器特異性炎）で，IgG4 陽性形質細胞と高度の線維化を組織学的特徴とする．多臓器病変を合併する IgG4 関連疾患と重複する所見もあるが，診断基準として高 IgG4 血症（135 mg/dL 以

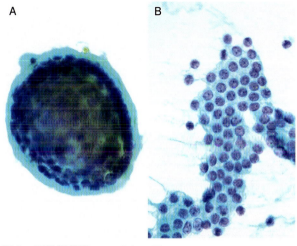

図9　正常甲状腺 normal thyroid
濾胞状（A），シート状細胞集塊（B）が出現し，核は小型・類円形で大小不同や核異型はない。

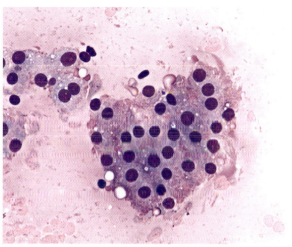

図10　バセドウ病 Basedow disease
細胞質辺縁の小空胞と赤色の毛羽立ちがある火炎細胞（Diff-Quick染色）。

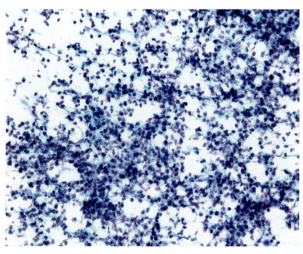

図11　急性化膿性甲状腺炎 acute suppurative thyroiditis
多数の好中球がみられる。

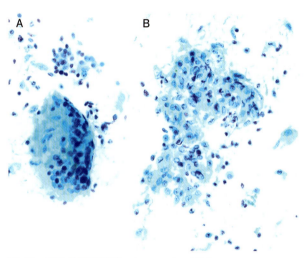

図12　亜急性甲状腺炎 subacute thyroiditis
巨大な異物型巨細胞（A）と類上皮細胞（B）がみられる。

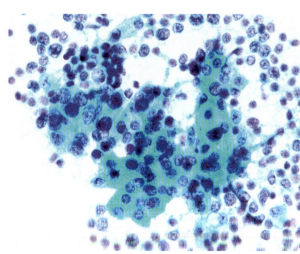

図13　慢性甲状腺炎 chronic thyroiditis
小型成熟リンパ球とともに，大小不同のある核を有する好酸性濾胞細胞がみられる。

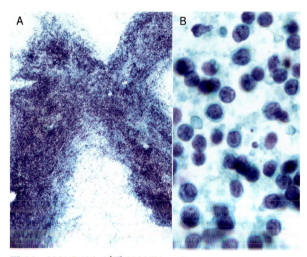

図14　MALTリンパ腫 MALT lymphoma
山脈状集塊を形成し（A），軽度異型性のある小型〜中型のリンパ球がみられる（B）。

上），高度のリンパ球・形質細胞浸潤，形質細胞のIgG4/IgG陽性細胞比30％以上が挙げられている。

細胞像は，リンパ球とともに多数の形質細胞が出現し（図15），慢性甲状腺炎に類似した像を呈する。形質細胞が目立つ症例では本症の可能性を考慮し，血清IgG4測定が望ましい。

3 腫瘍様病変

1. 腺腫様甲状腺腫

線維性被膜を欠く大小の結節が多発する病変で，しばしば出血，囊胞形成，石灰化，瘢痕形成などの二次性変化を伴う。

組織学的に多彩な像を呈するが，一般的に大型濾胞状構造が優勢で，部分的に乳頭状構造を伴うこともある。異型性には乏しいが，大型核（いわゆる endocrine atypia）や好酸性細胞が混在することもある。

結節が1個の症例（腺腫様結節 adenomatous nodule）や，不完全な被膜形成のある結節，均一な小濾胞構造を示す結節，充実性増殖を示す結節が混在する場合があり，このような結節では濾胞腺腫との鑑別が問題になる。

細胞像は，多量の低粘稠・淡染性の水様コロイドを背景に，結合性の強いシート状の大きな細胞集塊（図16），濾胞状や乳頭状の細胞集塊（図17）が出現する。しばしば，細胞質に空胞を伴ったリポフスチン顆粒（傍空胞顆粒 paravacuolar granule）がみられる（図18）。核は小型円形で規則的に配列し，クロマチンの増量はない。

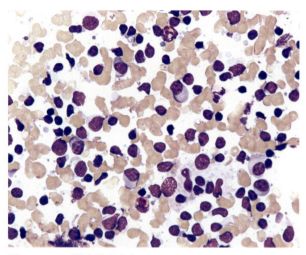

図15 IgG4関連甲状腺炎 IgG4-related thyroiditis
多数のリンパ球と形質細胞がみられるが，慢性甲状腺炎との鑑別は困難である（Diff-Qick染色）。

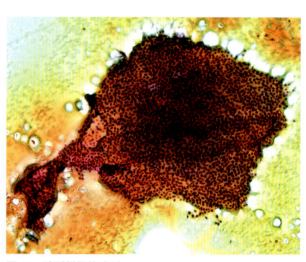

図16 腺腫様甲状腺腫 adenomatous goiter
水様コロイドを背景に結合性の強いシート状の大きな細胞集塊がみられる。

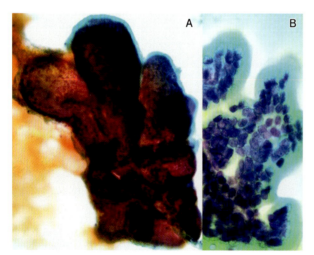

図17 腺腫様甲状腺腫 adenomatous goiter
結合性の強い乳頭状の細胞集塊（A）であるが，乳頭癌の核所見はない（B）。

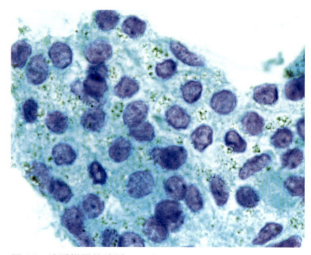

図18 腺腫様甲状腺腫 adenomatous goiter
濾胞細胞の細胞質内に青緑色のリポフスチン顆粒（傍空胞顆粒）がみられる。

穿刺部位によっては，ヘモジデリンを貪食した組織球（図19），石灰化物質，線維芽細胞，凝集コロイド（図20）などがみられる。

👉 **Key point**

腺腫様甲状腺腫の乳頭状集塊と乳頭癌の乳頭状集塊は，乳頭癌の核所見の有無にて鑑別する。

オレンジGないしはライトグリーンに染まる粒状の凝集コロイドは正常や良性病変の濾胞腔にあるため，良性を示唆する所見になる。

4 良性腫瘍

1．濾胞腺腫

全周性の線維性被膜を有する浸潤のない濾胞細胞由来の良性腫瘍で，多くは単発性である。

組織学的には，均一な小濾胞構造からなる症例が多いが，索状・充実性構造や大型濾胞構造も混在する。大型濾胞が多い症例では，腺腫様甲状腺腫との鑑別が問題となる。

細胞像は組織像を反映して，濃縮コロイドを囲む小濾胞状の細胞集塊が出現することが多い（図21）。索状・充実性構造部からは，コロイドを欠く索状の細胞集塊や孤立散在性の腫瘍細胞が出現する。核は類円形で，軽度の増大がある。多少の大小不同はあっても核形不整やクロマチンの増量には乏しい。

👉 **Key point**

まれながら，奇怪核を伴った濾胞腺腫 follicular adenoma with bizarre nuclei があるため，注意が必要である。膨大細胞腺腫や放射性ヨード治療患者にみられることが

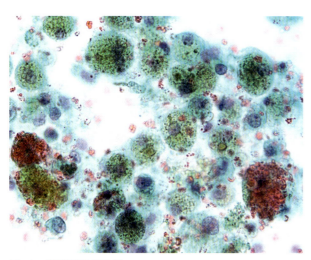

図19 腺腫様甲状腺腫 adenomatous goiter
囊胞からはヘモジデリンを貪食した組織球が採取される。

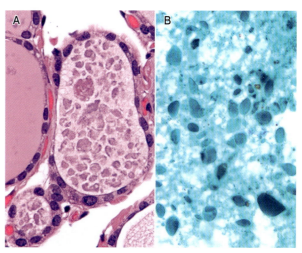

図20 腺腫様甲状腺腫 adenomatous goiter
濾胞腔の凝集コロイド（A）は，細胞診では良性病変の指標となる（B）。

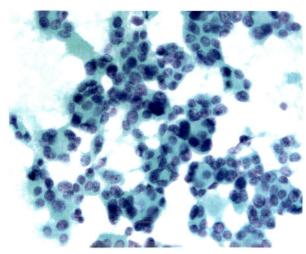

図21 濾胞腺腫 follicular adenoma
小濾胞状構造からなる濾胞腺腫で，軽度の核増大がある。

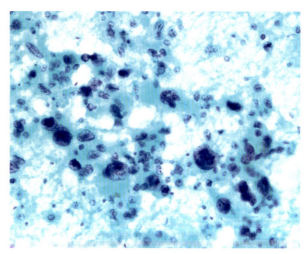

図22 奇怪核を伴った濾胞腺腫
follicular adenoma with bizarre nuclei
多形性に富む単核・多核の大型細胞がみられ，未分化癌との鑑別が必要である。

多い。濾胞癌よりも強い異型性を示すが，被膜浸潤，血管浸潤，核分裂像はなく，Ki-67 の陽性率は 1％程度である。

細胞像は，多形性の目立つ単核・多核巨細胞が多数出現し，高度の核異型がみられる（図22）。未分化癌と誤判定する可能性があるため慎重な細胞診断が求められる。

2．膨大細胞腺腫

膨大細胞（好酸性細胞）が75％以上を占める濾胞細胞由来の良性腫瘍である。腫瘍細胞の特徴は，細胞質内の無数のミトコンドリアに起因する。

組織学的には，豊富な好酸性顆粒状細胞質を有する細胞が小濾胞状，索状，充実性に増殖し，核は大型で，腫大した好酸性核小体がみられる。時折，砂粒体と鑑別困難な石灰化小体を濾胞腔に認める。

細胞像は，腫瘍細胞は孤立散在性，小濾胞状，シート状，索状に出現し，コロイドはあまりみられない。豊富な細胞質は好酸性顆粒状で，細胞境界が明瞭であるが（図23），裸核状を呈することもある。核は大小不同が目立ち，好酸性の腫大した核小体がみられる。濃染する大型核や2核細胞も散見される。

5 低リスク腫瘍

硝子化索状腫瘍

腫瘍細胞の索状配列と間質の硝子化（基底膜物質の沈着）を特徴とする境界明瞭な濾胞細胞由来の腫瘍で（図24A），転移は極めてまれである。

組織学的には，多稜形・短紡錘形の腫瘍細胞に核の溝や核内細胞質封入体が目立ち，細胞質に明暈を伴った淡染性滴状物（yellow body）がみられる（黄色というよりも弱好酸性）。時折，砂粒体がみられる。硝子様物質は PAS 反応陽性，免疫染色でⅣ型コラーゲンやラミニンが陽性で，核内細胞質封入体も陽性となる。細胞膜の MIB-1 陽性所見はよく知られているが，自動免疫染色装置を用いた染色では陰性のことが多く，抗原賦活化法や反応時間に起因するといわれている。

細胞像は，楕円形〜短紡錘形細胞の索状配列や重積性のある細胞集塊が出現する。硝子様物質を取り囲むような像もみられ，細胞質は広く不明瞭である。乳頭癌の核所見である核の溝や核内細胞質封入体がみられるが，重畳核やすりガラス状核など他の所見はない（図24B）。核の溝や核内細胞質封入体が乳頭癌より高頻度にみられ，加えて砂粒体をみることがあるため細胞診断には注意が必要である。

なお，超音波検査では濾胞性腫瘍と診断されることが多く，乳頭癌との鑑別には超音波所見も参考になる。

6 悪性腫瘍

1．濾胞癌

濾胞状構造を基本とし，乳頭癌の核所見を欠く濾胞細胞由来の悪性腫瘍である。悪性の根拠として，被膜浸潤，血管浸潤，転移のいずれかを確認する必要があり，異型性は良・悪性の判定に関与しない。浸潤様式によって微少浸潤性（被膜浸潤のみ），被包化血管浸潤性，広汎浸潤性の3つに分類される。

組織学的には，全周性の線維性被膜を有し，小濾胞からなる症例が多いが，濾胞の大きさは症例によって異なる。索状・充実性構造を示すこともある。腫瘍の全割面を標本にして，被膜浸潤や血管浸潤の有無を検索する必要がある。

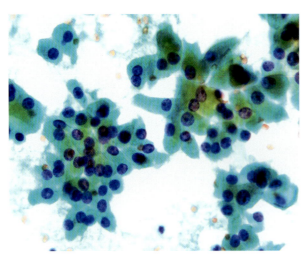

図23　膨大細胞腺腫 oncocytic adenoma
好酸性顆粒状の細胞質は境界明瞭で，核の大小不同や2核細胞，腫大した核小体がみられる。

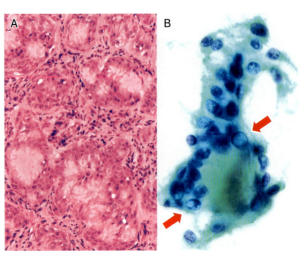

図24　硝子化索状腫瘍 hyalinizing trabecular tumor
硝子様物質周囲に腫瘍細胞が索状に配列し（A），核の溝や核内細胞質封入体（➡）がみられる（B）。

細胞像は，良性細胞と鑑別不可能な症例から高度異型性を示す症例まである。後者では，小濾胞状構造や不規則な重積を示す細胞集塊が目立ち，疎結合性のために孤立散在性の細胞も出現する。核は類円形で核形不整に乏しいが，クロマチンの増加がみられる（図25）。いずれにしても，悪性の根拠となる上記3所見（被膜浸潤，血管侵潤，転移）の確認ができないため，濾胞性腫瘍として報告し，濾胞癌の可能性を付記するにとどめる。

2. 乳頭癌

乳頭癌の核所見によって診断される濾胞細胞由来の悪性腫瘍である。

組織学的には，乳頭状構造を基本とするが（図26A），種々の程度に濾胞状構造や充実性構造が混在することが多い。乳頭癌の核所見は核形（腫大，伸延，重畳），核膜（不整，核の溝，核内細胞質封入体），クロマチン（淡明化，すりガラス状）の3項目に分類され，確定診断には2項目以上を満たす必要がある。しばしば，リンパ管内や間質に同心円状の砂粒体（図26A左上）がみられ，扁平上皮化生がみられることもある。

細胞像は，線維血管性間質を軸とした乳頭状集塊（図26B），濾胞状集塊，シート状集塊（図27），孤立散在性の細胞として出現する。核はやや腫大し，核間距離が非常に狭く，一部で重なり合う"重畳核"，核形不整による"核の溝"，核内への細胞質陥入による"核内細胞質封入体"，クロマチンが核膜に偏在するため内

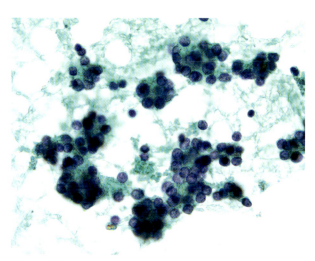

図25 濾胞癌 follicular carcinoma
不規則に重積する小濾胞状の細胞集塊が出現し，やや増大した核に乳頭癌の核所見はない。

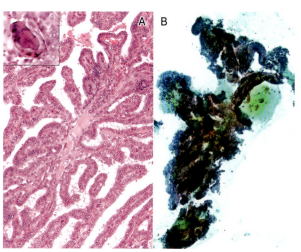

図26 乳頭癌 papillary carcinoma
乳頭状構造が目立つ乳頭癌の組織像（A），砂粒体（A左上）と細胞像（B）。

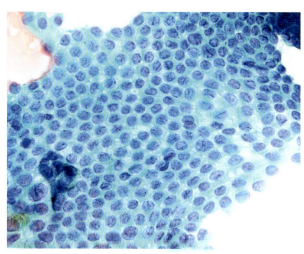

図27 乳頭癌 papillary carcinoma
乳頭状構造の間質から引き剥がされた細胞がシート状に出現している。

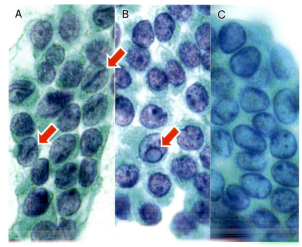

図28 乳頭癌 papillary carcinoma
乳頭癌では，核の溝（A，→），核内細胞質封入体（B，→），すりガラス状核（C），重畳核などの核所見がみられる。

部が明るくみえる"すりガラス状クロマチン"が重要である（図28）。ただし，これらの1所見のみを極端に重視するのは危険で，総合的に判断すべきである。扁平上皮化生を起こした乳頭癌細胞の細胞質は辺縁が明瞭で，核は中心性となり，異型が強いものもある。重畳核やすりガラス状クロマチンは不明瞭である（図29）。背景に，砂粒体，乳頭状構造の間隙に形成されるコロイド（ローピーコロイド），歪な形状の多核巨細胞が出現することがあり，乳頭癌を示唆する所見となる（図30）。囊胞形成性乳頭癌では，扁平上皮化生細胞の細胞質に多数の小空胞（隔壁性細胞質内空胞 septated intracytoplasmic vacuole）がしばしば観察される（図31）。

亜型

a. 濾胞型乳頭癌

濾胞状構造のみからなる乳頭癌で，乳頭癌の核所見と浸潤性増殖がみられる（図32A）。

組織学的には，浸潤性増殖をする非被包化（浸潤型）と浸潤を伴う被包化とがあり，両者の遺伝子異常は異なる。

細胞像は，濾胞状集塊や小さな細胞集塊とともに小濾胞腔内の濃縮コロイドがみられる（図32B）。核所見として，核の溝とすりガラス状核はみられるが，通常型に比べ，重畳核と核内細胞質封入体はまれである。

b. 好酸性細胞型乳頭癌

乳頭癌の核所見を有する好酸性細胞からなる悪性腫

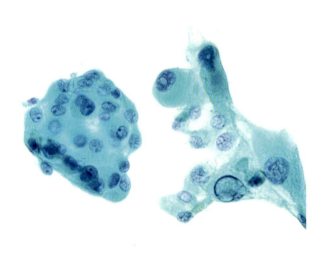

図29　乳頭癌 papillary carcinoma
扁平上皮化生を起こした乳頭癌細胞は，細胞質が厚く，核異型が目立つ。

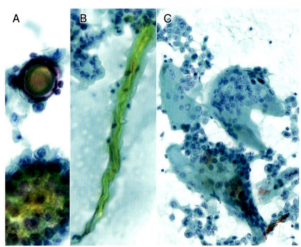

図30　乳頭癌 papillary carcinoma
砂粒体（A），ローピーコロイド（B），歪な形状の多核巨細胞（C）は乳頭癌を示唆する所見である。

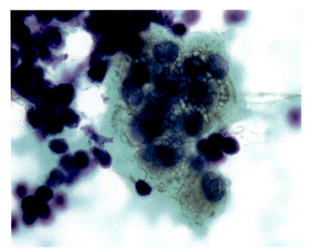

図31　乳頭癌 papillary carcinoma
扁平上皮化生を起こした乳頭癌細胞の細胞質に多数の隔壁性細胞質内空胞（septated intracytoplasmic vacuole）がみられる。

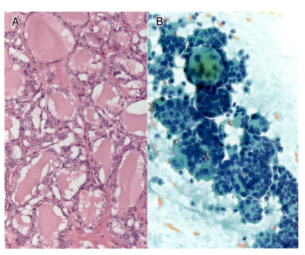

図32　濾胞型乳頭癌 papillary carcinoma, follicular subtype
濾胞状構造のみを示す乳頭癌の組織像（A）と細胞像（B）。

瘍である。腫大した核小体がみられる。
細胞像は，索状，シート状，乳頭状の細胞集塊が出現する。核は類円形で大小不同があり，核の溝，核内細胞質封入体などの乳頭癌の核所見が明らかで，腫大した核小体もみられる。

c. びまん性硬化型乳頭癌

片葉全体ないしは両葉に及ぶ病変で，リンパ球浸潤と高度の線維化を背景に，砂粒体と扁平上皮化生を起こした乳頭癌細胞からなる腫瘍塞栓を容れたリンパ管侵襲がみられる（図33A）。臨床的には若年女性に多く，慢性甲状腺炎（橋本病）を伴う。通常の乳頭癌よりも高侵襲性である。

細胞像は，リンパ球を背景に腫瘍塞栓に相当する細胞集塊が出現する。集塊内に多数の砂粒体と扁平上皮化生細胞がみられる（図33B）。

d. 充実型乳頭癌

索状・充実性構造が50％以上を占める乳頭癌で，低分化癌とは乳頭癌の核所見の有無で鑑別する（図34A）。

細胞像は，乳頭癌の核所見を有する腫瘍細胞が，疎結合性の細胞集塊，孤立散在性に出現する（図34B）。

e. ホブネイル型乳頭癌

細胞の遊離面に核が突出するホブネイル細胞が濾胞状，微小乳頭状に増殖する乳頭癌で，コロイドはみられない（図35A）。通常の乳頭癌よりも高侵襲性である。

細胞像は，疎結合性の細胞集塊，孤立散在性に出現し，乳頭癌の核所見がみられる（図35B）。

f. 円柱細胞型乳頭癌

偽重層化した高円柱状細胞が乳頭状，索状，腺腔状，充実性に増殖し，類内膜癌に類似した組織像を呈する（図36A）。コロイドはみられず，乳頭癌の核所見がないため，免疫染色でTTF-1，PAX8が陽性であることを確認する必要がある。まれに通常型乳頭癌が混在する場合がある。通常の乳頭癌よりも高侵襲性である。

細胞像は，コロイドを欠き，細胞集塊にクロマチンの増量した細長い核が重層化してみられる（図36B）。乳頭癌の核所見はない。

3. 低分化癌

充実性solid，索状trabecular，島状insularの増殖（いわゆるSTIパターン）が腫瘍の50％以上を占め，乳頭癌の核所見を欠き，3所見（3個/2 mm^{2}以上の

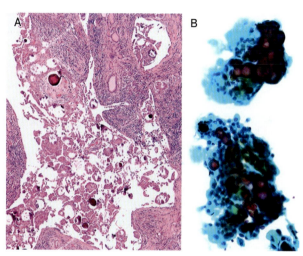

図33 びまん性硬化型乳頭癌
papillary carcinoma, diffuse sclerosing subtype
拡張リンパ管内に砂粒体と扁平上皮化生を起こした乳頭癌細胞の腫瘍塞栓がみられる（A）。リンパ球を背景に，腫瘍塞栓に相当する桑実状の細胞集塊がみられる（B）。

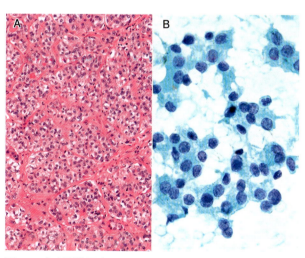

図34 充実型乳頭癌 papillary carcinoma, solid subtype
充実性構造を示す乳頭癌の組織像（A）。乳頭癌の核所見を有する腫瘍細胞が孤立散在性にみられる（B）。

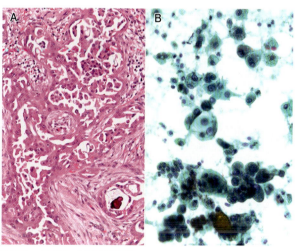

図35 ホブネイル型乳頭癌
papillary carcinoma, hobnail subtype
ホブネイル細胞が微小乳頭状にみられる（A）。疎結合性の細胞集塊で出現し，乳頭癌の核所見がみられる（B）。

核分裂像，壊死，ねじれ核）の少なくとも1所見以上がみられる悪性腫瘍と定義されている。高分化癌（乳頭癌，濾胞癌）と未分化癌との中間的な侵襲性を示す。

細胞像は，富細胞性でコロイドを欠き，STIパターン（図37）を示す細胞集塊が出現する。乳頭癌の核所見がなく，N/C比の高い均一な小型類円形細胞で，クロマチンが増量していることが多い。上記3所見の確認が困難なため，細胞診のみで確定診断はできない。

4．未分化癌

構造異型と細胞異型が高度で，分化が明らかでない濾胞細胞由来の悪性腫瘍である。極めて悪性度が高く，初診時に甲状腺外浸潤，転移が認められる症例が多い。

組織学的には，壊死，好中球を伴い高度異型性のある上皮細胞（低分化扁平上皮癌様），紡錘形細胞（肉腫様），多形性の目立つ巨細胞が混在する症例が多い。まれに破骨細胞型巨細胞や骨・軟骨組織を伴う症例もある。ほとんどの症例で前駆病変と考えられる高分化癌（多くは乳頭癌）が混在する。なお，甲状腺原発の扁平上皮癌も未分化癌として取り扱う。

細胞像は，腫瘍性背景に疎結合性の高度異型細胞が出現する（図38）。核は単核～多核で，クロマチンが増量し，腫大および増加した核小体がみられる。核分裂像を認めることも多い。多数の好中球を認める場合は，腫瘍細胞の細胞質にも好中球がみられる（em-peripolesis，図39）。

未分化癌が疑われる症例の細胞診は，混在する高分化癌を穿刺する可能性があるため，画像所見が異なる複数の部位からの細胞採取が望ましい。

☞ **Key point**

> 汚い腫瘍性背景（出血，壊死，炎症細胞浸潤）は他の甲状腺腫瘍でみることは少ないため，未分化癌を念頭に置く所見である。また，腫大した核小体も通常の高分化癌でみることは少ない。

5．髄様癌

C細胞由来の悪性腫瘍で，遺伝性と非遺伝性（散発性）がある。原因遺伝子はRET遺伝子で，両者の組織像に差はない。遺伝性症例が全体の約1/3を占め，褐色細胞腫を合併する多発性内分泌腫瘍症2型（MEN2）と髄様癌のみを発症する家族性髄様癌がある。多発例が多く，C細胞過形成を伴う。検査所見としては，血中のカルシトニンとCEAが上昇する。

組織学的には，類円形・多稜形細胞の充実性増殖と

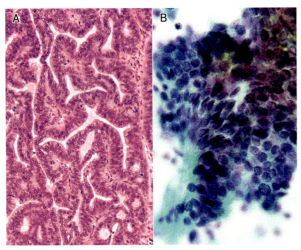

図36　円柱細胞型乳頭癌
papillary carcinoma, columnar cell subtype
偽重層化した高円柱状細胞からなる乳頭癌で類内膜癌に類似する（A）。クロマチンの増量した細長い核が重層化してみられる（B）。

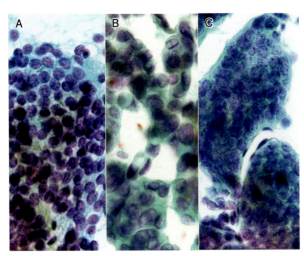

図37　低分化癌 poorly differentiated carcinoma
組織構築を反映した充実性（A），索状（B），島状（C）の細胞集塊が出現する。

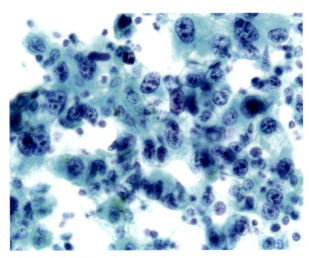

図38　未分化癌 anaplastic carcinoma
単核～多核の腫瘍細胞は大小不同が著しく，クロマチンは増量し，腫大した核小体を認める。

間質のアミロイド沈着がみられることが多いが、多彩な組織構築（濾胞状、乳頭状）や細胞形態（紡錘形細胞、小細胞、巨細胞など）を示すこともある。確定診断には、カルシトニンの免疫染色が必須で、CEA、シナプトフィジン、クロモグラニン A なども陽性になる。

細胞像も多彩で、症例によって、または同一腫瘍でも形態が異なることがある。類円形～卵円形（図40）、形質細胞様、紡錘形（図41）などを呈し、疎結合性の細胞集塊や孤立散在性に出現する。巨大核や多核細胞がみられることがある。核縁は平滑で核形不整に乏しく、クロマチンは粗顆粒状（salt & pepper）である。核内細胞質封入体を認めることがあるが、核の溝はない。しばしばアミロイドが混在し、均質な無構造物質としてみられる（図41）。

☞ Key point

多核の腫瘍細胞は、膨大細胞型（好酸性細胞型）濾胞性腫瘍などでもみられるが、4核以上の多核は髄様癌のことが多い。
アミロイドと濃縮コロイドとの鑑別は容易ではない。周囲が淡く不明瞭であればアミロイド、明瞭な場合はコロイドの可能性が高い。また、内部に腫瘍細胞や線維芽細胞があればアミロイド、凝集コロイドや結晶があればコロイドを考える。いずれにしても、アミロイドの確認には Congo red 染色を行うべきである。

7 その他の腫瘍

1. 篩状モルラ癌

篩状構造（図42A）と扁平上皮細胞様の充実性小集塊（モルラ）（図43A）を特徴とする悪性腫瘍（以前は乳頭癌の亜型として取り扱われていた）で、ほとんどが女性である。遺伝性と非遺伝性（散発性）があり、原因遺伝子は APC 遺伝子である。遺伝性症例が半数以上を占め、家族性大腸ポリポーシス（FAP）に合併する。若年で発症し、多発例が多い。

組織学的にはコロイドを欠き、篩状構造以外にも濾胞状、乳頭状、索状、充実性構造が混在する。遺伝子異常を反映して、免疫染色で β-カテニンが細胞質と核で陽性になる（図42B）。また、モルラ構成細胞の一部にみられる淡明核（nuclear clearing）はビオチン陽性である（図43B）。

細胞像は、背景にコロイドを欠き、篩状、濾胞状、索

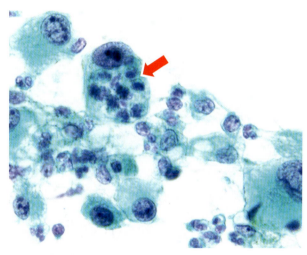

図 39　未分化癌 anaplastic carcinoma
腫瘍細胞の細胞質に多数の好中球がみられる（emperipolesis, ➡）。

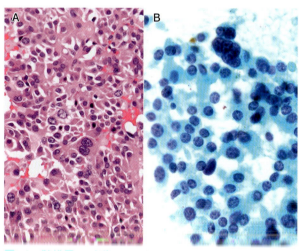

図 40　髄様癌 medullary carcinoma
類円形・多稜形細胞の充実性増殖からなり、2核細胞もみられる（A）。類円形～卵円形を呈する核は、核形不整に乏しく、5核細胞もみられる（B）。

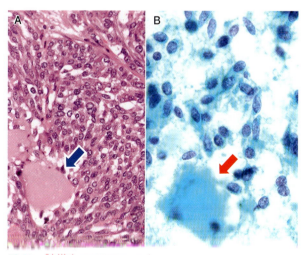

図 41　髄様癌 medullary carcinoma
紡錘形細胞の充実性増殖からなり（A）、疎結合性の腫瘍細胞が出現し（B）、本例ではアミロイド（➡➡）もみられる。

状構造を示す大きな細胞集塊がみられる（図42C）。乳頭状集塊がみられることもあるが，乳頭癌に比べると先太りの丸い乳頭状構造を示し，乳頭癌の核所見はほとんどみられない。モルラは小さな細胞集塊として出現し，一部の構成細胞にビオチンを有する淡明核が確認できる（図43C）。

2．甲状腺内胸腺癌

甲状腺内に遺残した胸腺を発生母地とする悪性腫瘍（以前は carcinoma showing thymus-like differentiation：CASTLE と呼ばれていた）で，甲状腺下極に好発する。

組織学的には，縦隔の胸腺癌と同様で，リンパ球浸潤を伴う線維性間質と島状，胞巣状に増殖する扁平上皮様の腫瘍細胞がみられる（図44A）。免疫染色で，腫瘍細胞は CD5 が陽性（図44B），Tg，TTF-1 は陰性である。

細胞像は，リンパ球を背景に，結合性の強い大きな不規則形の細胞集塊が出現する（図44C）。細胞集塊の辺縁に線維組織を認めることもある。腫瘍細胞は類円形〜短紡錘形で，クロマチンは細顆粒状〜濃縮状を呈し，腫大した核小体がみられる。

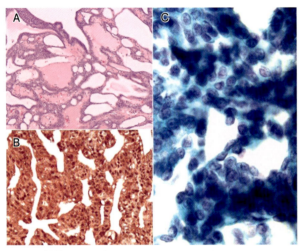

図42　篩状モルラ癌 cribriform morular carcinoma
コロイドを欠く篩状増殖からなり（A），腫瘍細胞の細胞質と核は β カテニン陽性である（B）。篩状の細胞集塊が出現する（C）。

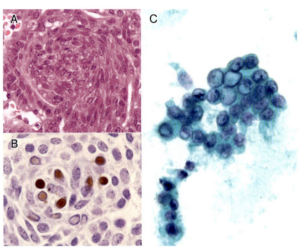

図43　篩状モルラ癌 cribriform morular carcinoma
モルラ構成細胞（A）の淡明核はビオチン陽性で（B），細胞集塊の一部に淡明核が確認できる（C）。

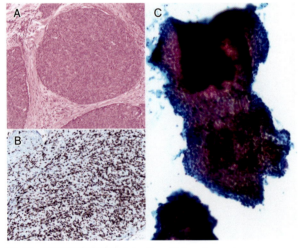

図44　甲状腺内胸腺癌 intrathyroid thymic carcinoma
腫瘍細胞が島状に増殖し（A），CD5 陽性である（B）。結合性の強い大きな不規則形の細胞集塊がみられる（C）。

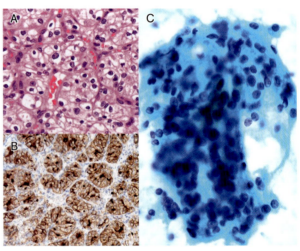

図45　続発性腫瘍
（淡明細胞型腎細胞癌 clear cell renal cell carcinoma）
異型性に乏しい明細胞の胞巣状増殖がみられ（A），明細胞型腎細胞癌の特異マーカーである CD10 が陽性である（B）。不規則に重積する腫瘍細胞の細胞質は広く，核配列や形状が不揃いである（C）。

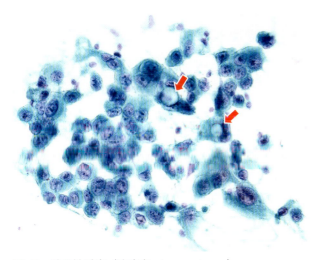

図46 続発性腫瘍（肺腺癌 adenocarcinoma）
大型の異型細胞が出現し，細胞質に粘液空胞（→）を認める。

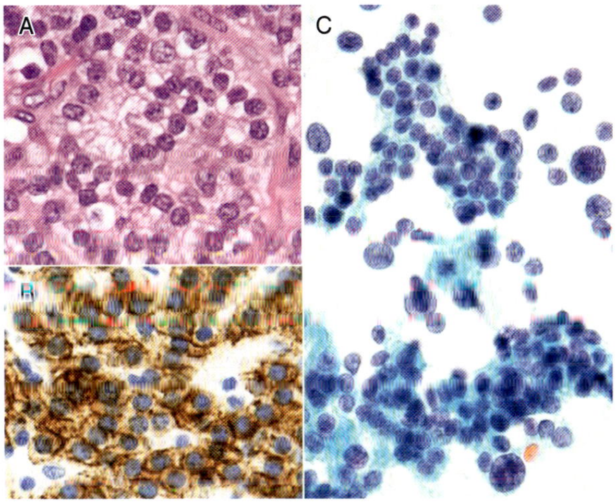

図47 副甲状腺腺腫 parathyroid adenoma
小型・類円形細胞が胞巣状にみられ（A），PTH陽性である（B）。疎結合性の類円形細胞は，大小不同はあるものの，核所見は均一である（C）。

3．続発性（転移性）腫瘍

続発性腫瘍には，甲状腺周囲臓器からの直接浸潤と他臓器からの転移がある。後者は，腎癌（図45），肺癌（図46），乳癌，大腸癌が多い。まれに，甲状腺腫瘍内に転移性病変がみられることある（tumor-to-tumor metastasis）。特に，食道癌，喉頭癌の浸潤性扁平上皮癌と原発性甲状腺癌（未分化癌や甲状腺内胸腺癌など）との鑑別，淡明細胞型腎細胞癌と明細胞型濾胞性腫瘍，副甲状腺腫瘍との鑑別が問題となる。

見慣れない細胞像に遭遇した場合は，既往歴などの臨床所見を参考にし，甲状腺特異マーカーであるTg，TTF-1，カルシトニンや疑われる他臓器の原発腫瘍に応じた特異マーカーの免疫染色を行う必要がある。具体的には，腎細胞癌のCD10，肺癌のサーファクタント・アポ蛋白，乳癌のgross cystic disease fluid protein-15（GCDFP），大腸癌のCK7陰性／CK20陽性などである。

副甲状腺腫瘍

副甲状腺組織は生着しやすいため，穿刺による播種を危惧して穿刺吸引細胞診が施行されることはほとんどない。まれに，甲状腺内あるいは甲状腺に接する副甲状腺腫瘍が「甲状腺腫瘍」として穿刺された場合は，細胞診で甲状腺腫瘍と誤判定される可能性がある。

腫瘤を形成する副甲状腺病変としては，腺癌，腺腫，過形成，囊胞の4病変がある。臨床的には腺癌，腺腫，囊胞は4腺のうち1つが腫大，過成形には原発性と二次性があり，4腺のすべてが腫大する。

組織学的に，腺癌，腺腫には被膜形成があり，過形成は被膜を欠き，多結節状を呈することが多い。いずれも脂肪組織を欠き，主細胞優勢で，種々の程度に好酸性細胞や両者の中間型細胞（transitional oncocyte）が混在する免疫染色でPTH陽性である。亜型として，好酸性細胞が75％以上を占める好酸性腺腫，脂肪組織が50％以上を占める脂肪腺腫がある。良・悪性の判定は，被膜浸潤，血管浸潤，転移の有無によって行われる。

細胞像は，比較的均一な小型類円形細胞が集塊状，孤立散在性に出現する。大型細胞（endocrine atypia）（図47）や細胞質に乏しく裸核状を呈することもある。クロマチンは粗顆粒状である。細胞異型で良・悪性の鑑別はできないが，一般に副甲状腺癌では異型細胞が出現する。甲状腺腫瘍とは，細胞の均一性やクロマチンの粗さで鑑別可能なこともあるが，確定診断には穿刺液のPTH測定やPTHの免疫染色を行うべきである。

なお，副甲状腺囊胞では，無色透明な液が吸引されるのみで，副甲状腺の実質細胞は採取されない。

VII 口腔・唾液腺の細胞診

口腔領域の解剖

口腔は歯列の外側（口腔前庭）と内側（固有口腔）で大別される。外側には口唇，頬が含まれ，内側には口蓋，舌，口腔底が含まれる。これらの部位を覆う粘膜を口腔粘膜（歯肉を含む）と呼び，それぞれに機能・組織学的特徴を有する（図1）。

1 各部位の説明

1. 口唇

皮膚部，赤唇縁，粘膜部に大別され，それぞれ角化重層扁平上皮，角化の弱い重層扁平上皮，非角化重層扁平上皮で覆われている。粘膜部には口唇腺が存在する。

2. 頬

外側は皮膚，内側は頬粘膜からなり，厚い非角化重層扁平上皮によって被覆される。頬腺が存在する。

3. 口蓋

前方2/3を硬口蓋，後方1/3を軟口蓋と区別する。硬口蓋は角化重層扁平上皮に覆われ，軟口蓋は非角化重層扁平上皮に覆われている。口蓋腺が存在する。

4. 舌

前方2/3を舌体部，後方1/3を舌根部と区別する。また，舌体の上側を舌背，側面を舌縁（あるいは舌側縁），裏面を舌下（あるいは舌下面）と称する。舌背は角化重層扁平上皮に覆われ，舌下面は非角化重層扁平上皮に覆われている。舌根には舌扁桃や舌腺が存在する。

5. 口腔底

薄い非角化扁平上皮に覆われ，顎下腺や舌下腺が開口する。

6. 歯肉

歯によって頬側（唇側）と口蓋側に大別され，口蓋側の方が角化の程度が強い。下顎の臼後隆起には臼後腺が存在する。

2 口腔粘膜の分類

口腔粘膜は重層扁平上皮からなり，部位により角化の状態が異なる。角化上皮，錯角化上皮，非角化上皮と3種類に区別される（図2）。

1. 角化上皮

表層から角化層，顆粒層，有棘層，基底層に分かれ，角質層には無核細胞（角化物あるいは角質物質，角質片）が存在し，ケラチン線維を伴う。主に硬口蓋や舌粘膜にみられる。

2. 錯角化上皮

表層から角化層，有棘層，基底層に分かれ，角化層に少量のケラチン線維を有する有核細胞がみられるが，顆粒層がみられないといった特徴がある。歯肉に主にみられる。

3. 非角化上皮

表層から角化層，有棘層，基底層に分かれる。錯角

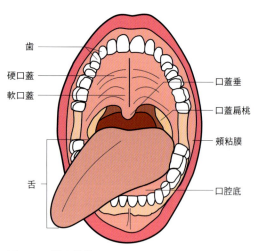

図1 口腔の構造 structure of the oral cavity

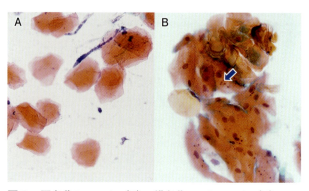

図2 正角化 keratosis（A），錯角化 parakeratosis（B）
角化症では無核のオレンジG好性細胞がみられる。錯角化症では濃縮状核を有するオレンジG好性細胞がみられ，一部の細胞にケラトヒアリン顆粒（➡）が認められる。

化上皮同様に顆粒層はみられないが，角化層に有核細胞がみられ，ケラチン線維はみられないといった特徴がある。口唇，頬粘膜，歯槽粘膜，軟口蓋，舌下面などにみられる。また，口腔粘膜は機能別に咀嚼粘膜，被覆粘膜，特殊粘膜に分類される。

4．咀嚼粘膜
咀嚼の刺激に耐えられるように角化（正角化〜錯角化）している。
部位：歯肉，硬口蓋

5．被覆粘膜
咀嚼などの運動の際に動くように，非角化（一部，錯角化）の柔軟な粘膜になっている。
部位：頬，口腔底，舌縁，軟口蓋，舌下面

6．特殊粘膜
舌の運動に対応し伸展性のある粘膜となっている。舌乳頭や味蕾が存在し，味覚を感知する。角化〜非角化重層扁平上皮が混在している。
部位：舌背

正常組織・正常細胞の理解

口腔粘膜は組織学的に，粘膜上皮，粘膜固有層，粘膜下組織の3層からなる。粘膜上皮と粘膜固有層は基底膜により隔てられる。本項では頬粘膜を例に挙げて解説する。
組織像：頬粘膜は前項で解説した非角化上皮が主体であるが，加齢や喫煙，アルコールなどの慢性刺激により錯角化上皮を混在する（図3）。
細胞像：健常な頬粘膜の場合，細菌や炎症細胞の出現は少なく，薄い染色性の細胞質を有する扁平上皮細胞が観察される（子宮頸部における表層型ないし中層型扁平上皮細胞に類似の形態）。組織像同様，刺激によりケラトヒアリン顆粒を有する細胞の出現をみる（図4）。

組織分類

次頁にWHO分類（表1）と『口腔癌取扱い規約 第2版』に掲げる分類（表2）を取り上げる。

> **Key point**
> WHO分類と『口腔癌取扱い規約 第2版』にみる組織型の比較；WHO分類では口腔粘膜腫瘍（あるいは粘膜下腫瘍）の分類と歯原性腫瘍の分類を明確に分けているが，本邦口腔癌取扱い規約では口腔内に発生する腫瘍性病変として上皮性腫瘍と歯原性腫瘍の両者を取り上げている。

口腔細胞診のすすめ方

口腔細胞診は，細胞像のみでは病変が推定できないこともあり，粘膜の肉眼所見が重要である。日常的には白色病変と赤色病変（あるいはその混在）として観察されることが多い。白色病変は，粘膜の肥厚や角化，上皮剥離などでみられ，赤色病変は炎症，びらん，潰瘍などによりみられることが多い（図5）。オレンジG好性の細胞は角化のみならず口腔乾燥状態によっても出現することから，角化亢進が伺える所見（無核細胞の出現やケラトヒアリン顆粒を有する細胞の出現）の有無をチェックする。

正常粘膜ではN/C比の高い深層型細胞の出現は少

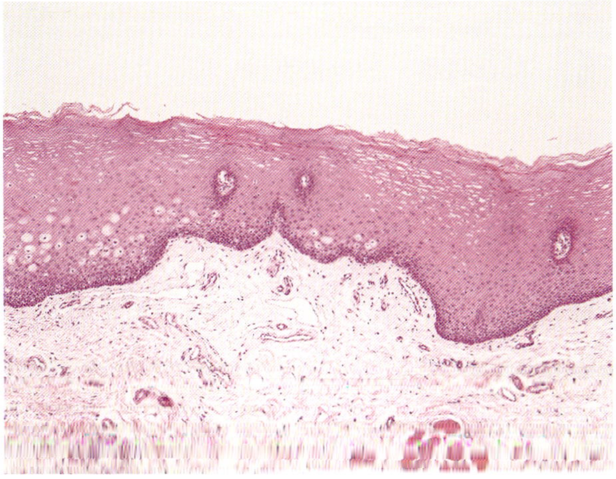

図3　頬粘膜組織 buccal mucosa tissue
錯角化型重層扁平上皮が観察される。

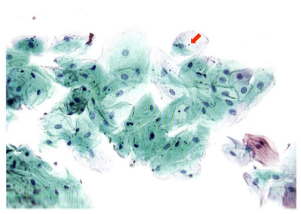

図4　頬粘膜細胞 buccal mucosa cells
ケラトヒアリン顆粒（➡）を有するライトグリーン好性の扁平上皮細胞が観察される。

表1 口腔および舌可動部腫瘍における WHO 分類
WHO classification of tumours of the oral cavity and mobile tongue

上皮性腫瘍および病変 epithelial tumours and lesions

扁平上皮癌 squamous cell carcinoma
口腔上皮性異形成 oral epithelial dysplasia
　low grade
　high grade
増殖性疣贅状白板症 proliferative verrucous leukoplakia

乳頭腫 papillomas

扁平上皮乳頭腫 squamous cell papilloma
尖圭コンジローマ condyloma acuminatum
尋常性疣贅 verruca vulgaris
多巣性上皮過形成 multifocal epithelial hyperplasia

起源不明の腫瘍 tumours of uncertain histogenesis

先天性顆粒細胞エプーリス congenital granular cell epulis
外胚葉間葉性軟骨粘液様腫瘍 ectomesenchymal chondromyxoid tumour

軟部組織および神経性腫瘍 soft tissue and neural tumours

顆粒細胞腫 granular cell tumour
横紋筋腫 rhabdomyoma
リンパ管腫 lymphangioma
血管腫 haemangioma
神経鞘腫 schwannoma
神経線維腫 neurofibroma
カポジ肉腫 kaposi sarcoma
筋線維芽細胞肉腫 myofibroblastic sarcoma

悪性黒色腫 oral mucosal melanoma

唾液腺腫瘍 salivary type tumours

粘表皮癌 mucoepidermoid carcinoma
多形腺腫 pleomorphic adenoma

血液リンパ性腫瘍 haematolymphoid tumours

CD30 陽性 T 細胞性リンパ増殖性疾患 CD30-positive T-cell lymphoproliferative disorder
形質芽球性リンパ腫 plasmablastic lymphoma
ランゲルハンス細胞組織球症 langerhans cell histiocytosis
髄外性骨髄肉腫 extramedullary myeloid sarcoma

El-Naggar AK, et al：WHO Classification of Head & Neck Tumours. IARC Publications, 2017. より

表2 本邦の『口腔癌取扱い規約 第2版』における分類

1．上皮性腫瘍 epithelial tumors

上皮内癌 carcinoma in situ
癌腫 carcinoma
　扁平上皮癌 squamous cell carcinoma
　　類基底扁平上皮癌 basaloid squamous cell carcinoma
　　紡錘細胞扁平上皮癌 spindle cell squamous cell carcinoma
　　腺扁平上皮癌 adenosquamous carcinoma
　　孔道癌 carcinoma cuniculatum
　　疣贅状扁平上皮癌 verrucous squamous cell carcinoma
　　リンパ上皮癌 lymphoepithelial carcinoma
　　乳頭状扁平上皮癌 papillary squamous cell carcinoma
　　棘融解型扁平上皮癌 acantholytic squamous cell carcinoma
　腺癌 adenocarcinoma
　　粘表皮癌 mucoepidermoid carcinoma
　　腺様嚢胞癌 adenoid cystic carcinoma
　　多型腺癌 polymorphous adenocarcinoma
　　明細胞癌 clear cell carcinoma
　　基底細胞腺癌 basal cell adenocarcinoma
　　多形腺腫由来癌 carcinoma ex pleomorphic adenoma

2．悪性歯原性腫瘍 malignant odontogenic tumors

エナメル上皮癌 ameloblastic carcinoma
原発性骨内癌，NOS　primary intraosseous carcinoma, not otherwise specified
硬化性歯原性癌 sclerosing odontogenic carcinoma
明細胞性歯原性癌 clear cell odontogenic carcinoma
幻影細胞性歯原性癌 ghost cell odontogenic carcinoma
歯原性癌肉腫 odontogenic carcinosarcoma
歯原性肉腫 odontogenic sarcoma
その他

日本口腔腫瘍学会編：口腔癌取扱い規約 第2版．金原出版，2019 より

ないが，潰瘍性病変や炎症活動期にある口腔扁平苔癬では観察されることがある．時に強い細胞変化を示す場合があるので，悪性腫瘍との鑑別が必要となる（図6）．粘膜上皮が重層扁平上皮細胞であることから大部分の腫瘍は扁平上皮由来であるが，歯原性腫瘍や唾液腺腫瘍，転移性腫瘍が擦過細胞診で観察されることもある．よって既往歴や腫瘍の出現部位などに気を払いながら細胞形態を観察することが重要である．

検体処理

1 検体採取・擦過細胞診

口腔擦過細胞診では，以前から頸管ブラシや綿棒，鋭匙，歯間ブラシなどさまざまな検体採取器具が用いられてきた．現在は，口腔専用ブラシとしてオーセレックス®ブラシ（日本ベクトン・ディッキンソン）があり（図7），直接塗抹法でも使用できるが特にLBC標本作製において有用な検体採取器具である（総論参照）．病変の部位や性状に応じて，ブラシ器具による擦過を行うのが望ましい．検体採取の際は病変部を均一な圧力で10回程度擦過する．できるだけ深層型扁平上皮細胞を採取するために，病変により圧力を調節する必要がある．粘膜の肥厚を伴う白色病変の場合は強い圧力で10回以上擦過することもある．びらんや潰

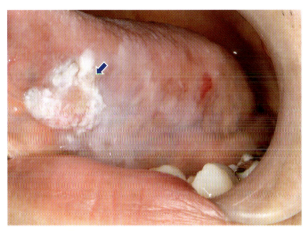

図5 舌粘膜の白斑 leukoplakia of tongue mucosa
表面粗糙で不整形の白斑（➡）がみられ，その右側にはうっすらと白い白斑が広がる．表面粗糙な箇所は扁平上皮癌で，その右側は過角化症が主体の組織像であった．

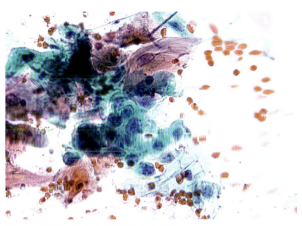

図6 潰瘍にみられる再生上皮細胞 repair cells
核小体を伴う核腫大細胞が小集塊で認められ，核の大小不同もみられる．

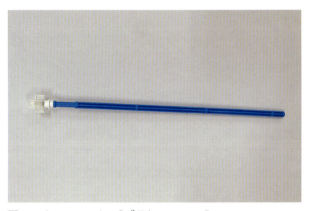

図7 オーセレックス®ブラシ OCELEX® brush
口腔専用ブラシとしてオーセレックス®ブラシが市販されている．

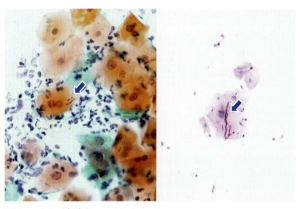

図8 カンジダ症 candida infection
扁平上皮細胞に混在するカンジダ真菌（➡）．カンジダはPAS反応（➡）によって，より明瞭に菌体を確認できる．

瘍の場合は患者が痛みを訴えることも多く，愛護的に採取すると表面の細菌塊やフィブリンしか採取されない場合がある．場合によっては表面麻酔なども用いてしっかりとスピーディーに採取することが望ましい．

2 検体採取・穿刺吸引細胞診

顎骨内病変や粘膜下病変については穿刺吸引細胞診も実施される．他の領域での手技同様に，穿刺吸引後の陰圧解除などの注意点を守れば適切な検体採取が可能である（総論参照）．

3 染色

通常染色としてパパニコロウ染色を用いる．口腔細胞診ではカンジダ感染による細胞変化が強いため，カンジダの検出が重要である．したがって，追加染色としてPAS反応やギムザ染色を併用し，カンジダの検出率を高めるとよい（図8）．

☞ Key point
病変をあまり刺激したくないという目的から綿棒を使用する臨床医も存在するが，綿棒は深層型扁平上皮細胞をあまり採取できず適切な検体採取器具とはいえない．

非腫瘍性病変

口腔領域で遭遇する非腫瘍性病変には感染症もみられるが，それ以外に過角化症，口腔扁平苔癬といった角化亢進を伴う疾患も存在する．

1 感染症

1. カンジダ症

肉眼的には淡い膜状（偽膜状）の白色病変やびらんとして観察されることが多い。子宮頸部細胞診同様に茶褐色に染まる胞子および菌糸が観察されるが、やや染色性が弱い場合がある。PAS反応やギムザ染色によってより明瞭に菌体が確認できる（図8）。扁平上皮細胞はオレンジG好染性をしばしば示し、核異型を伴うこともある。

2. ヘルペスウイルス感染症

単純ヘルペス感染により水疱を伴う潰瘍がみられる。感染細胞は圧排性多核を示す「すりガラス状」核が特徴である（図9）。

3. 放線菌症

重度の歯周炎や粘膜下腫瘤（膿瘍）の際に発見されることがある。細長い菌塊の周囲を好中球が取り囲む像がみられる（図10）。

2 過角化症

角化亢進に伴って厚い透過性に乏しい白色斑が肉眼的に観察される。不整形の白斑や潰瘍を伴う場合には異形成を伴う可能性もあるので注意が必要である。無核の角化細胞（角化物、角質物質などと呼称）がみられる他、オレンジG好性の厚い細胞質を有する細胞が出現する。

3 口腔扁平苔癬

角化異常を伴う慢性炎症性病変である。肉眼的にレース状（網状）の白色病変としてみられることが多い。組織学的には粘膜直下にリンパ球浸潤像がみられるのが特徴であるが、細胞診では必ずしもリンパ球が出現するわけではない。過角化症同様無核の角化細胞がみられる他、ケラトヒアリン顆粒を有する細胞が出現する。肉眼的にびらんや潰瘍を伴う病変の場合は深層型細胞が出現することもある。時に濃縮状あるいは核クロマチンの軽度増量を呈する核がみられ、悪性との鑑別に難渋する症例も存在する。

4 尋常性天疱瘡

水疱形成や上皮剥離を伴う自己免疫性疾患である。口腔粘膜の難治性のびらんや潰瘍が初発症状として発見されることも多い。デスモグレイン1やデスモグレイン3に対する自己抗体により棘融解を生じ、粘膜固有層に基底細胞を残して剥離する。棘融解によって生じた細胞（Tzanck cell：ツァンク細胞）は通常の深層型細胞に比べN/C比が高く、核小体明瞭を示す。細胞同士の結合性は低下し、一定の間隔でシート状に配列する像がみられる（図11）。時にオレンジG好性の変

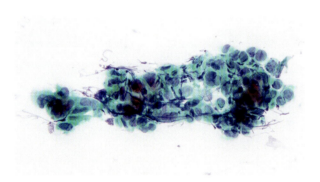

図9　ヘルペスウイルス感染症 herpes virus infection
感染細胞は圧排性の多核細胞やすりガラス状の核クロマチンを有する細胞がみられる。

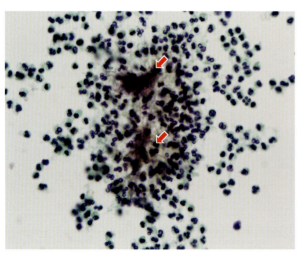

図10　放線菌症 actinomycosis
菌塊（➡）の周囲を好中球が取り囲む像がみられる。

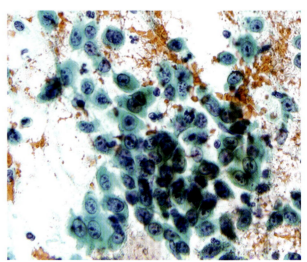

図11　尋常性天疱瘡 pemphigus vulgaris
核小体明瞭な細胞が孤立散在性にみられる。

表3　新報告様式判定

	細胞判定	class分類	組織診との関連性
NILM	negative for intraepithelial lesion or malignancy	Ⅰ～Ⅱ	非悪性
OLSIL	oral low-grade squamous intraepithelial lesion or low-grade dysplasia	Ⅱ～Ⅲ	軽度，中等度上皮性異形成に相当
OHSIL	oral high-grade squamous intraepithelial lesion or high-grade dysplasia	Ⅲ～Ⅳ	高度上皮性異形成や上皮内癌に相当
SCC	squamous cell carcinoma		扁平上皮癌
IFN	indefinite for neoplasia	Ⅴ	鑑別困難（細胞像での判定は困難であり，臨床との協議や生検の実施等を検討）

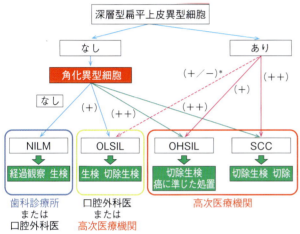

図12　新報告様式判定フローチャート
flowchart of new reporting system
NILM：正常および反応性あるいは上皮内病変や悪性腫瘍性変化がない
(negative for intraepithelial lesion or malignancy)
　　　日本臨床細胞学会編：細胞診ガイドライン5 消化器2015年版 補遺版．2022．より

性細胞が混在することがあり，扁平上皮癌と誤判定しないことが重要である。

口腔領域の報告様式

『細胞診ガイドライン5 消化器2015年版』に口腔擦過細胞診の新報告様式（以下，新報告様式と記載）が登場した（表3）。以前のclass分類では臨床医が細胞診結果を踏まえてどのような処置を行えばよいかがわかりにくかったが，新報告様式では判定区分により経過観察や高次医療機関への紹介を推奨などの指標が示された（図12）。2022年発行の補遺版では深層型細胞の分類や判定フローチャートの修正などがみられる。

良性腫瘍

口腔領域における良性腫瘍は，口腔粘膜由来のものと歯原上皮由来のものが存在する。

口腔粘膜由来の代表的な良性腫瘍は乳頭腫で，歯原上皮由来の代表例はエナメル上皮腫である。乳頭腫は小型角化細胞が出現し，時に若干の核異型がみられることがあるので疣贅性病変（疣贅型黄色腫や疣贅状扁平上皮癌）との鑑別が困難なこともある。舌や口蓋，口唇などさまざまな口腔粘膜に出現する。エナメル上皮腫は時に擦過細胞診で観察されることがある。20～30歳代に多く，男性にやや多い。小型の歯原上皮細胞が密な集塊を形成し，紡錘形細胞を伴うこともある。

前癌病変・悪性腫瘍

1　異形成（OLSILとOHSIL）の細胞像

組織学的に上皮性異形成に相当するOLSILとOHSILの鑑別は困難なことも多い。臨床的に表面粗糙な白斑である場合は核異型を伴う角化の強い細胞が出現するが，肉眼的に潰瘍を呈する場合は，角化細胞以外に深層型異型細胞がいないかを入念にチェックする必要がある。細胞異型の強さや異型の多様性が目立つ場合は，OHSILと判定し悪性である可能性が高いことに留意する（図13）。

2　扁平上皮癌

扁平上皮癌は口腔粘膜に発生する最も頻度の高い組織型である（図14）。白板症のような角化の亢進した粘膜から発生することも多く，非常に高分化な扁平上皮癌が発生することもある（図15）。60歳代に好発し，男

性に多くみられる。舌縁，歯肉，頬粘膜の順に好発する。典型像では，角化異型細胞と深層型異型細胞の両者が出現しているものを扁平上皮癌と判定するが（図16），実際はどちらかの細胞がみられないあるいは細胞異型が弱いという症例にもしばしば遭遇する（図17）。

3 悪性黒色腫

悪性黒色腫は口蓋や上顎歯肉に好発し，黒褐色斑とともに潰瘍がみられることもある。類円形核や紡錘形核に核クロマチン増量や核小体がみられ，細胞質にメラニン顆粒を伴う（図18）。

☞ Key point

OPMDsについて：WHO分類改訂第4版（2017）では前癌状態・前癌病変を統合した臨床的概念として口腔潜在的悪性疾患（oral potentially malignant disorders）という用語を導入している。紅板症や白板症，扁平苔癬などを含む12の疾患が分類されている。この分類に登場する疾患は病変部以外の正常粘膜も一定の癌化リスクがあると考えられており，癌化リスクの高い疾患から低い疾患まで混在している。

唾液腺の解剖

唾液腺は唾液を作る組織で，大唾液腺（耳下腺，顎下腺，舌下腺，副耳下腺）と小唾液腺（口腔内に全体に散在性に分布する頬腺，口唇腺，舌口蓋腺，舌腺）からなる。唾液は腺房から介在部導管，線条部導管，排泄導管を経て口腔内に分泌される。耳下腺の主導管を別名ステノン管，顎下腺の主導管はワルトン管と呼ばれ，ステノン管の開口部は頬粘膜にあり，ワルトン管の開口部は口腔底にある（図19）。

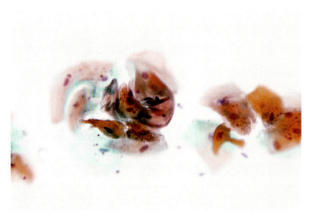

図13　異形成
　　　oral high-grade squamous intraepithelial lesion or high-grade dysplasia（OHSIL）
核の異型や細胞質の厚み・形態などに多彩な所見がみられる。

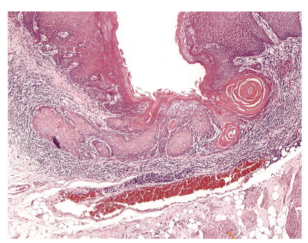

図14　扁平上皮癌の組織像
　　　histology of squamous cell carcinoma
同心円状の角化や，異型角化上皮の浸潤を認める。

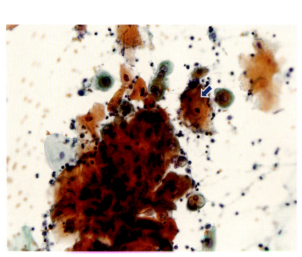

図15　扁平上皮癌 squamous cell carcinoma
同心円状の角化上皮細胞（➡）や小型で細胞質の厚い異型細胞がみられる。

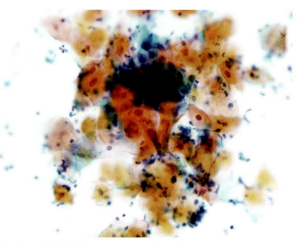

図16　扁平上皮癌 squamous cell carcinoma
角化異型細胞と異型を伴う深層型細胞が認められる。

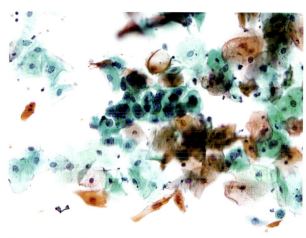

図17 扁平上皮癌 squamous cell carcinoma
異型の強い深層型細胞が認められる。

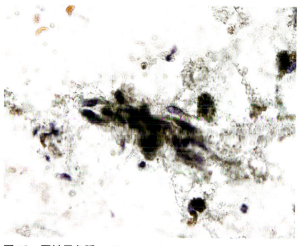

図18 悪性黒色腫 malignant melanoma
紡錘形核を有する異型細胞がみられ，背景や細胞質にメラニン顆粒を認める。

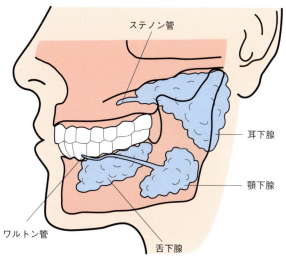

図19 唾液腺の解剖 salivary gland anatomy

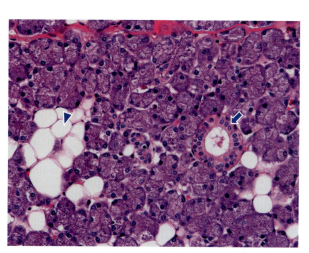

図20 正常唾液腺組織 normal salivary gland
漿液性腺房細胞とともに線条部導管（➡）や成熟した脂肪細胞（▶）がみられる。

唾液腺の正常組織と正常細胞

　正常唾液腺は腺房/導管からなる内層細胞と筋上皮/基底細胞の外層細胞からなる二相性を示す（図20）。耳下腺は純粋な漿液性腺房細胞から構成されているのに対し，顎下腺は漿液性細胞と粘液性細胞の混合腺である。漿液性腺房細胞の細胞質内にはPAS反応陽性のチモーゲン顆粒が含まれている。穿刺吸引細胞診では，腺房細胞と脂肪細胞および線条部導管などが一塊にして採取されることが多い（図21）。

唾液腺細胞診のすすめ方

　唾液腺細胞診は穿刺吸引技術を用いて診断を行う領域であり，原発性・転移性の腫瘍性病変や炎症性・感染性を含めた非腫瘍性病変の診断を行う（表4）。唾液腺腫瘍の大半は良性腫瘍であるため，良性腫瘍を的確に診断することが重要である。一方，悪性腫瘍は粘表皮癌や腺房細胞癌のような低悪性腫瘍が多い。これらの腫瘍は細胞異型に乏しいため，一般的な悪性所見を単純に評価するだけでは悪性と診断しにくい。そのため，背景物質や出現細胞の特徴に加え，ギムザ染色を併用した細胞観察により，組織型推定が良悪性判定になりうると理解した方がよい（図22）。

表4 唾液腺腫瘍の組織型分類

1. 良性上皮性腫瘍 benign epithelial neoplasms	2. 悪性上皮性腫瘍 malignant epithelial neoplasms	
多形腺腫 pleomorphic adenoma 筋上皮腫 myoepithelioma 基底細胞腺腫 basal cell adenoma ワルチン腫瘍 Warthin tumor オンコサイトーマ oncocytoma 細管状腺腫 canalicular adenoma 脂腺腺腫 sebaceous adenoma リンパ腺腫 lymphadenoma 導管乳頭腫 ductal papillomas 乳頭状唾液腺腺腫 　sialadenoma papilliferum 介在部導管腺腫 　intercalated duct adenoma 線条部導管腺腫 　striated duct adenoma 硬化性多囊胞腺腫 　sclerosing polycystic adenoma 角化囊胞腫 keratocystoma	粘表皮癌 　mucoepidermoid carcinoma 腺様囊胞癌 　adenoid cystic carcinoma 腺房細胞癌 acinic cell carcinoma 分泌癌 secretory carcinoma 微小分泌腺癌 　microsecretory adenocarcinoma 多型腺癌 　polymorphous adenocarcinoma 硝子化明細胞癌 　hyalinizing clear cell carcinoma 基底細胞腺癌 　basal cell adenocarcinoma 導管内癌 intraductal carcinoma 唾液腺導管癌 　salivary duct carcinoma 筋上皮癌 　myoepithelial carcinoma 上皮筋上皮癌 　epithelial-myoepithelial carcinoma	粘液腺癌 　mucinous adenocarcinoma 硬化性微小囊胞腺癌 　sclerosing microcystic adenocarcinoma 多形腺腫由来癌 　carcinoma ex pleomorphic adenoma 癌肉腫 carcinosarcoma 脂腺腺癌 　sebaceous adenocarcinoma リンパ上皮癌 　lymphoepithelial carcinoma 扁平上皮癌 　squamous cell carcinoma 神経内分泌癌（小細胞型・大細胞型） 　neuroendocrine carcinoma（small and large cell types） 唾液腺芽腫 sialoblastoma 唾液腺癌 NOS 　salivary carcinoma, not otherwise specified

Hyrcza MD, et al：WHO Classification of Head & Neck Tumours. IARC Publications, 2022. を改変

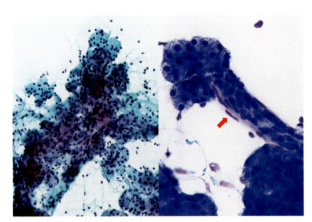

図21 正常唾液腺細胞 benign serous acinar cells
漿液性腺房細胞が結合性の強い集塊でみられ，核は小型である。漿液性腺房細胞と介在部導管上皮細胞が連続性にみられ，正常筋上皮細胞（➡）が付着している。

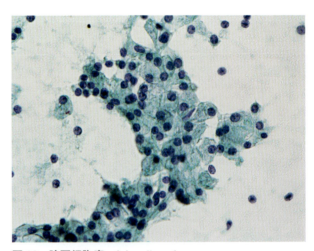

図22 腺房細胞癌 acinic cell carcinoma
N/C比の増大に乏しく，核は小型で均一である。クロマチン増量に乏しく一般的な悪性所見を満たしていない。

非腫瘍性病変

唾液腺領域における非腫瘍性病変は比較的多くみられ，炎症に伴う急性・慢性の反応性変化や感染症などを含んでいる。

1 唾石症

しばしば唾液腺腫大や疼痛を伴い，腫瘍様症状を示す。耳下腺はまれで顎下腺（ワルトン管）に優位に発生する。細胞量は少なく，腺房細胞がわずかにみられる程度である。穿刺吸引細胞診では扁平上皮化生あるいは結石の破片がみられることがある。

2 炎症性疾患

日常診療で頻度の高い疾患群であり，急性化膿性耳

下腺炎，慢性耳下腺炎，ウイルス性耳下腺炎などが挙げられる。いずれも唾液腺の腫脹や疼痛がみられるが，穿刺吸引細胞診で評価されることはまれである。ただし，慢性唾液腺炎を伴う良性の囊胞性病変では，穿刺吸引細胞診の対象になりやすく，囊胞内に薄橙色のアミラーゼ結晶を認めることがある（図23）。

3 肉芽腫性唾液腺炎

閉塞性唾液腺症により導管外に漏出した粘液内容物に対する反応であることが多い。また，抗酸菌感染や猫ひっかき病のような特異的な感染症に起因することもある。穿刺吸引細胞診では炎症細胞や壊死様物質を背景に多核巨細胞や類上皮様細胞がみられることもある。類上皮細胞は弯曲した核を有し，クロマチン増量はみられない（図24）。

4 IgG4関連唾液腺病変

唾液腺については従来の呼称であるミクリッツ病やキュットナー腫瘍の多くがIgG4関連唾液腺病変に相当する。基本的に顎下腺に発症する病態であり，血清IgG4抗体価の上昇がみられる。

5 反応性リンパ節過形成

リンパ節腫大が耳下腺内および耳下腺外でよくみられる。耳下腺内リンパ節の場合，臨床的に腫瘍と認識することがあるため注意が必要である。穿刺吸引細胞診では，通常の反応性リンパ過形成の細胞像を示す。

唾液腺の穿刺吸引細胞診

①超音波ガイド下あるいは腫瘤を指で固定し，注射針（22～23G）を挿入する。
②注射針を腫瘤内に入れ，陰圧をかけたまま針先を動かし2～3秒程度吸引する。
③陰圧を解除し，腫瘤から注射針を抜去する。
④吸引検体をプレパラート上に吹き出し，もう1枚のプレパラートで細胞を挟み，すばやく湿固定と乾燥固定を行う。
⑤注射針内の残余検体は，LBC固定液などで洗浄することで補助診断へ応用できる（総論参照）。

唾液腺細胞診の報告様式：ミラノシステム

唾液腺細胞診ミラノシステムは次のような特徴がある。
①6つの診断カテゴリーより構成され，腫瘍と非腫瘍を別のカテゴリーとして区別。
②各カテゴリーに悪性のリスクや臨床的対応を記載。
③悪性腫瘍では低悪性と高悪性の区別を推奨。
④セルブロックやLBCなどを用いた補助診断（免疫染色，遺伝子検査，フローサイトメトリーなど）を推奨。
⑤臨床・画像所見との対比の重要性が記載されている（表5，図25，26も参照）。

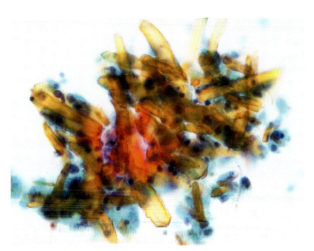

図23 アミラーゼ結晶 amylase crystals
アミラーゼ結晶は長方形・針状・菱形の形状を示し，大きさや形状はさまざまである。パパニコロウ染色でオレンジ色を示す。

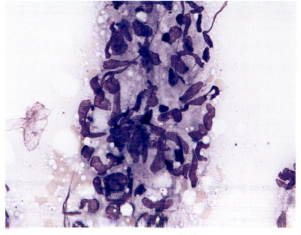

図24 肉芽腫性病変 granulomatous lesions
類上皮細胞は弯曲した核を有しており，クロマチン増量はみられない。

表5　唾液腺細胞診ミラノシステム

カテゴリー	診断区分	定義
I	不適正	細胞診断には不十分な細胞検体。非粘液性検体を含む
II	非腫瘍性	慢性唾液腺炎や反応性リンパ節炎，感染症などの明らかな良性病変
III	意義不明な異型（AUS）	軽度の異型を伴い腫瘍と確定できない（図25）
IV A	腫瘍：良性	多形腺腫，ワルチン腫瘍や神経鞘腫などの良性腫瘍
IV B	腫瘍：良悪性不明な唾液腺腫瘍（SUMP）	腫瘍と診断できる検体であるが，良悪性の鑑別な困難な検体（図26）
V	悪性の疑い	悪性を疑うが，明らかに悪性とは確定できない検体
VI	悪性	悪性と診断できる検体

AUS：atypia of undetermined significance，SUMP：salivary gland neoplasm of uncertain malignant potential

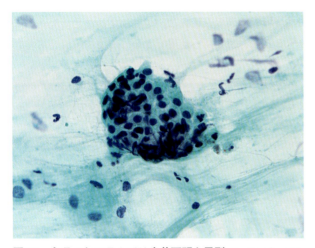

図25　ミラノシステムでは意義不明な異型 atypia of undetermined significance（AUS）に相当する
粘液背景に異型に乏しい細胞が集塊でみられる。低悪性度粘表皮癌の症例であったが，意義不明な異型に相当する。

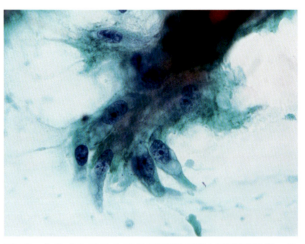

図26　ミラノシステムでは良悪性不明な唾液腺腫瘍 salivary gland neoplasm of uncertain malignant potential（SUMP）に相当する
著明な核異型を示す腫瘍性筋上皮細胞を伴う多形腺腫。悪性転化を除外できないため SUMP に相当する。

唾液腺腫瘍における補助診断

　補助診断は，細胞診断精度を上げるための手段である。唾液腺腫瘍は，筋上皮マーカーが陽性となる筋上皮・基底細胞関連腫瘍と筋上皮マーカーが陰性であるその他の腫瘍（富細胞性好酸性/類好酸性細胞腫瘍）に大別できる（図27）。特殊染色では PAS 反応やアルシアン青染色を用いた粘液染色が粘液産生細胞の同定に有用である。免疫染色は診断困難な症例において鑑別する組織型を絞り込む際に有用である（図28）。唾液腺腫瘍の中には特異的で再現性の高い遺伝子転座が存在し，FISH 法を行った遺伝子解析の診断確定率は非常に高い。この他に，RT-PCR，NGS やフローサイトメトリーが診断精度向上のため導入されている。

腫瘍性病変

1 良性腫瘍

1．多形腺腫

　多形腺腫は最も発生頻度の高い唾液腺腫瘍で，全唾液腺腫瘍の約60％を占める。幅広い年齢層で発生し，小児や若年者にも生じる。本腫瘍は長期経過により悪性化することがあり，この場合は多形腺腫由来癌と呼ばれる。
組織所見：上皮成分は管腔を形成する導管上皮細胞と多彩な形態を示す腫瘍性筋上皮細胞からなる2種類の細胞が混在する腫瘍である。間葉系成分は，粘液腫様間質成分や軟骨成分，軟骨様細胞などである（図29）。
細胞所見：粘液腫様間質成分を背景に導管上皮細胞や多彩な形態を示す腫瘍性筋上皮細胞が種々の割合で集

塊状や孤立散在性にみられる（図30）。腫瘍性筋上皮細胞は，上皮様細胞，基底細胞様細胞，形質細胞様細胞，星状細胞，淡明細胞や紡錘形細胞など多彩な形態を呈し，核クロマチン増量や核異型に乏しい（図31）。腫瘍性筋上皮細胞は時に核腫大，核形不整や明瞭な核小体のような異型を認めることがあるので注意が必要である。また，唾液腺腫瘍において細胞質封入体は，腫瘍性筋上皮細胞を示唆する所見の1つであり，良悪性を鑑別する所見ではない。粘液腫様間質成分は細線維状の所見も含み，本腫瘍に特異的である。細胞外基質（粘液腫様間質成分，基底膜様物質，軟骨基質など）がギムザ染色で赤紫色の異染性を呈するため，多形腺腫の診断における重要な補助所見である。粘液腫様間質成分は毛羽立ち所見を示す（図32）。

2．ワルチン腫瘍

ワルチン腫瘍は多形腺腫に次いで発生頻度の高い唾液腺良性腫瘍である。高齢者の男性の耳下腺に好発し，喫煙との関係がある。また，両側・多発性に発生することもある。

組織所見：腫瘍は管状，乳頭状や囊胞状増殖を示す上皮成分とリンパ間質からなる。上皮成分は円柱状の好酸性細胞と立方状の基底細胞からなる。拡張した囊胞内腔には，壊死様物質，結晶成分や蛋白球などを貯めている。また，好酸性細胞はしばしば扁平上皮細胞や粘液細胞への化生性変化を生じる。リンパ間質内には胚中心を伴うリンパ濾胞がみられる（図33）。

細胞所見：リンパ球を背景に好酸性細胞が集塊状や孤立散在性にみられる（two cells pattern）。背景はリン

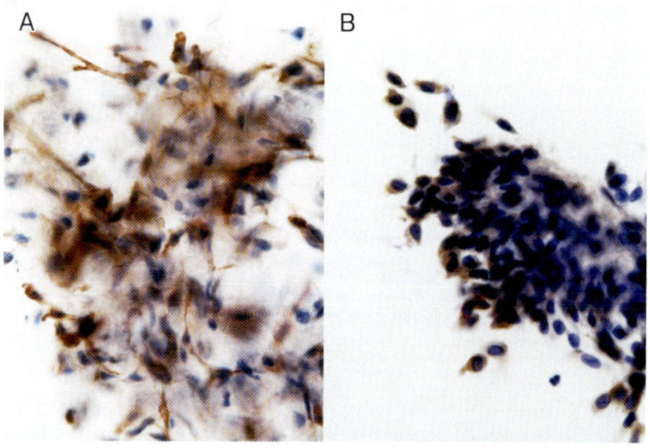

図27　免疫染色 immunostaining
多形腺腫のLBC標本を用いた補助診断。
A：αSMA陽性の腫瘍性筋上皮細胞がみられる。
B：S-100蛋白が細胞質に陽性を示す。

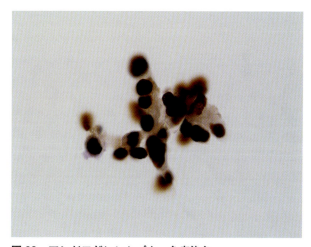

図28　アンドロゲンレセプター免疫染色
immunostaining for androgen receptor
唾液腺導管癌のLBC標本を用いた補助診断。唾液腺導管癌の核にアンドロゲンレセプターが陽性に染まる。

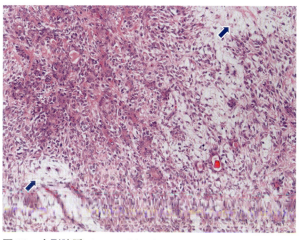

図29　多形腺腫 pleomorphic adenoma
導管上皮細胞と腫瘍性筋上皮細胞が二相性構造を示し，その間に疎な粘液腫様間質（➡）が介在する。

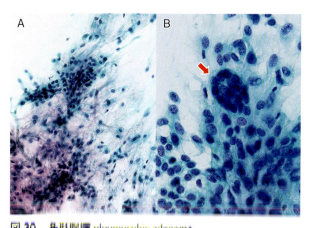

図30　多形腺腫 pleomorphic adenoma
A：粘液腫様間質成分を背景に腫瘍性筋上皮細胞がみられる。
B：導管上皮細胞（➡）と腫瘍性筋上皮細胞が二相性を示す。

パ球とともに囊胞液内の壊死様物質，粘液物質や化生細胞などがみられる。好酸性細胞はシート状集塊でみられ，不規則重積性のような異常集塊はみられない。また，好酸性細胞はライトグリーン好性の顆粒状細胞質を有し，しばしばエオジン色の好酸性変化を伴うこともある（図34）。ギムザ染色では，好酸性細胞の集塊内に異染性を示す肥満細胞を認めることがある。

3．基底細胞腺腫

基底細胞腺腫は中高年の耳下腺に好発し，やや女性に多い傾向がある。多形腺腫と異なり，腫瘍径が3 cmを超える症例はまれである。

組織所見：厚い線維性被膜を有する充実性腫瘍であり，しばしば囊胞性変化を呈する。腫瘍細胞は，導管上皮細胞と基底細胞に類似した腫瘍性筋上皮細胞の2相性配列を示しながら単調な増殖を示す。大小を示す胞巣周囲は，PAS反応陽性の明瞭な基底膜様物質で縁取られており，柵状配列（palisading）が特徴的である。

細胞所見：比較的清浄な背景に，立体的で結合性の強い集塊が出現する。集塊は導管上皮細胞，基底細胞類似の腫瘍性筋上皮細胞や基底膜様物質で構成され，多形腺腫でみられるような粘液腫様間質はない（図35）。腫瘍性筋上皮細胞の核は円形〜短紡錘形で単調な像を呈する。標本作製時のアーチファクトにより腫瘍細胞の挫滅像が比較的多くみられることも特徴の1つである。基底膜様物質は集塊辺縁にみられることが多く，ライトグリーン好性を呈する。しばしば化生性の扁平上皮細胞を認めることがある。ギムザ染色では基底膜様物質が赤色の異染性を示すが，時に不明瞭なこともある。

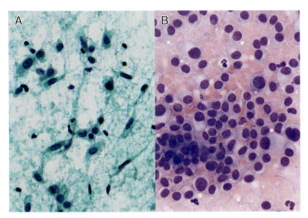

図31　多形腺腫 pleomorphic adenoma
紡錘形（A）や形質細胞様（B）などさまざまな形態を示す多形腺腫の腫瘍性筋上皮細胞。

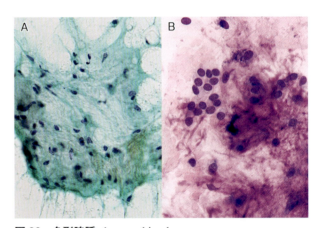

図32　多形腺腫 pleomorphic adenoma
A：細線維状の所見は粘液腫様間質の特徴である。
B：粘液腫様間質が異染性を示す。

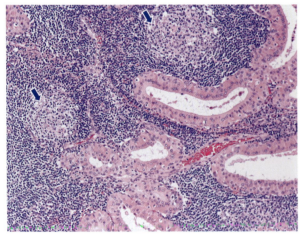

図33　ワルチン腫瘍 Warthin tumor
嚢状構造を示す好酸性細胞と二次濾胞（➡）を伴うリンパ間質がみられる。

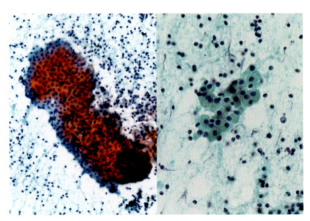

図34　ワルチン腫瘍 Warthin tumor
リンパ球を背景に好酸性細胞が大型集塊でみられる。細胞質は豊富で顆粒状を示し，核は小型である。

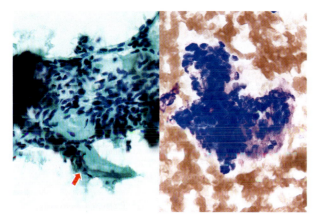

図35　基底細胞腺腫 basal cell adenoma
基底細胞に類似した腫瘍細胞が結合性の強い集塊でみられ，集塊辺縁にはライトグリーン好性～淡染性の基底膜様物質を認める（➡）。基底膜様物質はメイギムザ染色で異染性を示す。

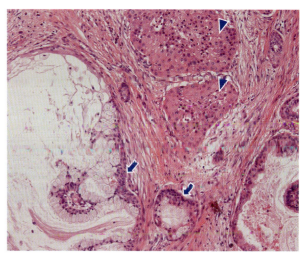

図36　粘表皮癌 mucoepidermoid carcinoma
線維性間質を伴い嚢胞内腔に粘液細胞と中間細胞（➡）の増生を認める。類扁平上皮細胞は大小の胞巣（▶）を形成し浸潤している。

表6　唾液腺腫瘍における補助診断

細胞学的特徴	組織型	免疫染色		代表的な遺伝子異常
		筋上皮マーカー*	特異的抗体	
筋上皮・基底細胞関連腫瘍	多形腺腫	+	PLAG1	*PLAG1*
	基底細胞腺腫		βカテニン（核）	*CTNNB1*
	腺様嚢胞癌		MYB	*MYB*
その他の腫瘍（富細胞性好酸性/類好酸性細胞腫瘍）	粘表皮癌	−	p40	*MAML2*
	分泌癌		マンマグロビン	*ETV6*
	腺房細胞癌		NOR1	*NR4A3*
	唾液腺導管癌		AR，HER2	*HER2*

＊：p63，αSMA，カルポニン，S-100蛋白，ビメンチンなど
AR：アンドロゲンレセプター，PLAG1：pleomorphic adenoma gene 1，CTNNB1：β-catenin gene，
MYB：v-myb avian myeloblastosis viral oncogene homolog，MAML2：Mastermind-like protein 2，ETV6：ETS variant transcription factor 6，
NR4A3：nuclear receptor subfamily 4, group A, member 3，HER2：human epidermal growth factor receptor 2

2　悪性腫瘍

1．粘表皮癌

　粘表皮癌は最も頻度の高い唾液腺悪性腫瘍である。幅広い年齢層で発生し，小児や若年者にも生じる。好発部位は耳下腺であるが，顎下腺や小唾液腺にも発生する。

組織所見：腫瘍は大小の嚢胞や充実性成分を混じながら増殖する（図36）。腫瘍細胞は，粘液細胞，中間細胞および扁平上皮細胞（類表皮細胞）からなり，種々の割合でみられる。悪性度は通常，低・中・高悪性の3段階に細分される。免疫染色において，中間細胞および扁平上皮細胞はp63陽性を示し，特異的な遺伝子異常を認める（表6）。

細胞所見：悪性度によって出現する細胞の異型度が異なる。低悪性～中悪性粘表皮癌では，上皮性粘液を背景に異型に乏しい粘液細胞と中間細胞ないし扁平上皮細胞が混在してみられる。粘液細胞は無色透明～桃色調の粘液を有し，しばしば粘液細胞のみの集塊も出現する。中間細胞は基底細胞と類扁平上皮細胞の中間的な大きさと形状を示す細胞であり，基本的には扁平上皮成分である。中間細胞は粘液細胞と混在してみられることが多く，中間細胞および扁平上皮への分化を示唆する所見をみつけることが重要である（図37）。高悪性粘表皮癌では，壊死を背景に著明な異型を示す腫瘍細胞がみられ，粘液細胞の出現に乏しい。細胞質は重厚なライトグリーン好性で，核クロマチン増量や核分裂像が認められる。

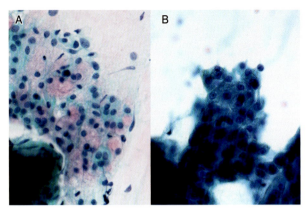

図37 粘表皮癌 mucoepidermoid carcinoma
A：異型に乏しい粘液細胞と中間細胞がシート状集塊でみられる。
B：異型を伴う類扁平上皮細胞が重積性集塊でみられる。

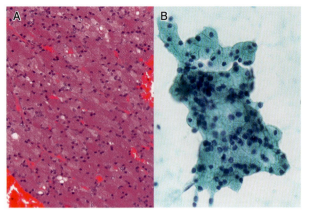

図38 腺房細胞癌 acinic cell carcinoma
A：腺房細胞癌のHE染色所見。腺房型の腫瘍細胞が充実性に増殖している。
B：豊富な顆粒状細胞質を有する腫瘍細胞がシート状集塊でみられる。N/C比の増大や核異型に乏しい。

2．腺房細胞癌

　腺房細胞癌は唾液腺腫瘍の中で唯一腺房への分化を呈する腫瘍である。好発年齢は40～50歳代で女性に多い傾向がある。約90％以上が耳下腺に発生するが，小唾液腺でもみられることがある。

組織所見：腫瘍は充実性，微小嚢胞状，濾胞状および乳頭嚢胞状などの構築を示し，ジアスターゼ消化PAS反応に抵抗性のチモーゲン顆粒を有する腺房細胞類似の腫瘍細胞が単調な増殖を示す（図38）。腫瘍細胞は，腺房型細胞，介在導管様細胞，空胞状細胞，淡明細胞や非特異的腺細胞がある。免疫染色において，腫瘍細胞はNOR1やアミラーゼに陽性を示し，特異的な遺伝子異常を認める（表6）。

細胞所見：比較的清浄な背景に腺房細胞類似の腫瘍細胞が集塊状や孤立散在性にみられる。正常の漿液性腺房細胞と比較すると，腫瘍細胞の集塊は重積性を示し，結合性は緩く，配列不整を認める。また，細胞境界は不明瞭で細胞質内に大小の空胞を認めることがある。

3．腺様嚢胞癌

　腺様嚢胞癌は粘表皮癌に次いで頻度の高い唾液腺悪性腫瘍であり，小唾液腺や顎下腺に多く発生する傾向がある。好発年齢は40～60歳代で，腫瘍が神経線維束周囲への浸潤を認める時は痛みや顔面神経麻痺を伴う。

組織所見：本腫瘍は被膜形成に乏しく，導管上皮細胞と腫瘍性筋上皮細胞あるいは類基底細胞の増殖からなり，増殖形態から篩状型，管状型および充実型に分けられる（図39）。充実性の領域が多いものほど悪性度は高く，予後に影響する。篩状構造内には，間質性粘液あるいは好酸性硝子様の基底膜様物質が含まれる。

細胞所見：篩状構造を伴う典型的な細胞像は，血性背景に小型裸核状細胞が球状物質を取り囲むような集塊でみられる。腫瘍細胞は小型で異型性に乏しく，核は濃染性で核小体は目立たない。球状物質は，パパニコロウ染色において無色透明のものを粘液球と呼び，間質性粘液が豊富で，ギムザ染色において鮮赤色を示す。形状は球状，樹枝状および膜様と多彩である（図40）。一方，ライトグリーン好性のものは硝子球と呼ばれ，PAS反応陽性の基底膜様物質が含まれていることが多い。ギムザ染色において基底膜様物質は鮮赤から赤色の異染性を示す（図41）。化生性の扁平上皮細胞を認めることはほとんどない。充実型例では，類基底細胞が単調に出現し，壊死や核分裂像などを認めることで悪性判定は容易であるが，球状物質がみられないため組織型推定が難しい（図42）。

4．唾液腺導管癌

　唾液腺導管癌は乳腺の乳管癌に類似した唾液腺の高悪性度腫瘍で，高齢者男性の耳下腺に好発する。局所再発，リンパ節転移や遠隔転移を起こし，一般に予後不良である。本腫瘍の約半数以上の症例は，多形腺腫から発生するとされている（多形腺腫由来癌）。

組織所見：コメド状の壊死（面疱壊死）を伴う篩状構造を呈し浸潤性に増殖する（図43）。腫瘍細胞は好酸性細胞質を有し，著明な核異型やクロマチン増量を示す。免疫染色において，腫瘍細胞はアンドロゲンレセプターやHER2陽性を示す（表6）。

細胞所見：壊死物質を背景に大型で著明な細胞異型を呈する腫瘍細胞が重積性あるいはシート状集塊や孤立散在性に出現し，乳腺のアポクリン癌に類似した細胞像を示す。腫瘍細胞はライトグリーン好性で顆粒状細胞質を呈し，核クロマチン増量，大型核小体や核分裂像がみられ，悪性判定は容易である。

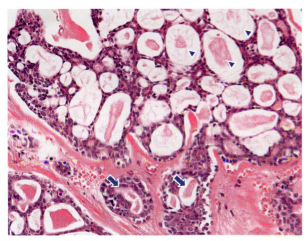

図39　腺様嚢胞癌 adenoid cystic carcinoma
腺様嚢胞癌は導管上皮細胞からなる真の腺管（➡）と腫瘍性筋上皮細胞からなる偽腺管（▶）を有している。

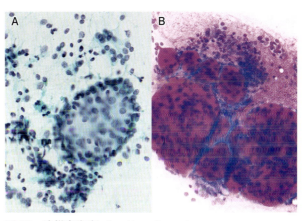

図40　腺様嚢胞癌 adenoid cystic carcinoma
A：腺様嚢胞癌の粘液球はライトグリーン淡染性である。腫瘍細胞は小型で異型に乏しい。
B：粘液球はメイギムザ染色で鮮やかなマゼンタ色を示し、大小不同を示す。

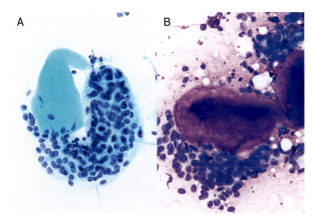

図41　腺様嚢胞癌 adenoid cystic carcinoma
A：腺様嚢胞癌の基底膜様物質はライトグリーン好性で球状や不整形を示す。腫瘍細胞は小型で異型に乏しい。
B：基底膜様物質はメイギムザ染色で鮮赤色〜赤色を示す。

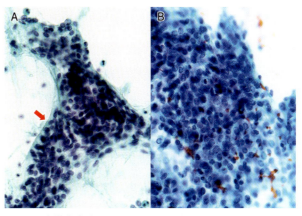

図42　腺様嚢胞癌 adenoid cystic carcinoma
A：腺様嚢胞癌の集塊辺縁にライトグリーン好性膜様物質を認める（➡）。腫瘍細胞は小型で異型に乏しいが配列不整を認める。
B：充実型の腺様嚢胞癌の細胞像。球状物質がみられず、組織型推定は困難である。

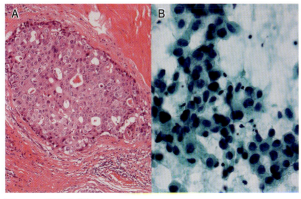

図43　唾液腺導管癌 salivary duct carcinoma
A：篩状構造を示す唾液腺導管癌の組織像。
B：多稜形細胞質を有する腫瘍細胞がシート状にみられ、クロマチン増量と核形不整が観察できる。

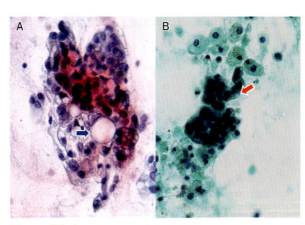

図44　分泌癌 secretory carcinoma
A：充実性増殖を示す分泌癌の細胞像。粘液様背景に大小の細胞質空胞（➡）を有する腫瘍細胞みられる。
B：嚢胞性増殖を示す分泌癌の細胞像。組織球を背景に細胞質空胞（➡）を有する腫瘍細胞みられる。

5. 分泌癌

　分泌癌は組織学的，免疫染色的および遺伝子的に乳腺の分泌癌に類似した低～中悪性度の唾液腺悪性腫瘍である。中高年に多いが若年者など幅広い年齢層にも発生し，好発部位は耳下腺である。

組織所見：腫瘍は微小乳頭状，濾胞状，乳頭嚢胞状あるいは充実性に増殖し，出血によるヘモジデリン沈着を認めることもある。腫瘍細胞は大小の空胞状細胞質を有する。免疫染色において，腫瘍細胞はマンマグロビン陽性を示し，特異的な遺伝子異常を認める（表6）。

細胞所見：嚢胞状構造からの細胞像は，血性背景にヘモジデリンを貪食した組織球がみられ，腫瘍細胞が乳頭状や孤立散在性に出現する。微小乳頭状あるいは充実性構造からの細胞像は，粘液様物質を背景に腫瘍細胞がシート状集塊あるいは孤立散在性に出現し，集塊内に血管の介在がみられる。腫瘍細胞は豊富な顆粒状細胞質を有し，大小の細胞質内空胞がみられる（図44）。

6. 筋上皮癌

　筋上皮癌はほとんどが腫瘍性筋上皮細胞からなるまれな腫瘍であり，筋上皮腫の悪性型とみなされている。男女の性差はなく，比較的高齢者に多く発生する。

組織所見：腫瘍は胞巣・索状や充実性に増殖し，嚢胞

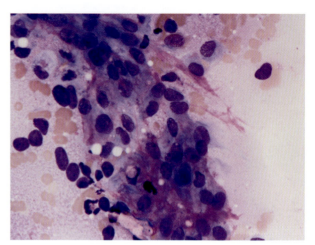

図45　筋上皮癌 myoepithelial carcinoma
円形から類円形を示す腫瘍性筋上皮細胞が集塊でみられる。細胞質辺縁に介在するように異染性物質を認める。

性変化を示すこともある。本腫瘍は多形腺腫や筋上皮腫と同様にさまざまな形態を示す腫瘍性筋上皮細胞がみられ，細胞異型は症例によってさまざまである。

細胞所見：腫瘍細胞が重積性を伴う集塊または孤立散在性にみられ，ギムザ染色で異染性物質を認める（図45）。腫瘍細胞は小型で類円形から紡錘形の形態を示す。

Column

　基底膜は上皮細胞の基底部を裏打ちしているシート状の構造物であり，細胞と周囲の間質を隔てる細胞外基質である。基底膜は PAS 染色に赤く染まりジアスターゼ抵抗性を示す。唾液腺腫瘍の中には基底膜に類似した物質（いわゆる基底膜様物質）を形成する腫瘍があり（図46），その特異性を理解しパパニコロウ染色と MGG 染色の細胞像を観察することで，唾液腺腫瘍の診断の一助になる。基底膜形成の初期にはヘパラン硫酸プロテオグリカンが分泌され，パパニコロウ染色でヘマトキシリンに淡染し MGG 染色で鮮やかな異染性を示す。基底膜構成物質の蛋白成分であるラミニンやⅣ型コラーゲンが過剰に作られるとライトグリーン好性の無構造物質（著しく厚くなる）として観察される。また，酸性粘液を伴う導管内分泌物も MGG 染色で異染性を示すことがあるため，異染性所見がすべて基底膜様物質による反応ではないことを理解しておく必要がある。

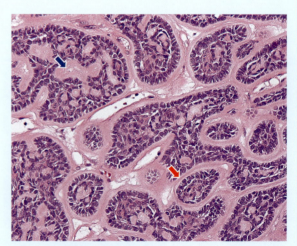

図46　基底細胞腺腫の組織像
histological findings of basal cell adenoma of the salivary gland
肥厚したエオジン好性の基底膜（→）および基底膜様物質（→）がみられる。

VIII 消化器の細胞診

消化管の解剖

　食道は食道入口部〜食道胃接合部までの範囲を指し，約25 cmの筒状器官である．3カ所の生理的狭窄部がある．食道の構造は，粘膜，粘膜下層，筋層，外膜からなり，漿膜はみられない．粘膜は上皮と粘膜固有層，粘膜筋板から構成される（図1）．

　胃は囊状の臓器で，噴門部，胃体部，胃角部，前庭部に分けられ，さらに大弯，小弯，前壁，後壁に区別される．胃壁は，内面より粘膜，粘膜下層，固有筋層，漿膜下層，漿膜からなる（図1）．

　小腸は6〜7 mの管状器官で，消化を行う十二指腸と栄養を吸収する空腸，回腸に区別される．十二指腸には総胆管，膵管が開口する十二指腸乳頭（Vater乳頭）があり，回腸では集合リンパ小節（パイエル板）がある．小腸は絨毛が発達している（図1）．

　大腸は1.5〜1.8 mの管状器官で，盲腸，結腸，直腸に区別される．大腸に絨毛構造はみられず，平坦な粘膜表面に均等な間隔で円形の陰窩がみられる（図1）．

正常組織や正常細胞

　食道粘膜は非角化型重層扁平上皮からなり，粘膜下層には固有食道腺が存在する（図2）．

　胃粘膜の表面および胃小窩の被覆細胞は，一層の円柱上皮細胞からなる（図3）．粘膜固有層には胃底腺，噴門腺，幽門腺がみられ，それぞれ胃小窩に開口する．胃底腺細胞には，主細胞（ペプシノーゲンを分泌），副細胞（粘液を分泌），壁細胞（塩酸を分泌）がある．

　小腸粘膜には微絨毛のよく発達した高円柱状の吸収上皮細胞を認め，腸絨毛と呼ばれる．

　大腸粘膜表面を構成する細胞は単層円柱上皮細胞（吸収上皮細胞）と多数の杯細胞である（図4）．肛門管は直腸の単層円柱上皮から扁平上皮へと移行する．

非腫瘍性病変

　食道は白板症，バレット食道，潰瘍などがみられる．胃は潰瘍などがみられる．腸上皮化生では，細胞診で杯細胞と柵状配列を示す円柱状細胞の出現が特徴である．潰瘍では，修復過程に再生上皮細胞が出現する．

腫瘍性病変

1　上皮性腫瘍

1．良性腫瘍/腫瘍様病変

　食道ではグリコーゲンアカントーシス，扁平上皮乳頭腫などがみられる．

　胃の管状腺腫は細胞診でも異型上皮（ATP）として

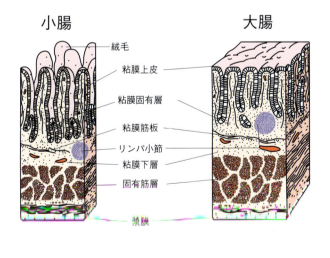

図1　食道，胃，小腸，大腸の壁構造 structural composition of the esophagus, stomach, small intestine and colon walls

取り扱われ，胃生検組織分類の Group 3 に属する。

　大腸の腺腫は，組織学的に管状腺腫，管状絨毛腺腫，絨毛腺腫に分けられ，管状腺腫の頻度が最も高い。絨毛腺腫は高異型度の症例が多い。

2．悪性腫瘍

　食道では扁平上皮癌（図5）が約90％を占めており，その他に腺癌，腺扁平上皮癌，腺様嚢胞癌，粘表皮癌，類基底細胞癌，神経内分泌細胞癌，未分化癌などがみられる。

　胃では腺癌が大部分を占め，管状腺癌，低分化腺癌，印環細胞癌が胃癌のほとんどを占める。

　大腸ではほとんどが腺癌で中分化型の腺癌が最も多く（図6），低分化型は少ない。さらに粘液癌，印環細胞癌，扁平上皮癌，腺扁平上皮癌などがみられる。カルチノイドや内分泌細胞癌などがまれに発生する。肛門には扁平上皮癌が発生する。腹膜偽粘液腫は虫垂の粘液性腫瘍の破綻または転移によって起こるとされている。

☞ Key point
マイクロサテライト不安定性（MSI）陽性癌が免疫チェックポイント阻害薬の適応になったことで，MSI陽性癌の代表である大腸癌のMSI-high phenotypeに注目が集まっている。

2 非上皮性腫瘍

　食道では平滑筋腫，顆粒細胞腫，GIST，悪性黒色腫，

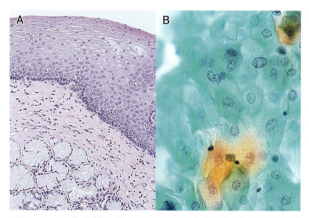

図2　A：正常食道組織，B：正常扁平上皮細胞（捺印細胞診）
A. normal esophageal tissue, B. normal squamous cells
粘膜上皮は扁平上皮細胞で構成される。扁平上皮細胞の核は小型で核形不整を認めない。

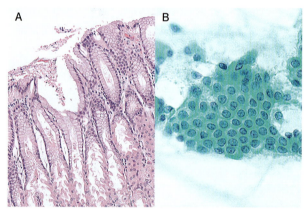

図3　A：正常胃組織，B：腺窩上皮細胞（捺印細胞診）
A. normal gastric tissue, B. glandular epithelial cells
腺窩上皮細胞はシート状配列で，核間距離は均等である。核は類円形で，核の腫大や大小不同を認めない。

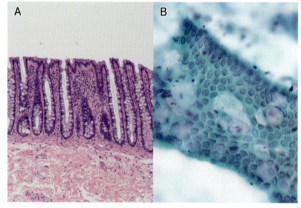

図4　A：正常大腸組織，
　　　B：円柱上皮細胞と杯細胞（捺印細胞診）
　　A．normal colon tissue,
　　B．columnar epithelial cells and goblet cells
A：粘膜の表面は高円柱状の吸収上皮細胞で，粘液を有した杯細胞を多数認める。
B：核間距離は均等で，核の腫大や大小不同を認めない。集塊中には粘液を有した杯細胞が介在する。

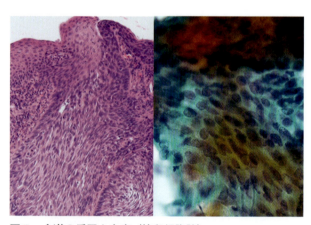

図5　食道の扁平上皮癌（捺印細胞診）
squamous cell carcinoma of the esophagus
流れを示す集塊がみられる。異型細胞は図2の正常細胞と比較してN/C比が高く，核密度も高い。クロマチンの増量も認める。

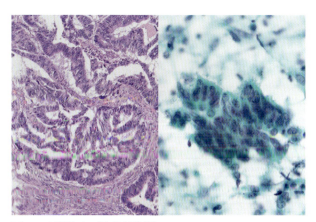

図6　大腸腺癌（捺印細胞診）adenocarcinoma of colon
高分化腺癌では、楕円形核を有する細胞が柵状配列を示す。腫瘍細胞は、核形不整や核小体の腫大を認める。

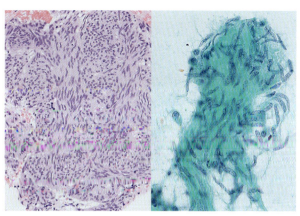

図7　消化管間質腫瘍（穿刺吸引細胞診）gastrointestinal stromal tumor
紡錘形の腫瘍細胞が多数みられる。細胞質はライトグリーンに淡染性で線維状である。核は長楕円形で、折れ曲がりがみられる。

表1　紡錘形腫瘍の鑑別所見

	平滑筋腫	神経鞘腫	GIST
好発部位	食道・直腸	胃	胃・小腸
浸潤・転移・播種	まれ	まれ	時々
免疫染色	デスミン カルポニン αSMA	S-100蛋白	DOG-1 c-kit（CD117） CD34
細胞分裂像	ほとんどなし	ほとんどなし	低〜高
細胞密度	低	低	中〜高
予後	良好	良好	やや不良
細胞学的特徴	細胞異型に乏しく単一 好酸性細胞 紡錘形核	束状、柵状配列（palisading） 波状にうねる細胞質内線維や核	高い細胞密度 細胞の大小不同 類円形〜楕円形核 時に核形不整

平滑筋肉腫、リンパ腫などがみられる。

　胃では神経鞘腫，平滑筋腫，平滑筋肉腫，リンパ腫，GIST などが発生する。

1．リンパ腫
　MALTリンパ腫が最も多い。粘膜関連リンパ組織に発生するB細胞性リンパ腫で，胃は好発部位である。*Helicobacter pylori* 感染と密接な関係がある。

2．消化管間質腫瘍（GIST）（図7）
　消化管運動に関与するカハール（Cajal）介在細胞への分化を示す間葉系細胞腫瘍で，固有筋層に連続して発生する。平滑筋腫や神経鞘腫との鑑別には免疫染色が有用である（表1）。

3．平滑筋肉腫
　GIST 同様に紡錘形細胞からなる腫瘍で固有筋層に発生する。組織学的に GIST との鑑別が難しく，免疫染色でデスミン，αSMA が陽性であれば診断可能である。悪性度が高い腫瘍である。

　大腸における非上皮性悪性腫瘍の発生頻度は、リンパ腫，GIST，悪性黒色腫の順に多いが，その頻度は約1.3%と少ない。悪性黒色腫は悪性細胞とともにメラニンが認められる場合は細胞診でも診断可能なことがある（図8）。

肝臓の細胞診

1　肝臓の解剖
　肝臓は腹部の右上に位置し，ほぼ肋骨内に収まる臓器である。頭側（上方）には横隔膜が存在する。肝臓は代謝や胆汁生成などさまざまな役割を担っている臓

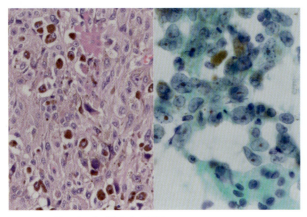

図8 悪性黒色腫（捺印細胞診）malignant melanoma
孤立散在性に腫瘍細胞がみられる。腫瘍細胞の細胞質にはメラニン顆粒を認め、腫大した明瞭な核小体を有する。

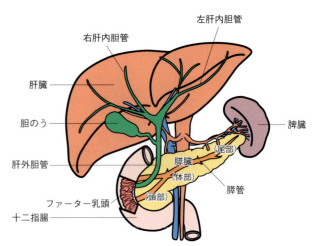

図9 肝臓，胆嚢，膵臓，脾臓の解剖図
diagram of liver, gallbladder, pancreas, spleen

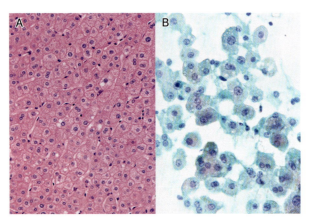

図10 A：正常肝組織，B：正常肝細胞（捺印細胞診）
A. normal liver tissue, B. normal hepatocytes
肝細胞はN/C比の増大はなく、核は小型で多稜形の顆粒状細胞質を示している。肝細胞は細胞質内に豊富なミトコンドリアを有しており、好酸性変化を示すことがある。

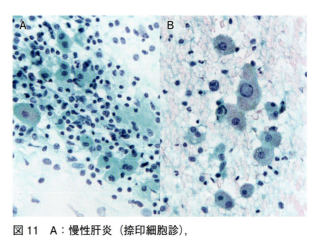

図11 A：慢性肝炎（捺印細胞診），
B：肝硬変症（捺印細胞診）
A. chronic hepatitis, B. Liver cirrhosis
A：多数のリンパ球を背景に肝細胞が孤立散在性にみられる。
B：細胞は核の大小不同を示している。豊富な細胞質を有しており、N/C比の増大はみられず、再生肝細胞の所見である。

器である（図9）。

2 正常組織像と細胞像

　肝実質は多数の肝小葉に分けられており、この肝小葉は門脈域、中心静脈および類洞から構成される。正常肝細胞はN/C比が小さく、核は比較的中心性である。細胞質は顆粒状で豊富なグリコーゲンや多数のミトコンドリアが存在する（図10）。

3 組織型分類

　肝臓の原発性上皮性腫瘍は、肝細胞へ分化する肝細胞癌（高分化，中分化，低分化，未分化），胆管に分化する肝内胆管癌（高分化，中分化，低分化）および両者の形質を持つ混合型肝癌が発生する。

4 非腫瘍性病変

　肝炎ウイルスの持続感染は、再生結節の形成と線維化が肝臓全体に波及する肝硬変へと進展し、病態の進展に伴い門脈圧亢進症や肝発癌などさまざまな合併症が出現する。慢性肝炎の細胞像は、背景にリンパ球を中心とした炎症細胞とともに、肝細胞がシート状から孤立散在性にみられる。肝硬変では正常肝細胞とともに、大型の肝細胞が混在する（図11）。肝嚢胞は組織球、少数の炎症細胞を含む非粘液性で、胆汁成分はみられない。

表2　肝細胞癌の細胞所見

	正常肝細胞	肝細胞癌		
		高分化型	中分化型	低分化型
出現形態	孤立散在性 小集塊状	孤立散在性 小集塊状	孤立散在性 小～中集塊状	中～大集塊状
結合性	弱	弱	中～強	弱～中
細胞境界	明瞭	明瞭	明瞭～不明瞭	不明瞭
N/C比の増大	−	+	+	++
好酸性顆粒	++	++	+	−～+
巨細胞	−	−	+	++
脂肪化	++	++	+	−～+

(日本肝癌研究会編：臨床・病理 原発性肝癌取扱い規約 第6版. 金原出版, 東京, 2019；50. を参考に作成)

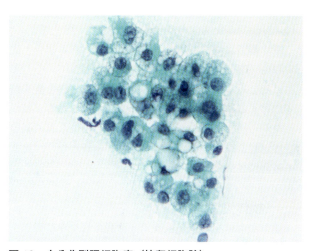

図12　中分化型肝細胞癌（捺印細胞診）
moderately differentiated hepatocellular carcinoma
N/C比の増大した腫瘍細胞が集塊でみられ，細胞境界は明瞭～不明瞭である。細胞質は顆粒状で脂肪化を認める。

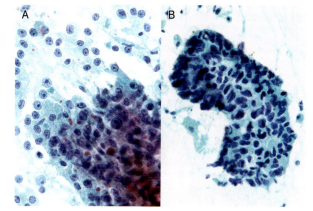

図13　A：低分化型肝細胞癌（捺印細胞診），
　　　B：転移性腺癌（捺印細胞診）
A. poorly differentiated hepatocellular carcinoma,
B. metastatic adenocarcinoma
A：結合性が弱く細胞境界不明瞭で，核の大小不同を示している。
B：結合性を示す集塊がみられ，楕円形核を有する大腸癌細胞が棚状配列を示している。

5　腫瘍性病変

1．肝細胞癌（表2）

C型肝炎ウイルスに対する治療の進歩によりウイルス排除が達成でき，肝炎ウイルスによる肝発癌は減少している。高分化型は正常肝細胞に類似しており，良性病変との鑑別が困難な場合がある。細胞異型は軽度であり，細胞密度の増加やマロリー小体，脂肪空胞がみられる。中分化型は，核腫大を示すがN/C比の増加は軽度である（図12）。重積性異常や偽腺管様配列を示し，高分化型に比べ悪性判定は容易である。低分化型は核異型が強く，クロマチン増量や重積性異常を認める（図13A）。

2．fibrolamellar carcinoma

若年成人に好発する原発性肝細胞癌の特殊型で，本邦ではまれである。高～中分化型の肝細胞癌の細胞像を示し，細胞質内に小空胞（pale body）と呼ばれる封入体様構造が散見される。

3．肝芽腫

小児の肝臓に発生する代表的な悪性腫瘍であり，ほとんどの症例で血中のα-フェトプロテイン（AFP）が高値を示す。胎児型と胎芽型に大別されており，肝芽腫の胎芽型は小型でN/C比大，集塊結合性の低下やロゼット様配列を認める。

4．転移性肝癌

肝臓への悪性腫瘍の転移率は高く，血行性転移による結節性病巣を形成する。大腸癌，膵癌，胃癌や肺癌などの転移が多い（図13B）。

胆道（胆管と胆嚢）の細胞診

1 胆道の解剖

胆道は，肝内胆管，肝外胆管，胆嚢，乳頭部に分けられ，肝細胞から分泌された胆汁が十二指腸へと流出する経路となる（図9）。胆嚢は胆嚢管で肝外胆管に合流し，合流部の肝側を肝門部領域胆管，十二指腸側を遠位胆管と呼ぶ。

2 正常組織と正常細胞

組織学的に胆道壁は，粘膜と固有筋層と漿膜下層の3層で構成される。胆管の粘膜は通常粘液を持たない単層円柱上皮細胞で，核は基底側に位置しN/C比は小さい（図14）。

3 胆道細胞診のすすめ方

胆管や胆嚢において拡張や狭窄した病変がある場合に，内視鏡的逆行性膵胆管造影（ERCP），内視鏡的経鼻的胆管ドレナージ術（ENBD）や経皮経肝的胆管ドレナージ（PTCD）で採取した胆汁やブラシ擦過（洗浄液）などを検体として用いる（図15）。検体は胆管擦過＞ERCP胆汁＞PTCD胆汁の順に新鮮細胞が多い。ERCP施行時の検体では，機械的剝離による比較的大型の良性細胞集塊がみられ，PTCD施行時の検体には肝細胞が混入することもある。

胆汁細胞診は前癌病変・早期癌病変である胆管上皮内腫瘍（BilIN）や胆管内乳頭状腫瘍（IPNB），そして胆道癌を対象に，肝門部から肝外胆管に主座を置く病変に対する診断ツールとして非常に有効である。しかしながら消化酵素の影響により，核の濃染などの細胞変性が起きやすいため詳細な観察が困難となり，良悪の鑑別に苦慮することがある。

4 検体処理

速やかな標本作製が重要で，冷蔵保管や冷却搬送が望ましい。

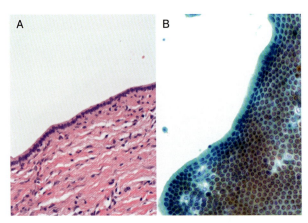

図14 A：正常胆管組織，B：正常胆管上皮細胞（胆汁）
A. normal bile duct tissue, B. normal bile duct cells
正常胆管上皮は単層円柱上皮で，基底側に核の位置が整列し柵状あるいはシート状を呈する。

経乳頭的（内視鏡） 経皮経肝的（穿刺）

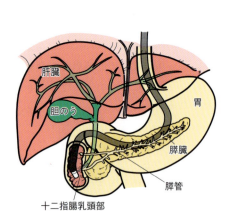

A
ブラシ擦過・胆汁・胆管洗浄液
生検捺印などを採取

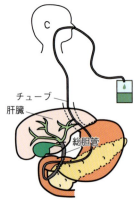

B
胆汁・胆管洗浄液などを採取

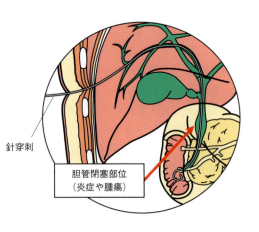

C
ブラシ擦過・胆汁・胆管洗浄液
生検捺印などを採取

図15 A：内視鏡的逆行性胆管膵管造影，B：内視鏡的経鼻胆管ドレナージ，C：経皮経肝胆道ドレナージ
A. endoscopic retrograde cholangiopancreatography (ERCP), B. endoscopic nasobiliary drainage (ENBD), C. percutaneous transhepatic cholangio drainage (PTCD)

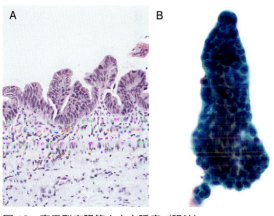

図16 高異型度胆管上皮内腫瘍（胆汁）
biliary intraepithelial neoplasia high-grade(BilIN-3)
A：胆管上皮に顕微鏡レベルで観察可能な低乳頭状の病変が認められ、核の配列不整もみられる。
B：密な重積性集塊で、核間距離の不整を認める。BilIN に特徴的な細胞像はなく、高異型度の場合は腺癌と診断される。

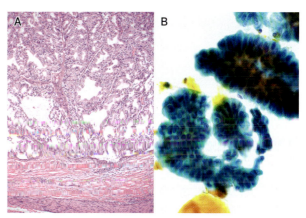

図17 低異型度胆管内乳頭状腫瘍（胆汁）
intraductal papillary neoplasm bile duct with low-grade intraepithelial neoplasia（IPNB）
A：線維性間質を有した乳頭状の腫瘍細胞を認める。
B：腫瘍細胞は高円柱状で、細胞異型は乏しく低異型度の範疇である。

☞ Key point
採取状況に応じた検体処理と標本作製が必要である。添加剤や保存液を利用し、変性の少ない多くの細胞が塗抹された標本作製が適切な診断につながる。

5 非腫瘍性病変

原発性硬化性胆管炎（primary sclerosing cholangitis）やIgG4関連硬化性胆管炎（IgG4-related sclerosing cholangitis）などの炎症性疾患がある。画像上、胆管癌との鑑別を要するため、細胞診で癌を否定することが重要である。

6 腫瘍性病変

胆道の腫瘍性病変として腺腫、腫瘍様病変としてポリープや過形成、BilIN、胆道内乳頭状腫瘍（intraluminal papillary neoplasm of the biliary tract）として胆管ではIPNB、胆嚢では胆嚢内乳頭状腫瘍（intracystic papillary neoplasm of the gall-bladder：ICPN）、粘液性嚢胞性腫瘍（mucinous cystic neoplasm of biliary tract：MCN）、膨大部乳頭管状腫瘍（intra-ampullary papillarytubular neoplasm：IAPN）、胆道癌などが挙げられる。腺腫は非常にまれである。

BilINは、平坦型〜低乳頭状病変で顕微鏡下において同定される胆管上皮異型上皮と定義されており、膵臓の膵上皮内腫瘍性病変（PanIN）のカウンターパートとして知られている。異型度によって低異型度 BilIN（BilIN 1/2）と高異型度 BilIN（BilIN-3）に分類される。高異型度は上皮内癌であり、核の多層化や高度の異型、大小不同、微小乳頭状増殖、極性の乱れなどがみられる（図16）。

IPNB は胆管内腔に発生し、拡張や嚢胞状、瘤状変化を伴う乳頭状腫瘍で、組織学的には薄い線維性血管軸を伴う乳頭状増殖が主体の病変である（図17）。膵臓の膵管内乳頭粘液性腫瘍（IPMN）のカウンターパートとして知られている。組織学的には胆膵型、腸型、胃型、好酸性細胞型に亜型分類される。2019年WHO消化器腫瘍分類、『胆道癌取扱い規約 第7版』では、IPNBの新しい分類として、1型IPNBと2型IPNBに区別することが示されている。

IPNB, ICPN, MCN, IAPN は低異型度（low grade）と高異型度（high grade）および浸潤性に分類される。

胆道癌のリスク因子として、結石や原発性硬化性胆管炎などによる持続性炎症、膵管胆管合流異常、寄生虫（肝吸虫）などが知られている。

胆道の悪性腫瘍のほとんどが腺癌（乳頭腺癌、管状腺癌など）で80%以上を占める（図18）。まれに腺扁平上皮癌（図19）、扁平上皮癌、神経内分泌癌などが発生する。腺扁平上皮癌の診断は、扁平上皮癌が少なくとも1/4以上を占めていることが必要とされているため、細胞診での確定診断は困難である。

鑑別ポイント：腺癌細胞は、大小さまざまな集塊から孤立散在性に認められる。重積異常や極性の乱れ、集塊からの核突出像が特徴である。個々の細胞ではN/C比大、核の大小不同や核形不整およびクロマチン不均等分布が目立つ。

貯留胆汁細胞診の正診率の向上を目的に作成された日本臨床細胞学会胆汁細胞診研究班の「貯留胆汁細胞

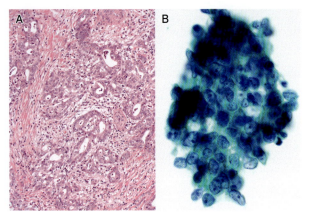

図18 腺癌（胆管擦過）adenocarcinoma
核間距離の不整や集塊辺縁からの核の飛び出しを認める重積性の異型細胞集塊を認める。異型細胞は核形不整やクロマチンの不均等分布，核小体の腫大を示す。

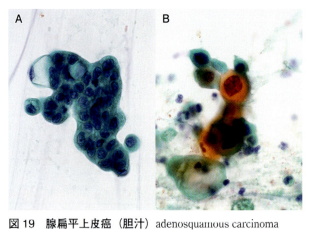

図19 腺扁平上皮癌（胆汁）adenosquamous carcinoma
A：乳頭状集塊の腺癌細胞を認める。
B：核中心性，細胞質がオレンジG好性の扁平上皮癌細胞を認める。

表3 貯留胆汁細胞診の細胞判定基準（2007）

Aの3項目あるいはBの3項目を満たした細胞を腺癌細胞と判定する またCおよびDは参考所見として重視する （50個以上の細胞で構成される集塊が目安）		
A. 細胞集塊の判定基準 　1. 不規則な重積性 　2. 核の配列不整 　3. 集塊辺縁の凹凸不整	B. 個々の細胞の判定基準 　1. 核の腫大 　2. 核形不整 　3. クロマチンの異常	C. その他の重視される所見 　1. 不規則な重積性 　2. 核の配列不整
D. 注意すべき点 　・1カ所の異常のみを取り上げないこと 　・長時間放置などによる細胞形態変化があっても，核内構造がみえれば判定することは可能 　・良性細胞集塊の参考所見：核間距離均等，集塊辺縁の周囲に細胞質がみられる 　（10個程度の小集塊は個々の判定基準を用いる）		

診の細胞判定基準」(2007) を示す（**表3**）。

🔑 Key point
胆汁と胆管擦過における細胞像の違い：胆汁内の剥離細胞は胆管擦過細胞に比べ細胞は変性し，クロマチンの凝集や濃縮が起こる。特に貯留検体は変性が強くなる。胆管擦過では，胆汁検体に比べて平面的集団として出現し，細胞異型が軽度であることも多い。
腺癌細胞は，胆汁中では核がやや濃染するため変性細胞との鑑別が重要である。鑑別点は，集塊内での個々の細胞におけるクロマチンの不均等分布に注目することである。胆汁と比較して胆管擦過では細胞質は淡く，核クロマチンは繊細で核小体が目立つ傾向にある（図20）。

7 報告様式
報告様式と細胞判定について，はじめに検体の適性（細胞量，乾燥の有無，穿刺の場合は目的の腫瘍を穿刺てきているか否かなど）を評価した上で主に良悪の判定に重点を置き判定する。異型度などを含む詳細な細胞所見とともに可能な範囲で推定病変についても記載し，鑑別困難例については良悪性いずれを支持するかを記載することを推奨している。

表4に，胆道系・膵領域細胞診の報告様式と，判定区分ごとに対応する出現細胞ならびに推定される代表的な疾患を示す。

膵臓の細胞診

1 膵臓の解剖
膵臓は胃の後面に接する実質性器官であり，解剖学的に膵頭部，膵体部，膵尾部に分けられる（図9）。外分泌線と内分泌腺の両方の性質を持つ。

2 正常組織や正常細胞
組織学的には多数の小葉，小葉間の結合織，膵管および小葉内に点在するランゲルハンス島よりなる。小

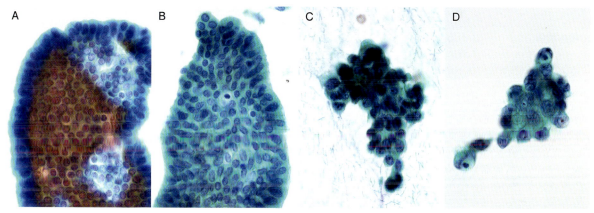

図20　A：良性胆管上皮細胞（胆汁），B：良性胆管上皮細胞（胆管擦過），C：腺癌細胞（胆汁），D：腺癌細胞（胆管擦過）
A. benign biliary epithelial cells derived from bile, B. benign biliary epithelial cells derived from brushing of the bile duct, C. adenocarcinoma derived from bile, D. adenocarcinoma derived from brushing of the bile duct

胆汁では細胞がやや小さく，クロマチンの濃染傾向がみられる。胆管擦過では核内構造の観察が容易で，顆粒状のクロマチン増量や明瞭な核小体，核形不整や切れ込みが観察しやすい。

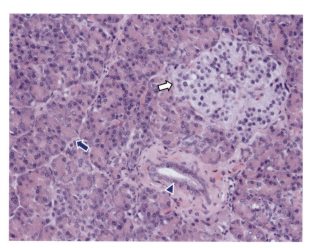

図21　膵臓の組織像 histology of pancreas
多数の腺房（➡）とランゲルハンス島（⇨），膵管（▶）を認める。

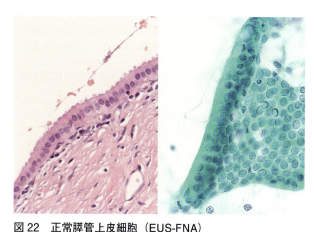

図22　正常膵管上皮細胞（EUS-FNA）
normal pancreatic duct cells
膵管上皮の核は基底側に整列し，粘液は有さないことが多い。細胞集塊はシート状で，集塊辺縁はスムースで，核の突出はみられない。

葉は多数の腺房より構成されている（図21）。

膵管は通常粘液を有さない単層の円柱上皮あるいは立方上皮細胞が一層に整列している。浸潤性膵管癌は膵管上皮から発生する。腺房細胞はチモーゲン顆粒を含み，好塩基性顆粒として認められる。

膵管上皮細胞はシート状集塊で出現することが多く，集塊辺縁はスムースで最外層には細胞質がみられる。核は小型類円形で核間距離は均等，核の大小不同や核形不整はなく，核クロマチンは細顆粒状で均等分布を示す（図22）。

腺房細胞は，膵液や膵管擦過では通常出現せず，膵臓の穿刺吸引検体でみられる。腺房細胞は小型の小集塊（腺房構造）を形成し，ライトグリーン好性の顆粒状細胞質を有し，細胞質辺縁は不明瞭である。核は小型円形で偏在性を示す（図23）。

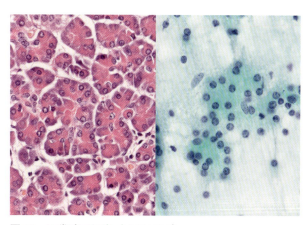

図23　正常腺房細胞（EUS-FNA）
normal acinar cells
腺房細胞は腺房構造を形成し，顆粒状の細胞質を有する。細胞辺縁は不明瞭である。核は小型円形で，核偏在性を示す。

表4　胆道系・膵領域細胞診の報告様式と推定される代表的な疾患

1. 検体評価	不適正（乾燥，目的細胞がごく少数，目的細胞がない，その他） 適正		
2. 判定 　判定区分	出現する細胞および所見	推定される疾患 胆道系領域	膵領域
陰性/良性	悪性細胞を認めない 正常細胞，再生上皮 化生細胞，反応性異型細胞 腺腫など	腺腫，胆道炎 低異型度IPNB 低異型度BilIN 低異型度MCNなど	漿液性嚢胞腺腫 低異型度IPMN 神経鞘腫 低異型度PanINなど
異型/鑑別困難*	細胞学的に異型を認めるが具体的な疾患の推定が困難な細胞 良悪性の鑑別が困難な細胞 腫瘍を否定できない反応性異型細胞 軽度～高度異型細胞	良性を支持する所見/疾患 　腺腫 　低異型度IPNB 　低異型度BilIN 　低異型度MCNなど 悪性を支持する所見/疾患 　高異型度IPNB 　高異型度BilIN 　高異型度MCN	良性を支持する所見/疾患 　低異型度MCN 　低異型度IPMN 　低異型度PanINなど 悪性を支持する所見・疾患 　高異型度IPMN 　高異型度PanINなど
悪性の疑い/低悪性度	悪性を疑う異型細胞を認めるが少数のため，あるいは所見が不十分なため悪性とは判断できない細胞 低悪性度腫瘍の範疇と推定される細胞	悪性腫瘍，神経内分泌腫瘍，転移性腫瘍など 高異型度IPNB 高異型度BilIN 高異型度MCNなど	SPN，神経内分泌腫瘍 神経内分泌癌 高異型度IPMN以上 高異型度PanIN
陽性/悪性	組織型に応じた細胞所見を示す悪性細胞	悪性腫瘍，神経内分泌癌，転移性腫瘍など	浸潤性乳管癌，腺房細胞癌 神経内分泌癌，膵芽腫 リンパ腫，肉腫 転移性癌，高異型度IPMN以上

*：『異型／鑑別困難』に区分した場合は，良性を支持する所見／疾患，悪性を支持する所見／疾患を記載する。
（日本膵臓学会編：膵癌取扱い規約 第8版，金原出版，2023，日本臨床細胞学会編：細胞診ガイドライン5 消化器 2015年版，金原出版，2015より一部改変）

3　組織型分類

WHO分類2019および『膵癌取扱い規約第8版』（2023）に基づいた組織型分類を示す（表5）。前規約との大きな変更点は，IPMNやPanINが，低異型度と高異型度に分類されたことである。IPMNでは低異型度が膵管内乳頭粘液性腺腫（IPMA）に相当する。また膵管内腫瘍に膵管内オンコサイト型乳頭状腫瘍（IOPN）が追加された。

☞ Key point

『膵癌取扱い規約第8版』において，腹腔細胞診陽性は遠隔転移として取り扱われるようになった。診断では良悪の判定に重点をおいて評価する（表6）。

4　膵細胞診のすすめ方

膵臓では表5に示すような多くの組織型が存在する。組織型によって発生母地が異なるため，効果的な検体採取法を選択することが大切である。

対象となる検体は，ERCPを用いた①膵管ブラシ擦過，膵液や洗浄細胞診，②EUS-FNAである（表7）。

1．膵管ブラシ擦過，膵液，洗浄細胞診

主に膵管内腫瘍が対象で，膵管の狭窄，拡張病変で適応となる。PanINでは，内視鏡的経鼻膵管ドレナージ（endoscopic nasopancreatic drainage：ENPD）で膵管にチューブを留置して行う連続膵液細胞診（SPACE）が異型細胞の検出に有用である。SPACEは『膵癌診療ガイドライン2022年版』において膵癌の診断法の1つとして推奨されている。

2．EUS-FNA（図24）

充実性腫瘍を対象とし，IPMNのような嚢胞性病変を疑う場合は，原則禁忌である（表7）。EUS-FNAで組織や細胞を採取する場合は，標的とする組織に到達する経路の正常細胞が採取されることがある。出現する一般的な細胞として，膵管上皮細胞，膵腺房細胞，胃粘膜上皮，十二指腸粘膜上皮，血液細胞，組織球，扁平上皮細胞，間質の線維成分がある。正常細胞が出現した際は，穿刺部位を確認することが重要である。

表5　膵腫瘍の組織型分類

上皮性腫瘍 epithelial neoplasms

A. 外分泌腫瘍 exocrine neoplasm

1. 漿液性腫瘍 serous neoplasms
    a) 漿液性嚢胞腺腫 serous cystadenoma
    b) 漿液性嚢胞腺癌 serous cystadenocarcinoma
2. 粘液性嚢胞腫瘍 mucinous cystic neoplasms
    a) 粘液性嚢胞腺腫 mucinous cystadenoma
    b) 粘液性嚢胞腺癌,非浸潤性 mucinous cystadenocarcinoma, noninvasive
    c) 粘液性嚢胞腺癌,浸潤性 mucinous cystadenocarcinoma, invasive
3. 膵管内腫瘍 intraductal neoplasms
    a) 膵管内乳頭粘液性腫瘍 intraductal papillary mucinous neoplasms
        ⅰ) 膵管内乳頭粘液性腺腫 intraductal papillary mucinous adenoma
        ⅱ) 膵管内乳頭粘液性腺癌,非浸潤性 intraductal papillary mucinous carcinoma, noninvasive
        ⅲ) 膵管内乳頭粘液性腺癌,浸潤性 intraductal papillary mucinous carcinoma, invasive
    b) 膵管内オンコサイト型乳頭状腫瘍 intraductal oncocytic papillary neoplasms
        ⅰ) 膵管内オンコサイト型乳頭状腺癌,非浸潤性 intraductal oncocytic papillary carcinoma, noninvasive
        ⅱ) 膵管内オンコサイト型乳頭状腺癌,浸潤性 intraductal oncocytic papillary carcinoma, invasive
    c) 膵管内管状乳頭腫瘍 intraductal tubulopapillary neoplasms
        ⅰ) 膵管内管状乳頭腺癌,非浸潤性 intraductal tubulopapillary carcinoma, noninvasive
        ⅱ) 膵管内管状乳頭腺癌,浸潤性 intraductal tubulopapillary carcinoma, invasive
    d) 膵上皮内腫瘍性病変 pancreatic intraepithelial neoplasia (PanIN)
        ⅰ) 低異型度膵上皮内腫瘍性病変 low-grade PanIN
        ⅱ) 高異型度膵上皮内腫瘍性病変 high-grade PanIN
4. 浸潤性膵管癌 invasive ductal carcinoma
    a) 腺癌 adenocarcinoma
        ⅰ) 高分化型 well differentiated type
        ⅱ) 中分化型 moderately differentiated type
        ⅲ) 低分化型 poorly differentiated type
    b) 腺扁平上皮癌 adenosquamous carcinoma
    c) 粘液癌 mucinous carcinoma
    d) 退形成癌 anaplastic carcinoma
        ⅰ) 多形細胞型退形成癌
        ⅱ) 紡錘細胞型退形成癌
        ⅲ) 破骨型多核巨細胞を伴う退形成癌
5. 腺房細胞腫瘍 acinar cell neoplasms
    a) 腺房細胞嚢胞 acinar cytic transformation
    b) 腺房細胞癌 acinar cell carcinoma

B. 神経内分泌腫瘍

1. 神経内分泌腫瘍 neuroendocrine tumors (NETs, G1, G2, G3)
2. 神経内分泌癌 neuroendocrine carcinoma (NEC)

C. 混合腫瘍 mixed neuroplasms/mixed neuroendocrine non-neuroendocrine neoplasms

D. 分化方向の不明な上皮性腫瘍 epithelial neoplasms of uncertain differentiation

1. 充実性偽乳頭状腫瘍 solid-pseudopapillary neoplasm
2. 膵芽腫 pancreatoblastoma

5 検体処理

1. 膵液

膵液細胞診は消化酵素の影響により,細胞形態に変性が加わるため,室温は避けて氷冷し直ちに検体提出を行うよう臨床に依頼することが望ましい。

2. EUS FNA

EUS-FNAでは,ROSEが重要な役割を果たす。

表6　腹腔細胞診の判定区分

CYX	腹腔細胞診を行っていない
CY0	腹腔細胞診で癌細胞を認めない
CY1	腹腔細胞診で癌細胞を認める

表7 採取法と疾患の関係

膵管ブラシ，膵液	EUS-FNA
膵管癌	膵管癌
IPMN	腺房細胞癌
PanIN	NET
	SPN
	非上皮性腫瘍
	転移性膵癌
	腫瘤形成性膵炎など

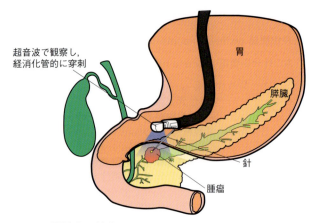

図24　膵腫瘍に対する EUS-FNA
EUS-FNA for pancreatic tumors

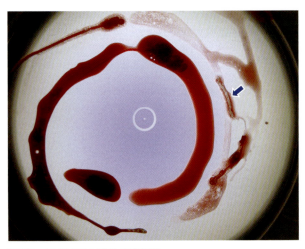

図25　EUS-FNA 検体の肉眼像
gross image of EUS-FNA specimens
白色の組織片が認められる（➡）。

ROSE とは穿刺の現場で行う迅速細胞診で，検体不適正による診断不可症例を減少させ，診断に必要十分な検体が採取できているかを評価する。ROSE 施行時は検体を肉眼的に観察し，粘液や凝血塊，壊死部を避けて，白色の組織部分の一部からサンプリングを行い，採取検体を評価する（図25）。しかし，多血性の腫瘍である神経内分泌腫瘍や腎癌の転移などでは，赤色の凝血部に腫瘍細胞が含まれるため，赤色部からの標本作製も必要である。

6 非腫瘍性病変

1. 自己免疫膵炎

自己免疫膵炎（AIP）は画像診断上，膵臓の限局性腫瘤として認められることがあり，膵管癌との鑑別を要する。EUS-FNA の組織検体では，膵管上皮細胞，間質の線維成分，リンパ球や形質細胞浸潤が特徴的な所見となる。細胞診でも同様の所見がみられることがあるが，確定診断は困難である。膵管癌を否定することが最も重要である。

7 報告様式

胆道（胆管と胆囊）の細胞診の項（表4）参照。
細胞診ガイドラインでは，膵液細胞診および膵管擦過細胞診の判定は「貯留胆汁細胞診の判断基準（腺癌）」を応用することができる（表3）。

8 特異的事項

膵領域では免疫染色が組織型の鑑別に広く用いられる。IPMN では，免疫染色による粘液形質に基づいて亜型分類できる（表8）。また，膵腫瘍の鑑別においても免疫染色が広く用いられる（表9）。

9 腫瘍性病変

1. 膵管内乳頭粘液性腫瘍

IPMN は粘液貯留による膵管拡張を特徴とする膵管上皮性腫瘍であり，肉眼レベルで観察可能な通常直径1cm以上の病変を指す。病変の主座により，主膵管型，分岐型，混合型に分けられる。腫瘍は乳頭状からまれに平坦な増殖形態を示し，粘液性あるいは非粘液性高円柱状細胞からなる。腫瘍細胞の構造異型と細胞異型の程度により，IPMA（図26）と膵管内乳頭粘液性腺癌（IPMC）（図27）のように浸潤性と非浸潤性に分類されている（『膵癌取扱い規約 第8版』）。一方，WHO 分類（2019）では非浸潤性 IPMN を低異型度と高異型度の2つに分類し，浸潤のあるものを浸潤性 IPMN としている。『膵癌取扱い規約 第8版』とWHO 分類の比較を示す（表10）。

☞ Key point
  IOPN は，従来 IPMN の一亜型（好酸性細胞型 IPMN）とされていたが，遺伝子解析などで他の IPMN とは性質が異なることがわかり，IPMN の項から独立して記載された。

表8　IPMNの亜型と免疫組織学的鑑別

IPMN亜型	類似上皮病変	MUC1	MUC2	MUC5AC	MUC6
胃型	胃の腺窩上皮	−	−	++	+
腸型	大腸の絨毛腫瘍	−	++	++	−
膵胆道型	胆道の乳頭状腫瘍	++	−	++	+

表9　NET, ACC, SPNの免疫組織化学的鑑別

	シナプトフィジン	クロモグラニンA	トリプシン	Bcl-10	βカテニン	ビメンチン
NET	+	+	−	−	−	−
ACC	+/−	+/−	+	+	細胞膜+/−	−
SPN	+/−	−	−	−	核+	+

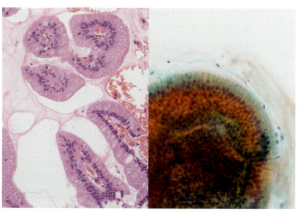

図26　膵管内乳頭状粘液性腺腫（膵液）
intraductal papillary-mucinous adenoma
細胞質内に粘液を有する高円柱状細胞が密に増殖する。核は基底側に整列している。

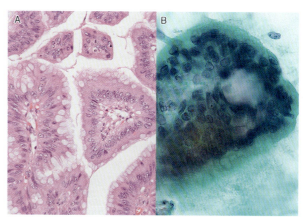

図27　膵管内乳頭状粘液性腺癌（膵液）
intraductal papillary-mucinous carcinoma
A：核小体の目立つ異型円柱上皮細胞が乳頭状に認められる。配列不整もみられる。
B：核の大小不同や核形不整，核小体腫大を示す細胞が重積性にみられる。

表10　IPMN分類

膵癌取扱い規約 第8版（2023）		WHO分類（2019）	
IPMA		低異型度IPMN	非浸潤性
IPMC	非浸潤型	高異型度IPMN	
	浸潤型	浸潤性IPMN	浸潤性

2．膵上皮内腫瘍性病変

　PanINは，顕微鏡レベルで観察される膵管上皮より発生した乳頭状あるいは平坦な増殖形態を示す腫瘍性病変で，低異型度病変から高異型度病変を経て浸潤性膵管癌に進展しうる膵癌の前駆病変として捉えられている。低異型度膵上皮内腫瘍性病変（low-grade PanIN）は，結合性が高く粘液を有するN/C比の低い細胞集塊として出現する（図28）。上皮内癌相当のものは高異型度膵上皮内腫瘍性病変（high-grade PanIN）とされ，結合性の低下やN/C比の増大に加え，核異型が目立ってくる。しかし細胞診検体ではPanIN病変の確定診断は困難なことが多い。なお，細胞診のみでPanINとIPMNを明確に鑑別することも困難で，臨床および画像所見（膵管拡張や粘液産生の有無）などを参考にすべきである。

3．浸潤性膵管癌

　浸潤性膵管癌（IDC）には，腺癌，腺扁平上皮癌，粘液癌，退形成癌が含まれる。
　膵管癌の大部分は，硬癌の特徴を呈する腺癌で，膵管類似の腺腔形成や膵管上皮への分化を示す。特に高分化腺癌では，細胞集塊や細胞が小さい傾向にあり，細胞異型も弱いため細胞診断の際は詳細な観察が肝要である（図29）。
　腺扁平上皮癌は，膵臓の悪性外分泌腫瘍の1～4％とまれな組織型で，通常型の浸潤性膵管癌よりも予後不良とされている。この組織型は，扁平上皮癌成分が

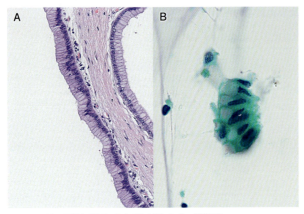

図28　低異型度膵上皮内腫瘍性病変（膵液）
　　　　pancreatic intraepithelial neoplasia（PanIN），low grade
A：粘液を有した高円柱状の細胞を認める。核は基底側に配列している。顕微鏡的に認められる病変である。
B：細胞質には粘液を有し，濃染核の高円柱状細胞を認める。核の位置に乱れはなく異型は軽度である。

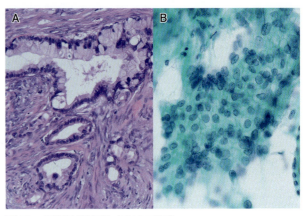

図29　浸潤性膵管癌（EUS-FNA）
　　　　invasive ductal carcinoma
A：管状構造を示す異型腺管の浸潤を間質内に認める。
B：異型細胞がシート状にみられ，細胞質には粘液を有する。集塊辺縁からの核の突出，核間距離の不整がみられる。繊細緻密な核クロマチンと核小体がみられる。

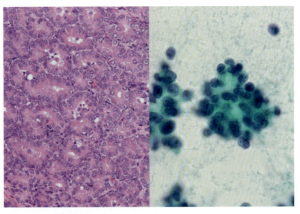

図30　腺房細胞癌（EUS-FNA）
　　　　acinar cell carcinoma
腺房構造を示す腫瘍細胞を認める。細胞質は顆粒状で境界不明，核は類円形で大小不同を示し，一部に大型核小体を認める。

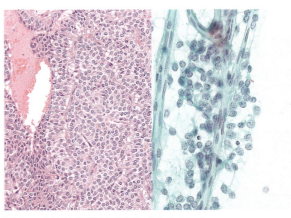

図31　充実性偽乳頭状腫瘍（EUS-FNA）
　　　　solid-pseudopapillary neoplasm（SPN）
豊富な血管の周囲に孤立散在性から充実性に小型円形核を有する腫瘍細胞を認める。

30％以上か否かによって定義されるため，細胞診のみでの確定診断は困難である。

4．腺房細胞腫瘍

　腺房細胞への分化を示す腫瘍で，腺房細胞嚢胞（ACT）と腺房細胞癌（ACC）がある。腺房細胞癌は全膵癌の1〜2％と非常に少ない。

　腫瘍細胞は腺房構築あるいは充実性に増殖し，細胞は小型で類円形の粗い核と核小体を認める（図30）。免疫染色ではトリプシン，キモトリプシン，Bcl-10が特異的とされ，電子顕微鏡では細胞質にチモーゲン顆粒を認める。

5．充実性偽乳頭状腫瘍（SPN）

　細胞の起源が不明な上皮性腫瘍に分類されている。若年の女性に好発するが，高齢者あるいは男性にも認められる。好発部位は膵体尾部で石灰化を伴うことが多い。

　腫瘍細胞は，偽乳頭状に出現し，結合性が弱く，比較的豊富な毛細血管が認められる。細胞質は顆粒状で，長く伸びる細胞質突起様の構造を認めることもある。核クロマチンは細顆粒状で，核溝を認める（図31）。

6．神経内分泌腫瘍

　神経内分泌細胞への分化を示す腫瘍で，機能性と非機能性がある。機能性の場合は，インスリノーマ，グルカゴノーマ，ソマトスタチノーマ，ガストリノーマがある。神経内分泌腫瘍（neuroendocrine tumor：NET）と神経内分泌癌（neuroendocrine carcinoma：NEC）があり，NET Grade 1，2，3とNECに大別される（表11）。NECは肺と同様に小細胞型と大細胞型

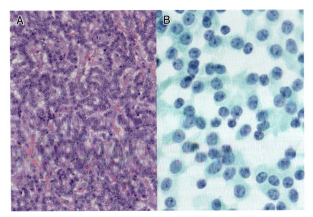

図32　神経内分泌腫瘍（EUS-FNA）
　　　neuroendocrine tumor
A：索状，胞巣状に腫瘍細胞を認める。
B：粗な結合性で，ロゼット様の細胞配列がみられる。核はごま塩状で粗顆粒状のクロマチンの凝集を認める。一部の細胞は形質細胞様の偏在核を示す。

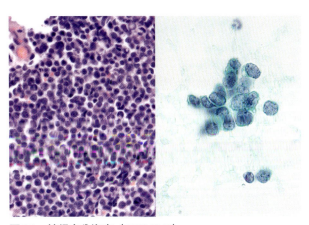

図33　神経内分泌癌（EUS-FNA）
　　　neuroendocrine carcinoma
肺の小細胞癌に類似している。細胞質は狭小で裸核状，核の相互圧排像がみられる。

表11　NEN分類表

WHO分類 （2019）	Ki-67 index	核分裂像 （/10HPF）
NET G1	<3%	<2
NET G2	3〜20%	2〜20
NET G3	>20%	>20
NEC	>20%	>20
MiNEN	不定	不定

表12　SPN, NET, ACCの細胞所見による鑑別表

	SPN	NET	ACC
細胞配列	偽乳頭状	敷石状，索状 ロゼット様	腺房様 ロゼット様
核クロマチン	細顆粒状	ごま塩状	細〜粗顆粒状
核小体	−（〜+）	−（〜+）	+
細胞質	顆粒状，突起状	淡明〜微細顆粒状	粗顆粒状（〜泡沫状）

に亜分類されている。まれではあるが，NET以外の腺房細胞癌や膵管癌の成分が含まれるmixed-neuroendocrine-non-neuroendocrine neoplasm（MiNEN）もある。

　NETの腫瘍細胞は，小型〜中型で一様あるいは単調な類円形核を有する。腫瘍細胞は比較的疎な結合性であるが，ロゼット形成や索状，充実包巣状配列などを示す。核クロマチンはごま塩状（salt & pepper）に認められる。形質細胞様の偏在核を示すこともある（図32）。壊死や核分裂像が目立つ場合は，NECの可能性を考慮する必要があり，その細胞像は肺の小細胞癌，大細胞神経内分泌癌に類似する（図33）。ACC，SPNとNETは細胞学的に鑑別を要することがあり（表12），鑑別診断には免疫染色が有用である（表9）。NENの診断においては，免疫染色で神経内分泌細胞への分化を確認することが極めて有用である。

7．転移性膵腫瘍（図34）

　頻度の高い転移性膵腫瘍は腎細胞癌，肺癌，乳癌，胆管癌であり，中でも腎癌の報告が最も多い。
　淡明細胞型腎細胞癌の転移では，一般的には原発巣

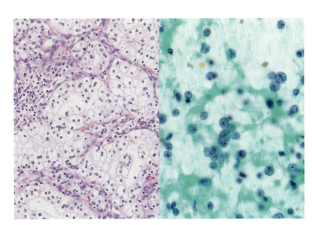

図34　淡明細胞型腎細胞癌の膵転移（捺印細胞診）
　　　pancreatic metastasis of clear cell renal cell carcinoma
組織所見は原発巣と同様である。肺の小細胞癌に類似している。核の大小不同はみられるが，核は類円形で核異型は軽度である。細胞診では細胞質はほとんど認めず，腫瘍細胞は裸核で出現している。

の細胞像と同様である。細胞質は淡明で，核異型は軽度，核小体は目立たないことが多い。

IX 脳脊髄液・脳腫瘍の細胞診

脳脊髄液の細胞診

1 脳脊髄液の産生，循環と機能

　脳脊髄液（CSF）は，主に脈絡叢（choroid plexus）で作られる。その髄液産生において主たる役割を果たすのが脳脈絡叢である。ヒトの脈絡叢には側脳室脈絡叢，第3脳室脈絡叢，第4脳室脈絡叢があり，その構造は共通している。脈絡叢細胞は上衣細胞（ependymal cell）が移行したものといわれており，単層の立方から円柱状の細胞よりなり，脳室側に微絨毛を有し，乳頭状に複雑に入り込んだ組織構造を示す（図1）。脈絡叢は腎臓の尿細管に構造が類似し，髄液の生化学的安定性に関与しており，上皮分泌機能や毛細血管濾過機能を担っている。脈絡叢に達した血液は，その分泌機能によって髄液となり，脳室内へ運ばれる。髄液の80％程度は脈絡叢で産生されており，残りは脳実質内，クモ膜下腔などで産生されている。髄液の産生量は明らかにされてはいないが，通常1時間に15mL程度産生されるといわれており，正常成人では脳室と脊髄の髄液腔を合わせて90～150mL程度であるため，1日に数回，体内の髄液が入れ替わることとなる。

　側脳室の脈絡叢で産生された髄液はモンロー（Monro）孔を通じて第3脳室に流れ，ここの脈絡叢で産生された髄液と合流する。さらに中脳水道，第4脳室で産生された髄液と合流し，ルシュカ（Luschka）孔とマジャンディー（Magendie）孔を通り，クモ膜下腔に流れた後，上方の脳表面や下方の脊髄表面，神経根を満たしながら灌流していく。髄液の吸収は脳の頂上部にクモ膜絨毛の機能によって静脈洞に取り込まれ，再び血液循環に組み込まれるか，一部はリンパ系に吸収される（図2）。

　髄液は，①物理的な衝撃に対するクッション機能として脳および脊髄の保護，②各種ホルモンやビタミンの運搬，脳の老廃物処理，③生化学的安定性を保つことによる中枢神経の機能維持などの機能がある。

2 髄液細胞塗抹標本の作製

1．髄液の採取

　髄液検査には腰椎穿刺法や脳室穿刺法がある。

1）腰椎穿刺法

　通常の髄液検査には腰椎穿刺法により採取された検体が用いられる。腰椎穿刺法は第3，4腰椎間に針を刺し，髄液を採取する。腰椎穿刺時の禁忌事項として頭蓋内に脳腫瘍や脳出血などがあり，頭蓋内圧が更新している時や穿刺部位に感染症がある場合は，髄液採取を行わない。

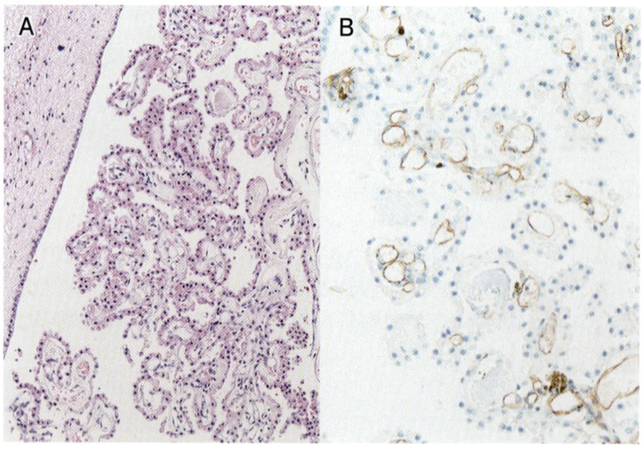

図1　脈絡叢の組織像 histology of the choroid plexus
A：乳頭状で非常に血管に富む。単層で立方状の細胞からなる。脳室に面する側に微絨毛を有している。
B：免疫染色（CD31抗体）では，乳頭状集塊の中心に血管が認められる。

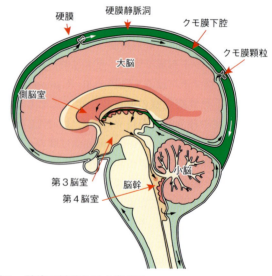

図2　髄液の循環を示す模式図
schema of spinal fluid circulation
矢印は髄液の流れを示す。髄液は主に第4脳室の脈絡叢で作られ，側脳室→第3脳室→中脳水道→第4脳室→クモ膜下孔→クモ膜絨毛→静脈洞と移動する。

2）脳室穿刺法，脳室ドレナージなど

脳腫瘍による頭蓋内圧の管理や髄腔内の薬剤投与などの目的により，脳室穿刺法，脳室ドレナージ，脳室腹腔短絡術（V-Pシャント術）が行われる。脳室ドレナージは持続的に体外に髄液を排出する方法である。V-Pシャントは長期にわたり，髄液の排出に適するが，腹腔内播種を起こさない管理が必要となる。

2．髄液細胞標本の作製法（主に髄液の検体処理において注意すべきところ）

1）塗抹標本の作製時の注意点

正常の髄液は水様透明で，細胞成分が混入していると混濁し，血液が混入すると血性になる。そのため提出された検体は肉眼観察を行うことにより，病的出血や細胞の増多を推定できることがある。観察は光にかざして軽く揺すりながら行う。黄色の色調を示す場合は頭蓋内出血の古い出血（キサントクロミー）などが疑われる。白濁混濁していれば髄液中の細胞成分が増加している。また検査室に提出される検体は感染症やプリオン病の有無を確認し，感染対策を行う必要がある。

2）髄液塗抹標本の実際

髄液中に出現する細胞は一般的に少数であり，採取できる髄液量も限られている。さらに髄液中の総蛋白濃度（14～45mg/dL）は血漿（6.5～8.2g/dL）と比較すると低濃度である。したがって，細胞が壊れやすい状態にあるため速やかに検体処理を行う必要がある。

髄液の検体処理法として集細胞遠心装置を使用した細胞塗抹（以下，自動遠心塗抹法）が多く用いられている。自動遠心塗抹法はスライドガラスに専用チャンバーおよびフィルターカード（濾紙）をセット後，検体を専用チャンバー内に滴下し遠心する。比重の大きい細胞成分はスライドガラスに塗抹され，液状成分は毛細管現象により専用フィルターカードに吸収され，効率的に細胞を収集できる方法である。自動遠心塗抹法（オートスメア法，サイトスピン法）は細胞数の少ないサンプルを単層塗抹することが可能で集細胞法としての効果が高い。標本作製において感染症などが疑われる際はあらかじめ余分に標本を作製しておくことが肝要である。

3．染色法

髄液細胞の染色は，細胞剥離の少ない乾燥固定標本によるギムザ染色を第一選択とする。検体量に余裕がある場合は，湿固定のパパニコロウ染色を行うことが望ましい。また腫瘍細胞を同定する際の免疫染色は，成染検体のある場合や診断後のパパニコロウ染色脱色後の免疫染色も通常の細胞診と同様に染色可能であり，有用な手段である。

3 髄液細胞診の報告様式

髄液細胞診は，もともと細胞が少ないか，認められない場合が多い。また感染症や反応性疾患においても臨床的に重要な場合が多くみられるため，報告の様式は重要である。髄液細胞診の判定・報告様式には，陰性，疑陽性，陽性の3段階の分類やPapanicolaou分類が多く用いられてきた。2015年に日本臨床細胞学会編集の「細胞診ガイドライン」が発刊され，表1に記載された形式で報告することが提唱された。標本の評価と判定区分を4段階（正常・良性，鑑別困難，悪性疑い・悪性）とし，腫瘍の場合は可能な限り組織型を推定することとなっている。

4 正常髄液の細胞組成

正常髄液に含まれる細胞成分は1μLあたり0～5個程度であり，その約6割はリンパ球が占めている。これらのほとんどは成熟型を呈している（図3A）。またリンパ球以外にみられる細胞の多くは単球であり，他には少数の組織球とわずかな好中球である。

5 髄液細胞増多を示す非腫瘍性疾患

髄液細胞診の目的は，原発性脳腫瘍や転移性脳腫瘍の髄膜浸潤など，悪性腫瘍の診断のみではなく，ウイルスや細菌，あるいは無菌性髄膜反応などにリンパ球が増加するなど，生体防御機能の把握に重要な役割を果たしている（図3B）。

1．中枢神経感染症

1）ウイルス性髄膜炎

ウイルス性髄膜炎は中枢神経系の感染症の中で最も多くみられ，全年齢層にかけてみられるが，約半数は10歳未満に認められる。エコーウイルス，コクサッキーウイルス，エンテロウイルスによるものが8割以上を占める。ウイルス性髄膜炎ではリンパ球を主体とする細胞増多が認められ，ほとんどの症例に大型の異型リンパ球（反応性リンパ球）が認められる（図4A）。異型リンパ球の大きさは成熟リンパ球の2倍程度である。またウイルス性髄膜炎の際に成人T細胞白血病/リンパ腫（ATLL）に類似した分葉状の核所見を呈したリンパ球を認めることがある（図4B）。ATLLとの鑑別点は，ATL細胞は通常のリンパ球と比較して大型で好塩基性の細胞質を有しているが，ウイルス性髄膜炎時に出現する分葉核リンパ球は，成熟リンパ球とほぼ同じ大きさであり，細胞質の塩基性は少ない。

2）細菌性髄膜炎

細菌性髄膜炎は，急激な細胞増多を示し，髄液が白濁してみられることが多い。起炎菌として新生児や小児では肺炎球菌，*Haemophilus influenzae* type b

表1　脳脊髄液細胞診の判定・報告様式

検体の適正・不適正	
検体適正	細胞成分がみられない場合，あるいは細胞数が数個の場合も含まれる。
検体不適正	乾燥標本や細胞が挫滅している場合に該当する。

判定について	
正常・良性	良性細胞や髄腔形成細胞，炎症細胞を認める場合が該当する。ドレーン液では星膠細胞腫や正常脳実質も該当する。炎症細胞を認める場合は，炎症細胞の種類，割合について記載する。炎症細胞や赤血球が病的か混入か不明な場合は「検体適正，正常・良性」としてコメントにその旨を記載する。
鑑別困難	異型細胞が少ない，細胞変性が強いため悪性と判定できない。良・悪性の判定に苦慮する場合である。白血病やリンパ腫の化学療法判定には，「①腫瘍細胞と断定できない異型細胞を認める」「②腫瘍細胞と断定できるが数が少ない」などの記載をする。特に治療により正常細胞，腫瘍細胞ともにさまざまな変化をきたすことが多いため，異型細胞の判定には組織型の把握や前回分と見比べ，判定することが重要である。
悪性疑い・悪性	悪性細胞が疑われる，または悪性細胞と判定できる場合が該当する。悪性細胞で悪性の原発性脳腫瘍と転移性脳腫瘍の鑑別に迷った場合は「悪性疑い・悪性」とし，コメントにその旨を記載する。

推定病変について	
	腫瘍の場合，可能な限り組織型を推定する。また細菌性髄膜炎，ウイルス性髄膜炎の推定病変は，他の検査と合わせて総合的に判断するように報告する。ただしクリプトコッカス，封入体など，感染病原体が推定できるものはその旨を報告する。

（日本臨床細胞学会編：細胞診ガイドライン3 甲状腺・内分泌・神経系 2015年版．金原出版 2015．参照）

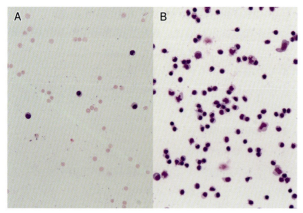

図3　髄液細胞量の比較 comparison of CSF cell volume
正常髄液の細胞出現量は高倍率一視野に数個程度，細胞増多を示すものは高倍率一視野に100以上の細胞が認められる。

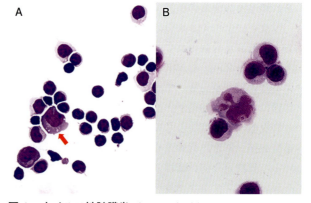

図4　ウイルス性髄膜炎 viral meningitis
A：リンパ球の増多がみられ，異型リンパ球（➡）が認められる。
B：分葉状核リンパ球が認められる。

(Hib)，大腸菌，リステリア菌などが多く，成人では肺炎球菌，ブドウ球菌，緑膿菌が多い。出現細胞の多くは好中球で残りは単球がみられる（図5）。抗菌薬が奏効した後はリンパ球に置き換わることが多い。

3）真菌性髄膜炎

本症の原因となる真菌として *Cryptococcus neoformans*，*Candida albicans*，*Aspergillus* species があり，特に *C. neoformans* は中枢神経系に親和性を有し，髄膜炎の起炎菌となる。

クリプトコッカス髄膜炎の多くは日和見感染など，免疫不全の合併症として発症し，予後不良となることがあるため，標本中にクリプトコッカスの菌体がみられた場合には速やかに臨床に報告する必要がある。クリプトコッカス髄膜炎は一般にリンパ球主体の細胞増多を示すが，発症の背景に免疫不全があるか否かで髄液中のクリプトコッカスや白血球の出現状態が異なる。免疫不全のある場合には白血球の増多はみられず，クリプトコッカスの菌体が多数認められる。クリプトコッカス菌体は小型で数的に少なく，少数の集合体を形成し，細胞間のところどころに認められ，莢膜が認められる（図6）。

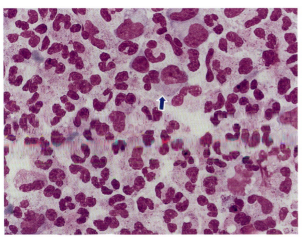

図5　細菌性髄膜炎 bacterial meningitis
著明に増加した好中球と少数の単球（➡）が認められる。

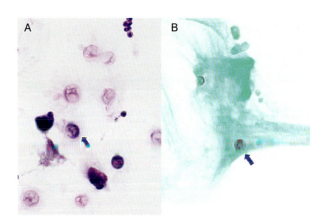

図6　クリプトコッカス髄膜炎 cryptococcal meningitis
クリプトコッカスは大小不同に富み莢膜を有する（➡）。
A：ギムザ染色，B：グロコット染色

4）好酸球性髄膜炎

正常髄液中には好酸球は認められないが，病的状態において好酸球が増加する場合がある。髄液に好酸球が著明に増加する病態を特に好酸球性髄膜炎と呼ぶ。そのうち寄生虫による髄膜炎は好酸球の割合が著しく高率となる。また寄生虫感染以外に髄液中の好酸球増多を示す病態として，好酸球増多症，脳室ドレナージに対するアレルギー反応，髄膜炎や悪性腫瘍の髄膜浸潤に対する二次的反応，非ステロイド性消炎剤や抗生物質による副作用などが挙げられる。またウイルス性髄膜炎や真菌性髄膜炎の急性期や回復期に軽度の好酸球の増加がみられることがある（図7）。

2．無菌性髄膜反応

無菌性髄膜反応は病原微生物がないにもかかわらず，髄液に炎症性変化をきたす病態で，その原因として①治療や検査目的で髄腔内に薬剤を注入した場合，②頭蓋内出血，クモ膜下出血，③脳硬膜外や硬膜下および脳室近傍の炎症巣，壊死巣あるいは腫瘍などがある。無菌性髄膜反応においてはリンパ球や単核球優位の細胞増多を認めるが，髄膜炎と異なる点は細胞増多の程度が軽度である。クモ膜下出血ではヘモジデリン顆粒や赤血球を貪食した単球や組織球が出現するが，髄腔内での出血を反映する重要な所見である。

3．髄液細胞増多を示すその他の疾患

髄液細胞増多を示すその他の疾患として多発性硬化症（multiple sclerosis），神経ベーチェット病などが挙げられる。これらの疾患では成熟リンパ球，単球を主体とする細胞増多が観察される。多発性硬化症では形質細胞が出現することがあり，特に細胞増多例や急性増悪期にその頻度が高いとされている。

6　髄液中のその他の細胞

1．炎症や薬剤投与の影響

髄膜炎の急性期や髄腔内に化学療法薬剤を注入した場合，脳室を形成する脈絡叢細胞や脳室上衣細胞（図8A）が剝離する頻度が高い。また芽球化した幼若な血球，好中球の過分葉がみられることがある。この際，白血病やリンパ腫と見誤らないよう注意が必要である。

2．髄液穿刺採取時の影響

腰椎穿刺法など穿刺針を用いて髄液採取を行う場合には，穿刺時に剝離混入する細胞がある。腰椎穿刺法においては，好中球，皮膚の扁平上皮細胞，椎体軟骨細胞（図8B），骨髄細胞などが出現する可能性がある。

3．手術による影響

脳室ドレナージ術，VPシャント術など物理的な操作が加えられた術後には脳実質の組織や細胞成分が標本中に多数出現し，腫瘍性の細胞と見誤らないよう注

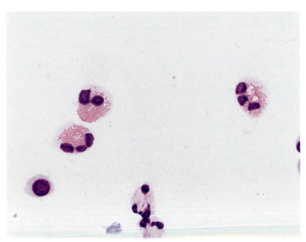

図7　髄液中の好酸球増加
increased eosinophils in spinal fluid
悪性腫瘍の二次的反応により好酸球の増加がみられることがある。

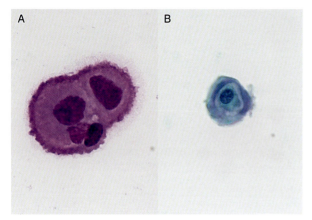

図8 正常髄液中にみられる偶発所見
incidental findings in normal spinal fluid
A：脳室上衣細胞は集合した状態でみられることが多く，細胞質辺縁は毛羽立ち様の所見がみられる。
B：椎体軟骨中の軟骨細胞が認められる。軟骨成分がヘマトキシリンに染色される。

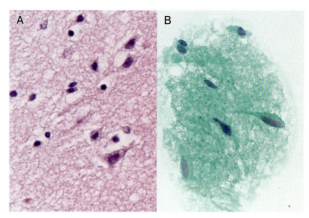

図9 脳実質細胞の混入
contamination of brain parenchymal cells
脳実質組織（A）および手術後のドレナージにみられた脳実質細胞（B）。髄液中に神経細胞，膠細胞を含んだ脳実質の集塊が認められることがある。

意すべきである（図9）。その中でも神経細胞は，比較的大型で核小体が目立ち，転移性の腺癌などと見誤らないよう注意が必要である。また術後は出血などの影響によりヘモジデリンなどを貪食したマクロファージが認められる。

7 脳脊髄液中にみられる悪性細胞

髄液中にみられる悪性腫瘍は約7～8割が転移性腫瘍といわれており，原発性脳腫瘍が髄液に出現する頻度は2～3割とその頻度は少ない。その理由として，原発性脳腫瘍の発生頻度が他の腫瘍と比較して少ないことに加えて，星細胞腫や膠芽腫など脳実質発生の腫瘍が髄液中に出現するためには腫瘍細胞が脳室壁を越えて脳室内に穿破するか，クモ膜下腔に浸潤しないと出現できないためである（図10）。一方で，脳室内あるいは髄腔から発生する上衣腫や脈絡叢乳頭腫においては有効な診断法の1つとなる。しかしながら，髄液中に浮遊している腫瘍細胞では膠（グリア）線維性の細胞質突起が不明瞭になったり，集塊状に出現した場合に細胞辺縁が丸みを帯びるなど本来の形態を保持していない傾向があるため，その組織型推定に苦慮することが多い。

1．脳脊髄液中に出現する主な原発性脳腫瘍
1）膠芽腫

膠芽腫は原発性脳腫瘍の中でも頻度が高く，中高年に多く発生し，浸潤性増殖を示す腫瘍である。時に腫瘍細胞がクモ膜下腔や脳室壁を穿破し，髄液中に出現することがある。腫瘍細胞は集塊状，または孤立散在性に出現し，大小不同を示す。個々の腫瘍細胞は強い核不整がみられ，多形性に富むため悪性の診断は容易

であるが，転移性の低分化腺癌などとの鑑別が必要である（図11）。免疫染色においてグリア線維性酸性蛋白質（GFAP）の発現をみることが鑑別診断に有用である。

2）星細胞腫

星細胞腫は膠細胞性腫瘍（グリオーマ）の中でも発生頻度が高く，分子遺伝子学的診断より病理診断名が細分化されている。高悪性度グリオーマ（high-grade glioma）が髄液中にみられることがあるが，極めてまれに低悪性度グリオーマ（low-grade glioma）が髄液中に出現することもある（脳腫瘍の星細胞腫の項を参照）。腫瘍細胞の核は類円形で核クロマチンは細顆粒

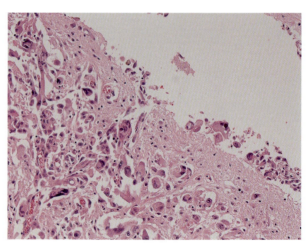

図10 脳室内に穿破する転移性腫瘍
metastatic adenocarcinoma disseminating into the intracranial space
脳実質より脳室壁を穿破し，髄腔内に伸展する転移性腫瘍（肺癌）が認められる。

状〜顆粒状を呈し，背景に細胞質突起を認める場合もある（図12）。

3）髄芽腫

腫瘍細胞は裸核状や狭小な細胞質を有し，N/C比は極めて高く，核クロマチンは細顆粒状で1〜数個の核小体が認められる。鑑別疾患として転移性のリンパ腫や肺小細胞癌が挙げられる。

4）上衣腫

上衣細胞に覆われた脳室壁や脊髄から発生し，小児や若年者に多くみられる。腫瘍細胞は結合性を有する細胞集塊で出現し，核は類円形〜卵円形で核異型は軽度である。また細胞質突起が認められることもある。

5）胚細胞腫瘍

胚細胞腫瘍は松果体部や鞍上部に発生し，10歳代に多く，成人以降の発生はまれである。胚細胞腫瘍には胚腫，胎児性癌，卵黄嚢腫瘍，絨毛癌，未熟奇形腫などの組織型がある。胚腫（germinoma）において，腫瘍細胞は大小不同，大型核を呈し，明瞭な核小体を有している（図13）。背景には多くのリンパ球がみられ，2セルパターン（リンパ球と腫瘍細胞の二相性）を呈する場合もある。

6）脈絡叢腫瘍

脈絡叢細胞に類似した脳室内腫瘍で，良性の脈絡叢乳頭腫，悪性の脈絡叢癌，その中間の異型脈絡叢乳頭腫に分類される。いずれも小児に多くみられ，第4脳室が好発部位であるが，脈絡叢癌は側脳室に好発する。脈絡叢乳頭腫では異型の乏しい腫瘍細胞が単層の平面的な細胞集塊を形成するが，悪性の脈絡叢癌では核異型を有した腫瘍細胞が乳頭状に出現する。

7）中枢神経系リンパ腫

高齢者に比較的多く発生する原発性悪性腫瘍で，リンパ節に発生するリンパ腫と同様の細胞所見を呈する。髄液中にみられる腫瘍細胞も転移性のリンパ腫と同様で，核不整（くびれ，切れ込み）が認められる。

2．転移性脳腫瘍

髄液中にみられる腫瘍の約7割が転移性腫瘍であり，白血病ならびにリンパ腫の頻度が高い。髄液中に転移性脳腫瘍の細胞を認めるのは，脳実質に転移した腫瘍細胞がクモ膜下腔にびまん性に増殖している場合と，髄膜に直接浸潤している，いわゆる髄膜癌腫症の場合があり，いずれも原発巣に類似した細胞形態が観察されることが多い。

1）髄膜癌腫症（癌性髄膜炎）

髄膜癌腫症の原発組織としては肺癌（腺癌：図14，小細胞癌：図15，扁平上皮癌：図16），乳癌，腎癌，大腸癌，悪性黒色腫などが多くみられる。

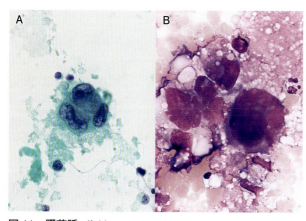

図11　膠芽腫 glioblastoma
多核で大型の腫瘍細胞が認められる。腫瘍細胞は明瞭な核小体を有している。

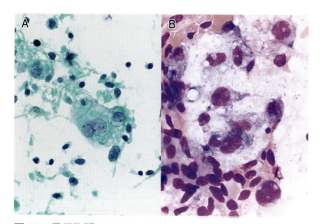

図12　星細胞腫 astrocytoma
腫瘍細胞は，細顆粒状〜顆粒状の核クロマチンで核小体，細胞質突起を有している。

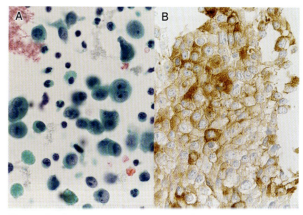

図13　胚腫 germinoma
リンパ球を背景に大型の腫瘍細胞がみられる。微細顆粒状のクロマチンで明瞭な核小体を有する（A）。
セルブロックを用いた免疫染色において PLAP に陽性を示す（B）。

腫瘍細胞の組織型としては腺癌が最も多い。腺癌細胞は孤立散在性，または集塊状に出現し，核偏在性で細胞質に粘液を有している。原発性脳腫瘍やその他の非上皮性腫瘍と比較して細胞質辺縁が明瞭に観察される。転移性腫瘍が髄液中にみられた場合は，腫瘍細胞の由来すなわち原発巣の推定のための免疫染色が有用である。

2) 白血病の髄膜浸潤（髄膜白血病）

髄膜白血病は，白血病（図17）やリンパ腫（図18）に対する化学療法の進歩により長期寛解が可能となったが，白血病が寛解状態であっても白血病細胞が陽性となる場合がある。また一般検査における細胞数に増加がみられない場合においても白血病細胞が陽性となる場合があるため，髄液細胞診の果たす役割は大きい。

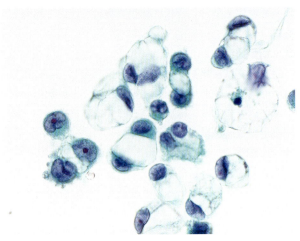

図14 転移性肺腺癌 metastatic adenocarcinoma of lung
腫瘍細胞は孤立散在性で細胞質には粘液を有し，核は偏在している。核は大小不同と明瞭な核小体がみられる。

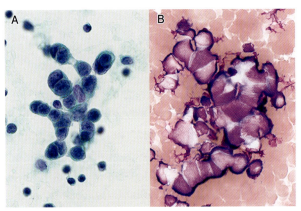

図15 転移性肺小細胞癌
　　　metastatic small cell carcinoma of lung
小型で裸核状の腫瘍細胞が木目込み細工状や索状の配列で認められる。

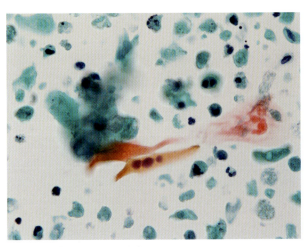

図16 転移性肺扁平上皮癌
　　　metastatic squamous cell carcinoma of lung
壊死物を背景に角化異常を伴った腫瘍細胞が出現している。

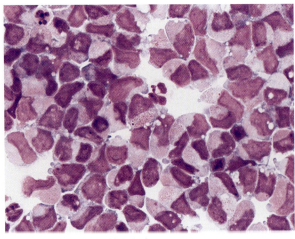

図17 急性前骨髄球性白血病
　　　acute promyelocytic leukemia（APL）
個々の細胞のN/C比は比較的低く，核形不整がみられ，細胞質内にアズール顆粒を有する。

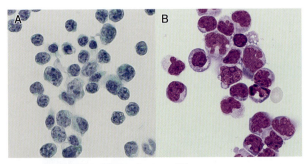

図18 脳脊髄液に浸潤したリンパ腫
　　　CSF invasion of lymphoma
腫瘍細胞に結合性はみられず，くびれや切れ込みなどの核不整が目立つ。腫瘍細胞の核小体は明瞭である。

脳腫瘍の細胞診

1 脳の解剖と正常細胞

中枢神経系は脳と脊髄からなり、いずれも灰白質（皮質）と白質（髄質）の2つの領域よりなる。脳実質は神経細胞と支持細胞である膠（グリア）細胞およびこれらの細胞質突起や細胞外基質より構成される。グリア細胞は星細胞（astrocyte）、乏突起膠細胞（oligodendrocyte）、小膠細胞（microglia）、上衣細胞（ependymal cell）に分けられる。星細胞は神経細胞の支持、栄養、代謝などに関与し、乏突起膠細胞は髄鞘（ミエリン）形成を担う。また小膠細胞は組織球系細胞として免疫や組織修復に関与し、上衣細胞は脳室や脊柱管を被覆する。皮質には神経細胞体が数多く分布し、髄質では皮質の神経細胞より伸長された軸索突起（神経線維）が走行する。髄質の神経線維はそのほとんどが有髄神経であるため肉眼的に白色調を呈し（図19A）、HE染色でエオジン好性、クリューバー・バレラ（Klüver-Barrera：KB）染色で青色を示す（図19B, C）。

1．正常大脳の組織・細胞像

大脳皮質では、多くの神経細胞とこれらの周囲に集まるように星細胞および乏突起膠細胞が散在する（図19D）。圧挫標本では、神経細胞突起やグリア線維に加えて、シナプスなどからなるニューロピルと呼ばれる神経線維性基質が淡いエオジン好性の細顆粒状物質として認められ、これらを背景に多くの神経細胞やグリア細胞が出現する（図19E）。神経細胞の核は繊細で淡いクロマチンと単個の核小体を有し、多角形の豊富な細胞質にはヘマトキシリン好性のニッスル顆粒と突起構造を認める。星細胞は放射状〜星芒状の細胞質突起を有する小型細胞で、核は卵円形でクロマチンはやや濃染する。乏突起膠細胞はほぼ正円形の核でN/C比が高く、細胞質はほとんど認められない。髄質の主たる構成成分は有髄神経線維束で、線維間には多くの乏突起膠細胞と星細胞が介在する（図19F）。圧挫標本では線維性細胞質突起が絡み合う網目状構造を背景に、多くの星細胞および乏突起膠細胞が観察される（図19G）。

2．正常小脳の組織・細胞像

小脳は最表層のクモ膜腔から分子層、プルキンエ細胞巣、顆粒層、髄質の4領域に分けられる（図20A）。プルキンエ細胞は極めて大型で、太く長い軸索突起を伸長する。顆粒層には小型〜中型大の正円形で、N/C比が高く、濃染核を有するリンパ球に類似した顆粒細胞が多く分布する（図20B）。プルキンエ細胞も顆粒細胞も神経細胞で、運動制御の中枢ともいえる小脳機能の中核を担う細胞である。

2 標本作製法・染色法

術前の生検による病理学的検査が不可能な中枢神経病変における術中迅速診断では、脱髄性疾患や感染症などの非腫瘍性病変と腫瘍との鑑別を含めた病理学的確定診断を得ることが最大の目的である。しかし、豊富な細胞外基質と水分を含む神経組織では凍結時の氷の結晶形成による人工変化（アーチファクト）が強く

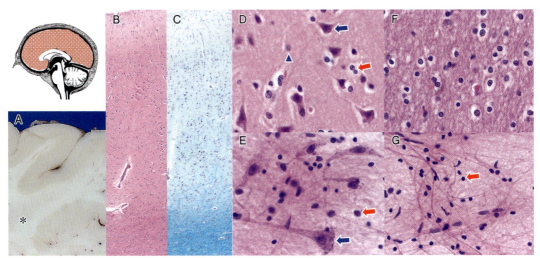

図19　正常大脳の組織・細胞像 histology and cytology of normal cerebrum
表層側の灰白色調を示す皮質（D, E）と深部側の白色調を示す髄質（F, G）に分けられる。皮質には多くの神経細胞（➡）が分布し、支持細胞である星細胞（▶）、乏突起膠細胞（➡）が介在する。髄質の主たる構成成分は有髄神経線維束で、線維間には多くの乏突起膠細胞と星細胞が介在する。
A：大脳の肉眼像（＊：髄質）　B,C,D,F：組織像（C：Klüver-Barrera染色）　E,G：圧挫細胞像

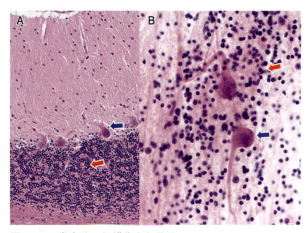

図20　正常小脳の組織像と細胞像
　　　histology and cytology of normal cerebellum
プルキンエ細胞（➡）は大型で太く長い軸索突起を有する。顆粒層には小型〜中型で，N/C比が高く，濃染核を有するリンパ球に類似した顆粒細胞（➡）が多く分布する。
A：組織像　B：細胞像

表れやすく，個々の細胞形態も含めてその組織構造の詳細な観察が困難なことが多い。その一方，圧挫および捺印標本による細胞診標本では，個々の細胞形態はもとより組織構築を反映した細胞の出現パターンが保持されるため，凍結標本の補助として極めて重要な情報を提供してくれる。

1．圧挫標本作製法

具体的な作製法を次に示す。
①2枚のスライドガラスを準備する。片方のスライドガラスに約1mm³大の組織片を載せ，もう1枚のスライドガラスで組織片を挟み，軽く押し潰す（図21A）。
②組織片を押し当てたまま，2枚のスライドを軽く擦り合わせながら均質に広げる。
③双方のスライドを均一な力で押しながら，ゆっくりと左右に引き伸ばす（図21B）。④乾燥を避け，直ちにアルコール固定液に浸漬する。

観察に適した良質な圧挫標本の作製ポイントは，ステップ②で適度な圧をかけて薄く均質に押し潰す点にあり，組織片の硬度に応じてサンプリングする大きさを調整することが重要である。この圧挫標本における腫瘍組織の硬度による引き伸ばされ具合の差異も重要な所見となりうる（図21C）。例えば，均質に薄く引き伸ばされる場合は星細胞腫や乏突起膠腫，髄芽腫やリンパ腫など軟らかい腫瘍のことが多い。また部分的に集塊を形成し，やや厚みのある標本となる場合は膠芽腫，髄膜腫，上衣腫や転移性腫瘍で多い。さらに組織片様の大型集塊となり，硬く均一に押し潰すことができない場合はシュワン細胞腫，線維性髄膜腫や血管芽腫など膠原線維が豊富な腫瘍であることが多い。

2．圧挫標本と捺印標本併用の必要性

圧挫標本では線維性細胞質突起などの細胞質形態に加えて，腫瘍細胞と毛細血管との関係性も明瞭に観察できるため星細胞性腫瘍や上衣腫で有用である（図22A）。またシュワン細胞腫や一部の髄膜腫などでも束状集塊や核の柵状配列など診断に有用な特徴的な細胞

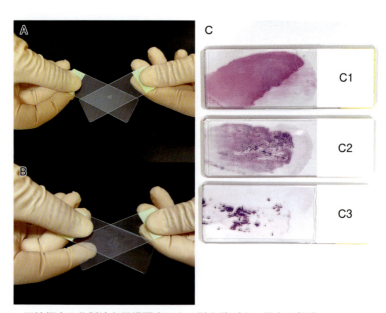

図21　圧挫標本の作製法と組織硬度による引き伸ばされ具合の相違
　　　squash preparation method and difference in degree of stretching by tissue hardness
A：組織片を2枚のスライドガラスで挟み，軽く押し潰す　B：押し当てたまま両スライドガラスをすり合わせながら引き伸ばす　C：圧挫標本の肉眼所見　C1：星細胞腫症例　C2：髄膜腫症例　C3：シュワン細胞腫症例

所見を観察することができる。一方，捺印標本では組織表面の一部分のみを観察することになるためガラス標本に付着する細胞も少なく，線維性背景や腫瘍細胞と血管との関係性は観察しにくい（図22B）。しかしながら，リンパ腫，胚腫，髄芽腫やト垂体腺腫など細胞外基質に乏しく個々の細胞接着性が弱い腫瘍の場合は，圧挫標本では核が挫滅して核線状（chromatin diffusion）となり，個々の細胞形態が観察不能となることが多い。その反面，捺印標本では核および細胞質もしっかり保持され，胞巣状に増殖する癌の転移でもその互いの上皮性接着が観察しやすい細胞像が得られる。このような理由から，いずれの症例においても圧挫標本と捺印標本の両方を併用することが推奨される。

3．HE染色の有用性

中枢神経病変においてはパパニコロウ染色よりHE染色の方が観察しやすい（図23）。膠細胞性腫瘍（グリオーマ）における星芒状や線維状に伸長する好酸性の細胞質突起と，これらが互いに交錯して，網目状の膠線維性背景（glio-fibrillary background）を形成する像が同定しやすくなる。また神経細胞性腫瘍や髄芽腫における腫瘍細胞周囲の神経細線維性基質（ニューロピル）に相当する顆粒状物質もHE染色の方が同定しやすい。

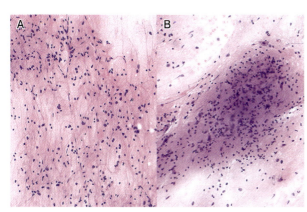

図22 圧挫標本と捺印標本の相違
　　　differences between squash and imprint smears
A：圧挫標本　B：捺印標本
いずれも同一の星細胞腫症例。圧挫標本では線維性細胞質突起などの細胞質所見に加えて，毛細血管との関係などの細胞配列が観察可能。一方，捺印標本ではガラス標本に付着する細胞が少なく，線維性背景も不明瞭となる。

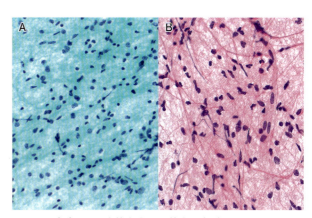

図23 パパニコロウ染色とHE染色の相違
　　　differences between Papanicolaou and Hematoxylin-Eosin staines
A：パパニコロウ染色　B：HE染色
いずれも同一の星細胞腫症例。HE染色の方がはるかに星芒状あるいは線維状に伸長する好酸性線維性細胞質突起が明瞭に観察できる。

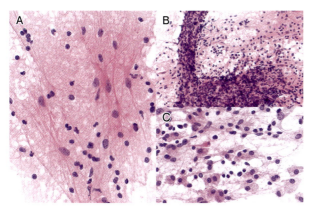

図24 脱髄性疾患の細胞像
　　　cytomorphology of demyelinating disease
A：軽度の核腫大と星芒状の細長い線維性突起を伸長する反応性星細胞
B：毛細血管周囲に集簇する小型リンパ球（perivascular lymphoid cells cuffing）
C：多数の泡沫組織球

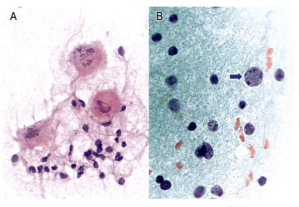

図25 クロイツフェルト細胞とJCウイルス感染細胞
　　　Creutzfeldt cells and JC virus infected cells
A：腫瘤形成性脱髄病変。多核および顆粒状の核分裂像を示す反応性星細胞（クロイツフェルト細胞）
B：進行性多巣性白質脳症。すりガラス状クロマチンパターンを呈するJCV（John Cunningham virus）に感染した乏突起膠細胞（➡）

3 非腫瘍性病変（脱髄性疾患・感染症）

1．脱髄性疾患

髄鞘（ミエリン）は中枢神経系および末梢神経系に存在する有髄神経の軸索を取り巻く髄鞘形成細胞，すなわち中枢神経系では乏突起膠細胞，末梢神経系ではシュワン細胞の細胞質で構成されるが，脱髄性疾患とは髄鞘が何らかの原因で破壊される，あるいは形成不全が起こる疾患の総称で，伝導ブロックや伝導遅延によってさまざまな神経症状が引き起こされる。最も頻度が高いのが多発性硬化症で，中には原発性脳腫瘍との鑑別が問題となるような限局性の腫瘤様病変を形成する腫瘤形成性脱髄病変（tumefactive demyelinating lesion：TDL）もある。その他にもウイルス感染に起因する脱髄性疾患があり，後述の進行性多巣性白質脳症（progressive multifocal leukoencephalopathy：PML）がその代表である。脱髄病変における基本的な細胞所見はグリオーシス（図24A），血管周囲性のリンパ球浸潤（図24B），泡沫組織球の集簇（図24C）である。グリオーシスとは感染，梗塞，脱髄や腫瘍の辺縁部でみられる反応性星細胞の増殖性変化で，星細胞系腫瘍との鑑別が問題となることもある。グリオーシスでの星細胞は腫瘍性の星細胞と比較して細胞質が広く，星芒状の四方八方に伸長する線維性突起が豊富で，多核細胞はまれである。また脱髄性疾患では一部の星細胞で多数の小型核を有する多核巨細胞（クロイツフェルト細胞：図25A）や顆粒状を示す核分裂像がみられることが多い。

2．感染症

中枢神経系感染症の病原体として細菌，真菌（アスペルギルス，クリプトコッカスなど），ウイルス，原虫（トキソプラズマなど），寄生虫などが挙げられる。真菌や寄生虫感染は背景に免疫不全を伴う基礎疾患が存在することが多い。共通した病理学的所見は浮腫，壊死，泡沫組織球および小膠細胞の増殖結節，グリオーシスである。病原体がウイルスである場合，炎症細胞の主体はリンパ球で，血管周囲での集簇が観察される。一方，細菌あるいは真菌の場合には好中球を主体とした炎症細胞浸潤が著しく，壊死を伴った膿瘍を形成する。ウイルス感染の1つである進行性多巣性白質脳症は，潜伏感染しているJC（John Cunningham）ウイルス（ポリオーマウイルス属）が重篤な免疫不全状態で再活性化し，乏突起膠細胞に感染することで脳内に脱髄巣が多発する疾患である。細胞像としては，多数の泡沫組織球の浸潤と集簇，グリオーシスを背景に明らかに核が膨化し，ドット状の封入体構造を含むすりガラス状クロマチンパターンを呈する乏突起膠細胞が出現する（図25B）。

4 脳腫瘍の分類と変遷

2016年に改訂されたWHO分類第4版において，これまでの腫瘍細胞形態に基づいた組織発生学的分類から形態診断と分子学的解析を併せた組織・遺伝学的分類へと大きなパラダイムシフトが起こった。それ以降も新たな分子解析の知見が集積され，2021年に改訂されたWHO分類第5版では組織所見のみならず，腫瘍の発生部位，遺伝子情報，悪性度を総合して最終診断を決定する「統合診断」という概念が採用された。本邦における『脳腫瘍取扱い規約 第5版』（2023年）もこれに準拠する形となっている（表2）。

旧来の形態分類から最も大きく変更されたのがグリオーマの枠組みである。これまで星細胞腫と乏突起膠腫は別々の細胞系に由来すると考えられていたが，近年の分子遺伝学的研究から両者はともに *IDH1/2* 遺伝子変異を有する同じ前駆細胞起源であることが明らかとなった。さらにこの共通の前駆細胞に *p53* 変異あるいは *ATRX* 変異が生じることによって星細胞腫が発生し，1番染色体短腕および19番染色体長腕がともに特異的に欠失（1p/19q-codeletion）することで乏突起膠腫が発生することが判明した。また膠芽腫は，*IDH* 遺伝子変異がない野生型（正常）のグリオーマで，形態学的に低異型度の所見しか認めない場合でも，特徴的な遺伝子変異である *EGFR* 遺伝子の増幅，*TERT* 遺伝子のプロモーター変異，染色体7番の増幅または10番の欠失のいずれか1つの所見を有する場合は膠芽腫と診断されることになった。このように分子遺伝学的あるいはその変異に起因する蛋白質の変化を検出する免疫学的解析が脳腫瘍の診断に不可欠となっている。図26にびまん性グリオーマの診断に不可欠な免疫染色ならびに分子学的解析（FISH法，Sangerシーケンス法）の解析例を示す。

5 脳腫瘍細胞診のすすめ方

1．年齢・部位・画像所見からの組織型推定

脳腫瘍において年齢・部位・画像所見などの臨床情報を把握することは極めて重要である。図27に部位および年齢別の好発する脳腫瘍を示す。組織型を推定するにあたっては，まず小脳テントの上下によって大まかに分けると理解しやすい。テント上腫瘍は成人に多く，テント下腫瘍は乳幼児〜小児に多いのが一般的である。次に画像所見から脳実質性（髄内）の腫瘍か，髄膜や末梢神経，血管などから発生する実質外（髄外）の腫瘍かを把握する。前者の代表は膠細胞性腫瘍（グリオーマ）で，後者の代表としては成人の硬膜発生の髄膜腫や成人の小脳橋角部好発のシュワン細胞腫が含まれる。成人の大脳実質腫瘍として発生頻度が高く，

表2　中枢神経系腫瘍の分類

1. 膠腫，グリア神経細胞系腫瘍，神経細胞系腫瘍
    成人型びまん性膠腫
        星細胞腫，IDH変異
        乏突起膠腫，IDH変異および 1p/19q 共欠失
        膠芽腫，IDH野生型
    小児型びまん性低悪性度膠腫
    小児型びまん性高悪性度膠腫
    限局性星細胞系膠腫
        毛様細胞性星細胞腫
        多形黄色星細胞腫
        上衣下巨細胞星細胞腫
    グリア神経細胞系および神経細胞系腫瘍
    上衣系腫瘍
2. 脈絡叢腫瘍
3. 胎児性腫瘍
    髄芽腫
    その他の中枢神経系胎児性腫瘍
4. 松果体腫瘍
5. 脳神経および脊髄神経腫瘍
    シュワン細胞腫
6. 髄膜種
7. 中枢神経系の間葉系，非髄膜性腫瘍
    軟部腫瘍
    軟骨－骨腫瘍
    脊索腫瘍
8. メラニン細胞系腫瘍
9. 中枢神経系の血液リンパ系腫瘍
    リンパ腫
    組織球性腫瘍
10. 胚細胞腫瘍
11. トルコ鞍部腫瘍
    頭蓋咽頭腫（エナメル上皮型，乳頭型）
    下垂体腺腫／下垂体神経内分泌腫瘍
12. 中枢神経系への転移

（日本脳神経外科学会ほか編：脳腫瘍取扱い規約 第5版 中枢神経系腫瘍分類．金原出版 2023．より抜粋）

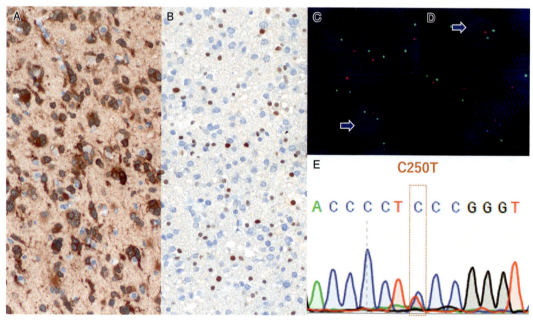

図26　びまん性グリオーマの診断に不可欠な免疫染色および遺伝子学的検査
　　　immunochemical and molecular analysis essential for the diagnosis of diffuse glioma
A：IDH1（R132H）免疫染色　　B：ATRX 免疫染色。大型異型細胞での発現消失を認める（A，B：星細胞腫）。
C：1p-FISH　D：19-FISH　1p/19q ともに緑2個，赤1個のシグナルパターンを示し，相同染色体の1本が
　　欠失している（➡）（C，D：乏突起膠腫）。
E：TERT プロモーター変異（Sanger シーケンス）。プロモーター領域の 250 番目の塩基がC（シトシン）
　　からT（チミン）への点変異がみられる（膠芽腫）。

日常遭遇する機会が多いのが星細胞腫，膠芽腫，リンパ腫や転移性脳腫瘍である。一方，小児では小脳の髄芽腫や毛様細胞性星細胞腫，第4脳室の上衣腫が多く，トルコ鞍～鞍上部での頭蓋咽頭腫や胚腫の発生頻度が高い。

2．組織型推定に役立つMRI所見

　頭部MRI撮影法の中で最も基本となるのはT1強調像（脂肪成分が高信号）とT2強調像（水成分が高

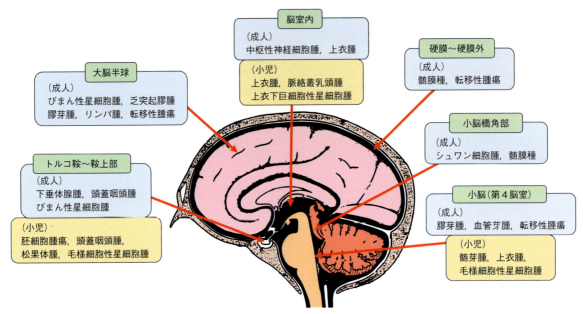

図 27　各部位での発生頻度の高い脳腫瘍
frequency of brain tumors at various sites
一般的に成人では大脳発生，小児では小脳や脳室発生が多い。

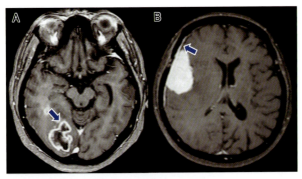

図 28　髄膜種と膠芽腫の特徴的な MRI 所見
characteristic MRI findings in glioblastoma and meningioma
A：膠芽腫（Gd 造影 T1 強調像）：腫瘍辺縁部のリング状増強効果（➡）を認める。
B：髄膜腫（Gd 造影 T1 強調像）：腫瘍付着部に肥厚した硬膜が尾がついたようにみえる dural tail sign（➡）が特徴的である。
Gd：ガドリニウム

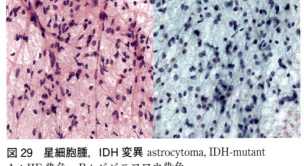

図 29　星細胞腫，IDH 変異 astrocytoma, IDH-mutant
A：HE 染色　B：パパニコロウ染色
クロマチンの増量，大小不同を示す異型星細胞が高い細胞密度で出現。豊富な線維性細胞質突起を伸長するため網目状の膠線維性背景が目立つ。

信号）である。腫瘍や炎症など活動的な病変では水分含有量が増えるため T1 強調像で低信号，T2 強調像で高信号を示すのが一般的である。また病変が充実性か否かの判断や，脳血液関門の破綻があるかどうかの判断に不可欠なのが造影剤（ガドリニウム：Gd）投与による造影 T1 強調像である。充実病変では強い増強効果が得られ，一般的にグリオーマでは悪性度が高くなると増強効果が強くなる傾向にある。特徴的な増強パターンとして重要なのが，病変辺縁部がリング状に増強される ring-enhanced pattern である。膠芽腫に特徴的であるが壊死を伴う病変（膿瘍や転移性脳腫瘍）でもみられる（図 28A）。また髄膜腫においても dural tail sign と称される所見が特徴的で，均一に増強される腫瘍に連続するように肥厚した硬膜が尾のついたようにみえる像が観察される（図 28B）。

6　腫瘍性病変

本項では，日常遭遇する頻度が高い中枢神経病変の細胞像を中心に概説する。なお，各腫瘍の組織像ならびに免疫学的，遺伝子学的所見の詳細については成書

を参照していただきたい。

1．成人型びまん性膠腫

1）星細胞腫，IDH 変異

IDH1/2 変異のある星細胞に類似した異型膠細胞の浸潤性増殖よりなる。退形成所見（高度な核異型），核分裂像あるいは分子遺伝学的観点から CNS WHO grade 2～4 に分けられる。grade 2 は 20～30 歳代に発症し，退形成所見や核分裂像に欠く。grade 3 では退形成所見および核分裂像を認める。grade 4 は微小血管増殖（microvascular proliferation），壊死，*CDKN2A/2B* のホモ接合性欠失のいずれかが認められることが診断の要件で，発生年齢がやや高い傾向にあり小児発生はまれである。grade 2 を低悪性度グリオーマ（low-grade glioma），grade 3 と 4 を高悪性度グリオーマ（high-grade glioma）として分類されることが多い。*IDH* 変異型の 90～95％ が *IDH1* 遺伝子の 132 番目のコドンのアルギニンがヒスチジンへの点変異（IDH1-R132H）であり，本変異は感度・特異度ともに優れた免疫抗体により検出することができる（図 26A）。また *ATRX* 遺伝子の変異が高率にみられ，免疫染色にて核での発現が消失する（図 26B）。圧挫細胞診では線維性細胞質突起を有し，核クロマチンの増量，形状不整，大小不同を示す異型星細胞が増殖する（図 29）。網目状の膠線維性背景（図 29A）や異型細胞が毛細血管周囲に集簇し，細胞質突起を伸長する像（図 30A）は星細胞系腫瘍を推定する重要な所見の 1 つである。偏在核と好酸性で顆粒状の厚みのある豊富な細胞質を有する星細胞は肥胖細胞（gemistocyte）と呼ばれ，これらの細胞成分が多い腫瘍では悪性度が高い傾向がある（図 30B）。

2）乏突起膠腫，IDH 変異および 1p/19q 共欠失

乏突起膠細胞によく似た均一な腫瘍細胞がびまん性に増殖・浸潤する腫瘍で，*IDH1/2* 変異と 1 番ならびに 19 番染色体（1p/19q）の共欠失を示す腫瘍と定義される。この 1p/19q 共欠失は，1 番染色体と 19 番染色体がお互いの動原体付近で相互転座を起こし，生じた派生染色体が細胞から脱落することに起因する。この証明には FISH 法が有用である（図 26C, D）。一方で，星細胞腫で高頻度にみられる *p53* 変異および *ATRX* 変異は本腫瘍では認められず，相互排他的である。圧挫標本では，多分岐する毛細血管網とそれらと無関係にびまん性に分布する小型円形細胞の均一な増殖がみられる。腫瘍細胞は細胞質および線維性突起に乏しく，星細胞腫でみられる毛細血管周囲への集簇像や膠線維性背景は目立たない。核は正円形で，ほぼ裸核状で N/C 比は高く，微細顆粒状のクロマチンパターンを呈し，小型の核小体を認め，全体的に単調な細胞形態を示す（図 31）。

3）膠芽腫，IDH 野生型

IDH1/2 変異のない野生型の星細胞性腫瘍で，微小血管増殖，壊死，*TERT* プロモーター変異，*EGFR* 増幅，7 番染色体トリソミーかつ 10 番染色体モノソミーの少なくとも 1 つがみられる腫瘍と定義される。成人の悪性脳腫瘍の中で最も頻度が高く，50～80 歳代に好発し，極めて予後不良である。星細胞の特徴を持った多形性の強い異型細胞が高い細胞密度で浸潤性に増殖する。核分裂像，壊死および微小血管増殖がしばしば観察され，壊死巣周囲に腫瘍細胞が柵状に配列する柵状壊死（palisading necrosis）が特徴的な組織像である。圧挫細胞診では，膠線維性の網目状背景が目立ち，悪性と判断するのが容易なほど著しい核異型を示す異型細胞が高い細胞密度で出現する（図 32）。核分裂像も散見され（図 33A），壊死巣を反映した核崩壊物を含む無構造物質を認める。圧挫標本においても微小血管増殖は観察可能で，内皮細胞核の腫大，重層化，不規則な蛇行がみられる（図 33B）。

2．限局性星細胞系膠腫

1）毛様細胞性星細胞腫

星細胞系腫瘍群の中で比較的限局した腫瘤を形成し，特有の臨床像および遺伝子異常を示す腫瘍群は「限局性星細胞系膠腫」として分類され，その代表が毛様細胞性星細胞腫である。本腫瘍は双極性の細長い細胞突起を伸長する星細胞が充実性に増生する部分と微小囊胞を伴った水腫様の背景に疎に増生する部分からなる二相性（biphasic pattern）を特徴とする。15 歳未満の小児～若年成人に多く，発生部位は小脳が最も多いが，脳幹，視神経，視床下部などの正中部にも好発する。全摘出術により完治が可能な良性腫瘍で予後は良好である。細胞所見として，腫瘍細胞は放射状に突起を伸長する細胞が混在するが，基本的には双極性（二方向性）の細長い線維を伸長し，細胞質はほとんどみられない。核所見は極めて単調で楕円形～紡錘形を示し，繊細な核クロマチン網を呈する（図 34A）。線維間には好酸性の棍棒状あるいは不定形の無構造物で，星細胞突起の変性構造物であるローゼンタール（Rosenthal）線維が観察される（図 34B）。また同様の変性構造物で，球状～類円形を呈し，エオジン好性，PAS 反応陽性の顆粒を含む好酸性顆粒小体（EGB）がみられる（図 34C）。

2）上衣下巨細胞性星細胞腫

神経節細胞に類似する肥胖細胞様の大型星細胞よりなる腫瘍で，結節性硬化症（tuberous sclerosis：TS）との関連が深い限局性星細胞系膠腫である。90％ 以上の症例が側脳室内に発生し，モンロー孔周囲の脳室壁

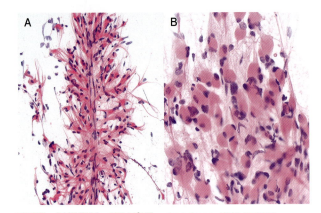

図30 星細胞腫，IDH変異 astrocytoma, IDH-mutant
A：異型星細胞が毛細血管周囲に集簇し，細胞質突起を伸長する像が特徴。
B：肥胖細胞型星細胞腫。偏在核と好酸性の厚みのある豊富な細胞質を有する異型細胞。

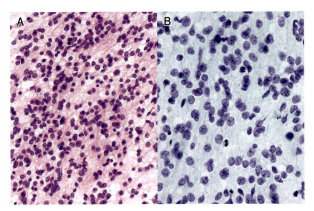

図31 乏突起膠腫，IDH変異および1p/19q共欠失
oligodendroglioma, IDH-mutant and 1p/19q-codeleted
A：HE染色　B：パパニコロウ染色
小型で単調な形態を示す腫瘍細胞は細胞質および細胞質突起に乏しく，核は正円形で，N/C比が高くほぼ裸核状。星細胞腫でみられる血管周囲への集簇像や線維性背景は目立たない。

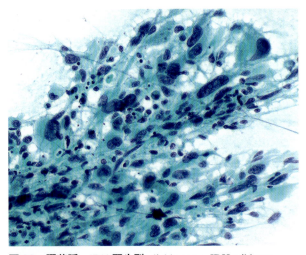

図32 膠芽腫，IDH野生型 glioblastoma, IDH-wild type
クロマチン増量，形状不整，大小不同など著しい核異型を示す異型細胞。

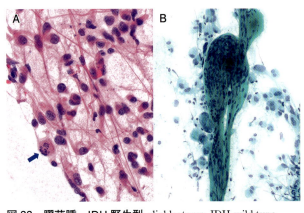

図33 膠芽腫，IDH野生型 glioblastoma, IDH-wild type
A：線維性細胞質突起を伸長する所見は星細胞系腫瘍を疑う指標となる。核分裂像（➡）。
B：微小血管増殖像：内皮細胞の核が腫大し，重層化や不規則蛇行を示す毛細血管の増殖像。

に境界明瞭な囊胞を伴った結節性病変を形成する。圧挫標本では，星細胞腫および毛様細胞性星細胞腫に類似した線維性突起が豊富な紡錘形細胞の増殖に加え，肥胖細胞に類似した大型細胞を認める。小型紡錘形細胞は細長い細胞質体を有するためstrap cellと表現される。大型細胞の核クロマチンは繊細で，核小体が目立ち，細胞質は広く一部で顆粒状を示す（図35）。出現細胞の大小不同性などの多形性の強さから，膠芽腫を含めた他の星細胞系腫瘍との鑑別が問題となるが，小児～若年成人（多くか10歳代）とモンロー孔近傍の側脳室壁に局在する腫瘍という臨床情報が重要である。

3. 上衣腫

上衣腫は，類円形核と細長い突起を有する均一な小型細胞からなり，肉眼的に周囲との境界が明瞭な限局性の軟らかい腫瘍を形成する膠細胞系腫瘍である。部位（テント上，テント下，脊髄）および分子遺伝学的特徴からいくつかの腫瘍型に分類され，テント上は側脳室壁に接する前頭葉や頭頂葉発生が多く，小児にも成人にも発生する。テント下（後頭蓋窩）のほとんどが第4脳室壁（特に底部）に好発し，多くが小児でみられる。組織学的には，血管周囲性偽ロゼットが特徴的な組織構築で，腫瘍細胞が血管周囲に集簇し，細長い線維性突起を伸長して花輪状に配列する構造である。血管近傍は線維のみで核が乏しい帯状の領域を形成し，無核帯と呼ばれる。圧挫標本でもこの構造は明瞭に観察され（図36A），立方～円柱状細胞が管腔を取り囲む

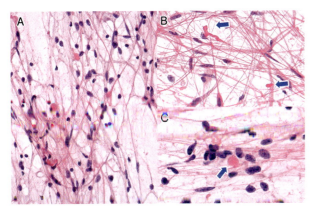

図34 毛様細胞性星細胞腫 pilocytic astrocytoma
A：繊細で毛髪様の細長く伸びた双極性の細胞質突起。核は卵円形〜短紡錘形で単調な所見を示す。
B：好酸性で太い棍棒状を呈する Rosenthal 線維（➡）
C：好酸性顆粒状の類円形小体 eosinophilic granular body（➡）

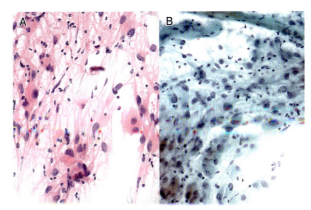

図35 上衣下巨細胞性星細胞腫
　　　subependymal giant cell astrocytoma
A：HE 染色　B：パパニコロウ染色
線維性突起が豊富な紡錘形細胞の増殖に加え，肥胖型星細胞に類似した大型細胞を認める。大型細胞は繊細な核クロマチンと単個の核小体を有し神経細胞に類似している。

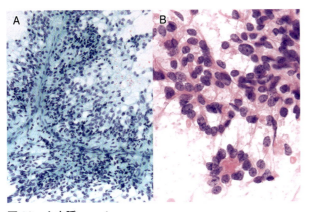

図36 上衣腫 ependymoma
A：血管周囲性偽ロゼット。無核帯を伴った繊細な細胞質突起を伸長する腫瘍細胞の血管周囲性配列
B：核所見は均一で多形性に欠き，時に明瞭な管腔様構造がみられる。

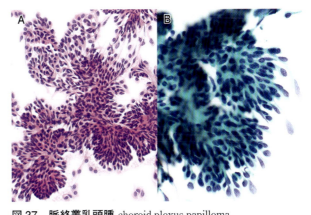

図37 脈絡叢乳頭腫 choroid plexus papilloma
A：HE 染色　B：パパニコロウ染色
線維血管性の茎を有する乳頭状集塊を認める。核は小型かつ均一で異型性に乏しい。集塊内では核は整列し，配列の乱れや過剰重積に乏しい。

ような細胞配列（上衣ロゼット）を認めることもある（図36B）。個々の細胞形態は均一で，核は小型の類円形で微細〜粗顆粒状のクロマチンが均等に分布する。小型核小体を1〜2個認めることが多い。

4．脈絡叢乳頭腫

脈絡叢上皮に類似した細胞が乳頭状に増殖する脳室内腫瘍である。小児の側脳室，成人の第4脳室に好発する。脳室壁に付着し，脳室腔内にカリフラワー状の隆起性病変を形成する。組織学的には単層の円柱状あるいは立方状の上皮細胞が細い線維血管性の軸を伴い乳頭状に増殖する。細胞診では，著明な乳頭状集塊として出現し，構成細胞の核は小型かつ均一で，集塊は単層のシート状で重積性に乏しい。集塊辺縁部は直線的で核は整列し，配列の乱れを認めない（図37）。細胞表面は発達した線毛を反映して毛羽立ち感がある。

鑑別診断として小児では上衣腫が挙げられるが，線維性細胞質突起や血管周囲性偽ロゼットの有無が重要である。成人では転移性腺癌が挙げられるが，核異型や細胞の過剰重積性が異なる。

5．髄芽腫

小児悪性脳腫瘍として最も頻度の高い高悪性度の脳腫瘍。乳幼児・小児の小脳および第4脳室近傍に発生し，未熟な神経上皮性細胞が密に増殖する。WHO 分類第4版より大幅な改定がなされ，従来の組織型分類に加えて分子遺伝学的定義が設けられた。組織型としては古典的髄芽腫（髄芽腫全体の70〜80%）がその代表であるが，線維形成性・結節性髄芽腫や大細胞・退形成性髄芽腫などがある。分子遺伝学的には，WNT（wingless-related integration site）活性化，SHH（Sonic Hedgehog）活性化，non-WNT/non-SHH の3

群に大別され，各々の亜型によって好発年齢や予後ならびに組織像が異なる．本腫瘍の基本的組織像としては，N/C 比が高い小型細胞が充実性に増殖する．神経細胞への分化が高い症例では，細胞間に微細顆粒状を示すニューロピルが豊富で，その線維性突起を伸ばす腫瘍細胞の花冠状配列を認める．これは Homer-Wright ロゼットと呼ばれ，髄芽腫の特徴である．細胞診標本では，ほぼ裸核状の腫瘍細胞がびまん性に出現する．核クロマチンは細〜粗顆粒状で核小体は目立たない（図38A）．小細胞癌に類似した核縁が直線的に接合する像や，人参様（carrot-shaped）と形容される一端が尖った短紡錘形の核を有する細胞もみられる（図38B）．神経細胞分化が目立つ症例では，好酸性で微細顆粒状のニューロピルが目立ち，それらを囲むような腫瘍細胞のロゼット配列や流れ様配列を認める（図38C）．

6．シュワン細胞腫

末梢神経の髄鞘形成細胞であるシュワン細胞に由来する良性腫瘍．40〜60歳に多く，小児ではまれである．女性の方が男性よりやや多い．頭蓋内においては単発性で，小脳橋角部の第Ⅷ脳神経（前庭神経）発生が多く，約 90％以上を占める．三叉神経，顔面神経などからも発生するが，その頻度は低い．紡錘形の腫瘍細胞が線維束を作って密に並ぶ部分と，細胞密度が低く水腫様の基質を伴い網目状に増殖する部分との二相性が認められる．前者の密な部分は Antoni A 領域，後者の疎な部分は Antoni B 領域と呼ばれる．腫瘍組織が硬く，結合性が強い紡錘形細胞の束状集塊が主体となる腫瘍であるため，圧挫標本では引き伸ばされにくく，捺印標本中に孤立散在性の腫瘍細胞がほぼ付着しないという所見も本腫瘍の特徴である．細胞像としては，錯綜する細胞密度の高い紡錘形細胞の束状集塊（図39A）と網目状の線維性細胞突起が疎に分布する二相性がみられる．密な束状集塊，すなわち Antoni A 部分では両端が尖った長楕円形〜紡錘形で，繊細な核クロマチンパターンを示す細胞の平行配列と繊細で細長い細胞質突起を認める（図39B）．

7．髄膜腫

髄膜皮細胞（クモ膜細胞）に由来すると考えられている腫瘍で，その発生頻度は高く，原発性脳腫瘍の約 1/4 を占める．中高年成人に多く，髄膜皮細胞がある部位であればどこでも発生しうるが，大脳半球円蓋部，傍矢状洞部，大脳鎌，小脳テントなどが多い．『脳腫瘍取扱い規約 第 5 版』では 15 種の組織学的亜型に分類され，最も頻度の高い髄膜皮性，線維性，移行性は完

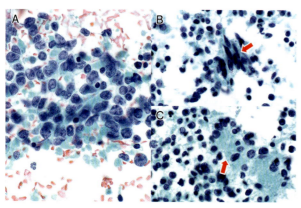

図 38　髄芽腫 medulloblastoma
A：核は類円形で細〜粗顆粒状のクロマチンが増量．核縁が直線的に密に接合する部分もみられる．
B：人参様（carrot shaped）と称される一端が尖った紡錘形の核が混在する（➡）．
C：神経細繊維性の基質に相当する微細顆粒状物質とそれを囲むようなロゼット構造（➡）

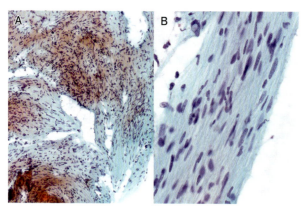

図 39　シュワン細胞腫 Schwannoma
A：錯綜する細胞密度の高い紡錘形細胞の束状集塊
B：核は両端が尖った長楕円形〜紡錘形で平行に配列する．繊細で細長い細胞質突起がみられる．

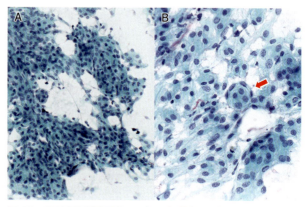

図 40　髄膜皮性髄膜腫 meningothelial meningioma
A：豊富な細胞質を有する上皮様細胞の大小のシート状集塊がみられる．
B：淡い好酸性の多角形あるいは突起様の広い細胞質が明瞭に観察される．渦巻き状配列（➡）が特徴的である．

全切除できれば再発リスクが低く，予後は良好である。一方で退形成性（悪性）髄膜腫は浸潤性増殖が強く，再発・転移のリスクが高い高悪性度腫瘍である。髄膜腫の基本型である髄膜皮性髄膜腫では，豊富な細胞質を有する上皮様細胞の大小のシート状集塊がみられる。集塊は重積性に乏しく，集塊からはずれた孤立散在性の細胞も目立つ。これらの細胞では，淡い好酸性の多角形あるいは突起様の広い細胞質が明瞭に観察される。髄膜腫に特徴的な渦巻き状配列（whorl formation）が目立ち，核内細胞質封入体や核溝も観察される。核は類円形かつ均一で，細顆粒状の核網を呈し，核小体は目立たない（図40）。線維性髄膜腫では，線維芽細胞に類似した紡錘形細胞が膠原線維を伴いながら線維束を作り，平行配列や錯綜構造を示し増殖する。膠原線維が豊富なため腫瘍組織は硬く，圧挫標本で薄く引き伸ばされないことが多い。小脳橋角部発生例ではシュワン細胞腫との鑑別が問題となるが，髄膜腫の方が，数多くの孤立散在性の細胞が出現し，集塊辺縁部での細胞のほつれが強く，錯綜する束状集塊が互いに融合し，その部分で腫大した丸みのある核が目立つ傾向がある。

8．頭蓋咽頭腫

胎生期のラトケ嚢上皮遺残から発生すると考えられているトルコ鞍上部に好発する上皮性の嚢胞性腫瘍で，エナメル上皮腫型と乳頭型の2型があり，いずれも良性腫瘍である。エナメル上皮腫型は5〜10歳の小児と50歳代の成人に二峰性の分布を示し，乳頭型は成人に好発する。エナメル上皮腫型は充実部を含む多房性の嚢胞性腫瘤を形成することが多く，嚢胞内容液は粘度ある黄〜緑褐色調の液体で「モーターオイル様」と形容される。圧挫細胞診では，泡沫組織球を含む粘液様物質を背景に大小の集塊を形成する腫瘍細胞を認める。集塊は扁平上皮細胞に類似した重厚な細胞質を有する紡錘形〜多角形の細胞と，集塊辺縁部で柵状配列を示す円柱状細胞より構成される（図41A）。さらに本腫瘍の特徴的な所見であるHE染色で淡赤色〜黄褐色調，パパニコロウ染色で黄緑色〜橙色を呈し，高輝度の顆粒状を示すwet keratinと呼ばれる角化物の塊を認める（図41B）。乳頭型では大小のシート状および乳頭状集塊を形成する扁平上皮細胞を認める。重厚で好酸性の多角形を示す豊富な細胞質には小型で異型に乏しい核を認める。個々の細胞境界は明瞭で集塊内での重積性は乏しい（図41C）。

9．下垂体神経内分泌腫瘍（PitNET）

下垂体前葉のホルモン産生細胞から発生する腫瘍。全脳腫瘍の約15％を占め，主に成人に発生する。他臓器の神経内分泌腫瘍と同様に，良性腫瘍から周囲組織を破壊しながら浸潤性に増殖する腫瘍も存在することから，『脳腫瘍取扱い規約第5版』より従来の「下垂体腺腫（pituitary adenoma）」という名称から「下垂体神経内分泌腫瘍（PitNET）」へと名称変更された。各組織型は産生するホルモン別に分類され，細胞分化を司る転写因子別に大別される。組織学的にはびまん性，血管周囲性（偽乳頭状）あるいは索状に腫瘍細胞が増殖する。細胞診所見としては，比較的豊富な細胞質を有する類円形細胞の均一な増殖を認め，核クロマ

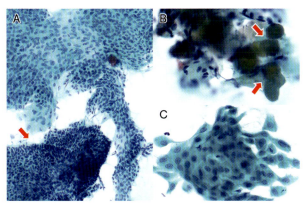

図41　頭蓋咽頭腫 craniopharyngioma
A：エナメル上皮腫型。扁平上皮細胞に類似した豊富な細胞質を有する多角形〜星芒状細胞のシート状集塊と辺縁部での核の柵状配列を伴った円柱状細胞の集塊（➡）を認める。
B：エナメル上皮腫型。黄緑色〜橙色調の高輝度で顆粒状を示すwet keratin（➡）。
C：乳頭型。多角形の広い細胞質を有する扁平上皮様細胞の乳頭状〜シート状増殖がみられる。

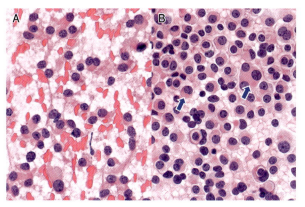

図42　下垂体神経内分泌腫瘍
　　　pituitary neuroendocrine tumor（PitNET）
A：プロラクチン細胞腺腫：やや多辺形の淡明な細胞質で，不明瞭な細胞質辺縁を示すことが多い。
B：成長ホルモン細胞腺腫：好酸性顆粒状の細胞質と偏在性の核。核近傍の好酸性の封入体様構造（fibrous body，➡）

チンは細顆粒状で小型の核小体を有する。細胞質は顆粒状で厚みがあり，境界明瞭な細胞，淡く繊細で多角形〜紡錘形の細胞質を有し，境界不明瞭な細胞までさまざまである（図42A）。各組織型の診断には各種ホルモンおよび転写因子などの免疫学的検索が不可欠であるが，成長ホルモン細胞腺腫の一部では特徴的な細胞所見を示し，細胞質の好酸性顆粒状の変化，核偏在性，多核細胞が目立つ。また fibrous body と呼ばれる核近傍の好酸性の封入体様構造が明瞭に観察され，相互封入所見も目立つ（図42B）。

10. 転移性腫瘍

転移性脳腫瘍の約80％は大脳半球に認められ，原発巣としては成人では肺癌が最も多く，乳癌，消化器由来癌などがある。小児では白血病，リンパ腫，骨肉腫や横紋筋肉腫などの頻度が高い。組織・細胞像および免疫形質は原発巣と同様で，著しい壊死と出血を伴うことが多い（図43）。概して異型細胞の核異型が強いため膠芽腫との鑑別が問題となるが，上皮性接着ならびに線維性細胞質突起の有無が重要な鑑別点である。

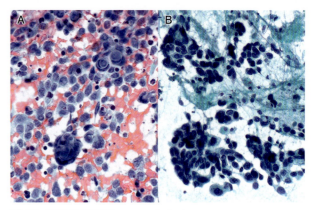

図43　転移性脳腫瘍 metastatic brain tumors
A：肺小細胞癌。相互封入像，ごま塩状クロマチン，多くの核分裂像を伴う小型異型細胞
B：肺腺癌。壊死性背景に上皮性結合を示す異型細胞が集塊状に出現

X　リンパ節の細胞診

リンパ節の基礎

　リンパ球は血液中や結合織内，特に消化管の粘膜内などにも見いだされるが，大部分はリンパ節（lymph-node）に存在する。リンパ節は腎形をした器官で，抗原と接する機会の多い臓器周辺に分布するため頸部，腋窩，縦隔，腸間膜，後腹膜，鼠径などに多い。リンパ節の大きさは正常では米粒大〜大豆大の扁平な器官で，体表の触診で触れたり，画像診断像上の結節性病変として描出されることは通常ない。

1　リンパ節の構造（図1）

　リンパ節は密度の不均一な膠原線維からなる線維性被膜で覆われ，この被膜から小柱がリンパ節実質内へさまざまな深さまで入り込む。門部を除くリンパ節の表面から多数の輸入リンパ管が入り込んでいる。輸入リンパ管から流れてきたリンパ液は線維性被膜直下の辺縁洞，皮質・傍皮質の間を通る皮質洞，髄質の髄洞を通り，最終的に門部から輸出リンパ管となってリンパ節を通過していく。

　輸入リンパ管（afferent lymphatic vessel）は被膜を抜け被膜直下の辺縁洞（marginal sinus）と呼ばれる狭いリンパ洞（sinus）に注ぐ。リンパ洞は一層の内皮細胞で不完全に覆われており，洞内にはマクロファージ（macrophage）が存在している。リンパ液はリンパ節内に入ると辺縁洞から中間洞，さらには吻合・分枝を繰り返し髄洞（medullary sinus）へと流れる。リンパ液通路は連続しており，流れ込んだリンパ液はリンパ節全体へ流れることができる。このような通路の配列によりリンパ液の流速は緩やかとなり，リンパ液がマクロファージと接触する機会を増やしている。多数のマクロファージが細網線維網工内やリンパ液通路中に見いだされる。これらのマクロファージの主な機能は流入したリンパ液中の粒状物，可溶性抗原やその他の遺残物を除くことであり，局所の防御反応を果たしている。また液性免疫の成立には，抗原が皮質のリンパ球と接触する以前に，マクロファージ中で抗原を生化学的に処理することが必要と考えられ，マクロファージは抗原提示細胞（antigen presenting cell）の1つとされている。マクロファージはリンパ節に流入してきた抗原を捕捉し，B細胞に提示する。抗原は末梢組織中でもマクロファージによって処理され，輸入リンパ管から局所のリンパ節に入り，そこで免疫反応を生じることもある。また，皮膚や内臓器官の樹状細胞が抗原を捉えると，輸入リンパ管を介してリンパ節の辺縁洞に流入し，リンパ節のT細胞に抗原提示を行う。免疫染色で内皮細胞はCD34陽性，マクロファージはCD68陽性，CD163陽性，S-100蛋白陰性，リンパ球はCD3陽性T細胞が主体である。

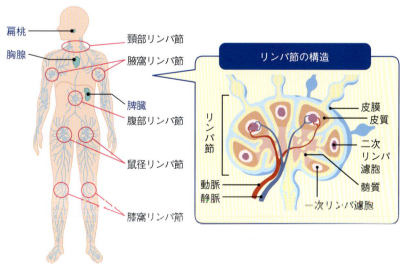

図1　主なリンパ節の局在とリンパ節の構造

2 リンパ球の局在

骨髄（bone marrow）でBリンパ球の免疫グロブリン（immunoglobulin）遺伝子が決まった順で再構成が起こるため，B細胞と呼ばれる。Tリンパ球は胸腺で分化するため，T細胞とも呼ばれる。リンパ節内ではT細胞，B細胞で異なる場所に存在する。それぞれの部分は抗原刺激が加えられると特有の組織学的変化を遂げる。

3 皮質と髄質

リンパ節は皮質（cortex）と髄質（medulla）に大別され，皮質にはリンパ濾胞（lymph follicle）が存在する。皮質深部にはTリンパ球が存在する傍皮質（paracortex）がある。髄質には，髄索（medullary cord）と呼ばれる突起が髄質腔（medullary space）へと伸展している。

4 リンパ濾胞と胚中心

皮質中では，リンパ球が多数集合してリンパ濾胞を形成する。濾胞が小型リンパ球のみで構成されている場合，一次濾胞と呼ぶ。しかし抗原刺激を受けたリンパ節では，リンパ濾胞の中心にBリンパ球の芽球化の場として胚中心（germinal center）が出現する。胚中心を伴うリンパ濾胞を二次濾胞（secondary follicle）と呼ぶ。胚中心は好塩基性の細胞質を有する大型リンパ球〔中心芽球（centroblast）〕が多い暗調帯（dark zone）と，小～中型のリンパ球〔中心細胞（centrocyte）〕が多い明調帯（light zone）からなる。抗原刺激に引き続いて，胚中心では抗原に対する高親和性抗体産生能を獲得するためのB細胞の選択・増殖が起き，メモリーB細胞や形質細胞が形成される。dark zoneではB細胞の盛んな増生が起きるため核分裂像，核片貪食組織球（TBM）を散見する。

胚中心がみられる濾胞の周辺部は小型リンパ球が密に存在してマントル層（mantle zone）を形成している。リンパ濾胞はBリンパ球の貯蔵と増殖の主要部位である。濾胞外へ出たBリンパ球は免疫芽球と呼ばれる大型細胞へ変換し，濾胞の辺縁部を経て髄索へ入り，そこで形質細胞へと成熟し，流出するリンパ液中へ抗体を分泌する。形質細胞のうち一部は輸出リンパ液中へ出て，循環系を経て抗原刺激の場所へ至る。Bリンパ球が活性化される過程の一時期に記憶細胞（メモリーB細胞）が増加し，同じ抗原に反応して，より早く強力な体液性反応を引き起こす。

濾胞の支持細胞として濾胞樹状細胞（follicular dendritic cell）がある。この細胞は細い細胞質突起を伸ばし，胚中心全体に分布して迷路様構造（labyrinth structure）を形成している。また，この細胞は抗原を免疫複合体として長期間保持する機能を有する。

5 免疫染色所見

胚中心はCD20陽性，CD79a陽性のB細胞が主体であるが，少量のT細胞も存在する。胚中心のB細胞，T細胞はともにCD10陽性，BCL6陽性である。胚中心B細胞は抗原低親和性を示した際，速やかにアポトーシスに陥ることができるようアポトーシス阻害蛋白（BCL2）を発現していない。Ki-67陽性細胞割合（Ki-67 labeling index：LI）は胚中心のdark zoneで高値，light zoneで低値を示す。CD21またはCD23で濾胞樹状細胞の密なネットワークを認める。マントル帯はCD10陰性，CD20陽性，BCL2陽性，BCL6陰性のB細胞で構成される。

6 リンパ節細胞診の目的

リンパ節細胞診の目的は，リンパ節腫脹の原因が腫瘍性か，非腫瘍性であるかを判定することである。特に悪性病変の場合，癌のリンパ節転移なのか，あるいはリンパ節病変なのかを判定し臨床医に報告することは，治療方針の決定において非常に重要である。

反応性病変（良性）であれば，投薬後，経過観察を行うことが多い。リンパ腫を推定するような腫瘍性病変であれば組織生検を行い，病理組織学的検索とともにフローサイトメトリー法を併用した詳細な検索を行うことになる。また癌のリンパ節転移が疑われれば，原発巣の検索を含めた精密検査が行われたり，治療方針の変更や診療科の転科が行われたりすることもある。

標本作製法

リンパ節の一部を用いて捺印細胞診を行うことがある。特に，結核性リンパ節炎など感染性疾患が疑われた場合，凍結切片を作製するのではなく，リンパ節を捺印後95％エタノールにて固定されたパパニコロウ標本での評価はバイオハザード対策として有用とされる。

細胞診標本作製に共通する留意点として以下の2点が挙げられる。
①固定操作不良による細胞の固定前乾燥がないこと。
②スライドガラス上に多くの細胞成分が均一かつ薄層に塗抹されていること。

この留意点は，容易な鏡検作業を可能にし，見落としリスクが軽減できるため重要である。特に，メイ・ギムザ染色などの乾燥固定標本では，細胞重積した標

本の観察は非常に困難で（図2），より均一かつ薄層の標本作製が求められる。また，塗抹細胞の剥離を回避するため，アミノシランやポリ-L-リジンなど，剥離防止剤がコーティングされたスライドガラスを使用することも重要といえる。ここでは，各種塗抹法の特徴や注意点を中心に概説する。

1 捺印細胞診

リンパ節をはじめ，外科的に採取された腫瘍の組織片に対しても行われる手法である。組織片を軽くつかみ，スライドガラスに軽く押しつけるように塗抹する。ピンセットなどでつまみにくい組織片の場合は，キムタオルやペーパータオル上に組織片を載せて保持し，上からスライドガラスを軽く押しつけるように塗抹してもよい（図3，4）。ただし，スライドガラスに組織片を強く押しつけて動かすと，物理的に細胞が壊れて挫滅が生じ，詳細な観察が困難になるため（図5），軽く押しつけることが重要である。また組織片の塗抹面に血液が付着していると細胞が十分にスライドガラスに付着しないため，血液を除去してから塗抹することでより良好な塗抹が可能となる。

2 穿刺吸引細胞診

組織生検を実施するか否かを決定するため，生検の前に実施されることが多い手法である。

リンパ節のFNACは，リンパ節を摘出する組織生検と比べて低侵襲な検査である。しかし，組織生検と比べて，採取細胞量が少なく，特にリンパ節病変の確定診断は困難なことが多い。近年，反応性病変やリンパ腫の一次診断のためのアプローチとして，リンパ節のFNACが応用され始めている。後腹膜のように病変部位に容易にアクセスできない患者では，FNACの診断結果によって切除生検を回避できるため，有用な手法として知られている。

また一般的に，リンパ節に対するFNACは転移性腫瘍の診断に有用であり，その診断精度は90%以上と報告されている。このような高い診断精度が得られる背景には，転移性腫瘍の細胞が通常大型であり，その

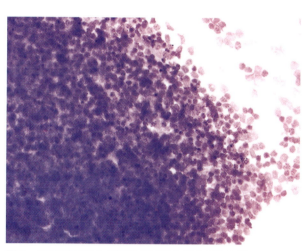

図2　細胞重積により観察が困難なギムザ染色像

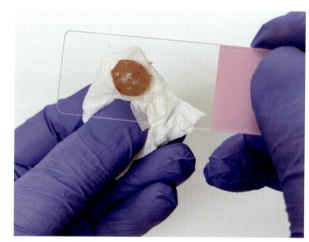

図3　捺印細胞診の方法

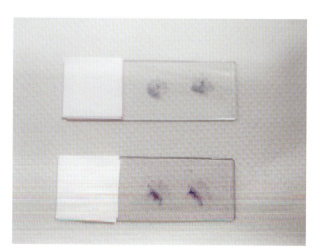

図4　捺印細胞診の塗抹像

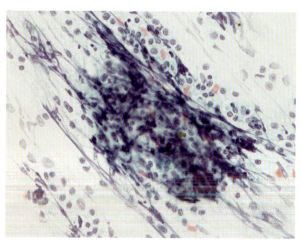

図5　細胞挫滅した捺印像

細胞像は正常あるいは各種リンパ節病変の細胞とは異なることが挙げられる。

次にFNACの方法を概説する（図6）。まず対象のリンパ節に穿刺後，陰圧を掛ける。陰圧を解除後，リンパ節から抜針する。スライドガラスに吹きつける前に穿刺針をシリンジより1度抜去し，シリンジ内に空気を入れた後，穿刺針を再び取りつけて空気で噴出することで穿刺針内に採取された細胞をスライドガラス上に塗抹することができる（吹きつけ法）（図7）。塗抹細胞量が多い場合や末梢血が多量に混入した場合，目的の細胞がマスキングされ詳細な観察が困難となるため注意が必要である。

3　合わせ法

FNACでの検体処理法としては①吹きつけ法，②合わせ法，③引き伸ばし法などがあるが，ここでは合わせ法について述べる。

1枚のスライドガラスに検体を吹きつけてもう1枚のスライドガラスを重ねて軽く上から押しつぶした後，2枚のスライドガラスをすり合わせることなく，上下に剥がす（図8，9）。吹きつけ法と比較して細胞集塊の重なりが少なく，薄く均一な細胞塗抹が可能なため，細胞の詳細な観察が可能となる。前述の通り，ギムザ染色標本に有用である。

4　LBC

LBCは溶血作用を有しているため，血液が混入しやすいリンパ節のFNAC検体において細胞の詳細な観察を可能とし，診断精度の向上に寄与することができる。加えてLBCは，パパニコロウ標本のみならず，免疫染色や分子病理学的検索を可能にし，診断の質的向上も図れる。ただし，LBCは原理上乾燥標本を作製することができず，ギムザ染色標本の作製が困難であることに注意を要する。ここでは，代表的なLBCであるThinPrep®（Hologic）とSurePath™（Becton Dickinson）の標本作製手技について，実際の注意点を述べる。使用するスライドガラスは，各製造会社が指定・販売しているスライドガラスを用いることが推奨され

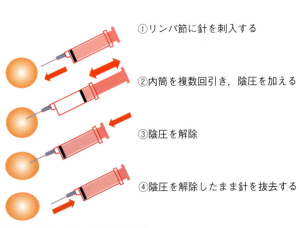

図6　リンパ節へのFNAC法

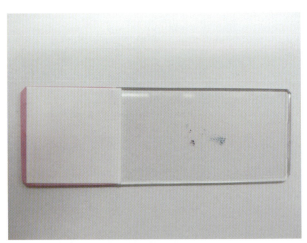

図7　FNACの塗抹像（吹きつけ法）

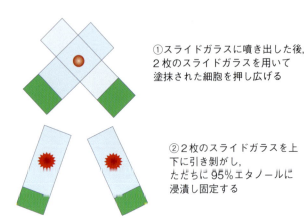

図8　FNAC後の合わせ法

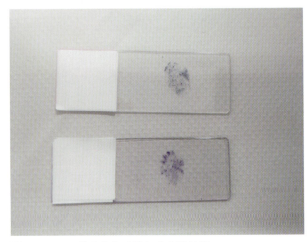

図9　FNAC後の合わせ法による塗抹像

ている。

1．ThinPrep®

リンパ節を穿刺した注射針をCytoLyt®solution（30 mL程度）中に吹き出した後で遠心（600G，10分間）し，沈渣をPreservCyt®solutionに入れ，15分間以上静置する。その後nonGYN用のフィルターをセットし，専用のThinPrep®Processorを用いて標本を作製する（総論参照）。

2．SurePath™

リンパ節を穿刺した注射針をBD CytoRich™ Red Preservative Fluid（10 mL程度）に吹き出し，よく攪拌した後30分間以上静置する。遠心（600 G，10分間）し，沈渣に精製水を加えてよく攪拌する。再度遠心（600 G，5分間）し，沈渣に精製水300μLを加え，よく攪拌する。ラックにセットしたセトリングチャンバー内へ300μLを分注し，10分間静置する。その後ラックを逆さにして過剰な水分を捨て，さらに濾紙などを用いて余分な水分を吸い取る。次にセトリングチャンバーの内壁に沿わせるように100％エタノールを約1 mL入れる。ラックを逆さにして，洗浄したエタノールを捨てる（この操作を1〜2回）。この際逆さまのまま10秒〜1分間程度，濾紙などの上に置く。その後セトリングチャンバーを取り外し，塗抹面が乾燥しないうちに，スライドガラスを95％エタノールに浸漬し，標本を作製する（総論参照）。

非腫瘍性リンパ節病変の細胞診

反応性病変は次に示すようないくつかのパターンに分けられる（表1）。それぞれのパターンには出現する細胞に特徴があるものも多く，出現細胞をしっかりと確認して，反応パターンを思い浮かべながら観察する。

1 濾胞パターン

1．反応性濾胞過形成（図10）

反応性病変の中で最もよく遭遇し，二次濾胞または胚中心の過形成と定義される。非特異的に小児や若年者にしばしばみられるが，中高年齢者でも膠原病や免疫不全状態，担癌患者でみられることがあり，またサイトメガロウイルス，トキソプラズマなどの感染症でもみられる。採取部位にもよるが，胚中心を構成する胚中心細胞や胚中心芽球，TBM，濾胞樹状細胞が観察され，多彩な印象を受ける。通常，中型の胚中心細胞よりも大型の胚中心芽球が多くみられるため，胚中心芽球だけに着目してしまうと，大細胞型B細胞リンパ腫と間違えてしまうことがある。細胞の大きさに多彩性があり，TBMや濾胞樹状細胞が同時に出ていないかを観察することが重要である。

2．びまん（傍皮質）パターン

各種の細胞が種々の抗原やサイトカインの刺激により増生，濾胞間の拡大を示す状態であり，さまざまな細胞が種々の割合で混在してみられることが多い。

1）非特異的濾胞間過形成

濾胞間を構成する異型のない小型〜中型の細胞が出現する像である。細胞像では正常との区別が難しいことが多い。

2）菊池・藤本病（組織球性壊死性リンパ節炎）（図11）

若年の女性に多く，圧痛を伴う可動性良好なリンパ節腫脹（2 cm未満であることが多い）をきたし，発熱や白血球減少が特徴的である。壊死性病変を形成するが，好中球の介在がほとんどみられず，核片（アポトーシス小体：apoptotic body）が散見され，これらを貪食した三日月様核を有する組織球（crescentic histiocyte）が出現する。成熟小型リンパ球とともに大型の芽球様T細胞や形質細胞様樹状細胞も介在するため，悪性との鑑別に注意が必要である。

表1 リンパ節の反応性パターンの代表的リンパ節疾患と出現する細胞

濾胞パターン	反応性濾胞過形成：小型〜大型リンパ球，貪食マクロファージ，濾胞樹状細胞
びまん（傍皮質）パターン	非特異的濾胞間過形成：小型〜中型リンパ球 菊池・藤本病：大型リンパ球，組織球（三日月様核） 皮膚病性リンパ節症：抗原提示細胞，メラニン貪食細胞 ウイルス性リンパ節炎：大型リンパ球（免疫芽球様リンパ球，封入体細胞） IgG4関連リンパ節症，キャッスルマン（Castleman）病・形質細胞型：形質細胞
洞パターン	洞組織球症，先天性代謝異常，ロサイ・ドルフマン（Rosai-Dorfman）病：組織球
混合パターン	Piringerリンパ節炎：リンパ濾胞構成細胞，単球様B細胞（monocytoid B cell），類上皮細胞小集塊 肉芽腫性リンパ節炎：類上皮細胞，好中球

3）皮膚病性リンパ節症（図12）

局所性あるいは全身性の皮膚疾患に伴い，傍皮質領域の過形成をきたす疾患である。腋窩，鼠径部に多く，次いで頸部リンパ節に多い。ランゲルハンス細胞（LC），指状嵌入樹状細胞（IDC）および貪食組織球で構成され，大半の症例でメラニンを貪食した組織球がみられる。LCとIDCは細胞像では鑑別困難で，両者とも楕円形または長楕円形細胞で，豊富な淡い好酸性の細胞質を伴い，細長く切れ込みを有する核や腎形の核など多彩な核形を有する。Langerhans組織球症が鑑別に挙がるが，Langerhans組織球症ではほとんどが頸部リンパ節に発生し，壊死や多核巨細胞がみられ，通常メラニンを貪食した組織球は認めない。

4）ウイルス性リンパ節炎

免疫芽球様の大型リンパ球の増生が特徴とされ，封入体細胞あるいは合胞体化した多核巨細胞であるWarthin-Finkeldey（WF）細胞を認めればウイルス感染を疑うが，WF細胞は麻疹ではみられるも特異的な細胞ではなく，細胞像だけで断定することは困難である。また，大型リンパ球が目立つ症例ではリンパ腫との鑑別が難しいこともある。

5）IgG4関連リンパ節症，キャッスルマン病・形質細胞型（図13）

IgG4関連リンパ節症は，自己免疫性膵炎やIgG4関連後腹膜線維症，IgG4関連唾液腺炎などに伴ってみられる無痛性のリンパ節腫脹で，中高年齢者に多く，

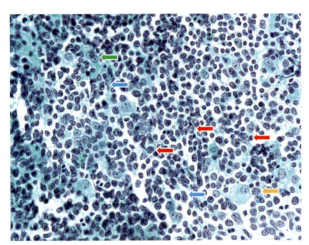

図10　反応性濾胞過形成 follicular hyperplasia
胚中心を構成する胚中心細胞（➡）や胚中心芽球（➡），核片貪食組織球（➡），濾胞樹状細胞（➡）が観察される。

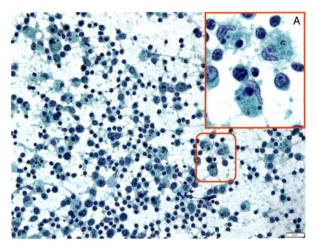

図11　菊池・藤本病（組織球性壊死性リンパ節炎）
　　　Kikuchi-Fujimoto disease
壊死性背景に三日月様核を有する組織球（crescentic histiocyte, A）とともに大型の芽球様T細胞が目立つ。

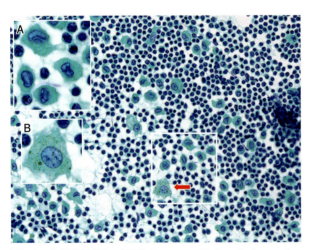

図12　皮膚病性リンパ節症 dermatopathic lymphadenopathy
ランゲルハンス細胞あるいは指状嵌入樹状細胞（A）とともにメラニンを貪食した組織球（➡，B）が観察される。

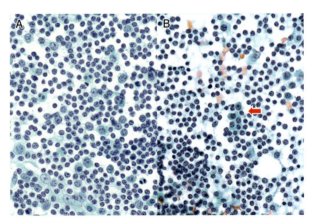

図13　IgG4関連リンパ節症 IgG4 related lymphoadenopathy
　　　（A）とキャッスルマン（Castleman）病，形質細胞型 Castleman disease, plasma cell type（B）
IgG4関連リンパ節症では形質細胞とともに小型～大型のリンパ球が出現し，多彩な細胞像を呈するが，Castleman病形質細胞型では小型～中型のリンパ球とともに，形質細胞が集簇して出現している（➡）。

小児や若年成人にはほとんどみられない。濾胞過形成と多数の形質細胞を含む濾胞間過形成からなり、多彩な印象を受ける。IgG4関連リンパ節症でも全身性にリンパ節腫脹を示す場合には、多中心性のキャッスルマン（Castleman）病・形質細胞型と鑑別が必要となることがあるが、Castleman病・形質細胞型では濾胞間における形質細胞増加が顕著で、小型なリンパ球とともに形質細胞の集簇がみられる。しかしながら細胞診のみでの診断は困難な疾患であり、形質細胞の出現を臨床医に伝えることが重要である。

3．洞パターン

洞組織球症、先天性代謝異常、ロザイ・ドルフマン（Rosai-Dorfman）病などが知られているが、いずれも組織球の増生である。洞組織球症は原因の明らかでないことが多いが、ゴーシェ（Gaucher）病やニーマン・ピック（Niemann-Pick）病に代表される先天性代謝異常では洞内に泡沫状組織球の増生がみられる。Rosai-Dorfman病はS-100蛋白陽性の大型の組織球の増生で、組織球にリンパ球が潜り込み、その周囲に明庭を認めるエンペリポレーシス（emperipolesis）が特徴である。

4．混合パターン

1）Piringerリンパ節炎（図14）

Toxoplasma gondii（トキソプラズマ）の後天性感染によるリンパ節炎で、濾胞過形成、単球様B細胞（monocytoid B-cell）の増生、類上皮細胞の小集塊の出現（濾胞胚中心でみられるのは特徴的）が組織学的3徴候であり、細胞診でこれらが認められる際には、本疾患を思い浮かべる必要がある。

2）肉芽腫性リンパ節炎

壊死を伴う肉芽腫を形成する結核、膿瘍形成性壊死を伴う肉芽腫を形成する猫ひっかき病、野兎病、エルシニア感染に起因する腸間膜リンパ節炎などの特異性炎があり、さらに、類上皮細胞のみからなる肉芽腫を形成するサルコイドーシスやサルコイド反応も鑑別すべき重要な疾患である。

肉芽腫性リンパ節炎の代表的な疾患である結核性リンパ節炎（図15）は、好発年齢が20歳代と70歳代で、ほとんどが頸部リンパ節である。無痛性の発赤や腫脹がみられ、放置すると膿瘍を形成する。乾酪壊死を背景に成熟小型リンパ球、類上皮細胞が出現し、ラングハンス（Langhans）型巨細胞が観察される。注意すべきは、細胞診検体でLanghans型巨細胞を見いだす頻度は低いことである。

猫の搔傷や咬傷により*Bartonella henselae*に感染して起こる猫ひっかき病、野うさぎやげっ歯類などの野生動物を介した*Francisella tularensis*の感染による野兎病、*Yersinia pseudotuberculosis*や*Yersinia enterocolitica*による腸管病変に引き続くエルシニアリンパ節炎も類上皮細胞肉芽種を形成し、壊死を伴うが、壊死には好中球性膿瘍の形成が認められる。なお、エルシニアリンパ節炎は腸間膜リンパ節に多く、小児では虫垂炎様症状を呈することが多い。

サルコイドーシスは類上皮細胞性肉芽腫を特徴とする全身性疾患である。リンパ節だと肺門部リンパ節に多く、男性では20～30歳代、女性では60歳代に好発する。結核性リンパ節炎とサルコイドーシスでは治療法が異なるため、臨床情報や培養検査の結果などを加味して診断する必要がある。サルコイドーシスでは一般的に壊死を伴わず類上皮細胞の増生がみられ、成熟小型リンパ球とともにLanghans型巨細胞も観察されるが、細胞診検体では結核同様に見いだす頻度は低い。サルコイドーシス様の所見（類上皮細胞の小集塊の増生）を呈するリンパ節病変としてサルコイド反応があ

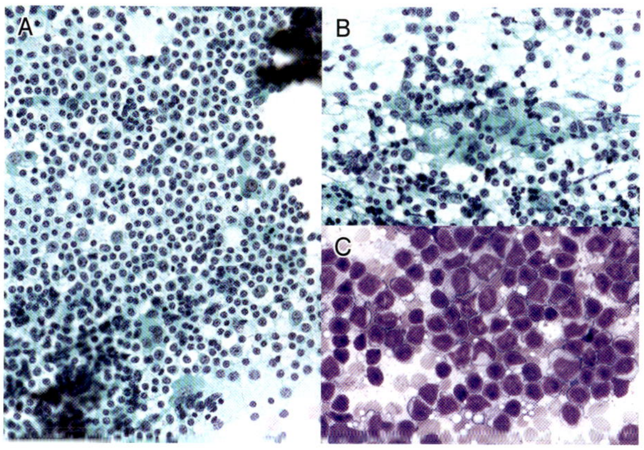

図14　Piringerリンパ節炎 Piringer's lymphadenitis
濾胞過形成（A）とともに、類上皮細胞の集簇（B）、細胞質の広く明るい単球様B細胞（monocytoid B-cell, C）が観察される。

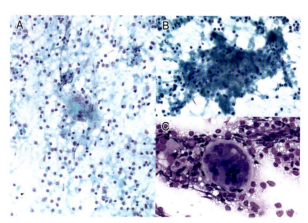

図15　結核性リンパ節炎 tuberculous lymphadenitis
背景には壊死（B）が観察され、異型のないリンパ球とともラングハンス（Langhans）巨細胞（A）に類上皮細胞の集簇（C）を認める。

る．担癌患者における腫瘍に対する免疫反応と考えられているが，真の原因は不明である．

☞ **Key point**
> 非腫瘍性・反応性リンパ節病変には原因が明らかな感染症とともに，いまだに原因が明確でない疾患もあり，しばしば腫瘍性病変との鑑別に難渋することがある．新たに改定されたWHO分類第5版ではB細胞が豊富な疾患としてIgG4関連疾患やCastleman病，T細胞が豊富な疾患として菊池・藤本病が腫瘍様病変として取り上げられ，リンパ腫との鑑別の重要性が説明されている．特に細胞診での判定が困難な症例に関しては生検あるいは臨床データを踏まえた総合的な判断が必要である．

リンパ腫の細胞診

　リンパ腫は発生部位から節性と節外性に分けられ，全体としての発生のピークは70歳前後，男女比は3：2で男性に多い．リンパ腫の診断はWHO分類に基づいて行われる（表2）．リンパ腫は，B細胞リンパ球増殖およびリンパ腫とT/NK細胞〔T/ナチュラル・キラー（T/natural killer：NK）細胞〕リンパ球増殖およびリンパ腫の2つに大別され，それぞれが前駆型細胞腫瘍，成熟型細胞腫瘍に細分類されている．なお，WHO分類第4版まで独立していたホジキンリンパ腫は本分類より成熟B細胞腫瘍に含まれた．第4版に従った本邦における組織型別の発生頻度はB細胞リンパ腫が71.7％，T/NK細胞リンパ腫が18.5％，ホジキンリンパ腫が5.8％と圧倒的にB細胞リンパ腫の発生頻度が高い．

　一般的な臨床所見としてはリンパ節腫脹が両側性または多発性，疼痛や圧痛がないこと，B症状（発熱，盗汗，体重減少），血清可溶性IL-2レセプターの上昇などが挙げられる．

1　B細胞リンパ腫

1．低悪性度B細胞性リンパ腫

　小型〜中型リンパ球大の腫瘍細胞が増殖するB細胞性リンパ腫．おおむね緩徐な進行を示すが，マントル細胞リンパ腫は進行期であることが多く臨床的に中悪性度とされている．それぞれの組織型に特徴的な表面抗原の発現や遺伝子染色体異常があり，組織型決定にはフローサイトメトリーや免疫染色，染色体分析，遺伝子解析が有用である（表3）．これらの検体の確保のため，細胞診での重要事項は「臨床医に組織生検の必要性を伝えること」である．種々の非腫瘍性病変との鑑別が問題になることからそれぞれの細胞像を把握し，鑑別点を整理しておくことが重要である．

1）濾胞性リンパ腫（FL）

　本邦での発生頻度は全リンパ腫の22.4％と2番目に多い組織型であり，低悪性度リンパ腫の中では最も頻度が高い．60歳前後の中高齢者に発症し緩徐な進行を示す．まれに若年者に発症することがある．40〜70％の症例で骨髄浸潤がみられ，長い経過中に高悪性度B細胞性リンパ腫に転化した場合は予後不良である．染色体転座t（14；18）（q32；q21）により生じる*BCL2*遺伝子と免疫グロブリン重鎖（*IGH*）遺伝子の融合遺伝子*IGH/BCL2*がみられる．

組織像：低悪性度B細胞性リンパ腫の中で最も特徴的な構造を形成する．境界不明瞭な胚中心様の結節構造が増殖する（図16）．この結節（＝濾胞状）の構造を構成する小型〜大型の腫瘍細胞は胚中心に存在するB細胞で，中型の胚中心細胞（centrocyte）と大型の胚中心芽細胞（centroblast）に由来する．その隙間を埋めるように濾胞樹状細胞が混在する．以前は胚中心芽細胞の出現割合によってグレード分類（grade1：小型〜中型主体，grade2：中型に大型が少数混在，grade3A：さらに大型増加，grade3B：大型主体）がされていたが，WHO分類第5版ではこの記載はなくなった．しかしながら，大型細胞の割合が症例によって変動することを理解しておく必要がある．

細胞像：小型〜大型リンパ球大の腫瘍細胞が種々の割合で混在し，濾胞樹状細胞が散見される．穿刺吸引検体が適切に採取された場合，濾胞構造由来の組織断片が採取される．この組織断片は腫瘍細胞と濾胞樹状細胞の2種類の細胞のみで構成され，結合性の緩い集塊として観察される（図17）．本所見は反応性濾胞過形成でみられる胚中心構成成分（lymphohistiocytic aggregates：リンパ球，核破片貪食組織球，濾胞樹状細胞の集塊）に類似しているが，濾胞性リンパ腫では核破片貪食組織球が欠如する点で異なる．腫瘍細胞は核形不整が著明で，核縁のくびれや切れ込み，また深い切れ込みを有する「二核様くびれ細胞」を認める（図18）．この特徴を捉えるにはパパニコロウ染色標本での観察が適している．前述したグレード分類を反映し，grade1〜2では小型〜中型が主体で均一な印象で，grade3Aでは小型〜大型が混在するやや多彩な印象となり，反応性との鑑別に注意する．grade3Bでは大型主体となる．

2）マントル細胞リンパ腫（MCL）

　本邦での発生頻度は全リンパ腫の2〜3％で60〜70歳台，男性に多い．診断時には進行期であることが多く，臨床的に中悪性度とされている．由来となる細

表2　WHO分類第5版 血液リンパ腫瘍

B細胞リンパ球増殖およびリンパ腫	T/NK細胞リンパ球増殖およびリンパ腫
B細胞優位腫瘍様病変 　リンパ腫を模倣する可能性がある反応性B細胞に富むリンパ球の増殖 　IgG4関連疾患 　単中心性キャッスルマン病 　特発性多中心性キャッスルマン病 　KSHV/HHV8関連多中心性キャッスルマン病 前駆型B細胞腫瘍 　Bリンパ芽球性白血病/リンパ腫 (B-ALL/LBL) 成熟B細胞腫瘍 　前腫瘍性および腫瘍性の小リンパ球の増殖 　　単一性B細胞リンパ球増加症 　　慢性リンパ性白血病/小リンパ球性リンパ腫 (CLL/SLL) 　脾臓B細胞リンパ腫および白血病 　　有毛（ヘアリー）細胞白血病 (HCL) 　　脾臓濾胞辺縁帯リンパ腫 (SMZL) 　　脾臓びまん性赤髄小B細胞リンパ腫 　　顕著な核小体を伴う脾臓B細胞リンパ腫/白血病 　リンパ形質細胞性リンパ腫 (LPL) 　濾胞辺縁帯リンパ腫 　　粘膜関連節外性濾胞辺縁帯リンパ腫 (MALT) 　　原発性皮膚濾胞辺縁帯リンパ腫 　　節性濾胞辺縁帯リンパ腫 (NMZL) 　　小児濾胞辺縁帯リンパ腫 (PMZL) 　濾胞性リンパ腫 　　in situ 濾胞性B細胞腫瘍 　　濾胞性リンパ腫 (FL) 　　小児型濾胞性リンパ腫 　　十二指腸型濾胞性リンパ腫 　マントル細胞リンパ腫 　　in situ マントル細胞腫瘍 　　マントル細胞リンパ腫 (MCL) 　　白血病性非節性マントル細胞リンパ腫 　大細胞型B細胞リンパ腫 　　びまん性大細胞型B細胞リンパ腫, 非特定型 (DLBCL, NOS) 　　T細胞/組織球豊富型大細胞型B細胞リンパ腫 (THRLBL) 　　MYC および BCL2 再構成を伴うびまん性大細胞型B細胞リンパ腫/高悪性度B細胞リンパ腫 　　ALK陽性大細胞型B細胞リンパ腫 　　IRF4 再構成を伴う大細胞型B細胞リンパ腫 　　11q異常を伴う高悪性度B細胞リンパ腫 　　EBV陽性びまん性大細胞型B細胞リンパ腫 　　フィブリン関連大細胞型B細胞リンパ腫 　　体腔液過剰に関連する大細胞型B細胞リンパ腫 　　形質芽球性リンパ腫 (PBL) 　　血管内大細胞型B細胞リンパ腫 (IVL) 　　縦隔（胸腺）原発大細胞型B細胞リンパ腫 　　縦隔グレーゾーンリンパ腫 　　高悪性度B細胞リンパ腫, 非特定型 　バーキットリンパ腫 　KSHV/HHV8関連B細胞リンパ増殖およびリンパ腫 　　原発性体腔液リンパ腫 (PEL) 　　KSHV/HHV8陽性びまん性大細胞型B細胞リンパ腫 　免疫不全および調節不全に伴うリンパ増殖症およびリンパ腫 　ホジキンリンパ腫 　　古典的ホジキンリンパ腫 　　結節性リンパ球優位型ホジキンリンパ腫 形質細胞腫瘍および異常蛋白を伴う他疾患 　モノクローナルガンマグロブリン血症 　重鎖病 　形質細胞腫瘍 　　形質細胞腫 　　形質細胞骨髄腫	T細胞優位腫瘍様病変 　組織球性壊死性リンパ節炎（菊池・藤本病） 　緩徐進行性Tリンパ芽球増殖 　自己免疫性リンパ増殖症候群 前駆型T細胞腫瘍 　Tリンパ芽球性白血病/リンパ腫 　Tリンパ芽球性白血病/リンパ腫, 非特定型 (T-ALL/LBL, NOS) 　早期T前駆体リンパ芽球性白血病/リンパ腫 成熟T細胞およびNK細胞腫瘍 　成熟T細胞およびNK細胞白血病 　　T細胞性前リンパ球性白血病 　　T細胞性大顆粒リンパ性白血病 　　NK細胞性大顆粒リンパ性白血病 　　成人T細胞性白血病/リンパ腫 (ATLL) 　　セザリー症候群 　　侵攻性NK細胞性白血病 　原発性皮膚T細胞性リンパ腫 　腸管T/NK細胞性リンパ増殖症およびリンパ腫 　肝脾型T細胞性リンパ腫 　未分化大細胞型リンパ腫 　　ALK陽性未分化大細胞型リンパ腫 (ALK+ALCL) 　　ALK陰性未分化大細胞型リンパ腫 (ALK-ALCL) 　　乳腺インプラント関連未分化大細胞型リンパ腫 　節性T濾胞ヘルパー (TFH) 細胞リンパ腫 　　節性TFH細胞リンパ腫, 血管免疫芽球型 　　節性TFH細胞リンパ腫, 濾胞型 　　節性TFH細胞リンパ腫, 非特定型 　他の末梢T細胞性リンパ腫 　　末梢T細胞性リンパ腫, 非特定型 　EBV陽性T/NK細胞性リンパ腫 　　EBV陽性節性T/NK細胞性リンパ腫 　　節外性NK/T細胞性リンパ腫 　　小児EBV陽性T/NK細胞性リンパ増殖症およびリンパ腫
	リンパ組織間質由来腫瘍
	間葉系樹状細胞腫瘍 　濾胞樹状細胞肉腫 筋線維芽細胞性腫瘍 脾臓特異的血管間質腫瘍 　脾臓血管間質腫瘍

表3 リンパ腫の免疫表現型・遺伝子異常

	組織型	主な表現型*	染色体転座	遺伝子異常
B細胞性リンパ腫 / 低悪性度B細胞性リンパ腫	濾胞性リンパ腫	B細胞マーカー+，CD10+，Bcl-2+（CD10+B細胞），Bcl-6+，CD21+，FDCメッシュワーク	t(14;18)	IGH-BCL2 EZH2変異（7〜27%）
	マントル細胞リンパ腫	B細胞マーカー+，CD5+，CyclinD1+，SOX11+，CD10-	t(11;14)	CCND1-IGH
	慢性リンパ性白血病/小リンパ球性リンパ腫	B細胞マーカー+，CD5+，CD23+，LEF1+，CD10-	13q14.3欠損	
	節性濾胞辺縁帯リンパ腫	B細胞マーカー+，CD5-，CD10-，CD23-（特異的マーカーなし）		
B細胞性リンパ腫 / 高悪性度B細胞性リンパ腫	びまん性大細胞型B細胞リンパ腫	B細胞マーカー+ GCB-type：CD10+，Bcl-6+ Non-GCB-type：CD10-，Bcl-6+/-，MUM1+		
	MYCおよびBCL2再構成を伴うびまん性大細胞型B細胞リンパ腫/高悪性度B細胞リンパ腫	B細胞マーカー+，C-Myc+，Bcl-2+		MYCおよびBCL2再構成
	バーキットリンパ腫	B細胞マーカー+，CD10+，Bcl-6+，C-Myc+，Bcl-2-	t(8;14)	IGH-MYC
ホジキンリンパ腫	古典的ホジキンリンパ腫	CD20+/-，CD15+/-，CD30+，PAX5 weak+，Bob1&Oct2いずれか片方または両方-，EBER-ISH+/-		
	結節性リンパ球優位型ホジキンリンパ腫	CD20+，CD79a+，PAX5+，Bob1&OCT2+，EBER-ISH-		
T細胞性リンパ腫	Tリンパ芽球性白血病/リンパ腫	CD2+，CD3+，CD7+，TdT+		
	末梢T細胞性リンパ腫，非特定型	CD3+，CD4>CD8		
	成人T細胞性白血病/リンパ腫（ATLL）	CD3+，CD4+，CD7-，CD25+，CD30（+/-）		
	未分化大細胞型リンパ腫	CD3+，CD25+，CD30+，EMA+，ALK+/-	t(2;5)	NPM1-ALK（84%） TPM3-ALK（13%）
	節性T濾胞ヘルパー（TFH）細胞リンパ腫，血管免疫芽球型	CD3+，CD4+，CD5+，CD7+，TFHマーカー：CD10，Bcl-6，PD-1，CXCL13，ICOS，SAPいずれか2つ以上陽性，CD21+濾胞樹状細胞増生，EBV+（B細胞）	3，5，21トリソミー	RHOA変異（60〜70%） TET2変異（50〜80%）
	節外性NK/T細胞性リンパ腫	CD3ε+，CD56+，GranzymeB+，TIA1+，perforin+，EBER-ISH+		

＊：B細胞マーカー：CD19，CD20，CD79a

胞はリンパ濾胞のマントル層を構成するB細胞（マントル細胞）である。染色体転座 t(11;14)(q13;q32) により生じる CCND1 遺伝子と免疫グロブリン重鎖 IGH 遺伝子の融合遺伝子 CCND1/IGH がみられる。
組織像：小型〜中型リンパ球大，核にくびれのある腫瘍細胞がびまん性，不明瞭な結節性に増殖し単調な印象を受ける（図19）。
細胞像：小型リンパ球よりやや大きい中型リンパ球大の腫瘍細胞が単一に増殖する。他の細胞はほとんど混在しない単調な印象が本型の特徴である。核には軽度のくびれ，小型の核小体がみられる（図20）。

3）慢性リンパ性白血病/小リンパ球性リンパ腫（CLL/SLL）

本邦の全リンパ腫の1%程度，全白血病の2%とまれだが，欧米では全白血病の30%を占める主要な組織型である。発症は50歳以上（60〜80歳）で，やや男性に多い。診断時には無症状で，検診で白血球増多を指摘され発見されることが多い。本症の死因は正常骨髄造血低下で免疫グロブリン減少による細菌感染症合併が多い。経過中に高悪性度のびまん性大細胞型B細胞リンパ腫に形質転換するリヒター（Richter）症候群が2〜8%の患者にみられる。

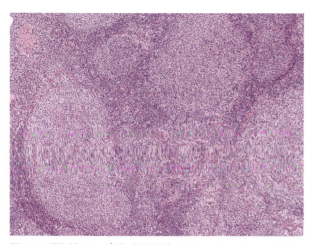

図16 濾胞性リンパ腫（組織像）follicular lymphoma（FL）
胚中心様の結節構造が増殖する。境界は不明瞭で正常胚中心と異なり核破片貪食組織球はみられない。

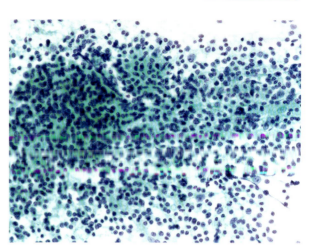

図17 濾胞性リンパ腫（穿刺吸引）follicular lymphoma（FL）
穿刺吸引では腫瘍細胞と濾胞樹状細胞の2種類の細胞のみで構成された結合性の緩い立体的な集塊が観察される。

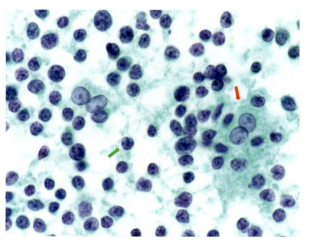

図18 濾胞性リンパ腫（穿刺吸引）follicular lymphoma（FL）
核形不整が著明で深い切れ込みを有する"二核様くびれ細胞"（➡）とともに濾胞樹状細胞がみられる（➡）。

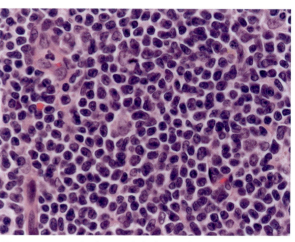

図19 マントル細胞リンパ腫（組織像）
　　　 mantle cell lymphoma（MCL）
小型～中型リンパ球大，核にくびれのある腫瘍細胞がびまん性，不明瞭な結節性に増殖し単調な印象を受ける。

組織像：小型リンパ球大の腫瘍細胞がびまん性に増殖し多数の偽濾胞を形成する。この腫瘍細胞はマントル層の正常小型B細胞よりやや大きい。びまん性の領域で小型主体，偽濾胞の内部ではやや大きい前リンパ球，大型の傍免疫芽球が混在してみられる（図21）。
細胞像：成熟小型リンパ球に比べやや大きい腫瘍細胞が一様に増殖し，単調な出現様相が特徴である。腫瘍細胞の核は円形～類円形で核形不整がなく，細胞質に乏しい。この腫瘍細胞とは異なる大型で明瞭な核小体を有する傍免疫芽球が散見される（図22）。出現様相が濾胞間過形成に類似し非腫瘍性小型リンパ球との区別が困難なことがあるが，①小型の細胞に通常みられない明瞭な核小体が観察される。②炎症細胞や形質細胞，組織球の混在がみられないなどの2点に着目し鑑別する。

4）辺縁帯リンパ腫（MZL）

　濾胞辺縁帯B細胞を起源とする低悪性度B細胞性リンパ腫の総称である。リンパ節発症の節性辺縁帯リンパ腫，脾臓発症の脾辺縁帯リンパ腫，節外臓器の粘膜関連リンパ組織発症のMALTリンパ腫に分けられている。この中で最も多いのがMALTリンパ腫で全リンパ腫の3.7％を占め，臓器別では胃が最も多く眼付属器，皮膚，肺，唾液腺，乳腺，甲状腺が続く。節性，脾原発の発生頻度はいずれも1％以下と，まれなリンパ腫である。MALTリンパ腫の組織像，細胞像は各臓器を参照されたい。ここでは節性辺縁帯リンパ腫について解説する。
組織像：濾胞辺縁帯が拡大し，不明瞭な残存濾胞の間に中型で核にくびれを有する胚中心細胞様細胞や淡明な細胞質を有する単球様細胞が増殖する。

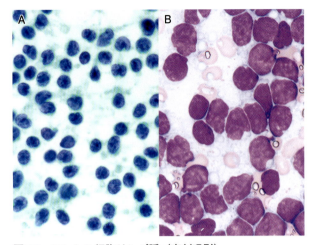

図20　マントル細胞リンパ腫（穿刺吸引）
mantle cell lymphoma（MCL）
中型リンパ球大の腫瘍細胞が増殖する単調な印象が本型の特徴である。核には軽度のくびれ，小型核小体がみられる。

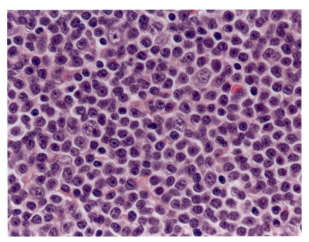

図21　慢性リンパ性白血病/小リンパ球性リンパ腫（組織像）chronic lymphocytic leukemia/small lymphocytic lymphoma（CLL/SLL）
小型リンパ球大の腫瘍細胞がびまん性に増殖し，前リンパ球，大型の傍免疫芽球が混在してみられる。

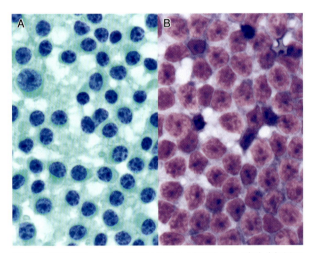

図22　慢性リンパ性白血病/小リンパ球性リンパ腫（穿刺吸引）chronic lymphocytic leukemia/small lymphocytic lymphoma（CLL/SLL）
円形～類円形で核形不整がなく明瞭な核小体が観察される。また大型で明瞭な核小体を有する傍免疫芽球が散見される。

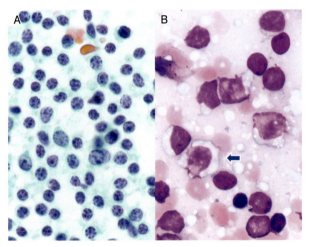

図23　辺縁帯リンパ腫（捺印）marginal zone lymphoma（MZL）
中型リンパ球大で核のくびれた腫瘍細胞，その中に淡明で広い細胞質を有する単球様細胞がみられる（➡）。

細胞像：中型リンパ球大で核にくびれを認める腫瘍細胞が主体で，淡明でやや広い細胞質を有する単球様細胞や形質細胞の混在もみられる。残存した胚中心由来の核破片貪食組織球や濾胞樹状細胞が散見される場合もあり，非腫瘍性病変と類似した像を呈するため注意を要する。単球様細胞は本型の特徴的な所見であり，観察にはギムザ染色が適している（図23）。

2．高悪性度B細胞性リンパ腫

中型～大型リンパ球大の腫瘍細胞が増殖する進行速度の早い成熟B細胞腫瘍である。形態的にびまん性大細胞型B細胞リンパ腫とバーキットリンパ腫，両者の中間型がこれにあたる。これらは遺伝子学的検索を経て5つの組織型に細分類される（図24）。びまん性大細胞型B細胞リンパ腫はWHO分類第5版より「大細胞型B細胞リンパ腫」に含まれた（表2）。本疾患群は18の組織型があり，17型は組織形態，発生部位，免疫表現型，遺伝子異常，EBV感染など特定の基準によりいずれかの組織型に分類される。これらの基準を欠如したものがびまん性大細胞型B細胞リンパ腫，非特定型（diffuse large B-cell lymphoma, NOS）と定義されているが，細胞形態のみでこれらを判別することはできない。

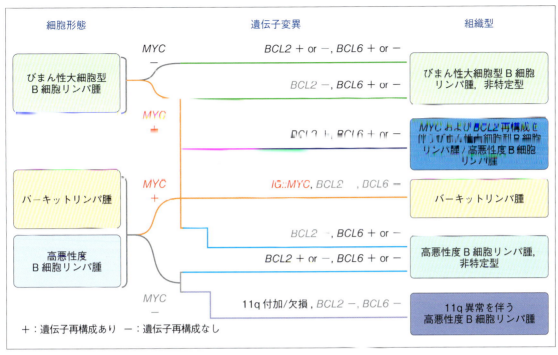

図24　高悪性度B細胞リンパ腫の分類
高悪性度B細胞リンパ腫はMYC，BCL2の2つの遺伝子検索を経て5つの組織型に細分類される。
（Alagigo R, et al：Leukemia 2022；36：1720-1748. より引用改変）

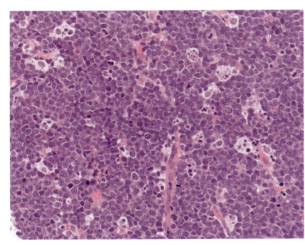

図25　バーキットリンパ腫（組織像）Burkitt lymphoma（BL）
中型〜大型の腫瘍細胞が単調な増殖を呈する。核破片貪食組織球が多く星空像（starry sky appearance）を示す。

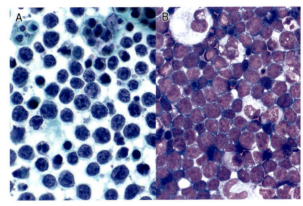

図26　バーキットリンパ腫（穿刺吸引）Burkitt lymphoma（BL）
中型リンパ球よりやや大きい腫瘍細胞が単調に増殖する。ギムザ染色では強好塩基性の細胞質に小空胞を認める。

1）バーキットリンパ腫（BL）

全リンパ腫の1％を占める。小児と若年成人（30〜50歳）に多く小児リンパ腫の25〜40％を占める。8q24染色体に位置するMYC遺伝子と14q32染色体に位置する免疫グロブリン（軽鎖または重鎖）遺伝子の相互転座に起因する。①EBVが関与し米国に多発する流行地型（endemic），②欧米，日本に散発する散発型（sporadic），③HIV感染など免疫不全者の免疫不全型（immunodeficiency-associated）の3病型がある。

組織像：中型の腫瘍細胞がびまん性に単調な増殖を呈する。核破片貪食組織球が多くみられる星空像（starry sky appearance）を示す（図25）。

細胞像：中型リンパ球よりやや大きい腫瘍細胞が一様に増殖する単調な細胞像を示す。増殖能が極めて高く核分裂像や貪食組織球がしばしば観察される。核は類円形，明瞭な核小体を複数個認める。ギムザ染色での細胞質が特徴的で，強好塩基性，小空胞がみられ脂肪染色陽性を示す（図26）。

2）びまん性大細胞型B細胞リンパ腫（DLBCL）

本邦の全リンパ腫の30～40％，B細胞性リンパ腫の約50％を占め，最も発生頻度が高い。70歳代に多いが小児から各年齢層にみられる。約半数はリンパ節外に発生する。

組織像：大型腫瘍細胞がびまん性に増殖し正常構造は消失する。腫瘍細胞は組織球の核あるいは小型リンパ球の2倍またはそれ以上の核を持つ（図27）。

細胞像：大型リンパ球大またはそれ以上の腫瘍細胞が単調な増殖を示す。背景には無構造蛋白物質（lymphoglandular body）がみられることが多い。小型リンパ球の2～3倍程度の細胞を基本として細胞像は症例によって幅があり，大きさ（均一，やや大小不同），核形（類円形で不整なし，切れ込み，分葉状），核小体（複数個，単個で大型明瞭）など多様な傾向を示す。ギムザ染色で細胞質は淡染～弱好塩基性を呈し小空胞も観察される（図28）。時に，より大型な腫瘍細胞が結合性を有した集塊とともに出現し，癌の転移や未分化大細胞型リンパ腫との鑑別が問題になるが，細胞像のみで確実に鑑別するのは困難なことが多い。原発不明，多発性のリンパ節腫脹，血清可溶性IL-2レセプター上昇などを認める場合は結合性がみられても癌の転移と断定しない慎重な判断が重要である。

3．ホジキンリンパ腫

第4版まで独立した疾患群であったが，第5版より成熟B細胞腫瘍に含まれるようになった。古典的ホジキンリンパ腫と結節性リンパ球優位型ホジキンリンパ腫の2つに分けられ，ホジキンリンパ腫全体では全リンパ腫の6％を占める。

1）古典的ホジキンリンパ腫（CHL）

胚中心B細胞を由来とする。組織学的に結節硬化型，混合細胞型，リンパ球豊富型，リンパ球減少型に分けられる。結節硬化型は若年層（15～34歳）に多く，縦隔病変を高頻度に認めることを特徴とする。混合細胞型が最も多く，発生年齢中央値は64歳，男女比：3～4：1と男性に多くリンパ節病変が主体である。

組織像：リンパ球，形質細胞，好酸球，組織球など多彩な炎症性背景に少数の大型腫瘍細胞が点在する。腫瘍細胞は豊富な細胞質を有し，淡明な核クロマチン，単個の大型の好酸性核小体が観察される。単核をホジキン（Hodgkin）細胞，2核以上の多核細胞をリード・ステルンベルグ（Reed-Sternberg：RS）細胞と呼ぶ（図29）。

細胞像：小型リンパ球を主体に大型リンパ球を優に超える極めて大型の腫瘍細胞が少数点在する。Hodgkin細胞，RS細胞ともに細胞質は豊富で微細網状の核クロマチンを呈し，核の中心に大型の明瞭な核小体が観察される。典型的なRS細胞は核の位置が鏡像関係を呈する鏡面像（mirror image pattern）を呈する（図30）。

2）結節性リンパ球優位型ホジキンリンパ腫（NLPHL）

ホジキンリンパ腫の2％，全リンパ腫の0.2％と極めてまれなリンパ腫である。30～50歳の男性に多い。頸部，腋窩，鼠径リンパ節に発生し限局することが多く，CHLに比較して予後良好であるが，びまん性大細胞型B細胞リンパ腫へ移行する症例が報告されている。

組織像：ぼんやりとした結節性増生とびまん性増生がみられる。小型リンパ球を主体に組織球，組織球性類上皮細胞を背景に大型で核にしわや多分葉を呈する腫

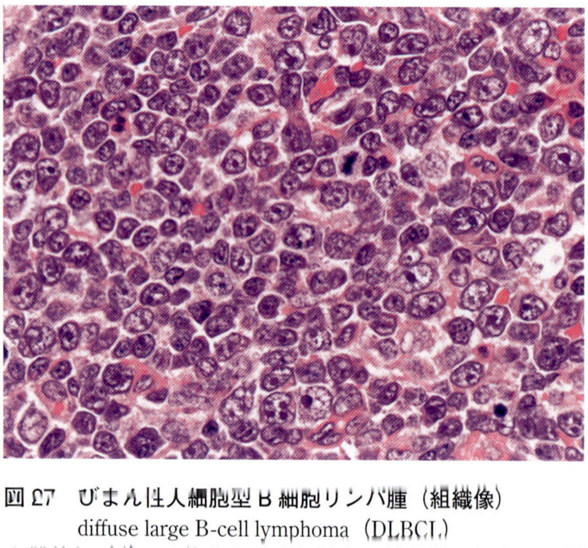

図27 びまん性大細胞型B細胞リンパ腫（組織像）
diffuse large B-cell lymphoma（DLBCL）
小型リンパ球の2倍またはそれ以上の核を持つ大型腫瘍細胞がびまん性に増殖し正常構造は消失する。

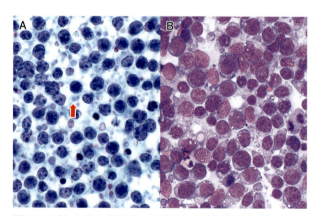

図28 びまん性大細胞型B細胞リンパ腫（穿刺吸引）
diffuse large B-cell lymphoma（DLBCL）
大型リンパ球大の腫瘍細胞が単調な増殖を示す。背景には無構造蛋白物質（lymphoglandular body，➡）がみられる。

瘍細胞が散在する。CHLでみられるHRS（Hodgkin/Reed-Sternberg）細胞より小型で，形態からポップコーン細胞あるいはLP（lymphocyte predominant）細胞と呼ばれる。

細胞像：弱拡大像は非腫瘍性病変，特に濾胞間過形成に類似する。小型リンパ球を主体とし，組織球が散見され形質細胞や好酸球は認めない。通常より大型の組織球系細胞もみられ，豊富な細胞質を有するが貪食所見はない。その中に大型の腫瘍細胞が散在する。細胞質は豊富，狭いなど個々の細胞により異なり，核クロマチンは微細網状，明瞭な核小体を単〜複数個有する。核はねじれや切れ込み，分葉など複雑な異型を示し，その特徴からポップコーン細胞と呼ばれる（図31）。

2 T/NK細胞リンパ腫

1．Tリンパ芽球性白血病/リンパ腫（T-ALL/LBL）

前駆T細胞腫瘍であり，診断時に骨髄や末梢血に腫瘍細胞が存在する症例を白血病（acute lymphoblastic leukemia：ALL），腫瘤性病変を主体として骨髄，末梢血にみられない場合をリンパ腫（lymphoblastic lymphoma；LBL）とする。小児〜若年成人に多く男女比は2：1で男性に多い。同様の前駆B細胞腫瘍に比べALLではB細胞系が多く，LBLではT細胞系が90％を占め，前縦隔発生が多い。

組織像：中型〜大型リンパ球大のリンパ芽球様の腫瘍細胞がびまん性に増殖し，しばしばバーキットリンパ腫でみられるような星空像がみられる。

細胞像：中型〜大型リンパ球大の腫瘍細胞の増殖による単調な様相を呈する。細胞質に乏しく，N/C比は極めて高い。核は円形〜類円形，核に切れ込みを認め，深い切れ込みを有する細胞はconvoluted cellと呼ばれる。核クロマチンは細顆粒状，核小体はあまり目立たない（図32）。

2．末梢性T細胞リンパ腫，非特定型（PTCL, NOS）

特定の成熟T/NK細胞腫瘍の基準を満たさないT/NK細胞性リンパ腫が除外診断的に分類される。本邦の全リンパ腫の3％，T/NK細胞性リンパ腫の17％を占める。70歳を中心に成人に多く，小児はまれで，男女比は2：1と男性に多い。

組織像：腫瘍細胞のびまん性増殖を基本とする。小型，中型，中型〜大型混在，大型と主体となる細胞の大きさや，HRS細胞様多核細胞の混在など，腫瘍細胞の形態は症例によりさまざまである（図33）。

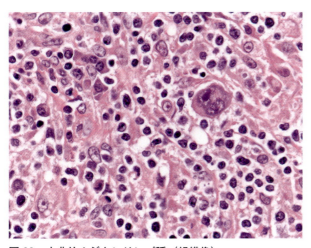

図29　古典的ホジキンリンパ腫（組織像）
classical Hodgkin lymphoma（CHL）
多彩な炎症性背景に少数の大型な単核のホジキン（Hodgkin）細胞，2核以上のリード・ステルンベルグ（Reed-Sternberg）細胞が点在する。

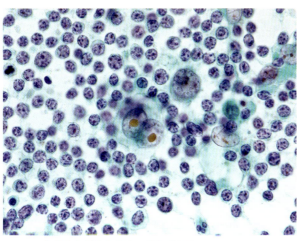

図30　古典的ホジキンリンパ腫（捺印）
classical Hodgkin lymphoma（CHL）
小型〜中型リンパ球を背景に核の位置が鏡面像（mirror image pattern）を呈するReed-Sternberg細胞を認める。

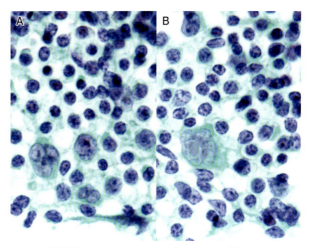

図31　結節性リンパ球優位型ホジキンリンパ腫（穿刺吸引）
nodular lymphocyte predominant Hodgkin lymphoma（NLPHL）
小型リンパ球を主体に核にねじれや切れ込み，分葉など複雑な異型を示す大型のポップコーン細胞が散在する。

細胞像：定型的な細胞像はなく，腫瘍細胞の大きさや形態は症例によって異なり多様な像を呈する。小型〜中型リンパ球大主体の場合もあれば中型〜大型主体や多核大型細胞が混在する症例もみられる。核形不整をしばしば認め，複雑な切れ込みを有する細胞が観察される。背景には好酸球や形質細胞が混在する（図34）。なお，後述の成人 T 細胞性白血病/リンパ腫や T 濾胞ヘルパー細胞リンパ腫とは細胞像では区別できない。

3. 節性 T 濾胞ヘルパー細胞リンパ腫

成熟 T/NK 細胞腫瘍の中で T 濾胞ヘルパー細胞の形質〔CD10，Bcl-6（B-cell/CLL lymphoma 6），PD-1（programmed death receptor-1），CXCL13（C-X-C motif chemokine ligand 13），ICOS（inducible T-cell co-stimulator），SAP（signaling lymphocytic activation molecule-associated protein）〕が少なくとも2つ陽性になるリンパ腫で，組織像により3つのタイプに分けられる。第4版まで「血管免疫芽球性 T 細胞リンパ腫」「濾胞 T 細胞リンパ腫」「TFH 形質を伴う末梢性 T 細胞リンパ腫」とされていた3つの組織型は，第5版から本腫瘍の病型となり，それぞれ「血管免疫芽球型」「濾胞型」「非特定型」に再編された。非特定型は TFH 形質を有する点以外は前述の PTCL，NOS と同様である。ここでは細胞形態的に特徴を持つ血管免疫芽球型について述べる。

血管免疫芽球型

本邦の全リンパ腫の5％，T/NK 細胞腫瘍の26％を占める。中高年に発生し全身のリンパ節腫脹，多クローン性ガンマグロブリン血症，肝脾腫，皮疹，抗核抗体陽性など多様な全身症状を呈する。

組織像：リンパ節の基本構造は破壊され，リンパ球，形質細胞，好酸球，組織球など多彩な細胞増生を呈する。この中に高内皮静脈が樹枝状に増生し，血管周囲には中型で淡明な細胞質を持つ腫瘍細胞（淡明細胞）が集簇して増殖する（図35）。また濾胞樹状細胞の不規則な増生が特徴的な所見で，これは CD21 免疫染色で確認できる。

細胞像：小型〜大型リンパ球を主体に形質細胞，好酸球，組織球，濾胞樹状細胞が混在する多彩な出現様相を呈する。その中に腫瘍の本体である淡明細胞が散見される。淡明細胞の N/C 比は低く，核は中心性〜偏在性を示す（図36）。本型の観察にはギムザ染色が適し

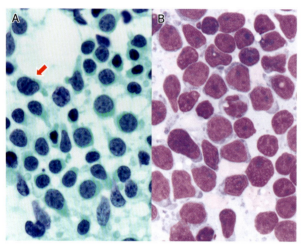

図32 T リンパ芽球性白血病/リンパ腫（穿刺吸引）
T-lymphoblastic leukemia/lymphoma（T-ALL/LBL）
中型〜大型リンパ球大の腫瘍細胞が単調に増殖する。深い切れ込みを有する convoluted cell がみられる（➡）。

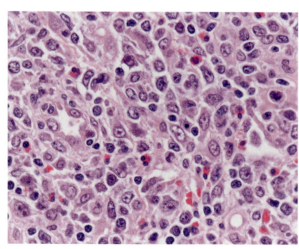

図33 末梢性 T 細胞リンパ腫，非特定型（組織像）
peripheral T-cell lymphoma, not otherwise specified（PTCL, NOS）
中型〜大型リンパ球大の多様な形態の腫瘍細胞がびまん性に増殖する。背景には好酸球が散見される。

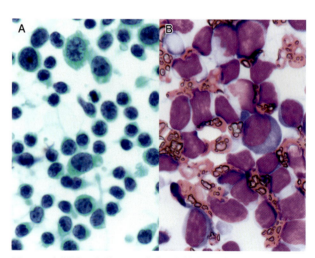

図34 末梢性 T 細胞リンパ腫，非特定型（穿刺吸引）
peripheral T-cell lymphoma, not otherwise specified（PTCL, NOS）
中型〜大型のさまざまな腫瘍細胞を認める。複雑な核形不整や細胞質の染色性が異なる細胞が混在する。

ており，淡明細胞が明るく強調され判別しやすくなる。また，大型で強好塩基性の細胞質を持つ免疫芽球，類円形〜楕円形で核が偏在し核周囲明庭がみられる形質細胞，その両者の中間的な形態を示す類形質細胞，好酸球など多彩な出現様相が確認できる（図37）。

細胞所見が多彩であることから非腫瘍性病変との鑑別が重要である。(1)小型リンパ球の出現割合が低い，(2)濾胞樹状細胞は散在するが核破片貪食組織球がみられない，(3)淡明細胞が散見される，などは本型を示唆する所見である。

4．成人 T 細胞白血病/リンパ腫（ATLL）

レトロウイルスのヒト T 細胞白血病ウイルス 1 型（human T-cell leukemia virus type 1：HTLV-1）感染により発症する成熟 T 細胞腫瘍と定義される。本邦全体での発生頻度は 7％であるが，九州地方では 12％，沖縄地方では 21％となり，両地方ともに T/NK 細胞性リンパ腫の半数以上を占める。初期症状として高カルシウム血症，皮疹がみられる。

臨床的に①くすぶり型，②慢性型，③リンパ腫型，④急性型に分けられ，リンパ腫型/急性型は一般的に予後不良で大部分が 1 年以内に死亡する。あらゆる T/NK 細胞性腫瘍との鑑別には HTLV-1 プロウイルスの単クローン性増殖の証明が必要である。

組織像：びまん性に腫瘍細胞の増殖を認める。典型的な像では中型〜大型リンパ球大で核異型の強い腫瘍細胞が主体を占める。深い切れ込みにより脳回状，桑実状，分葉状の核や RS 細胞様の巨細胞がみられる。一方で，小型で異型の乏しい細胞主体のものや血管免疫芽球型に類似した像を示す場合もある。

細胞像：中型〜大型リンパ球大の腫瘍細胞を主体とする。RS 細胞様の多核巨細胞が散見される症例もある。核形不整が著明な腫瘍細胞は脳回状，桑実状，分葉状など複雑な切れ込みを有する。やや小型の細胞も混在し，同様の核形不整を認める（図38）。なお，末梢血や体腔液にみられる分葉状に深い切れ込みを呈する花弁状細胞（flower cell）をリンパ節細胞診標本中に認めることはまれである。

5．未分化大細胞型リンパ腫（ALCL）

本邦の全リンパ腫の 1％，T/NK 細胞性リンパ腫の 6％を占める。ALK 蛋白の発現によって ALK 陽性 ALCL と ALK 陰性 ALCL に分けられる。ALK 陽性は小児〜若年成人（20 歳代）に多く，ALK 陰性は高

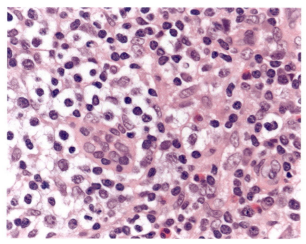

図35　節性 T 濾胞ヘルパー細胞リンパ腫，血管免疫芽球型（組織像）nodal T-follicular helper（TFH）cell lymphoma, angioimmunoblastic type
高内皮静脈が樹枝状に増生し，血管周囲には中型で淡明な細胞質を持つ淡明細胞が集簇して増殖する。

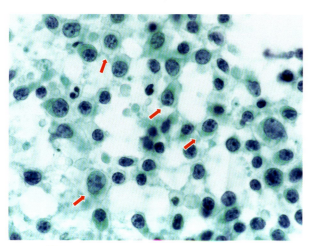

図36　節性 T 濾胞ヘルパー細胞リンパ腫，血管免疫芽球型（穿刺吸引）nodal T-follicular helper（TFH）cell lymphoma, angioimmunoblastic type
小型〜大型リンパ球，形質細胞，好酸球，組織球が混在する多彩な出現様相の中に淡明細胞（➡）が散見される。

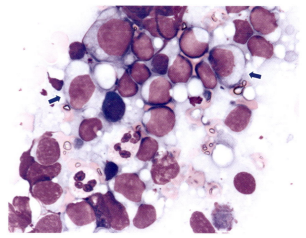

図37　節性 T 濾胞ヘルパー細胞リンパ腫，血管免疫芽球型（穿刺吸引）nodal T-follicular helper（TFH）cell lymphoma, angioimmunoblastic type
ギムザ染色では淡明細胞（➡），免疫芽球，形質細胞，類形質細胞，分葉核球など多彩な出現様相が確認できる。

齢者に多い。

組織像：多形性に富んだ非常に大型の腫瘍細胞が相互接着性，びまん性に増殖する。豊富な細胞質を有し，核形は腎形，胎児形，馬蹄形と呼ばれる特異な形態を呈する。RS細胞様の多核巨細胞がみられることもあり腫瘍細胞形態は多彩である。リンパ節ではリンパ洞内への浸潤が高率に認められ，未分化癌や悪性黒色腫などの転移との鑑別を要する。

細胞像：大型リンパ球を優に超える大きさで豊富な細胞質を持った腫瘍細胞を認める。孤立散在性に出現する細胞を主体に，一部に結合性を示す集塊がみられる場合もあり常に転移性癌細胞との鑑別を要する（図39）。腫瘍細胞は大きさから核数，核形態まで多様でHodgkin細胞様の単核細胞やRS細胞様の多核巨細胞が混在する。核形は不整なものが多く腎形，馬蹄形，核内細胞質封入体を有するドーナツ状など特徴的な形態を示す細胞が観察される。ほとんどの細胞は大型の明瞭な核小体を有する（図40）。

6．節外性NK/T細胞リンパ腫

本邦の全リンパ腫の0.7％，T/NK細胞性リンパ腫の4％を占める。EBVに感染したNK細胞を由来とするが，一部は細胞傷害性T細胞に由来するためNK/T細胞と表記される。鼻腔に発生するものが多いが，それ以外のさまざまな節外部位で発生することから第4版まであった「鼻型」の表記が削除された。なお，第5版からEBV陽性NK/T細胞性リンパ腫（EBV-positive NK/T-cell lymphoma）の1型に分類され，節性をEBV陽性節性T/NK細胞性リンパ腫，節外性を本型と分けられることになった。

組織像：広範な壊死を伴って腫瘍細胞のびまん性増殖を認める。しばしば血管中心性，血管破壊性の増殖様式を呈する。腫瘍細胞は小型〜大型と多彩で，核形不整が強く淡明な細胞質を有する。背景にリンパ球，形質細胞，好酸球，組織球が混在し，炎症性病変との鑑別を要する場合がある。

細胞像：中型〜大型リンパ球大の腫瘍細胞が比較的単調にみられる。核は類円形から細長い楕円形，核形不整もみられる。ギムザ染色で細胞質は淡明〜弱好塩基性を呈しアズール顆粒を有する。アズール顆粒は特徴的であるが，骨髄性白血病など顆粒球系腫瘍との鑑別を要する場合がある（図41）。

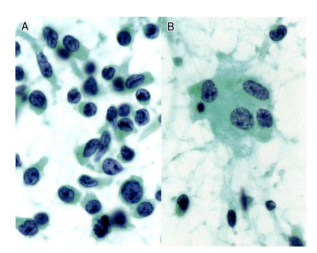

図38　成人T細胞白血病/リンパ腫（穿刺吸引）
adult T-cell leukemia/lymphoma（ATLL）
核形不整が著明な中型〜大型リンパ球大の腫瘍細胞を主体にReed-Sternberg細胞様の多核巨細胞を認める。

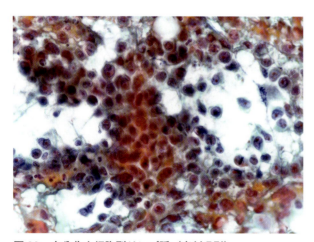

図39　未分化大細胞型リンパ腫（穿刺吸引）
anaplastic large cell lymphoma（ALCL）
孤立散在性に出現する細胞を主体に，一部に結合性を示す集塊がみられる場合もあり，常に転移性の癌細胞との鑑別を要する。

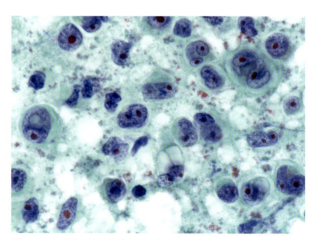

図40　未分化大細胞型リンパ腫（穿刺吸引）
anaplastic large cell lymphoma（ALCL）
核形は腎形，馬蹄形，核内細胞質封入体を有するドーナツ状など特徴的な形態を示す細胞が観察される。

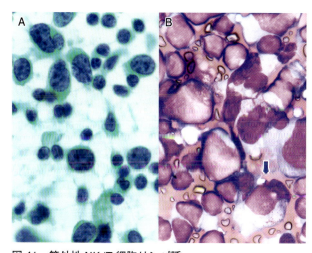

図41　節外性 NK/T 細胞リンパ腫
　　　extranodal NK/T-cell lymphoma
中型～大型リンパ球大の腫瘍細胞がみられる。ギムザ染色で細胞質にアズール顆粒（➡）が観察される。

転移性腫瘍

　転移性腫瘍は原発巣での腫瘍細胞と類似しており，原発腫瘍との比較をすることで診断が容易となる。各原発腫瘍の詳細については原発腫瘍の項を参照願いたい。

1　扁平上皮癌の転移（図42）

　縦隔リンパ節や頸部リンパ節からの穿刺吸引細胞診でしばしば遭遇する。肺原発の扁平上皮癌では約90％の症例が喫煙と関係しており，喫煙歴の有無は重要な臨床情報となる。

2　腺癌の転移

　腋窩リンパ節穿刺吸引細胞診では，乳癌の転移を確認することが目的の1つであり（図43），結合性が観察できる集塊で出現すれば診断に迷うことは少ないが，浸潤性乳管癌（充実型）などの結合性が弱い組織型の場合は注意が必要である。

3　小細胞癌の転移（図44）

　鎖骨上窩リンパ節，縦隔リンパ節からの穿刺吸引細胞診で遭遇する機会がある。腫瘍細胞は結合性が弱く，裸核状に出現するため，リンパ腫と鑑別を要するが，鋳型状配列や微細顆粒状の核クロマチン増量は小細胞癌に特徴的である。

4　甲状腺乳頭癌の転移（図45）

　頸部リンパ節からの穿刺吸引細胞診でしばしば観察されるが，結合性の強い集塊で観察されるため，リンパ腫と間違えることはないと思われる。背景に多核組織球やローピーコロイドがみられ，乳頭状集塊で出現する。腫瘍細胞の核溝や核内細胞質封入体も重要な所見である。

5　精上皮腫（図46）

　前縦隔に好発するため，縦隔や縦隔リンパ節の穿刺吸引細胞診で経験することがある。腫瘍細胞とリンパ球の two cell pattern で出現することが特徴で，腫瘍細胞は小型リンパ球に比べて非常に大きく，細胞質は

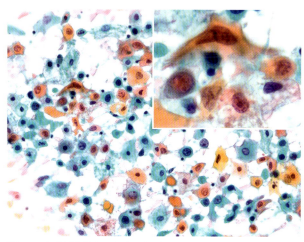

図42　角化型扁平上皮癌の転移
　　　metastatic squamous cell carcinoma, keratinizing type
多形性に富む異型の強い細胞が孤立散在性に多数出現している。異型細胞の細胞質は豊富で重厚感があり，核中心性で粗顆粒状核クロマチンの増量を伴う。奇怪な形を呈するオレンジG好性の腫瘍細胞も認める。

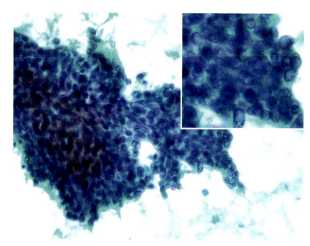

図43　乳癌の転移 metastatic breast cancer
結合性の強い，不規則重積を伴う異型細胞集塊がみられる。異型細胞は類円形核で，核の大小不同がみられ，細顆粒状の核クロマチン増量を伴う。

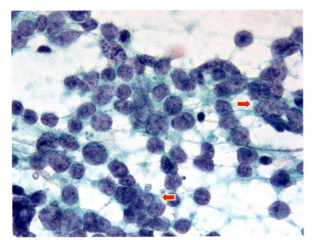

図 44　小細胞癌の転移 metastatic small cell carcinoma
壊死性背景に，腫瘍細胞が孤立散在性あるいは結合性の非常に弱い集塊で出現している。腫瘍細胞は，裸核状あるいは N/C 比が非常に高く，微細顆粒状の核クロマチンの増量を認める。鋳型状配列を示す集塊も散見される（➡）。

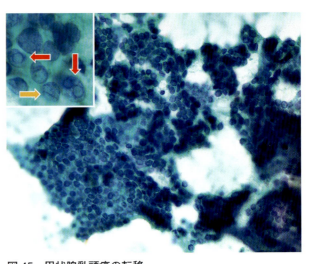

図 45　甲状腺乳頭癌の転移
　　　　metastatic papillary carcinoma of thyroid
不規則重積を伴い，核密度の上昇した乳頭状集塊が出現している。異型細胞は卵円形で，すりガラス状核を呈し，核溝（➡）や核内細胞質封入体（➡）が観察される。

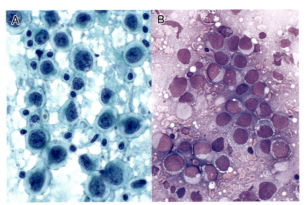

図 46　精上皮腫 seminoma
小型のリンパ球を背景に，大型の異型細胞が孤立散在性に出現し two cell pattern を示す。異型細胞はグリコーゲンを有する明るい細胞質で，細顆粒状の核クロマチンを示し，明瞭な核小体がみられる（A）。ギムザ染色にて細胞質は淡染性である（B）。

広く淡明で，PAS 反応ではグリコーゲンに陽性となる。

リンパ節細胞診断の報告様式

1　リンパ節穿刺吸引細胞診報告様式：シドニーシステム the Sydney system

シドニーシステムは 2020 年に国際的な細胞病理学者のグループにより提唱されたリンパ節穿刺吸引細胞診の報告様式である。本システムは適応症，採取術者属性の推奨，採取方法の標準化，臨床的・画像データと細胞形態学的特徴および補助的検査情報の統合を基に，診断報告書の標準化による病理と臨床のコミュニケーションの改善によるリンパ節穿刺吸引細胞診の診断精度向上を目的としている。

報告システムは 2 つの診断レベルを含む。最初の診断レベルは臨床所見，画像所見，細胞所見による基本的診断情報の提供とし，5 つのカテゴリーに分類する（表 4）。2 番目の診断レベルでは補助的検査手法による追加情報を含め，良悪性の特定や組織型の同定が目標となる。第 2 診断レベルにおいて補助的検査手法として用いられる検査項目は，検体を確保するために初回での複数回の穿刺または再検査としての再度の穿刺が必要になるものがある。患者負担の軽減には第 1 診断レベルで使用した既染色標本の流用が有効である（表 5）。

表4 シドニーシステムにおける報告分類と行動指針

報告分類	細胞所見	行動指針
不適正/診断不可 Inadequate/non-diagnostic	細胞過少，広範な壊死，固定不良などのために診断不可	FNAC または CNB の再検査，あるいは切除生検
良性 benign	化膿性および肉芽腫性炎症（結核，サルコイドーシス）および特定の感染症 反応性リンパ節炎（濾胞過形成，濾胞間過形成），組織球壊死性リンパ節炎（菊池病），キャッスルマン病など	臨床的な経過観察 感染症への治療
意義不明の異型細胞/意義不明の異型リンパ球 atypical(cells)undetermined significance/atypical lymphoid(cells)of uncertain significance：AUS/ALUS	AUS：リンパ球系細胞ではない異型細胞 ALUS：反応性疑うが濾胞性リンパ腫を除外できない 過剰な大型細胞（中心芽球または免疫芽球） 未熟な小型リンパ球増殖	補助的検査手法を行う検体確保のため再度のFNAC CNB または切除生検
悪性疑い suspicious	おもに補助的検査手法が施行不可能なため悪性を特定できない症例が含まれる： リンパ腫が疑われる小型および/または中型の単形性の異型リンパ球 ホジキン（Hodgkin）細胞またはリード・ステルンベルグ（Reed-Sternberg）細胞様の細胞が少数 細胞数が乏しいが大細胞型リンパ腫またはバーキットリンパ腫が疑われる 転移が疑われるが異型細胞が少数	補助的検査手法を行う検体確保のため再度のFNAC CNB または切除生検
悪性 malignant	補助的検査手法によってクローン増殖が証明された小〜中型非ホジキンリンパ腫 細胞形態のみで悪性と断定できる大細胞型の非ホジキンリンパ腫 典型的な Hodgkin 細胞または Reed-Sternberg 細胞がみられるホジキンリンパ腫 転移性腫瘍	組織生検 （非推奨：再発リンパ腫，原発巣が明らかな転移性腫瘍，生検困難な位置のリンパ節，衰弱患者）

表5 第2診断レベルに用いられる補助的検査手法

		FCM	免疫染色	クロナリティ解析	FISH 法	培養 PCR
検体採取	穿刺時	●	-	●	●	●
	塗抹標本	-	●	●	●	-
第1診断レベル分類						
良性 benign	感染症					○
意義不明の異型リンパ球 ALUS	反応性 vs リンパ腫	○	○	○	○	
	中心芽球・免疫芽球が過剰	○	○	○	○	
	未熟な小型リンパ球増殖	○	○	○	○	
意義不明の異型細胞 AUS	非リンパ球系異型細胞	×	○	×	○	
悪性疑い・悪性 suspicios・malignant	非ホジキンリンパ腫（NHL）	○	○	○	○	
	ホジキンリンパ腫（HL）	△	○	△	×	
	転移性腫瘍	×	○	×	○	

●：可　○：推奨　△：効果的ではない　×：非推奨
FCM：フローサイトメトリー

XI 骨軟部腫瘍の細胞診

骨軟部腫瘍の特性

　骨軟部腫瘍の分類は多く（表1，2），組織像も多彩であり，一般的に難しい領域であると考えられがちである。また実際の診断に際し，免疫染色や遺伝子検査の併用なくしては最終診断が得られない場合もある。しかしながら，その腫瘍の特性を知っていることが重要で，特徴的な臨床像（好発年齢や好発部位，画像所見，進展方式），独特な組織像や細胞像を示す腫瘍も多い。中には，病理診断に先駆けて細胞診で診断可能な腫瘍も少なくない。

　現在では，免疫学的検索や遺伝子検索（表3，4）は，悪性腫瘍だけでなく良性腫瘍においても実施されて確定診断に至ることが多く，鑑別診断にはなくてはならない検査法である。

　細胞診の適応あるいは応用範囲は骨軟部領域にも拡大しており，各種病変に対して積極的に細胞診検査が行われている。それは，臨床医に治療方針を決定する上で重要な情報を提供できうる領域であることを意味する。したがって，骨軟部腫瘍においても，細胞診で判定可能な良性・悪性腫瘍の細胞像の知識を得て理解することが重要である。

1 好発年齢と好発部位

　骨軟部領域に発生する腫瘍の診断に際し，好発年齢（表5）や好発部位は有用な情報となることが多いので幅広い知識を持つことが必要とされる。

　骨腫瘍の多くは，それぞれの腫瘍で特徴的な好発年齢を示す傾向にある。さらに好発部位も考慮して診断にあたらなければならない。好発部位として，骨端部では骨巨細胞腫，軟骨芽細胞腫，淡明細胞型軟骨肉腫が発生しやすく，骨幹部では線維性骨異形成，ユーイング肉腫，リンパ腫，ランゲルハンス細胞組織球症が発生しやすい。その他の腫瘍は骨幹端部に多い（図1）。

　軟部腫瘍はあらゆる部位に発生するが，特に悪性軟部腫瘍では40％が大腿部に発生する。また，四肢や体幹の表層部・深部によって発生頻度が異なる腫瘍もある。

　これらの疫学的事項とともに画像所見を併せて診断に臨むことが重要である。

2 細胞採取法と標本作製法

　整形外科領域では病歴，視診，触診に続き，X線，超音波，MRIなどの画像検査を行う。その後，針生検が行われるが，この時に針生検検体から細胞診も施行（組織診検体と細胞診検体を同時に採取）し，相補的な両検査を行うことで，病変からの検体が的確に採取さ

表1　骨腫瘍の分類

1．軟骨形成性腫瘍
- 内軟骨腫 enchondroma
- 骨軟骨腫 osteochondroma
- 軟骨芽細胞腫 chondroblastoma
- 軟骨肉腫 chondrosarcoma
- 淡明細胞型軟骨肉腫 clear cell chondrosarcoma

2．骨形成性腫瘍
- 骨腫 osteoma
- 類骨骨腫 osteoidosteoma
- 骨芽細胞腫 osteoblastoma
- 骨肉腫 osteosarcoma

3．線維形成性腫瘍
- 類腱線維腫 desmoplastic fibroma
- 線維肉腫 fibrosarcoma

4．血管性腫瘍
- 血管腫 hemangioma
- 血管肉腫 angiosarcoma

5．破骨細胞型巨細胞に富む腫瘍
- 動脈瘤様骨嚢腫 aneurysmal bone cyst
- 骨巨細胞腫 giant cell tumor of bone

6．脊索性腫瘍
- 脊索腫 chordoma

7．その他の間葉系腫瘍
- 線維性骨異形成 fibrous dysplasia
- 単純性骨嚢腫 simple bone cyst
- 脂肪腫 lipoma
- 長管骨のアダマンチノーマ adamantinoma of long bone
- 転移性骨腫瘍 metastatic bone tumors

8．骨の造血系腫瘍
- 形質細胞腫 plasmacytoma
- 非ホジキンリンパ腫 non-Hodgkin lymphoma
- ランゲルハンス細胞組織球症 Langerhans cell histiocytosis

（日本整形外科学会ほか編：悪性骨腫瘍取扱い規約第4版. 金原出版，2015．とWHO分類2020を参考に作成）

表 2　軟部腫瘍の分類

1. **脂肪性腫瘍**
   - 脂肪腫 lipoma
   - 異型脂肪腫様腫瘍／高分化型脂肪肉腫 atypical lipomatous tumor/well-differentiated liposarcoma
   - 粘液型脂肪肉腫 myxoid liposarcoma
   - 脱分化型脂肪肉腫 dedifferentiated liposarcoma
   - 多形型脂肪肉腫 pleomorphic liposarcoma

2. **線維芽細胞・筋線維芽細胞性腫瘍**
   - 結節性筋膜炎 nodular fasciitis
   - 増殖性筋膜炎／増殖性筋炎 proliferative fasciitis/proliferative myositis
   - 弾性線維腫 elastofibroma
   - 隆起性皮膚線維肉腫 dermatofibrosarcoma protuberans
   - 孤立性線維性腫瘍 solitary fibrous tumor
   - 炎症性筋線維芽細胞腫瘍 inflammatory myofibroblastic tumor
   - 粘液線維肉腫 myxofibrosarcoma

3. **いわゆる線維組織球性腫瘍**
   - 腱滑膜巨細胞腫（腱鞘巨細胞腫）tenosynovial giant cell tumor

4. **脈管性腫瘍**
   - 血管腫 hemangioma
   - カポジ肉腫 Kaposi sarcoma
   - 類上皮血管内皮腫 epithelioid hemangioendothelioma
   - 血管肉腫 angiosarcoma

5. **血管周皮性腫瘍**
   - グロームス腫瘍 glomus tumor
   - 血管平滑筋腫 angioleiomyoma

6. **平滑筋性腫瘍**
   - 平滑筋腫 leiomyoma
   - 平滑筋肉腫 leiomyosarcoma

7. **横紋筋性腫瘍**
   - 胎児型横紋筋肉腫 embryonal rhabdomyosarcoma
   - 胞巣型横紋筋肉腫 alveolar rhabdomyosarcoma
   - 多形型横紋筋肉腫 pleomorphic rhabdomyosarcoma

8. **軟骨・骨形成性腫瘍**
   - 骨外性骨肉腫 extraskeletal osteosarcoma

9. **末梢神経鞘腫瘍**
   - 神経鞘腫 schwannoma
   - 神経線維腫 neurofibroma
   - 顆粒細胞腫 granular cell tumor
   - 悪性末梢神経鞘腫瘍 malignant peripheral nerve sheath tumor

10. **分化方向の不明な腫瘍**
    - 筋上皮腫，筋上皮癌および混合腫瘍 myoepithelioma, myoepithelial carcinoma, and mixed tumor
    - 滑膜肉腫 synovial sarcoma
    - 類上皮肉腫 epithelioid sarcoma
    - 胞巣状軟部肉腫 alveolar soft part sarcoma
    - 軟部明細胞肉腫 clear cell sarcoma of soft tissue
    - 骨外性粘液型軟骨肉腫 extraskeletal myxoid chodrosarcoma
    - 未分化肉腫 undifferentiated sarcoma

11. **骨軟部発生未分化小円形細胞肉腫**
    - ユーイング肉腫 Ewing sarcoma
    - EWSR1::非 ETS 融合を有する円形細胞肉腫 round cell sarcoma with *EWSR1*::non ETS fusions
    - CIC 再構成肉腫 *CIC*-rearranged sarcoma
    - BCOR 遺伝子異常を有する肉腫 sarcoma with *BCOR* genetic alterations

（日本整形外科学会ほか編：悪性軟部腫瘍取扱い規約第 4 版．金原出版，2023．と WHO 分類 2020 を参考に作成）

表3 骨軟部腫瘍における診断的意義が大きい免疫染色

組織型	免疫染色
軟骨芽細胞腫	S-100蛋白, SOX9, H3K36M
骨巨細胞腫	H3G34W
脊索腫	cytokeratin, EMA, vimentin, brachyury
ランゲルハンス細胞組織球症	S-100蛋白(核), CD1a, langerin
ユーイング肉腫	CD99, NKX2.2
顆粒細胞腫	S-100蛋白, CD68, SOX10
脂肪肉腫	MDM2, CDK4
隆起性皮膚線維肉腫	CD34
平滑筋肉腫	SMA, desmin, caldesmon
横紋筋肉腫	desmin, myogenin, myoD1
血管肉腫	CD34, CD31, ERG, FLI1
滑膜肉腫	cytokeratin, EMA, SS18-SSX (E9X9V)
胞巣状軟部肉腫	TFE3
明細胞肉腫	S-100蛋白, HMB-45, SOX10, Melan-A
類上皮肉腫	cytokeratin, EMA, vimentin
悪性末梢神経鞘腫瘍	S-100蛋白
孤立性線維性腫瘍	CD34, STAT6

表4 骨軟部腫瘍に特徴的な染色体転座と融合変異遺伝子

組織型	染色体転座	融合変異遺伝子
ユーイング肉腫	t(11;22)(q24;q12) t(21;22)(q22;q12)	*EWSR1::FLI1* *EWSR1::ERG*
粘液型脂肪肉腫	t(12;16)(q13;p11) t(12;22)(q13;q12)	*FUS::DDIT3* *EWSR1::DDIT3*
隆起性皮膚線維肉腫	t(17;22)(q22;q13)	*COL1A1::PDGFB*
胞巣型横紋筋肉腫	t(2;13)(q35;q14) t(1;13)(q36;q14)	*PAX3::FOXO1* *PAX7::FOXO1*
滑膜肉腫	t(X;18)(p11;q11) t(18;20)(p11;q13)	*SS18::SSX1/2/4* *SS18L1::SSX1*
胞巣状軟部肉腫	t(X;17)(p11;q25)	*ASPSCR1::TFE3*
明細胞肉腫	t(12;22)(q13;q12) t(2;22)(q34;q12)	*EWSR1::ATF1* *EWSR1::CREB1*
骨外性粘液型軟骨肉腫	t(9;22)(q22;q12) t(9;17)(q22;q11) t(9;15)(q22;q11)	*EWSR1::NR4A3* *TAF15::NR4A3* *TFG::NR4A3*
孤立性線維性腫瘍	inv(12)(q13q13)	*NAB2::STAT6*

表5 主な骨腫瘍および悪性軟部腫瘍の好発年齢

組織型	好発年齢(歳)
軟骨腫	約20〜60
軟骨芽細胞腫	約10〜20
骨巨細胞腫	約20〜50
軟骨肉腫	約30〜70
骨肉腫	約10〜30
脊索腫	約40〜70
ユーイング肉腫	約5〜25
ランゲルハンス細胞組織球症	約0〜15
形質細胞腫	約50〜80
転移性癌	約40〜80
脂肪肉腫	約30〜70
隆起性皮膚線維肉腫	約20〜50
粘液線維肉腫	約40〜80
未分化多形肉腫	約40〜80
平滑筋肉腫	約40〜70
横紋筋肉腫(胎児型, 胞巣型)	約0〜20
滑膜肉腫	約15〜40
胞巣状軟部肉腫	約15〜40
明細胞肉腫	約20〜40
類上皮肉腫	約10〜40

(日本整形外科学会ほか編:悪性軟部腫瘍取扱い規約第4版. 金原出版, 2023. より一部改変)

解剖，正常組織と細胞像

1 骨組織の解剖と細胞像

骨組織は緻密質と海綿質に区別され、前者が骨幹を、後者が骨端をなしている。骨幹の内部は中空であり骨髄で占められている。よって骨は支持器官であると同時に造血器官でもある。その他に血管と神経、関節腔を満たす少量の関節液が存在する。細胞成分として、骨の中に埋まっている骨細胞、骨の新生する場所には骨芽細胞、また骨の消失していく場所には破骨細胞という骨を吸収する細胞がある（図2～4）。骨幹と骨端の間は骨幹端と呼ばれ、成長期では骨端軟骨（成長軟骨板）が存在する。

また、腫瘍の発生部位を検討する際には、成長軟骨板より末梢部を骨端、成長軟骨板の骨幹側近傍部を骨幹端、骨幹端と骨幹端の間を骨幹とする3領域に分類されている（図1）。

2 軟部組織の解剖と細胞像

軟部組織とは、骨組織と軟骨組織を除く支持組織（結合組織）をいい、線維組織、脂肪組織、筋組織、血管、神経組織などが相当する。線維組織からは線維細胞・線維芽細胞、脂肪組織からは脂肪細胞、筋組織からは横紋筋細胞・平滑筋細胞、血管からは血管内皮細胞・血管外皮細胞、神経組織からは神経細胞・神経線維がみられる。

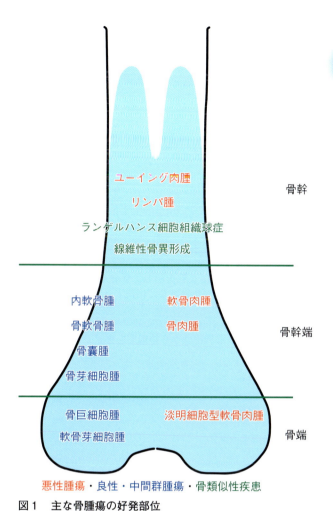

図1 主な骨腫瘍の好発部位

骨軟部腫瘍における細胞診のすすめ方

骨軟部腫瘍は、発生した腫瘍がどの組織に分化しているか、類似しているかによって分類されている。必ずしもそれぞれの腫瘍の組織発生（発生母地）に基づいていない。すなわち、腫瘍細胞の細胞学的な特徴や組織構築、腫瘍の産生する基質などから、組織学的な分化方向に基づいて腫瘍を分類している。さらにそれぞれの分類を予後に従って良性、悪性（腫瘍によっては中間群もあり）に分けるのが基本的な考え方である。

したがって、細胞診で出現する細胞所見をしっかりと捉えて診断を進める必要がある。背景所見（基質、特異物質、壊死など）、細胞の出現様式（集塊、孤立散在性）、細胞配列、個々の細胞形態、血管との関係などである。これらを総合的に判断することで、細胞診で特徴的な細胞像（特異な腫瘍）として診断することが

れていることを確認できる。この時の穿刺針は穿刺吸引細胞診用の針（fine-needle）よりもゲージの太いコア生検用の針（core-needle）のほうが望ましい。fine-needleでは線維化の強い腫瘍、良性腫瘍の細胞採取が不良で、細胞採取不良による誤陰性を防ぐためには考慮する必要がある。

1．穿刺細胞診

core-needleの穿刺にて得られた検体を圧挫法にて塗抹する。圧挫法とは、2枚のスライドガラスに挟み軽く圧を加えた後、左右または上下に引き伸ばして塗抹標本を作製する方法である。

貯留液や小さい腫瘤などはfine-needleにて穿刺が行われることがある。採取検体が少量の場合には合わせ法、液状検体では遠心後の沈渣を塗抹する方法がある。

2．切開生検検体

組織片をメスやスライドガラスの端で切り離して小片とし圧挫法を行う。また、切開生検検体から直接スライドガラスを用いて擦過する方法もある。腫瘍の触診や肉眼所見により使い分けることが望ましい。

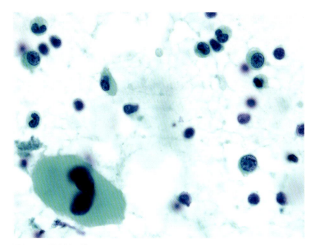

図2　骨髄細胞
単核細胞が骨髄球，大型細胞は骨髄巨核球である。

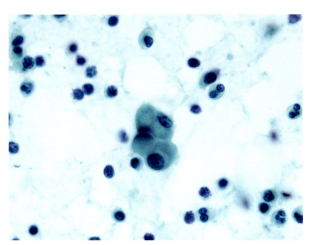

図3　骨芽細胞
骨芽細胞は単核で核偏在性を示し，骨を形成する細胞である。孤立散在性ないし集簇として出現する。

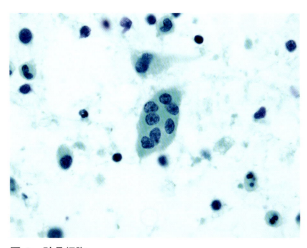

図4　破骨細胞
破骨細胞は骨を分解吸収する作用のある多核巨細胞である。骨折や骨破壊病変などで出現する。

表6　特徴的な細胞像から組織型を推定できる腫瘍

- 神経鞘腫
- 顆粒細胞腫
- 粘液型脂肪肉腫
- 胞巣状軟部肉腫
- 骨外性粘液型軟骨肉腫
- 二相型滑膜肉腫
- 横紋筋肉腫の一部
- 悪性黒色腫
- リンパ腫
- 形質細胞腫
- 脊索腫
- ランゲルハンス細胞組織球症
- 毛母腫（石灰化上皮腫）

表7　良性・悪性の判定に際して注意すべき頻度が高い軟部腫瘍

良性	・結節性筋膜炎 ・増殖性筋炎 ・神経鞘腫 ・紡錘形細胞脂肪腫 ・毛母腫（石灰化上皮腫） ・軟骨芽細胞腫
悪性	・脂肪腫様脂肪肉腫 ・粘液線維肉腫

表8　骨軟部腫瘍の細胞形態による腫瘍および腫瘍様病変の分類

1）紡錘形細胞
　神経鞘腫
　神経線維腫
　隆起性皮膚線維肉腫
　孤立性線維性腫瘍
　平滑筋肉腫
　滑膜肉腫
2）多形細胞
　神経鞘腫の一部
　結節性筋膜炎
　増殖性筋炎
　未分化多形肉腫
　多形型横紋筋肉腫
　多形型平滑筋肉腫
　多形型脂肪肉腫
　骨肉腫
3）小円形細胞
　炎症細胞
　皮膚付属器腫瘍
　胞巣型横紋筋肉腫
　Ewing肉腫
　間葉性軟骨肉腫
　血管肉腫
　リンパ腫
　形質細胞腫
　悪性黒色腫
　骨肉腫
4）粘液性基質を伴う腫瘍
　粘液腫
　神経鞘腫の一部
　粘液型脂肪肉腫
　粘液線維肉腫
　未分化多形肉腫の一部
　骨外性粘液型軟骨肉腫

可能となる（表6）。一方で特徴的な細胞像を示さない場合にはその診断は困難である。また，従来の細胞判定基準からは，良悪性を誤判定，特に誤陽性としがちな良性腫瘍があるため注意が必要である（表7）。

骨軟部腫瘍は，とりわけ腫瘍の種類が多いため，その細胞像も多彩である。細胞形態や背景所見により病変を限定した上で，良悪性の判定および病変の推定を行うとよい（表8）。

本章では，日常遭遇する頻度の高い腫瘍と，良悪性の判定上注意が必要な腫瘍を中心に述べる。

骨腫瘍の細胞診

骨病変では穿刺による細胞採取が難しいため，細胞診の検体は切開生検ないし手術検体によるものが多かった。したがって，治療前診断としての役割を担うことは少なく，補助的診断として用いられていた。しかしながら，最近では穿刺可能なものに対して積極的に穿刺が行われるようになり，治療前診断に寄与している。

また，組織標本の対象とはならない嚢胞性腫瘍の内容液からの腫瘍細胞の検出や，搔爬の際に骨組織内の腫瘍細胞を検出するなど，細胞診の骨病変に対する応用は広がっている。

1 軟骨腫（内軟骨腫）（図5）

1．分化方向および悪性度
軟骨形成性腫瘍。良性。

2．好発年齢
20〜40歳代の若年者に多い。

3．好発部位
手や足の骨などの細い骨（短管骨）に好発し，大部分は単発性である。長管骨発生は少ない。

4．細胞像
細胞診の検体として搔爬検体が供される。腫瘍組織が硬いことが多く，得られる細胞量は少ない。ヘマトキシリンに濃染する軟骨基質内に軟骨細胞がみられる。軟骨細胞の核は小型で濃縮し，核内構造は不明瞭である。2核細胞はまれにしかみられず，細胞密度も低い。

2 軟骨肉腫（図6）

1．分化方向および悪性度
軟骨形成性腫瘍。悪性。

2．好発年齢
30〜50歳代が多い。

3．好発部位
骨盤骨，肋骨，長管骨（大腿骨や上腕骨）に好発し，手や足などの細い骨の発生はまれ。

4．細胞像
軟骨腫と比較すると細胞量は多い。軟骨基質は軟らかく粘液様基質にみえることが多い。異型の程度は分化度により差があるが，軟骨様ないし粘液様基質内に腫瘍細胞が孤立散在性に出現する。核腫大を示し，核クロマチン顆粒状，腫大した核小体を認める。2核細胞も出現し，細胞密度も高い。

☞ Key point
軟骨性腫瘍の良悪性の判定には，核の大きさ，2核細胞の有無，細胞密度が基準であるが，細胞異型とともに腫瘍の発生部位が重要である。

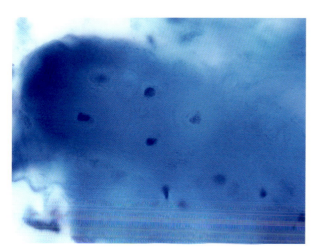

図5　軟骨腫 chondroma
軟骨基質内に軟骨小窩がみられ，小型濃縮核を有する軟骨細胞がみられる。

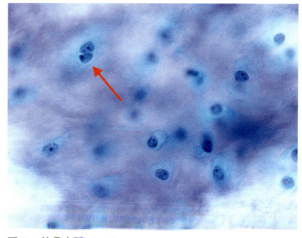

図6　軟骨肉腫 chondrosarcoma
軟骨様基質内に異型軟骨細胞を認める。核腫大や2核細胞（➡），腫大した核小体もみられる。

3 軟骨芽細胞腫（図7）

1．分化方向および悪性度

軟骨形成性腫瘍。良性。

2．好発年齢

骨端線が閉鎖していない10～20歳に好発。男性に多い。

3．好発部位

長管骨（大腿骨，脛骨，上腕骨）の骨端部発生が多い。

4．細胞像

小型類円形の単核細胞と破骨細胞型多核巨細胞の出現が特徴的である。破骨細胞型多核巨細胞は骨巨細胞腫のものと比較すると小型で丸いものが多く核の数も少ない。単核細胞は軟骨芽細胞（腫瘍細胞）であり，核の切れ込みや2核細胞，核分裂像がみられるため悪性と間違わないよう注意が必要である。細胞診標本で，時に小型の石灰化物質がみられることがあるが，軟骨成分がみられることはまれである。

5．免疫染色および遺伝子変異

S-100蛋白，SOX9（SRY-box9），H3K36M〔ヒストンH3蛋白の36番目のアミノ酸がリジン（K）からメチオニン（M）に置換される点変異〕のいずれも軟骨芽細胞の核に陽性。

4 骨巨細胞腫（図8）

1．分化方向および悪性度

破骨細胞型巨細胞に富む腫瘍。局所侵襲性を示す良性，悪性の中間群。

2．好発年齢

骨端線閉鎖後の20～40歳代に好発。女性にやや多い。

3．好発部位

大腿骨や脛骨といった膝関節周囲に好発し，骨端部発生が多い。

4．細胞像

単紡錘形核を有する均一な単核細胞と破骨細胞型多核巨細胞からなる。単核細胞は間質細胞（腫瘍細胞）であり，多核巨細胞は腫瘍細胞ではない。破骨細胞型多核巨細胞は正常の破骨細胞よりも大きく核の数（数十個以上に及ぶ）が多い。単核細胞の細胞境界は不明瞭であり，破骨細胞型多核巨細胞と移行像があるようにみえる。

5．免疫染色および遺伝子変異

H3G34W〔ヒストンH3蛋白の34番目のアミノ酸がグリシン（G）からトリプトファン（T）に置換される点変異〕陽性（単核細胞の核のみ）。

☞ **Key point**

軟骨芽細胞腫と骨巨細胞腫は，ともに長管骨の骨端を侵し，画像，組織像，細胞像で類似する。細胞診では単核細胞の違いに着目する。

5 骨肉腫（図9，10）

1．分化方向および悪性度

骨形成性腫瘍。悪性。

2．好発年齢

10歳代に好発のピークがあり，男性に多い。小児の悪性骨腫瘍では最も頻度が高い。骨Paget病に続発して高齢者にも発生をみる。

3．好発部位

大腿骨や脛骨といった膝関節周囲に好発し，骨幹端部に多い。

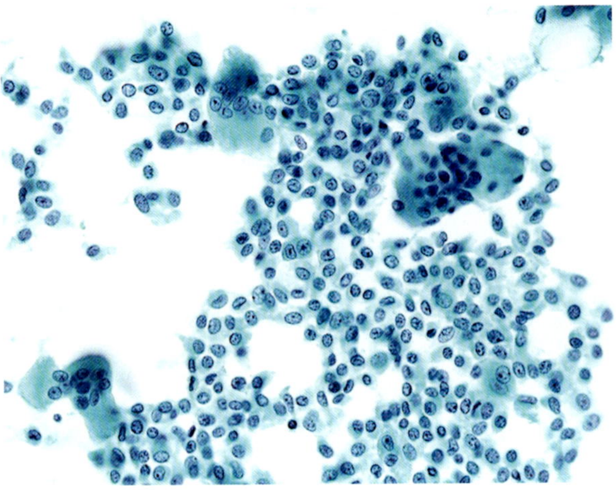

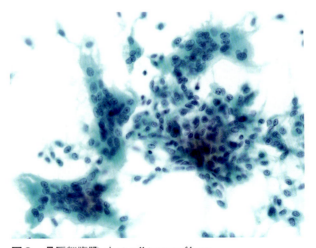

図7 軟骨芽細胞腫 chondroblastoma
小型類円形の単核細胞と破骨細胞型多核巨細胞がみられる。

図8 骨巨細胞腫 giant cell tumor of bone
単紡錘形核を有する単核細胞と破骨細胞型多核巨細胞がみられ，両者に移行像があるようにみえる。

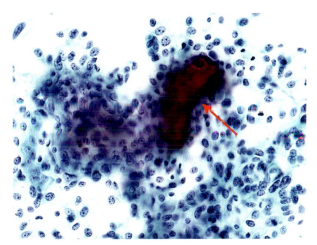
図9 骨肉腫 osteosarcoma
腫瘍細胞は類円形核を呈し，集塊内には「骨」成分（→）がみられる。腫瘍細胞が骨形成を示している様子がわかる。

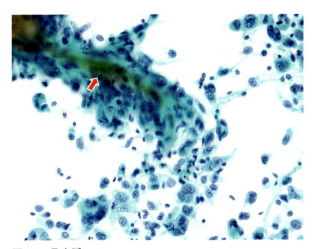
図10 骨肉腫 osteosarcoma
多形性を示す腫瘍細胞がみられる。集塊内の黄色調物質が「類骨」成分（→）である。類骨は骨になる前段階の物質である。

4．細胞像

骨肉腫は多彩な像を示すのが特徴である。組織学的には，腫瘍細胞間に種々の程度に腫瘍性の類骨，骨，軟骨が形成される。腫瘍性の類骨が一部にでも観察されると骨肉腫と診断する。骨芽細胞型，軟骨芽細胞型，線維芽細胞型に大別される。

細胞診では，腫瘍細胞は類円形細胞や異型の強い細胞など症例によってさまざまな形態を示し，骨肉腫特有の細胞像はないともいえる。判定には，集塊内に類骨あるいは骨形成を確認することが重要である。また，多くは悪性と判定することは容易であるが，類骨や骨を確認できないこともある。

6 脊索腫（図11〜13）

1．分化方向および悪性度
脊索性分化を示す悪性腫瘍。良性の脊索性腫瘍が悪性化したものである。

2．好発年齢
あらゆる年代に生じるが中高年者に多い。若年者では頭蓋底発生が多い。

3．好発部位
仙骨や頭蓋底に好発する。発育は緩慢なことが多い。

4．細胞像
粘液性背景の中に空胞状の細胞質を有する腫瘍細胞の出現が特徴である。上皮様配列を示すことが多く，上皮性の性格を有する腫瘍として知られている。この腫瘍細胞は担空胞細胞（physaliphorous cell；フィサリホラス細胞）といわれ，細胞質が豊富で，核の周りが大きく抜けてみえる。担空胞細胞の細胞質内にはグリコーゲンが含まれるため，PAS反応に陽性を示す。

鑑別として，軟骨肉腫や骨外性粘液型軟骨肉腫が挙げられるが，免疫染色や発生部位などの臨床情報を考慮することで細胞診での判定は十分可能である。

5．免疫染色および遺伝子変異
ブラキウリ（brachyury）陽性（核），サイトケラチン（cytokeratin）陽性（細胞質），EMA陽性（細胞質），ビメンチン（vimentin）陽性（細胞質）。

7 ランゲルハンス細胞組織球症（図14）

1．分化方向および悪性度
骨の造血系腫瘍。

2．好発年齢
15歳以下の若年者に好発する。男性に多い。

3．好発部位
頭蓋骨，顎骨，肋骨，椎骨，大腿骨の順に多い。

4．細胞像
ランゲルハンス細胞が異常に増殖する腫瘍性病変である。好酸球を伴うものが多く，形質細胞やリンパ球，好中球などの炎症細胞が出現する。

細胞診では，リンパ球，好酸球などの炎症細胞を背景に，淡い細胞質を有し核偏在性の組織球類似の腫瘍細胞がみられる。核の切れ込みやねじれなど核形不整が著明であることが特徴的な所見である。

凍結切片による術中迅速組織診断では炎症性病変との鑑別が困難なことが少なくないが，細胞診ではランゲルハンス細胞の確認が容易である。また，ランゲルハンス細胞の核所見は，ギムザ染色に比べ，パパニコロウ染色の方が判定しやすい場合が多い。

5．免疫染色および遺伝子変異
S-100蛋白陽性（核），CD1a陽性（細胞膜），ランゲ

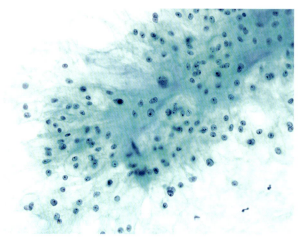

図 11　脊索腫 chordoma
粘液様基質を伴って，腫瘍細胞が上皮様に配列する集塊でみられる。核は小型類円形で均一である。

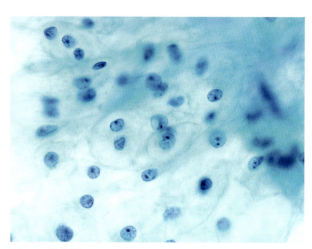

図 12　脊索腫 chordoma
豊富で淡明な細胞質を有する細胞が担空胞細胞である。

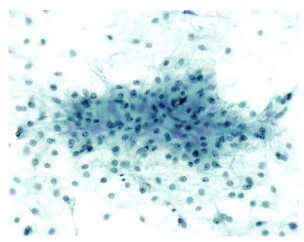

図 13　脊索腫 chordoma
多量の粘液様基質を伴うことが多く，集塊内に腫瘍細胞が豊富にみられる像は，脊索腫の細胞像の1つである。

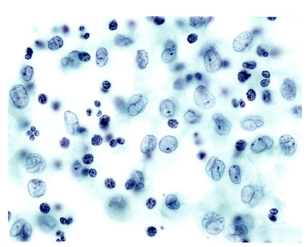

図 14　ランゲルハンス細胞組織球症
　　　　Langerhans cell histiocytosis
組織球類似の腫瘍細胞であるが，核の切れ込みやねじれなどの核形不整が著明であることを確認する。

リン（langerin，CD207）陽性（細胞質）。

8　ユーイング肉腫（図 15, 16）

1．分化方向および悪性度

未分化小円形細胞腫瘍。悪性。

2．好発年齢

20歳代以前が約80％。骨では10歳代，軟部発生では10～30歳代に多い。

3．好発部位

大腿骨，脛骨，上腕骨，腓骨などの長管骨の骨幹部や骨幹端部，骨盤骨，肋骨に多い。他のあらゆる骨軟部組織や臓器にも発生しうる。

4．細胞像

単調で多形性に乏しい小円形細胞が孤立散在性に出現する。明らかなロゼット形成がみられることは少ないが，腫瘍細胞が上皮様に集まる傾向やロゼット様配列を示す所見が重要である。腫瘍細胞のN/C比は高く，核クロマチンは微細顆粒状で核内に密に充満する。核縁肥厚は目立たず，小型の核小体が1～数個存在する。PAS反応で顆粒状陽性を示すグリコーゲンを細胞質内に含有しており，鑑別の一助となる。

5．免疫染色および遺伝子変異

CD99陽性（細胞膜），NKX2.2陽性（核）。EWSR1::-FLI1，EWSR1::ERG。

9　転移性骨腫瘍（図 17～19）

転移性腫瘍は骨悪性腫瘍の中で最も頻度が高い。ほとんどが癌腫の骨転移で，原発は肺，前立腺，乳腺，腎，甲状腺，消化器などがほとんどを占める。肺癌や腎癌，甲状腺癌では原発巣よりも先に骨転移巣が発見

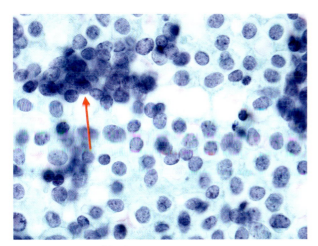

図15　ユーイング肉腫 Ewing sarcoma
小円形細胞肉腫の1つである。腫瘍細胞は孤立散在性に出現するが，上皮様に配列する傾向を示す（➡）。

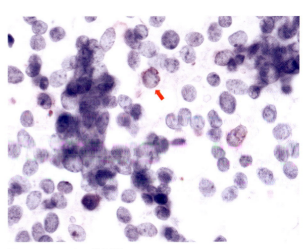

図16　ユーイング肉腫 Ewing sarcoma
PAS反応陽性のグリコーゲンを有する腫瘍細胞（➡）がみられる場合もある。

されることもある。

　多発性病変ですでに原発巣が明らかな場合，転移の有無を確認する目的だけであれば穿刺吸引細胞診は有用な手段である。また，骨転移巣における細胞診所見から原発巣の推定が可能な場合もあるが，その組織および細胞像は原発巣における組織型と分化度を反映してさまざまな形態を示すことを念頭に置いて診断に臨む必要がある。

　近年の分子標的治療薬の登場により，転移性腫瘍の診断のみならず免疫染色を用いた原発巣の確定が病理診断には必要不可欠となっている。

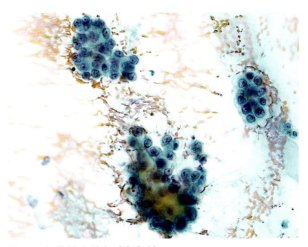

図17　転移性骨腫瘍（肺腺癌）
metastatic bone tumor, lung adenocarcinoma
腺腔配列を示す腺癌細胞集塊がみられる。細胞異型が目立つことが多い。

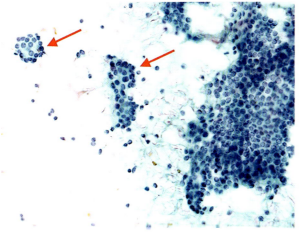

図18　転移性骨腫瘍（甲状腺濾胞癌）
metastatic bone tumor, follicular carcinoma of thyroid
濾胞構造集塊（➡）。潜在性癌である。甲状腺癌は，骨転移巣が先に発見される癌腫の1つである。

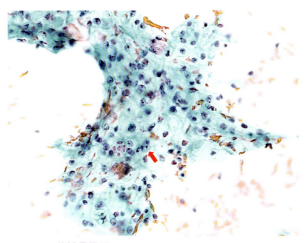

図19　転移性骨腫瘍（腎細胞癌）
metastatic bone tumor, renal cell carcinoma
淡い豊富な細胞質と明瞭な核小体を有する核（➡）からなる上皮細胞集塊が特徴的な細胞像である。

軟部腫瘍の細胞診

軟部組織に発生する腫瘍は多種類にわたり，良悪性の鑑別が難しいものが少なくないため組織診断においても難しい領域とされる。しかしながら特徴的な細胞像を示すものがあり，細胞診で診断可能な腫瘍も少なくない。細胞判定においては，基質や細胞の出現様式，細胞配列などの所見を加味する必要がある。そのためには，十分量の細胞検体が必要であり，硬い病変がある軟部腫瘍では fine-needle よりも core-needle での細胞採取が推奨される。

1 神経鞘腫（図20, 21）

1．分化方向および悪性度
末梢神経鞘腫瘍。良性。悪性化することはない。

2．好発年齢
あらゆる年齢層に発生。

3．好発部位
四肢，体幹部，頸部の末梢神経から発生。局所の圧痛や放散痛がみられる。

4．細胞像
細長い核を有する紡錘形細胞が束状集塊を形成し，核の柵状配列（palisading 配列）やエオジン好性の無核帯領域であるベロケイ小体（Verocay body）を認める。細胞密度に疎密がみられ，紡錘形細胞が密な束状に増殖する領域を Antoni A 型といい，浮腫状で細胞がまばらに分布する領域を Antoni B 型という。リンパ球が混在することも多い。腫瘍細胞に大型の異型核を認めることがあるが，変性異型であり悪性と誤判定しないことが重要である。また，細胞の結合性が強く，孤立散在性に出現する腫瘍細胞が目立たないことも判定の一助となる。

5．免疫染色および遺伝子変異
S-100 蛋白陽性（細胞質）。

2 結節性筋膜炎（図22, 23）

1．分化方向および悪性度
線維芽細胞・筋線維芽細胞性腫瘍。良性。

2．好発年齢
20〜40 歳の比較的若年者に最も多い。男女差はない。

3．好発部位
上肢，体幹，頭頸部に多く，下肢に少ない。皮下結節を作ることが多い。

4．細胞像
腫瘤形成性の線維芽細胞ないし筋線維芽細胞性の増殖性病変。炎症性の線維増殖症ともいわれ，自然消退することもある。線維芽細胞が集塊状から孤立散在性に出現し，集塊辺縁では線維様の突起を認める。大型で異型の強い細胞の混在や核分裂像がみられることがあるため，悪性と誤判定しないよう注意が必要である。

5．免疫染色および遺伝子変異
αSMA 陽性（細胞質），USP6（ubiquitin carboxyl-terminal hydrolase 6）を含む融合遺伝子を有する。

3 腱滑膜巨細胞腫（腱鞘巨細胞腫）（図24）

1．分化方向および悪性度
いわゆる線維組織球性腫瘍。おおむね良性。

2．好発年齢
40 歳以下の若年成人に好発。男性よりも女性にやや多い。

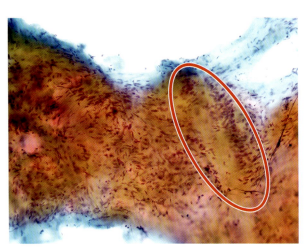

図20 神経鞘腫 schwannoma
腫瘍細胞が密に増殖する Antoni A 型であり，palisading 配列やベロケイ小体（Verocay body：丸囲み）がみられる。

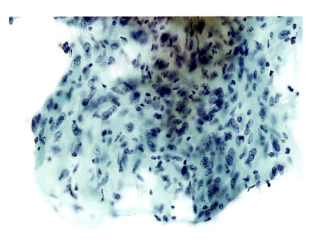

図21 神経鞘腫 schwannoma
細胞密度が疎な集塊 Antoni B 型。変性異型を伴った細胞を悪性細胞と判定しない注意が必要である。

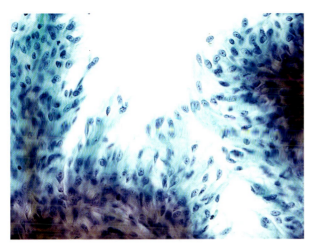

図22 結節性筋膜炎 nodular fasciitis
集塊辺縁では線維様の突起を認めることが特徴である。

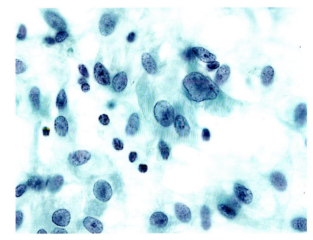

図23 結節性筋膜炎 nodular fasciitis
大型核や核異型を伴う線維芽細胞が混在することがあり肉腫との鑑別が重要である。

3．好発部位

大関節内（膝，股，足，肘，肩）に好発。

4．細胞像

類円形の組織球様の単核細胞と破骨細胞様の多核巨細胞が混在して出現する。単核細胞にヘモジデリン沈着をみることもある。

5．免疫染色および遺伝子変異

クラステリン（clusterin）陽性（単核細胞の細胞質）。

4 顆粒細胞腫（図25）

1．分化方向および悪性度

末梢神経鞘腫瘍。ほとんど良性だが悪性型もある。悪性型では4cm以上，深在性の発生が多く，浸潤性で壊死を認めることもある。

2．好発年齢

30～60歳に多い。女性にやや多い。

3．好発部位

体幹や四肢に多いが，外陰，舌，消化管にも発生する。

4．細胞像

顆粒状で広い細胞質を有するN/C比の低い腫瘍細胞の出現が特徴である。核は類円形で異型に乏しい。腫瘍細胞の細胞境界および細胞質辺縁は不明瞭である。細胞質が融解し，ライトグリーン好性の顆粒状物質がしばしば背景にみられる。

組織学的には，細胞質内に好酸性の微細なPAS反応陽性の顆粒状物質を認めることがある。

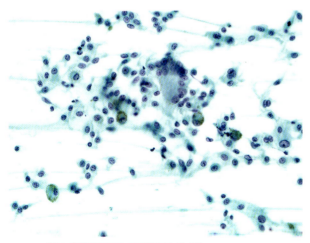

図24 腱滑膜巨細胞腫（腱鞘巨細胞腫）
tenosynovial giant cell tumor
単核細胞と破骨細胞様の多核巨細胞がみられる。単核細胞にヘモジデリン顆粒がみられる。

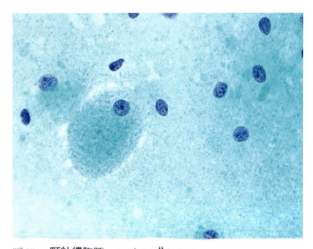

図25 顆粒細胞腫 granular cell tumor
小型類円形核と顆粒状の細胞質が特徴的である。細胞質が融解し，背景に溶け込むように顆粒状物質がみられる。

5．免疫染色および遺伝子変異

S-100蛋白陽性（細胞質），CD68陽性（細胞質），SOX10陽性（核）。

5 脂肪肉腫 （図26，27）

1．分化方向および悪性度

脂肪性腫瘍。悪性。

2．好発年齢

中年～高齢者。粘液型脂肪肉腫は30～40歳代の若年成人に好発。

3．好発部位

大腿，腋窩部，臀部，後腹膜に単発で発生。

4．細胞像

脂肪肉腫は，大きく高分化型，粘液型，多形型，脱分化型に分類される。

そのうち粘液型脂肪肉腫は，脂肪肉腫の15～20％を占め，大腿と臀部に多い。組織学的には，粘液腫状基質を背景として円形から多稜形の単核細胞が増殖し，細胞質に単空胞性あるいは多空胞性脂肪芽細胞がさまざまな密度で混在する。背景には，互いに直交するように吻合する編目状の毛細血管が介在するのが大きな特徴である。

細胞診では，粘液型脂肪肉腫は，粘液基質様の背景に，多数の毛細血管とその周囲に細胞質が空胞状で，小型偏在核を有する未熟な脂肪細胞，いわゆる脂肪芽細胞がみられる。脂肪芽細胞は血管周囲に増殖する傾向があり，この腫瘍性の脂肪芽細胞の存在を確認することが重要である。

5．免疫染色および遺伝子変異

高分化型・脱分化型 MDM2 陽性（核），CDK4（サイクリン依存性キナーゼ4）陽性（核）。粘液型 *FUS::DDIT3*，*EWSR1::DDIT3*。

6 隆起性皮膚線維肉腫

1．分化方向および悪性度

線維芽細胞・筋線維芽細胞性腫瘍。中間群。

2．好発年齢

若年～中年に好発。男性に多い。

3．好発部位

体幹に好発。四肢近位部や頭頸部にも多い。皮下組織浅在性に単結節性あるいは多結節性に隆起形成する。

4．細胞像

組織学的には，線維芽細胞様の短紡錘形腫瘍細胞が花むしろ状配列（storiform pattern）を示す。細胞診では，単調な裸核様の紡錘形腫瘍細胞が集塊から孤立散在性に出現する。

いずれも単調で均一な紡錘形細胞を認め異型性も軽度である。

5．免疫染色および遺伝子変異

CD34 びまん性に陽性（細胞質）。*COL1A1::PDGFB*。

7 粘液線維肉腫 （図28）

1．分化方向および悪性度

線維芽細胞・筋線維芽細胞性腫瘍。悪性。

2．好発年齢

50～70歳代の高齢者に好発。やや男性に多い。

3．好発部位

四肢（特に下肢）に好発。皮下に腫瘤を形成することが多い。

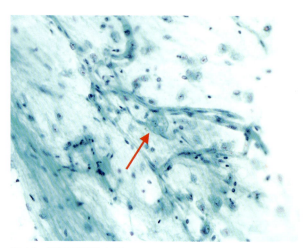

図26 粘液型脂肪肉腫 myxoid liposarcoma
粘液様の基質を伴って，毛細血管と多空胞状の脂肪芽細胞（➡）がみられる。

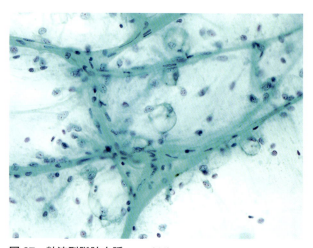

図27 粘液型脂肪肉腫 myxoid liposarcoma
脂肪肉腫。単空胞ないし多空胞状の脂肪芽細胞がみられる。脂肪芽細胞は毛細血管周囲を注意深く観察することで確認できる頻度が高い。

4．細胞像

粘液線維肉腫は，最も頻度の高い成人の悪性軟部腫瘍である。粘液様の基質を背景に，線維芽細胞様の紡錘形悪性細胞がさまざまな密度で出現する。紡錘形細胞は，異型に乏しいものから多形性を示すものまで多彩な像を呈する。細い血管の走行を確認できることが多い。

5．免疫染色および遺伝子変異

特異的に陽性を示す抗体はない。デスミン（desmin），カルデスモン（caldesmon），S-100蛋白，上皮性マーカーは通常陰性で，除外診断に役立つ。

8 未分化多形肉腫

1．分化方向および悪性度

分化方向の不明な腫瘍。悪性。

2．好発年齢

高齢者に好発。男性に多い。

3．好発部位

四肢の深部組織や体幹に好発。大腿や下腿に多い。

4．細胞像

紡錘形細胞や異常な多核巨細胞，類円形細胞など多形性に富む腫瘍細胞が集塊状や孤立散在性にみられる。核は核形不整が著明で，核小体も非常に目立つ。全体的に多彩な像を示すが，大型多形細胞を主体とする未分化肉腫である。

5．免疫染色および遺伝子変異

明らかな分化を示さない腫瘍であり，除外診断により診断される。

9 平滑筋肉腫（図29）

1．分化方向および悪性度

平滑筋性腫瘍。悪性。

2．好発年齢

40〜60歳代の中高齢者に好発。

3．好発部位

四肢軟部組織（大腿），後腹膜，腹腔・骨盤内，血管壁に好発。

4．細胞像

平滑筋肉腫は，平滑筋への分化を有する悪性腫瘍である。組織学的には，紡錘形細胞が束状に増殖し相互に交錯している。腫瘍細胞は葉巻状の長楕円形核（両端が鈍角な核）と好酸性を示す細長い細胞質を有している。核に接してしばしば空胞の形成が認められる。

細胞診では，単調な紡錘形細胞からなり，それらが束状で交錯するような集塊でみられる。結合性の緩い集塊では，集塊周囲に孤立散在性に細胞を認める。腫瘍細胞の核は両端が鈍角な紡錘形核であることが特徴である。

5．免疫染色および遺伝子変異

αSMA陽性（細胞質），desmin陽性（細胞質），caldesmon陽性（細胞質）。

10 横紋筋肉腫（図30，31）

1．分化方向および悪性度

横紋筋性腫瘍。悪性。

2．好発年齢

小児から高齢者まで発生。胎児型は10歳までの若年者。胞巣型は10〜20歳代の若年者に多い。多形型は50歳以上の高齢者に多い。

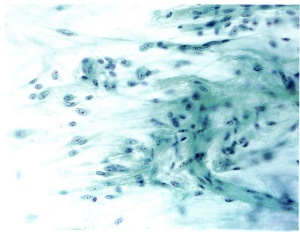

図28　粘液線維肉腫 myxofibrosarcoma
紡錘形腫瘍細胞に著しい異型はみられないが，粘液性背景と細い血管の存在，腫瘍の発生部位を考慮することで粘液線維肉腫を疑える場合がある。

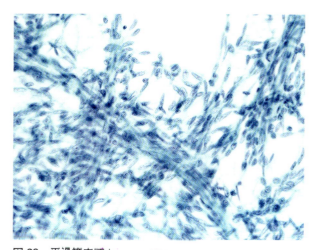

図29　平滑筋肉腫 leiomyosarcoma
単調な紡錘形腫瘍細胞が交錯するような集塊でみられる。腫瘍細胞の核は両端が鈍角で細長い，いわゆる「葉巻様」核である。

3. 好発部位

胎児型は頭頸部に多く，次いで腟，膀胱。胞巣型は四肢。多形型は四肢，特に大腿に多い。

4. 細胞像

横紋筋肉腫は，骨格筋への分化を示す悪性腫瘍であり，小児の悪性軟部腫瘍では最も頻度が高い。主に胎児型，胞巣型，多形型に分類され，胎児型（通常型，ブドウ状型），胞巣型の頻度が高い。胎児型は，胞巣型や多形型に比べると予後が良い。多形型は横紋筋肉腫の中で最も予後が悪い。

胎児型は，細胞質の乏しい円形ないし単紡錘形の小型腫瘍細胞が増殖し，広い細胞質を有するラケット状細胞や帯状細胞が混在する。胞巣型は小型類円形細胞主体の像である。

細胞診では，腫瘍細胞の結合性は弱く，孤立散在性に出現する。N/C 比の高い小型円形細胞と，細胞質がライトグリーンに好染し厚みのある類円形細胞，帯状細胞がみられる。このラケット状細胞や帯状細胞では横紋筋への分化が示唆され，HE 染色やパパニコロウ染色にて細胞質に横紋が確認できることがある。

5. 免疫染色および遺伝子変異

desmin 陽性（細胞質），ミオゲニン（myogenin）陽性（核），myoD1 陽性（核）。

胞巣型では PAX3::FOXO1，PAX7::FOXO1 融合遺伝子がみられる。

11 血管肉腫（図32）

1. 分化方向および悪性度

脈管性腫瘍。悪性。

2. 好発年齢

発生要因が考慮されて5つに分類されており，その分類によって好発年齢が異なる。

①**皮膚血管肉腫**：リンパ浮腫を伴わない皮膚の血管肉腫で最も頻度が高い。高齢男性の頭皮に好発する。

②**リンパ浮腫を伴う血管肉腫**：慢性のうっ滞部位に発生する血管肉腫で，乳房摘出術後リンパ管肉腫スチュワート・トレヴス（Stewart-Treves）症候群と呼ばれていたものが多い。

③**乳腺血管肉腫**：乳腺内に発生する血管肉腫で，20〜30歳代女性に好発する。予後は極めて不良である。

④**軟部血管肉腫**：深在性軟部組織に発生し，他の血管肉腫よりもまれである。小児から高齢者まで幅広く好

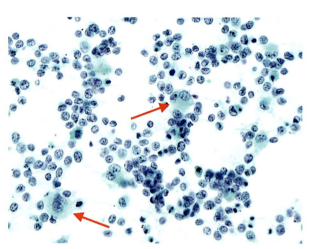

図30 胎児型横紋筋肉腫 embryonal rhabdomyosarcoma
類円形の腫瘍細胞と細胞質に厚みのある腫瘍細胞が混在している。後者は筋への分化をうかがわせる細胞である（➡）。

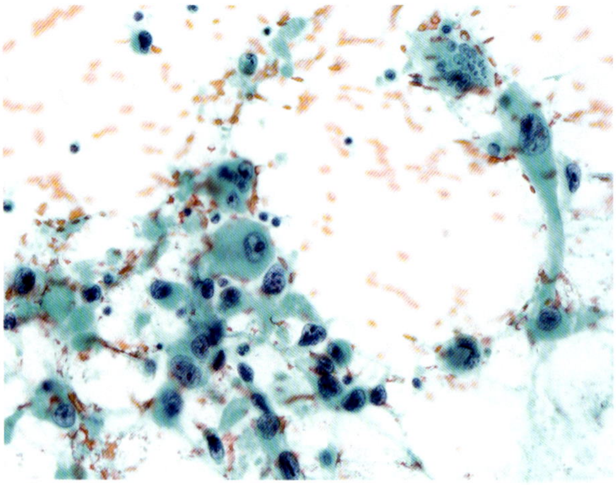

図31 多形型横紋筋肉腫 pleomorphic rhabdomyosarcoma
多形型横紋筋肉腫。大型多形細胞が出現するが，他の多形型の肉腫と比較すると独特な厚みのある細胞質がみられる。

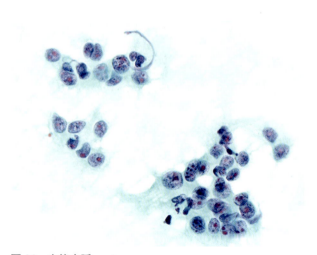

図32 血管肉腫 angiosarcoma
異型の目立つ腫瘍細胞が腺腔様の構造を示す集塊でみられる。

発し，男性にやや多い。

⑤**放射線性血管肉腫**：悪性腫瘍などに対して放射線治療を施した後の照射野に発生する。乳房温存術と放射線療法を行った乳癌症例の乳房部の皮膚に生じることがあるが，頻度は低い。

3．好発部位

皮膚や浅在性軟部組織に好発。種々の臓器にも発生する。

4．細胞像

血管肉腫は，腫瘍細胞が血管内皮細胞への分化を示す悪性腫瘍で予後不良である。

組織学的には，血管腫状部，紡錘形細胞部，未分化部の腫瘍発育形態が種々に移行し混在する。その中でも血管腫状部に相当する像が血管性腫瘍であることを特徴づける構造といえる。すなわち，腫瘍細胞が不規則な管腔形成を示し，その中に赤血球を入れる。管腔の内腔への複雑な乳頭状突出を示す。腫瘍細胞の大小不同，細胞異型が目立つといった像を見いだすことが重要となる。ただし，皮膚血管肉腫や乳腺血管肉腫では細胞異型が乏しい像を呈する。

細胞診では，細胞異型の目立つ悪性細胞が，上皮様ないし腺癌様の細胞集塊や，腺腔様の構造を示す像で出現する。その腺腔様構造の中に赤血球を取り込んだ像がみられることがある。また，乳腺血管肉腫では，細胞異型の目立たない紡錘形細胞がみられることが多く，穿刺吸引細胞診で採取された場合には採取細胞量も少ない。

5．免疫染色および遺伝子変異

CD31 陽性（細胞膜または細胞質），CD34 陽性（細胞膜または細胞質），ERG（ヒト ETS 関連遺伝子）陽性（核），FLI1（friend leukemia integration 1 transcription factor）陽性（核）。

12 滑膜肉腫 （図33）

1．分化方向および悪性度

分化方向の不明な腫瘍。悪性。

2．好発年齢

15〜40歳の若年成人に多い。

3．好発部位

多くは四肢の大関節付近，特に膝付近に多い。

4．細胞像

滑膜肉腫は，均一性のある細胞密度の高い紡錘形細胞肉腫であり，さまざまな上皮性分化を示す。滑膜肉腫の名前があるが，滑膜発生や滑膜浸潤はほとんどみられない。

単相型と二相型に分類される。組織学的に，単相型は多形性に乏しい紡錘形細胞が密に増殖する。二相型では上記所見に加え，所々に上皮様細胞からなる索状ないし腺管様構造が認められる。

細胞診では，二相型は細胞異型の目立たない短紡錘形細胞が孤立散在性にみられ，一部で上皮様に集まるような細胞集塊を認める二相性の像で出現する。ただし，二相型であっても上皮様細胞がはっきりしない場合が多い。

5．免疫染色および遺伝子変異

上皮様部分ではcytokeratin 陽性（上皮成分の細胞質），EMA 陽性（上皮成分の細胞膜），SS18-SSX（E9X9V）陽性（単相型および二相型の腫瘍細胞の核）。*SS18::SSX1/2/4*，*SS18L1::SSX1*。

13 胞巣状軟部肉腫 （図34，35）

1．分化方向および悪性度

分化不明な腫瘍。悪性。

2．好発年齢

15〜35歳に多い。女性にやや多い。

3．好発部位

成人例は大腿前面の筋肉内，小児例は眼窩や舌など頭頸部に多い。

4．細胞像

組織学的に，淡明から淡好酸性の細胞質を有する大型の腫瘍細胞が，類洞様の細血管で境される胞巣状構造を呈して増殖する。細胞診では，細胞質は不明瞭で裸核様に出現し，著明な核小体を有する核のみが目立つ。さらに核は所々で一列に並ぶように配列するのが特徴である。PAS 反応陽性かつジアスターゼ抵抗性の顆粒状ないし針状物質を細胞質に認める。

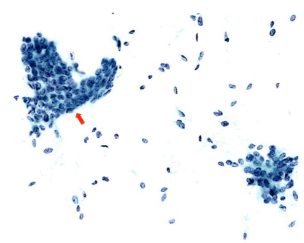

図33 滑膜肉腫 synovial sarcoma
短紡錘形の腫瘍細胞が孤立散在性に出現している部分と，腫瘍細胞が上皮様の細胞集塊を形成している部分を認める（➡）。二相型の細胞像である。

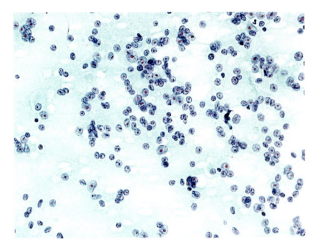

図34 胞巣状軟部肉腫 alveolar soft part sarcoma
細胞質が壊れて裸核様になった腫瘍細胞のみが出現することが多い。

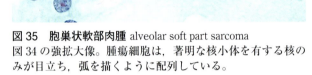

図35 胞巣状軟部肉腫 alveolar soft part sarcoma
図34の強拡大像。腫瘍細胞は，著明な核小体を有する核のみが目立ち，弧を描くように配列している。

5．免疫染色および遺伝子変異

TFE3（transcription factor E3）陽性（核）。*ASP-SCR1::TFE3*。

14 明細胞肉腫（図36）

1．分化方向および悪性度
分化不明な腫瘍。悪性。

2．好発年齢
30〜40歳代の若年成人に好発する。

3．好発部位
足部，足関節周囲に好発する。深部軟部組織に生じる。

4．細胞像
明細胞肉腫は，深部軟部組織を主として発生する高悪性度肉腫であり，メラノサイト分化を基本的特徴とする。

組織学的には明瞭な核小体を有し，類円形，多辺形，紡錘形の明るい細胞質を有する腫瘍細胞が，線維性に区画された充実性胞巣状構造を示す。

細胞診では，核小体の目立つ核と，類円形，多辺形，紡錘形の細胞質を有する腫瘍細胞が，上皮様の平面的集塊から孤立散在性に出現する。組織学的には明るい細胞質であるが，細胞診では明るくみえない場合もある。

腫瘍細胞はメラノサイト分化を示すもののメラニン顆粒を有する細胞は少ない症例が多く，その場合はフォンタナ・マッソン（Fontana-Masson）染色や免疫染色を用いるとよい。

5．免疫染色および遺伝子変異
S-100蛋白陽性（細胞質），HMB-45顆粒状に陽性（細胞質），SOX10陽性（核），Melan-A（melanoma antigen recognized by T cells-1）陽性（細胞質）。*EWSR1::ATF1*，*EWSR1::CREB1*。

15 骨外性粘液型軟骨肉腫（図37）

1．分化方向および悪性度
分化不明な腫瘍。悪性。

2．好発年齢
50〜60歳代に好発。男性に多い。

3．好発部位
大腿部や膝窩部の深部に好発。

4．細胞像
粘液様の基質を伴って，小型類円形核を有する腫瘍細胞が上皮様ないし索状配列集塊でみられる。核には核溝を認めることが多い。軟骨肉腫の名前があるが，

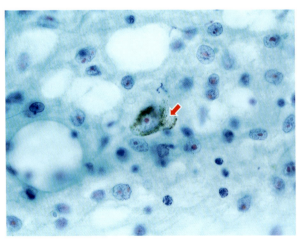

図36 明細胞肉腫 clear cell sarcoma
明るい細胞質を有する腫瘍細胞が孤立散在性に出現している。メラニン顆粒を有する腫瘍細胞（→）がみられることもある。

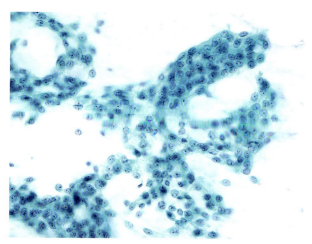

図37　骨外性粘液型軟骨肉腫
extraskeletal myxoid chondrosarcoma
粘液様基質を伴って，小型類円形核を有する均一な腫瘍細胞がみられる。上皮様ないし索状配列集塊が特徴的である。

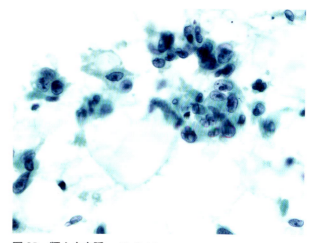

図38　類上皮肉腫 epithelioid sarcoma
多辺形の腫瘍細胞が孤立散在性や一部上皮様に集まる部分がみられる。背景には蛋白様物質ないし壊死物質がみられることが多い。

分化した軟骨をみることはない。
5．免疫染色および遺伝子変異
　INSM1 陽性（核）。*EWSR1::NR4A3*，*TAF15::NR4A3*，*TFG::NR4A3*。

16　類上皮肉腫（図38）

1．分化方向および悪性度
　分化不明な腫瘍。悪性。
2．好発年齢
　20～40歳代に好発。
3．好発部位
　古典型は手指，前腕，足に好発。近位型は会陰周囲，外陰部，臀部，骨盤腔に好発。
4．細胞像
　類上皮肉腫は，上皮様形態を示す腫瘍細胞が，主として中心部壊死を伴う肉芽腫様の増殖を呈する悪性腫瘍であり，古典型（遠位部）と近位型がある。
　細胞診では，壊死物質を伴うことが多い。異型の目立つ多辺形の腫瘍細胞が上皮様集塊としての出現や，紡錘形の腫瘍細胞が孤立散在性に出現する像が特徴的である。一見，癌細胞にみえるが，核は肉腫細胞独特な繊細な核である。

5．免疫染色および遺伝子変異
　cytokeratin（AE1/3，CAM5.2）陽性（細胞質），vimentin 陽性（細胞質），CD34 陽性（細胞膜），SMARCB1（SWI/SNF related, matrix associated, actin dependent regulator of chromatin, subfamily b, member 1）（INI1）陰性。

XII 造血器腫瘍の細胞診

造血器腫瘍の細胞診

　造血器腫瘍とは血液，骨髄，リンパ節が侵されるがんの総称で，白血病，リンパ腫，多発性骨髄腫（multiple myeloma：MM）などがあり，血流やリンパ流を介して全身に拡大するといわれる。2022年，造血器腫瘍の新しい疾患分類におけるWHO分類第5版（以下，第5版，2022）がLeukemia誌上の概要版とWebサイトベータ版から公表された。時を同じくして，WHO旧版のグループがICC（international consensus classification）分類をBlood誌に掲載したことで，疾患分類が今後どのような顛末をたどるか気になるところである。造血器腫瘍は多岐にわたるため，本章では第5版をベースにしつつ，骨髄系腫瘍とリンパ系腫瘍において日常的に経験しやすい病型を提示する。また，骨髄細胞を観察するにあたり，血球の分化，骨髄標本の作製・観察，染色，フローサイトメトリーの解析や骨髄転移性腫瘍を新規項目として追加している。

血球の分化・成熟

　末梢血液や組織などにみられる血球は，一定量になるよう基本的に骨髄で造血が営まれている。血球分化の簡略化した図（図1）を示すが，骨髄に存在する多能性幹細胞から始まり，さまざまなサイトカインによって，それぞれの細胞に分化・成熟する。その造血は常に一定というわけではなく，貧血や細菌感染などにより，末梢や組織で血球が必要になった時は，臨機応変に必要な細胞を供給できるようにサイトカインが産生され対応している。一方で種々の原因，多くは染色体や遺伝子の異常により白血病が発症する。造血幹細胞が腫瘍化するものには，慢性骨髄性白血病を代表とする骨髄増殖性腫瘍や骨髄異形成腫瘍がある。その他，前駆細胞が腫瘍化すると急性白血病，成熟したリンパ球が白血化するとリンパ腫となる。急性白血病やリンパ腫を理解するにはこれらの血球の分化・成熟の過程を知っていることが必要である。

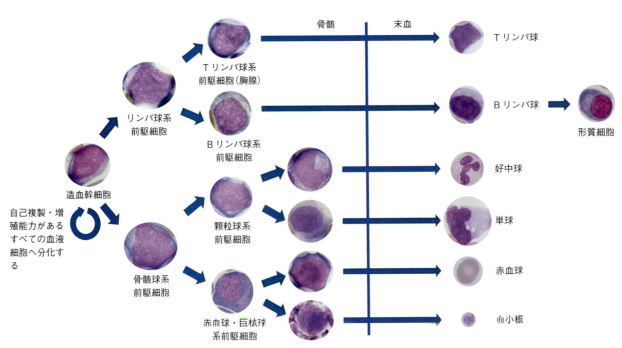

図1　血球の分化・成熟

骨髄標本の作製と観察法

1 骨髄検査

造血器の異常は，末梢血液中の血球数の増減や白血球分類の形態情報から得られるが，血球の分化・増殖・成熟の多くは骨髄で行われているため骨髄検査が不可欠となる。骨髄検査は血球数増減の原因解明，造血器腫瘍細胞の分化・成熟の評価，がんの骨髄転移の有無，治療後の評価，ある種の疾患の除外の判別などにおいて重要な役割を担っている。骨髄検査は大きく骨髄穿刺と骨髄生検に区分され，前者は骨髄穿刺液の塗抹標本の作製や有核細胞数・巨核球数算定の場合に，後者は骨髄組織の検査や骨髄穿刺が採取不可能な場合に有効となる。骨髄の穿刺部位は腸骨，胸骨，棘突起などで行われ，中でも胸骨は細胞密度が高いとされるが，骨折などの危険性を含んでいることから前・後腸骨稜が主に選択される。塗抹標本作製後は各種染色を施し目視法（人為的手法）にて多岐にわたる造血器疾患を光顕的に診断することになる。その他，免疫表現型，染色体・遺伝子検査などが行われる。

2 骨髄塗抹標本の作製

骨髄穿刺液に EDTA 塩を添加すると致命的な形態変化（核の萎縮，顆粒の減少など）を及ぼすため避けた方がよい。骨髄標本として，骨髄穿刺による薄層塗抹標本，圧挫伸展標本，クロット標本，骨髄生検によるスタンプ（捺印）標本が作製される。各種に普通染色を施したものを提示し（図2），その特徴を次に述べる。

1．薄層塗抹標本

骨髄穿刺の塗抹はウェッジ法にて迅速に10枚ほど作製する（図2A）。細胞密度が高いため，角度を下げてゆっくり滑らすように塗抹するが，脂肪や組織の小粒子（小塊）が混在しているため血液塗抹標本のように均等にはならない。この小粒子はストローマ（間葉系由来の間質細胞）部分を含む造血細胞を反映することや末梢血による希釈が少ない部分とされる。塗抹標本作製後は直ちに冷風ドライヤーにて強制乾燥を行う。吸引が不可能の場合は穿刺針に注射筒を装着し内容物を吹きつけることもある（図2B）。

2．圧挫伸展標本

骨髄小粒子を2枚のスライドガラスに挟み，上下から圧迫して小粒子を伸展させるもので，1回行うと2枚の標本が作製される。細胞密度を知る上で重要であり，綺麗に作製された標本は楕円状を呈するが熟練を要する。塗抹の中央部分の塊が大きいほど，細胞密度が高く末梢血の混入も少ないとされ，図2Cは低形成の例である。

3．クロット標本

組織切片標本（セルブロック）ともいわれる。骨髄穿刺の検査が終了後，血液を濾紙で吸い取り，組織小塊をピンセットで集めて10％中性緩衝ホルマリンに

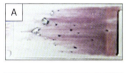
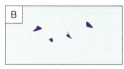
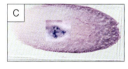
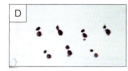
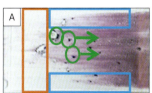
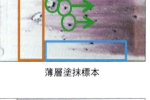
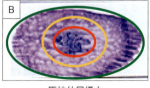
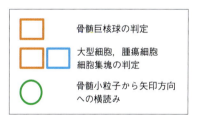
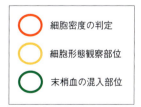

図2　骨髄塗抹標本（MGG染色）
A：骨髄穿刺，薄層塗抹標本
B：骨髄穿刺，吹付け
C：骨髄穿刺，圧挫伸展標本
D：骨髄生検，捺印（スタンプ）標本

図3　骨髄塗抹標本の観察部位

保存する。必要に応じて病理標本作製法でパラフィン切片を作成し，HE染色を施す。骨髄組織の全体像として細胞髄と脂肪髄の割合，腫瘍細胞の浸潤，結核などによる肉芽腫の判定に適している。

4．スタンプ（捺印）標本

骨髄生検による組織の構造物を"ありのまま"の状態で採取する検査である。生検針は一般にJamshidi針を用いて，穿刺部位は後腸骨棘が選択され，骨髄組織片を1.5〜3 cm採取する。採取した組織片は乾燥しないうちに軽く捺印するが，細胞が壊れやすいので注意を払う。1枚のスライドガラスに3カ所ほど捺印することが一般的である（図2D）。捺印後，病理学的に処理されるが，一部はMGG染色を施し血液学的情報を得るようにする。骨髄生検は骨髄線維症などで穿刺液が吸引不能（dry tap）やリンパ腫などの浸潤に有効となる。

3 骨髄標本の着眼点

1．骨髄塗抹標本の観察部位

薄層塗抹標本（図3A）は，塗抹の引き終わりに巨核球，辺縁に大型・腫瘍細胞などが集合しやすく，骨髄像分類では引き終わり部分の骨髄小粒子から矢印方向に横読みすることで末梢血の混入が避けられる。一方，圧挫伸展標本（図3B）は中央部の塊が細胞密度の判定や巨核球の分布の観察に優れ，その周囲は末梢血の混入が少なく形態観察領域とされる。末梢血の混入や高度の低形成像の場合は，圧挫伸展標本にて確認することにより判読の精度を高めることもできる。

2．骨髄像の実践的観察

顕微鏡の低倍率（100倍）で全体像を把握し，中倍率（400倍）で骨髄細胞の構成を捉え，高倍率（1,000倍）で詳細な観察と百分比を求める。低〜中倍率では，①有核細胞の分布状態（低形成，正形成，過形成），②脂肪髄／細胞髄比（fat/cell ratio：F/C比，1：1），③巨核球の増減と成熟度・血小板産生能，④顆粒球／赤芽球比（myeloid/erythroid ratio：M/E比，2〜3：1）などを確認する。そして非造血細胞群（形質細胞，細網細胞，脂肪細胞，マクロファージなど）の存在は骨髄の証となる。白血病を疑う場合は芽球の比率やその特徴を，リンパ腫の骨髄浸潤を疑う場合は正常リンパ球を対照にして異型性の有無を捉え，また，がん細胞の骨髄転移は大型細胞や集塊のみならず孤立散在性の小型細胞にも目を配ることである。治療後の寛解または再発（再燃）は初診時や経過中の患者情報を入手し丹念に観察する。本邦では骨髄塗抹標本から百分比を求めて記録する習慣があり，骨髄の場合には信頼性を高めるために少なくとも有核細胞500個を1,000倍で算定することが一般的である。あくまでも算定した部位のみの評価であることを念頭に置く必要がある。報告書については施設で異なるため，日本検査血液学会ホームページ（http://jslh.kenkyuukai.jp/）に掲載されている骨髄検査所見を推奨する。

4 染色法

血液分野で行われる血球染色は普通染色と特殊染色に大別される。普通染色は塩基性色素，酸性色素，中性色素を混合したもので血球染色の基本であり，特殊染色は血球の酵素や非酵素を細胞化学的に染め出すものである。

1．普通染色

血液分野ではMGG染色とWG染色の二重染色が主流である。普通染色はイオン反応といわれ，緩衝液（1/15 moL リン酸緩衝液，pH 6.4）で希釈することによって各種色素が荷電し細胞内物質と色素がイオン結合して染色される。塩基性色素にはメチレンブルー・アズール，酸性色素にはエオジン，中性色素にはエオジン酸メチルブルーが含まれる。ライト染色はメチレンブルーとエオジン，ギムザ染色はアズールとエオジン，メイ・グリュンワルド染色はエオジン酸メチルブルーの色素を含み，多種の色調が得られることからRomanowsky（ロマノフスキー）効果といわれる。

1）血球の染色態度

好中球は中性色素によって細胞質は淡橙褐色，顆粒は橙褐色に，好塩基球は塩基性色素によって細胞質は淡褐色，顆粒は黒紫色（異染性）に，好酸球は酸性色素によって細胞質は淡橙色，顆粒は橙紅色に染まる。リンパ球や単球はrRNAに塩基性色素が結合し，前者は淡青色，後者は灰青色に染まる。異型リンパ球の細胞質の強度好塩基性はrRNAの増量によるものとされる。また幼若細胞における細胞質の好塩基性の染まりは細胞分裂の際，2個分の細胞質を産生するため，mRNAからのrRNA量が増加するために塩基性色素が結合して青染すると考えられている。

2）普通染色の工程

筆者が実施した全国的調査ではMGG染色が約80％，WG染色が約17％であったが，"土俵は1つ"とするとMGG染色を推奨したい。染色法には上乗せ法と浸漬法があり，前者は混和不十分による染色性のムラや色素・ゴミの付着のため，後者の染色壺を用いた方を推奨する。ポイントとなるギムザ染色の希釈濃度は，緩衝液1 mLに対しギムザ原液1〜1.5滴を推奨する。染色が薄い場合はギムザ染色で追加染色を施し，日々の精度管理にも努めるべきである。染色後の保存標本は封入剤で適切に処理することで30年経過して

も観察可能な標本となる。MGG 染色の工程を参考例として提示する（表1）。

2．特殊染色

特殊染色は細胞内に含まれる酵素，多糖類，金属イオンなどを化学的反応によって染色する方法で，細胞化学染色ともいわれ，普通染色を補填する役目を担っている。一般には酵素用としてミエロペルオキシダーゼ（MPO），エステラーゼ（EST），好中球アルカリフォスファターゼ（NAP），酸ホスファターゼ（ACP）染色が，非酵素用として鉄（Fe），PAS 反応がよく使用されている。染色法には自家製による方法と市販製品によるキット法があるが，キット法が主流となっている。キット法は自家製法に比べ試薬の調整などが簡易であるため便利であるが，試薬の変性による染色性の劣化は歪めなく，期待した染色性が得られなかった場合の原因が追跡できないことである。この場合，代用となる手段をみつけておくことが大事である。そして各種の染色がどの細胞に適応性があるのかを知っておくべきである。

正常の骨髄細胞

薄層塗抹標本の MGG 染色による骨髄の正常細胞を提示する（図4）。顆粒球系や赤芽球系細胞は各種分化・成熟段階の細胞所見を習得し，非造血細胞群の存在を認識する。また類似細胞についてはその鑑別法を持ち合わせておくことが細胞同定を円滑に進めることになる。健常成人の骨髄像百分比の基準範囲は一定ではないため，小宮法（1983）を参考にすると主細胞の百分比の平均値は次のようになる。すなわち，顆粒球系（M）は骨髄芽球 1.3％，前骨髄球 4.4％，骨髄球 7.0％，後骨髄球 10.0％，好中球 27.2％，好酸球 7.4％，好塩基球 0.3％で，赤芽球系（E）は前赤芽球 0.2％，好塩基性赤芽球 1.7％，多染性赤芽球 16.2％，正染性赤芽球 2.2％，その他リンパ球 19.1％，単球 3.3％，形質細胞 1.1％，細網細胞 1.8％である。正形成で M/E の正常構成比 2～3：1 を背景に数量的ならびに質的所見を総合して形態診断を行い，報告する。

骨髄系腫瘍

1 急性骨髄性白血病（AML）

第5版による主な急性骨髄性白血病の分類と症例を提示する（表2）。

表1　MGG 染色の工程（参考例）

①塗抹標本の作製
②直ちに強制乾燥（冷風）
③メイ・グリュンワルド液　3分
④pH 6.4-1/15 mol/L リン酸緩衝液[*1]　3分
⑤ギムザ希釈液[*2]　20分
⑥軽く水洗　数秒
⑦乾燥・封入
⑧鏡検

＊1：使用時に精製水で10倍希釈する
＊2：ギムザ原液1～1.5滴/緩衝液1 mL

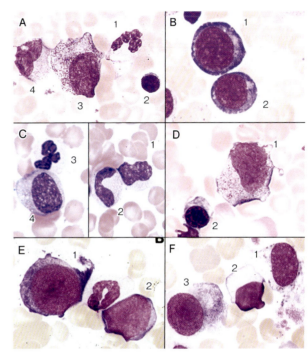

図4　正常の骨髄細胞（骨髄，MGG：1,000倍）
A：1．分葉核球（ペルゲル様核異常），2．リンパ球，3．前骨髄球，4．単球
B：1，2．好塩基性赤芽球
C：1．後骨髄球，2．桿状核球，3．分葉核球，4．骨髄球
D：1．前単球，2．多染性赤芽球
E：1．前赤芽球，2．骨髄芽球
F：1．マクロファージ，2．リンパ球，3．細網細胞

1．第5版における主な変更点

①「遺伝子異常で定義される AML」と「分化段階で定義される AML」に大別された。
②骨髄異形成関連の変化を伴う AML（AML with myelodysplasia-related changes：AML-MRC）は骨髄異形成に関連した AML（AML-MR）に名称変更された。
③遺伝子異常を伴う病型では従来から芽球の割合が20％未満もあるとされる中，*BCR::ABL1* 融合遺伝子を伴う AML や *CEBPA* 変異を伴う AML は例外

とされ,芽球20%以上が診断要件とされている。
④遺伝子異常で定義されるAMLでは,遺伝子表記が"-"(ハイフン)から"::"(ダブルコロン)に変更された(例:*PML::RARA*)。ここでは,Leukemia誌(2022)の記載に準じた。

2. 遺伝子異常で定義されるAML

1) *PML::RARA* 融合遺伝子を伴うAPL(図5)

急性前骨髄球性白血病(APL)は顆粒豊富型が多く顆粒微細型もある。複数のアウエル小体(Auer小体,ファゴット:faggot)を認め,MPO染色(光顕MPO)は細胞質一面に染まることが特徴的である。APL細胞に出現する異常の顆粒からアネキシンⅡ/S100A10複合体が放出され,一次線溶を促し播種性血管内凝固症候群(DIC)を引き起こすとされ,分化誘導療法(オールトランスレチノイン酸:ATRA)などによって延命効果が期待される。骨髄系抗原はCD33の発現が強く,ヒト白血球抗原クラスⅡ-DQ抗原(HLA-DR)の発現が弱い。核型異常はt(15;17)(q24.1;q21.2),遺

表2 急性骨髄性白血病(AML)の分類

1. 遺伝子異常で定義されるAML
1) *PML::RARA* 融合遺伝子を伴うAPL
2) *RUNX1::RUNX1T1* 融合遺伝子を伴うAML
3) *CBFB::MYH11* 融合遺伝子を伴うAML
4) *DEK::NUP214* 融合遺伝子を伴うAML
5) *RBM15::MRTFA* 融合遺伝子を伴うAML
6) *BCR::ABL1* 融合遺伝子を伴うAML
7) *KMT2A* 再構成を伴うAML
8) *MECOM* 再構成を伴うAML
9) *NUP98* 再構成を伴うAML
10) *NPM1* 変異を伴うAML
11) *CEBPA* 変異を伴うAML
12) 骨髄異形成に関連したAML(AML-MR)
13) その他の遺伝的変化を伴うAML

2. 芽球の分化段階によって定義されるAML
1) 最未分化型AML
2) 未分化型AML
3) 分化型AML
4) 急性好塩基性白血病
5) 急性骨髄単球性白血病
6) 急性単球性白血病
7) 急性赤芽球性白血病
8) 急性巨核芽球性白血病

(The 5th edition of the WHO classification of haematolymphoid tumours, 2022. より改変)

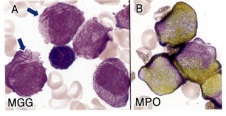

図5 *PML::RARA* 融合遺伝子を伴うAPL
acute promyelocytic leukemia with *PML::RARA* fusion
A:骨髄。顆粒豊富型のAPL細胞にファゴット細胞(➡)を認める。
B:骨髄。MPO染色でAPL細胞は核を被るように強陽性を示す。

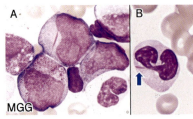

図6 *RUNX1::RUNX1T1* 融合遺伝子を伴うAML
AML with *RUNX1::RUNX1T1* fusion
A:骨髄。芽球は核形不整,明瞭な核小体や長いアウエル小体を認める。
B:骨髄。好中球にアウエル小体(➡)を認める。

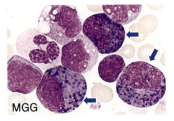

図7 *CBFB::MYH11* 融合遺伝子を伴うAML
AML with *RUNX1::RUNX1T1* fusion
骨髄。異常の好酸球(➡)がみられ,それはMPO染色やPAS反応に陽性を示す。

伝子異常は *PML::RARA* 融合遺伝子が証明される。

2）*RUNX1::RUNX1T1* 融合遺伝子を伴う AML（図6）

分化型 AML に多くみられ，芽球は核形不整や核小体を認め，アウエル小体は長・短・bundle（束）を有し MPO 染色が強陽性である。骨髄球の細胞質に好塩基性小顆粒あり，好中球のアウエル小体もみる，分化度の強さが伺える。また好中球に低顆粒やペルゲル様核異常を認める。核型異常は t(8；21)(q22；q22.1)，遺伝子異常は *RUNX1::RUNX1T1* 融合遺伝子が証明され，再発はあるものの比較的予後良好とされる。

3）*CBFB::MYH11* 融合遺伝子を伴う AML（図7）

異常好酸球を伴う急性骨髄単球性白血病である。骨髄は異常な好酸球（黒紫色の粗大顆粒）を認めるも末梢血には出現せず，MPO 染色や PAS 反応に強陽性を示す。核型異常は inv(16)(p13.1；q22) または t(16；16)(p13.1；q22)，遺伝子異常は *CBFB::MYH11* 融合遺伝子が証明され比較的予後良好とされる。

3．芽球の分化段階で定義される AML

最未分化型，未分化型，分化型，骨髄単球性，単球性，赤芽球性，巨核芽球性が範疇となる。免疫染色が病型診断に有効になることが多い。骨髄の芽球は骨髄有核細胞中の 20％以上を占め，アウエル小体を有し，MPO 染色が芽球の 3％以上に陽性を示す。ただし，最未分化型，単芽球性，赤芽球性，巨核芽球性の芽球は MPO 染色に陰性である。FAB 分類（French-American-British classification）にて記載された略語（最未分化型は M0，未分化型は M1 など）が使い慣れているため，"相当"を付記して表記する。

1）最未分化型 AML（M0 相当）（図8）

芽球は顆粒やアウエル小体を認めず，MPO 染色は陰性であるが，骨髄系抗原（CD13，CD33，CD117 など）の 2 つ以上が発現し AML の範疇とされる。光顕 MPO は陰性であるが，電顕 MPO は陽性で骨髄系の顆粒が証明され，本型が診断される。しかし昨今では，電顕検査の実地施設が限定されるため骨髄系抗原をもって診断されることが多い。

2）未分化型 AML（M1 相当）（図9）

骨髄の芽球は 90％以上を占め，顆粒やアウエル小体を有し MPO 染色は陽性（3％以上）である。芽球は未分化であり，MPO 染色は低率陽性もあることから弱陽性を見逃さないように注視する。そのためには感度良好とされるベンチジン誘導体を用いたジアミノベンチジン（diaminobentizine：DAB）法などを推奨する。骨髄系抗原が2つ以上発現する。

3）分化型 AML（M2 相当）（図10）

骨髄の芽球は 20％以上で 90％を超えず，顆粒やアウエル小体を認め，好中球までアウエル小体が出現することがある。芽球の MPO 染色の陽性率は高まる。骨髄系抗原が 2 つ以上発現する。

4）急性骨髄単球性白血病（M4 相当）（図11）

骨髄の芽球は 20％以上で，好中球系とその前駆細胞かつ単球系とその前駆細胞が各 20％以上混在する。末梢血は単球数 5,000/μL 以上と芽球が出現する。好中球系は MPO 染色が陽性でαナフチル ブチレート EST 染色が陽性（青色），単球系は MPO 染色が陰性から弱陽性でブチレート EST 染色が陽性（茶褐色）で，両者の混在が証明される。骨髄系抗原および単球系抗原（CD14，CD64，CD11b，CD4，CD163，リゾチームなど）が発現する。

5）急性単球性白血病

a．急性単芽球性白血病（M5a 相当）（図12）

低分化型で骨髄の単芽球は 80％以上を占め，その多くは MPO 染色に陰性，ブチレート EST 染色に陽性（茶褐色）でフッ化ナトリウム（NaF）にて阻害される。単球系抗原が発現する。

b．単球性白血病（M5b 相当）（図13）

分化型で骨髄の単芽球は 80％未満，前単球や単球が優位で，MPO 染色は陰性が多く一部に弱陽性を示す。EST 染色の陽性や単球系抗原の発現が有効となる。

6）急性赤芽球性白血病（M6b 相当）（図14）

骨髄の赤芽球は 80％以上を占め，かつ 30％以上が未熟赤芽球（前赤芽球）である。未熟赤芽球は多核や好塩基性の細胞質に空胞を有し，MPO 染色は陰性で PAS 反応が顆粒状の陽性を示すことがある。形態診断が困難なことが多く，赤芽球系抗原のグリコフォリン，ヘモグロビン A，CD71，炭酸脱水酵素 1（carbonic anhydrase 1）の発現が有効となる。旧版では M6a（骨髄芽球と赤芽球系の混在）と M6b（未熟赤芽球主体）に区分されていたが，M6a は他の AML や骨髄異形成腫瘍（MDS）へ移行し M6b が残ったことになる。

7）急性巨核芽球性白血病（M7 相当）（図15）

骨髄の芽球は 20％以上で多くは巨核芽球である。巨核芽球は細胞質に蕾（bud）や水泡（bleb）状の突起を有し，MPO 染色は陰性で ACP 染色は限局性の陽性を示す。突起を持たない場合は，他の芽球との鑑別が困難なため血小板膜糖蛋白の CD41（糖蛋白Ⅱb/Ⅲa），CD42b（Ⅰb），CD61（Ⅲa）のいずれかの発現を確認する。HLA-DR の発現は弱いことが多い。

2 二次性骨髄性腫瘍

1．第5版における主な変更点

①WHO 分類改訂第 4 版（以下，改訂第 4 版，2017）における治療関連性骨髄性腫瘍（t-MNs）や生殖細胞系列変異に関連する骨髄性腫瘍が二次性骨髄性腫瘍

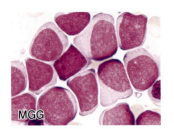

図8　最未分化型AML
（M0相当）
AML with minimal differentiation
骨髄。芽球は顆粒やアウエル小体を認めない。
MPO染色は陰性である。

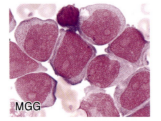

図9　未分化型AML
（M1相当）
AML without maturation
骨髄。芽球は90％以上で顆粒やアウエル小体を認めMPO染色が陽性になる。

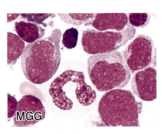

図10　分化型AML
（M2相当）
AML with maturation
骨髄。芽球は20％以上で好中球までの分化（大型）がみられる。

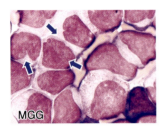

図11　急性骨髄単球性白血病
（M4相当）
acute myelomonocytic leukemia
骨髄。芽球は20％以上で好中球系と単球系（→）が混在する。

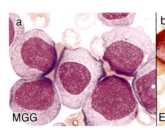

図12　急性単芽球性白血病（M5a相当）
acute monoblastic leukemia
骨髄。単芽球は80％以上を占め，MPO染色が陰性でブチレートEST染色が陽性である。
（EST：エステラーゼ）

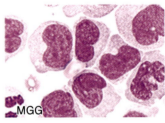

図13　急性単球性白血病
（M5b相当）
acute monocytic leukemia
骨髄。単芽球は80％未満で前単球と単球が優位となる。
MPO染色は陰性～弱陽性である。

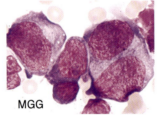

図14　急性赤芽球性白血病
（M6相当）
acute erythroid leukemia
骨髄。未熟赤芽球は大型で多核を認め細胞質の好塩基性が強度である。
MPO染色は陰性である。

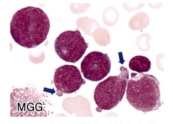

図15　急性巨核芽球性白血病
（M7相当）
acute megakaryoblastic leukemia
骨髄。巨核芽球は細胞質に蕾や水泡状の突起（→）を持つ。
MPO染色は陰性である。

に含まれることとなった。

②殺細胞性治療歴のある骨髄性腫瘍の名称変更と，PARP1阻害剤（poly ADP ribose polymerase阻害剤：DNA損傷修復機構を阻害する分子標的治療薬）が原因薬剤の1に加えられた。

　殺細胞性の抗がん剤による化学療法や放射線治療後に発生する二次がんとして分類される。がんの治療効果の向上に伴い生存期間が延長され，本疾患のカテゴリーの重要性が再認識されてきた。t-MNsは全骨髄性腫瘍の約20％にみられ，約70％が固形がんの治療後に発症し，約30％は造血器腫瘍後に発症する。また，5～20％の症例は非腫瘍疾患に対する治療後に発症する。アルキル化剤や放射線による治療後の発症は高齢に多いが，トポイソメラーゼⅡ阻害薬治療後の発症は全年齢層で同様に認められる。細胞毒性治療薬とされるのは

アルキル化剤：メルファラン，シクロホスファミド，ブスルファン，マイトマイシンCなど
トポイソメラーゼⅡ阻害薬：アムサクリン，アクチノマイシン，エトポシド，ダウノルビシンなど
その他：ビンブラスチン，ビンクリスチン，ドセタキセルなど

が含まれる。著者らは治療後に急性リンパ芽球性白血病（acute lymphoblastic leukemia：ALL）からAML，転移性小細胞癌からAML，B非ホジキンリンパ腫からAML，転移性分化型腺癌からAPLの発症例を経験している。

3 混合系統型ないし分化系統不明な急性白血病

分化系統不明な急性白血病（ALAL）は，系統の分化が不明な白血病で，系統特異的な抗原を発現していない急性未分化白血病と複数の系統の抗原を発現していて1種の系統に絞り切れない混合形質性急性白血病がある。ALALの頻度は急性白血病の4％未満とされる。芽球が未分化型であるため，MGG染色による形態診断や免疫染色に期待することが不可能となり，免疫表現型や遺伝子検査の重要性が高まる。

1．第5版における主な変更点

BCL11B（B-cell lymphoma/leukemia 11B）再構成を伴うALALと*ZNF384*（zinc finger protein 384）再構成を伴う混合系統型急性白血病（MPAL）に分類された。

2．*BCL11B*再構成を伴うALAL

14番染色体長腕（14q32）上の*BCL11B*再構成を伴うALALは多彩な表現型を有し，急性未分化白血病やT細胞/顆粒球系MPALの最大20〜30％に認める。*BCL11B*再構成は，最未分化型AML（M0相当）や未分化型AML（M1相当），あるいは初期T細胞前駆リンパ芽球性白血病の20〜30％にも認める。第5版では遺伝子異常により診断される病型と免疫表現型により診断される病型に区分された。

3．*ZNF384*再構成を伴うMPAL

MPALは臨床所見や免疫表現型が重複し，共通の分子遺伝学的発症機序を有することで1つの範疇に含まれる。12番染色体短腕（12p13）上の*ZNF384*を再構成するMPALは，通常B細胞/顆粒球系（B/M）の表現型を有し，小児B/Mでは最大50％の症例に，*TCF3*（19p13.3），*EP300*（22p13），*TAF15*（17q12），*CREBBP*（16p13.3）などとの融合遺伝子を認める。

4 骨髄異形成腫瘍（旧：骨髄異形成症候群）

骨髄異形成症候群（MDS）とはクローン性の造血幹細胞性疾患で，血球減少，単一系統もしくは多系統の骨髄系細胞の異形成，無効造血，反復するゲノム変異，そしてAMLへの進展リスクを備えた特徴を持っている。骨髄前駆細胞ではアポトーシスの亢進がみられ，これが血球減少（主に汎血球減少）に関与している。MDSの診断に必要な血球数として，改訂第4版ではヘモグロビン（Hb）男性13g/dL未満，女性12g/dL未満，男女共通として好中球数1,800/μL未満，血小板数（PLT）15万/μL未満としている。従来の骨髄異形成症候群から新しく骨髄異形成腫瘍として整理された病型分類と定義を紹介する（表3）。

1．第5版における主な変更点

①本型は腫瘍的性格を強調する観点から，骨髄異形成症候群の名称が骨髄異形成腫瘍（myelodysplastic neoplasms）に変更された。ただし，略称は旧版の"MDS"のままである。
②遺伝子異常で定義されるMDSと形態異常で定義されるMDSに大別された。
③低形成MDSが病型分類に新設された。
④MDSの芽球の割合に基づく分類を明確にするため，低芽球性と芽球増加を伴うという用語で区分された。
⑤小児MDSは芽球の割合で再編され，低芽球性小児MDS（低形成型，特定不能型）と芽球増加を伴うMDSに細分化された。

2．骨髄異形成腫瘍

1）遺伝子異常で定義されるMDS

染色体異常のdeletion，すなわち5q-（5番染色体長腕欠失）を伴う低芽球性MDS，*SF3B1*変異を伴う低芽球性MDS，*TP53*の両アレル（対立遺伝子）不活化を伴うMDSが含まれる。芽球の表記についてはlow blast（低芽球）に変更され，芽球は骨髄で5％未満，末梢血で2％未満とされる。*SF3B1*変異は骨髄の鉄染色における環状鉄芽球の割合が関与するが，基準とされる15％未満であっても，*SF3B1*変異を認めれば本型に分類される。

2）形態異常で定義されるMDS

低芽球性MDS（MDS-LB），低形成MDS（h-MDS），芽球増加を伴うMDS（MDS-IB1/IB2），線維化を伴うMDS（MDS-F）に細分化された。低形成は，骨髄穿刺検査のみでは不十分で骨髄生検が必須となり，年齢から補正した骨髄細胞密度が25％以下と定義される。AMLとの境界は，骨髄または末梢血中の芽球比率20％までの規定が継続されている。血球三系統の異形成は，10％以上の異形成を占める場合を有意としているが，単一系統および多系統の異形成については病型区分に扱わず，5qや*SF3B1*変異を伴わないものとされた。

表3 骨髄異形成腫瘍（MDS）の分類

MDSの病型	芽球の割合	染色体核型（A）/遺伝子異常（B）
1. 遺伝子異常で定義されるMDS		
・単独5q欠失を伴う低芽球性MDS	＜5％ BM　and＜2％ PB	（A）5q欠失または5q欠失に1つまでの付加的染色体異常あり
・*SF3B1*変異を伴う低芽球性MDS[*1]	＜5％ BM　and＜2％ PB	（A）5q欠失，7モノソミーまたは複合核型の欠如 （B）*SF3B1*遺伝子変異あり
・*TP53*両アレル不活化変異を伴うMDS	＜20％ BM and PB	（A）一般に複雑核型 （B）*TP53*変異が2つ以上 or *TP53*変異1つに*TP53*コピー数の減少 or コピー数に変化のないヘテロ接合体接合性喪失を伴う
2. 血球形態異常で定義されるMDS		
・低芽球性MDS ・低形成MDS[*2] ・芽球増加を伴うMDS（with increased blasts：MDS-IB）	＜5％ BM and＜2％ PB	
MDS-IB1	5〜9％ BM or 2〜4％ PB	
MDS-IB2	10〜19％ BM or 5〜19％ PB or アウエル小体	
線維化を伴うMDS（MDS-f）	5〜19％ BM，2〜19％ PB	
3. 小児MDS		
・低芽球性小児MDS 　低形成型（hypocellular） 　特定不能型（NOS）	＜5％ BM，＜2％ PB	
・芽球増加を伴う小児MDS	5〜19％ BM，2〜19％ PB	

*1：環状鉄芽球≧15％の場合で*SF3B1*変異が確認されない場合はMDS with low blasts and ring sederoblastsと呼称する。
*2：骨髄細胞密度≧25％を低形成とみなすが，年齢による補正が必要である。
BM：骨髄，PB：末梢血

(The 5th edition of the WHO classification of haematolymphoid tumours, 2022. より改変)
(前田智也ほか：造血器・リンパ系腫瘍のWHO分類．臨床検査 2023；67：703-708．より改変)

3）小児MDS

小児MDS（cMDS）は，新しく低芽球性小児MDS（cMDS-LB）として低形成型，分類不能（NOS）型に区分され，また芽球増加を伴うMDSが追加された。小児MDSは，約80％が高度な低形成骨髄を呈することから，再生不良性貧血などと鑑別を要し，低形成については骨髄生検が必須となる。芽球増加を伴う小児MDS（cMDS-IB）は，骨髄の芽球が5〜19％に規定され，小児例全体の10〜25％を占める。また，cMDS-LBに比べて後天性細胞遺伝学的異常や*RAS*経路変異を認めることが多い。

3. MDSにみられる形態異常

1）芽球の判定と捉え方

2000年，国際MDS形態ワーキンググループ（IW-GM-MDS）は，芽球のTypeⅠ（顆粒を持たない）とTypeⅡ（顆粒を数個持つ）を提唱した。正常の骨髄芽球に比し，大型でクロマチンは繊細網状で明瞭な核小体を有し，TypeⅡ芽球は顆粒が細いことで前骨髄球（粗大顆粒）とは異なる。

2）三系統の異形成について

IWGM-MDSはMDSの三系統の形態異常（異形成）の診断基準を提唱し，本邦のMDSワーキンググループはその基準に基づいてMDSに特異性の高い異形成をカテゴリーA，MDSを示唆する異形成をカテゴリーBに区分した。

a. カテゴリーAの異形成（図16）

①顆粒球系：低分葉核（偽ペルゲル核異常）と低（脱）顆粒好中球。成熟好中球100個以上を鏡検して10％以上あれば陽性とする。低分葉核はクロマチンの凝集塊が強度で団子状が大半を占め，分葉は2分葉止まりで鼻メガネ状と形容される。低顆粒は80％以上の脱顆粒をもって判定するが，染色不備には注意する。後天性の場合は頭に"偽"をつけて先天性と区別する。

②赤芽球系（環状鉄芽球）：骨髄の鉄染色にて鉄陽性顆粒を判定する。赤芽球100個以上を鏡検し，核に

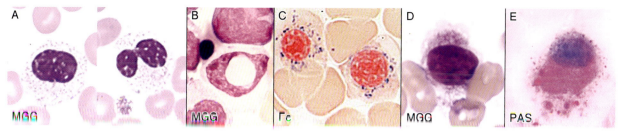

図16 MDSカテゴリ Aの異形成
A：末梢血。偽ペルゲル核異常の好中球　B：骨髄。輪状核で低（脱）顆粒の好中球　C：骨髄。環状鉄芽球（Fe染色）
D：骨髄。微小巨核球　E：骨髄。PAS反応陽性の微小巨核球　Fe：鉄

沿って5個以上の陽性顆粒を認めるものを環状鉄芽球として，赤芽球の15％以上の陽性をもって判定する。環状鉄芽球とはヘム合成障害により核周囲に局在するミトコンドリアに過剰の鉄顆粒が沈着したもので，鉄顆粒は赤血球内にも認められパッペンハイマー（Pappenheimer）小体という。

③**巨核球系（微小巨核球）**：骨髄の巨核球を25個以上鏡検し微小巨核球が10％以上あれば陽性とするが，微小巨核球を3個以上認めれば10％以上に相当するとされ，陽性の対象となる。微小巨核球とは前骨髄球より小さいもので血小板産生能はなく，PAS反応に陽性を示す。巨核球が少なく25個鏡検不可能の場合は判定不能とする

b．カテゴリーBの異形成

①**赤芽球系**：多核，核の異型性，非対称核（分裂異常），核融解（アポトーシス），PAS反応のびまん性陽性（成熟型）が多い。MDSの巨赤芽球様変化は，DNAの断裂や分裂障害によってアポトーシスが起こり，巨赤芽球，巨大顆粒球の他にペルゲル核異常・顆粒減少好中球，微小巨核球などの異常を認める。

②**顆粒球系**：核に糸状突起を有する好中球，輪状核の好中球，偽ペルゲル核異常の好酸球，アウエル小体，偽チェディアック・東顆粒異常などを認める。

③**血小板系**：分離多核巨核球，低分葉核巨核球，巨大血小板など。小型の低分葉核巨核球は血小板産生能が良好で，MDSの5q-症候群にみられることが多い。巨大血小板は赤血球よりも大きいものを捉え形態異常とされる。

5　骨髄増殖性腫瘍（MPN）

骨髄増殖性腫瘍（MPN）はクローナルな造血幹細胞の疾患で，骨髄において顆粒球系，赤血球系，巨核球系のいずれか一系統以上の増殖を特徴とする。チロシンキナーゼの恒常的活性化を本態とする疾患単位として，WHO分類（2008）から骨髄増殖性腫瘍に改められた。

1．第5版における主な変更点

①慢性骨髄性白血病（CML）は，自然経過として存在していた移行期が削除され，慢性期と急性期（急性転化期）の2つに区分された。

②真性赤血球増加症（PV）は，クロム酸ナトリウム（51Cr）を用いる循環赤血球量の測定が診断基準から削除された。

③慢性好酸球性白血病（CEL）は，好酸球増加の持続期間が6カ月から4週間に短縮され，クローナリティおよび骨髄の形態異常の証明が条件となった。

④若年性骨髄単球性白血病（JMML）は，RAS経路など異常増殖の分子病態を重視したことと，異形成所見が明瞭でないことから旧版の骨髄異形成/増殖性腫瘍から新規に追加された。

2．慢性骨髄性白血病（CML）

MPNの中でも最も頻度が高く形態異常を認め，フィラデルフィア（Ph）染色体はt(9；22)(q34；q11)で表記され，9番染色体上のABL遺伝子と22番染色体上のBCR遺伝子が融合したもので，CMLの95％以上に認められる。この融合遺伝子の発見以降，チロシンキナーゼ阻害薬（TKI）とした分子標的治療薬の開発によって，CMLの予後は劇的に改善した（Drucker BJ, et al：N Eng J Med 2001；344：1031-1037.）。第一選択のイマチニブを筆頭にニロチニブ，ダサチニブ，ボスチニブ，ポナチニブなどによって延命効果が期待できる。一方で，ABLキナーゼの変異や付加的細胞遺伝学的異常などによるTKI抵抗性によって急性期へ進行する例もある。

1）慢性期の形態所見（図17）

①**末梢血**：白血球数（WBC）は正常～増加，幼若顆粒球や有核赤血球の出現，好酸球，特に好塩基球の増加がみられ，NAP染色の活性低下を認める。

②**骨髄**：骨髄有核細胞は増加して高度な過形成を呈し，芽球の増加はなく好中球系の成熟過程の増加（M/E比大）がみられる。末梢血と同様に好塩基球の増加を認める。巨核球は成熟型が増加する中，低分葉核

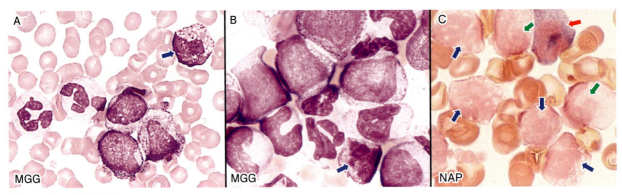

図17 CMLの慢性期
A：末梢血。幼若顆粒球の出現や好塩基球（➡）の増加を認める。　B：骨髄。顆粒球系の増加の中，好塩基球（➡）の増加を認める。　C：末梢血。NAP染色にて好中球は陰性が多く（➡），好塩基球も陰性（➡）のことから鑑別を要する。陽性の好中球（➡）。

（単円形核）の形態異常を認めることがある。

2）提示例

中高年，WBC 12.8万/μL（幼若顆粒球24％，好塩基球8％），PLT 45.9万/μL，骨髄有核細胞数（BM-NCC）65.2万/μL，NAP活性低下の例を提示する（図17）。

3）急性期と診断基準

CMLの急性期は多系統への移行を呈する。移行先は70〜80％が骨髄性で，20〜30％がリンパ性とされ，他に前骨髄球性，巨核芽球性，好塩基球性があり，リンパ節では骨髄芽球腫（AML様）がみられる。芽球の形態は急性白血病と同様で，MPO染色が陰性の芽球については免疫表現型や遺伝子解析で診断を行う。急性期の診断基準には末梢血および骨髄の芽球が20％以上で髄外に芽球の増加を認めるが，リンパ芽球性では進行が急速のため芽球の割合や髄外病変は必ずしも条件としていない。

3．真性赤血球増加症（PV）

骨髄の造血細胞が腫瘍性増殖をきたし，赤芽球系の細胞が増殖する疾患である。

顆粒球系や巨核球系も増殖するが，エリスロポエチン（EPO）に対する感受性が高い赤芽球系の増殖が主体である。

1）第5版における主な変更点

従来の51Cr法による循環赤血球量測定が実臨床では近年まれであることから除外された。それ以外は大きな変更はなく，改訂第4版を紹介する。

2）診断基準

major基準：
① Hb濃度：男性＞16.5 g/dL，女性＞16.0 g/dL
② ヘマトクリット（Ht）：男性＞49%・女性＞48%
③ JAK2 *V617F*変異（95%以上）または*JAK2* exon12変異の存在

minor基準：血清EPO低値（赤血球の幹細胞増殖の状態であり，これ以上赤血球の産生は不要となるので低値となる）

評価：3つのmajor基準を満たすか，major基準①②とminor基準を満たす時

3）形態所見

骨髄穿刺標本では赤芽球系の増加を認めるが，特徴的な形態異常は認めない。骨髄生検標本では三系統の過形成や多彩な巨核球の増加を認める。

4．本態性血小板血症（ET）

骨髄の造血幹細胞が腫瘍性増殖をきたし，巨核球が著増する。MPNの中で比較的予後が良好とされる。大きな変更点はなく改訂第4版を紹介する。

1）診断基準

major基準：
① PLT：45万/μL以上
② 骨髄生検：大型で過分葉核の巨核球の増加
③ PV，原発性骨髄線維症（PMF）および*BCR::ABL1*陽性CMLの除外
④ *JAK2 V617F*または*JAK2* exson12変異の存在

minor基準：クローナルなマーカーの存在または反応性血小板増加症の所見なし

評価：4つのmajor基準を満たすか，major基準①②③とminor基準を満たす時

5．原発性骨髄線維症（PMF）

骨髄に広範な線維化をきたす疾患で，線維化は腫瘍性の巨核球や他のクローナルに増殖した造血細胞から放出されたサイトカイン〔形質転換増殖因子/血小板由来増殖因子（TGFβ/PDGF）など〕による線維芽細胞の増殖，コラーゲン合成の亢進やコラーゲン崩壊の阻害などによって発生するといわれる。高齢者に多く貧血や巨大脾腫を伴う。大きな変更はなく，改訂第4版を紹介する。

1）診断基準

骨髄生検にて異常な巨核球および顆粒球系細胞の増殖を特徴に前線維期と線維化期に区分される。

前線維期：ET，PVとの鑑別に加えて線維化期PMFとの鑑別が重要となる。

線維化期：線維芽細胞のポリクローナルな増加によって骨髄の細網線維化/膠原線維化，骨硬化，髄外造血が認められる。無病生存率が短く，髄外造血のために脾腫を伴いやすい。PMFでは，*JAK2*変異（約50%），*CALR*変異（約35%），*MPL*変異（約5%）が認めるとされ，PVやETに比較して急性白血病への移行が比較的多いとされる。

2）検査所見

末梢血では白赤芽球症（幼若顆粒球や有核赤血球の出現）を呈し，涙滴赤血球が出現する。涙滴赤血球は骨髄の障害により髄外造血が行われ，赤芽球が脾臓での脱核時に生じた塑性変化の名残とされる。NAP活性は高値を示す。骨髄穿刺は吸引不能（dry tap）が多く，骨髄生検にて線維化を証明するが巨核球の増殖をみる。骨髄の線維化を証明するには鍍銀染色があり，線維性結合組織中の細網線維を染色し組織構築像の観察に使用される。

6．慢性好中球性白血病（CNL）

まれな疾患で末梢血は好中球増加，骨髄は好中球系細胞の増加による過形成がみられる。改訂第4版を紹介する。

1）診断基準

①末梢血のWBC 2.5万/μL以上
②骨髄は過形成，芽球は5%未満で好中球系細胞（成熟様式は正常）の増加
③*BCR::ABL1*-CML，PV，ET，PMFの除外
④*PDGFRA*，*PDGFRB*，*FGFR1*遺伝子異常や*PCM1::JAK2*遺伝子の除外
⑤*CSF3R* T6181あるいは*CSF3R*変異を認める。

①については，分葉核球と桿状核球が80%以上で異形成を認めない，幼若顆粒球は10%未満で骨髄芽球はほとんど認めない，単球数は1,000/μL未満とされる。

2）臨床所見

多くは脾腫と肝腫大で皮膚粘膜出血や消化管出血の既往を示す（20~30%）。好中球の著増に伴い血中のビタミンB_{12}や尿酸値は高値を示し，NAP活性は高値を呈する。経過は緩慢で生存期間は6カ月から20年を超えるまでさまざまであり，好中球増加は進行性で異形成所見の進展はAMLへの移行を示唆するといわれる。

7．慢性好酸球性白血病（CEL）

好酸球前駆細胞の自律性，クローナルな増殖によって末梢血や骨髄および末梢組織で持続的な好酸球増加がみられる。白血病細胞の浸潤，好酸球からサイトカインや酵素，その他の蛋白質が放出されることで臓器障害をきたす。好酸球増加症については，除外診断が重要で他のMPNや反応性好酸球増加症を除外することで診断されるが，特徴的なポイントが少ないために診断に苦慮することが多い。

1）第5版における主な変更点

①好酸球増加の持続期間が6カ月から4週間に短縮された。
②クローナリティおよび骨髄形態異常の証明が条件となる一方，芽球増加の意義は削除された。

8．若年性骨髄単球性白血病（JMML）

骨髄系および単球系細胞の増殖を主体とする小児のクローナルな血液疾患である。末梢血および骨髄における芽球や前単球は20%未満で，形態異常については不明な点もある。*BCR::ABL1*融合遺伝子は認めず，*RAS*経路の活性化にかかわる遺伝子異常（小児90%以上）が特徴である。

1）第5版における主な変更点

*RAS*経路など異常増殖の分子病態を重視したことや異形成所見が明瞭でないことで，旧版の骨髄異形成/骨髄増殖性腫瘍（MDS/MPN）からMPNに新規に追加された。

2）診断基準

臨床的，血液学的，分子遺伝学的基準から総合的に診断され，*KMT2A*遺伝子再構成の除外，モノソミー7の除外によって*RAS*経路遺伝子などの証明が重視化される。改訂第4版に掲載された診断基準を紹介する。

①すべてを満たす臨床・血液学的所見は，末梢血単球数500/μL以上，末梢血および骨髄の芽球比率20%未満，脾腫，*BCR::ABL1*融合遺伝子を認めない。
②1つ以上を満たす遺伝学的所見として，*PTPN11*，*KRAS*もしくは*NRAS*の体細胞での遺伝子変異など。
③2つ以上を満たすその他の基準として，モノソミー7，年齢に不一致なヘモグロビンF（HbF）の上昇，コロニー解析で顆粒球マクロファージコロニー刺激因子（GM-CSF）の過剰反応を認めるなど。

6　骨髄異形成/骨髄増殖性腫瘍

初発時にMDSとMPNの性質を併せ持つ骨髄性のクローナルな疾患の総称である。骨髄は一系統以上の過剰な増殖にて過形成を示し，増殖は有効造血とされ末梢血では一系統以上の増加がみられる。一方で無効造血もきたすため血球減少が同時にみられ，形態異常

もみられる。ここでは，慢性骨髄単球性白血病（CMML），非定型慢性骨髄性白血病（aCML）を紹介する。

1．第5版における主な変更点

①旧版のJMMLが削除されMPNに移行された。
②CMMLの診断基準であった末梢血の単球数が500/μL（従来の1,000/μLから変更）に引き下げられた。
③aCML, BCR::ABL1 negative が MDS/MPN with neutrophilia に名称変更された。
④MDS/MPN-RS-T が MDS/MPN with *SF3B1* mutation and thrombocytosis に名称変更された。

2．慢性骨髄単球性白血病

CMMLは改訂第4版において，CMML-0，CMML-1，CMML-2の3つに分けて定義されたが，CMML-0は予後への影響が不明であることから，第5版ではCMML-1の中に含まれている。本型の芽球とは骨髄芽球，単芽球，前単球が含まれる。

CMML-1 芽球比率：末梢血2～4％もしくは骨髄5～9％あるいはアウエル小体を認めない。
CMML-2 芽球比率：末梢血5～19％もしくは骨髄10～19％またはアウエル小体を認める。

1）診断基準

①持続性の末梢血単球数が500/μL以上および10％以上
②末梢血および骨髄の芽球は20％未満
③CMLや他のMPNの診断基準を満たさない
④遺伝子 *ASXL1*（40％），*TET2*（58％），*SRSF2*（46％），*RUNX1*（15％），*NRAS*（11％）および *CBL*（10％）などの遺伝子変異を認めるとされる。

3．好中球増加を伴う骨髄異形成/骨髄増殖性腫瘍

第5版では，旧版のaCMLから名称変更されたものである。同時期に別のグループが骨髄系腫瘍の分類としてICC分類を発表したので第5版と比較して紹介する（表4）。疾患の名称や診断基準にも相違があるため言及するに値するものと思われる。

1）ICCの評価

WBC，末梢血の芽球比率，未熟顆粒球の出現，単球比率，また骨髄所見については相違ないが，ICCは旧版の「非定型慢性骨髄性白血病」（aCML）の名称を継承し，血球減少をMDSの基準に従い，好中球の形態異常として低分葉（偽ペルゲル核異常），過分葉核の好中球を支持している。遺伝子異常では *ASX1* および *SETBP1* 変異を認めるとしている。また CMML の前駆病態として，clonal monocytosis of undetermined significance（CMUS）を提唱している。これは単球数や関連する遺伝子異常を認めるものの，骨髄像がCMMLに合致しない場合と定義されている。好中球の異形成は遙かに強度（偽ペルゲル核異常，低顆粒，過分葉核，極細の核糸，巨大化など）で，中でも分葉

表4　MDS/MPN with neutrophilia

		WHO分類第5版	ICC.2022
名称		MDS/MPN with neutrophilia	atypical CML
白血球数		13,000/μL以上	
末梢血分画	芽球比率	20％未満	
	未熟顆粒球	10％以上	
	単球比率	10％未満	
	好酸球比率	規定なし	10％未満
血球減少		規定なし	MDSと同様の基準を満たす
形態異常			低分葉もしくは過分葉核好中球，クロマチン凝集異常を伴うことがある
骨髄所見		・顆粒球系の過形成像 ・顆粒球系の形態異常 ・他系統の形態異常もある	
除外する遺伝子異常		・*BCR::ABL1* もしくは *MPN/LPN-TK* に該当する異常 ・*JAK2*, *MPL*, *CALR* 変異	
		・*CSF3R* 変異　・*SF3B1* 変異	規定なし
NGS解析		*SETBP1* および *ETNK1* 変異	*AZXL1* および *SETBP1* 変異

（The 5th edition of the WHO classification of haematolymphoid tumours, 2022., International consennsus classification（ICC））より改変

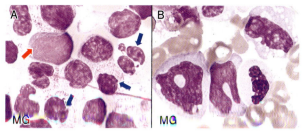

図18 好中球増加を伴うMDS/MPN
MDS/MPN with neutrophilia
A：骨髄。芽球（→）の増加はなく，偽ペルゲル核異常好中球を多く認める（→）。
B：骨髄。好中球は大型や輪状核がみられ全般に低顆粒気味である。

核球に偽ペルゲル核異常を認めることは他に類をみない形態と思われる。

2）提示例

高齢，WBC 25,000/μL（幼若顆粒球9％，好中球63％，単球2％），Hb 7.2 g/dL，PLT 7.4万/μL，BM-NCC 82.5万/μLの症例を提示する（図18）。

リンパ系腫瘍

第5版の主な改訂点は疾患名の階層構造が明確になったこと，新たにリンパ腫との鑑別が問題となる非腫瘍性病変（リンパ腫様病変）が記載されたこと，Bリンパ芽球性白血病/リンパ腫（B-ALL/LBL）の病名がG分染法での記載ではなく，遺伝子異常になったことなどである。一方，Tリンパ芽球性白血病/リンパ腫（T-ALL/LBL）は従来どおり遺伝子異常に基づく細かな分類はなく記載されている。また，暫定的疾患単位であったNK（ナチュラルキラー）リンパ芽球性白血病/リンパ腫は削除された。本稿ではリンパ系の病型分類，特に末梢血液像に出現する頻度の高い疾患について細胞表面マーカーの所見を中心に解説する。

1 急性リンパ芽球性白血病

1．Bリンパ芽球性白血病/リンパ腫

第5版からBリンパ芽球性白血病/リンパ腫の病名は，G分染法での記載ではなく遺伝子異常により焦点を当てたものに置き換わった。さらに新規疾患名として*ETV6::RUNX1*様特徴を伴うB-ALL，*TCF3::HLF*融合遺伝子を伴うB-ALL，その他の遺伝子異常を伴うB-ALLが追加された。一般的に骨髄中のリンパ芽球比率が25％以上の場合にB-ALLと診断することが多く，小児に多い疾患で予後は良好である。1歳未満の乳児に発症する乳児白血病でもほとんどがB-ALLであるが，70〜80％にMLL遺伝子再構成が認められ，予後は不良である。また，成人B-ALLの約25％，小児B-ALLの約2〜4％未満に*BCR::ABL1*融合遺伝子が認められる。

B-ALLの芽球は小型から中型，大小不同を示すこともあり，N/C比が高いことが多い。クロマチンは繊細で複数の核小体を持ち，空胞を有することもある。一部に粗大なアズール顆粒を有する場合がある。MPO染色は陰性である（図19）。細胞表面マーカー〔フローサイトメトリー（flow cytometry：FCM）〕検査の特徴はCD19，細胞質内CD79a，細胞質内CD22が陽性である。また，多くはCD10，細胞表面CD22，CD24，PAX5，TdT，HLA-DRが陽性である。CD20，CD34の発現はさまざまで，CD45は陰性のことがある。骨髄系マーカーであるCD13，CD33が陽性となることもあり，*ETV6::RUNX1*，*BCR::ABL1*融合遺伝子を伴うB-ALLでしばしば陽性となる。

2．Tリンパ芽球性白血病/リンパ腫

T-ALLはB-ALLとは異なり従来通り遺伝子異常に基づく分類はなく記載されている。

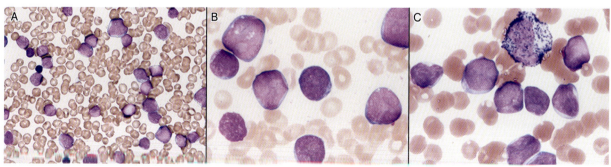

図19 Bリンパ芽球性白血病/リンパ腫 B-lymphoblastic leukemia/lymphoma（B-ALL/LBL）
A：骨髄，MGG染色（400倍）　B：骨髄，MGG染色（1,000倍）　C：骨髄，MPO染色（1,000倍）
中型から大型でN/C比は大，核網繊細，一部に核小体を有する芽球の増加を認める。それらはMPO染色に陰性を示している。

一般的に，骨髄中のリンパ芽球比率が25％以上の場合にT-ALLと診断される。小児のALLの約15％，成人のALLの約25％を占める。末梢血のWBCが著増し，しばしば縦隔に巨大な腫瘍を形成する。リンパ節腫大，肝脾腫や胸水がみられることもある。小児T-ALLはB-ALLよりも治療抵抗性であるが，成人ではT-ALLの方が予後良好である。

芽球は小型〜中型で，N/C比は高い。細胞は円形から類円形で，核に切れ込みがみられる場合がある。クロマチンは繊細で複数の核小体を有し，空胞を認めることもある（図20）。FCM検査の特徴は細胞質内CD3，TdT，CD7が陽性であることが多い。CD1a，CD2，CD3，CD4，CD5，CD8が陽性となることもあるが，陰性の場合もある。CD4とCD8は，しばしば共発現することがある。T前駆細胞を示唆する所見としては，TdT，CD99，CD34，CD1aが有用である。また，CD10が陽性となることもある。さらに，骨髄系マーカーのCD13，CD33も20〜30％，CD117も陽性となることがある。

改訂第4版で暫定病型であった初期前駆T細胞性リンパ芽球性白血病/リンパ腫（ETP-ALL）が第5版で正式に疾患となった。ETP-ALLは，T細胞系と骨髄系への分化能を保持する未熟なT細胞の一群である。特徴的なFCM検査所見を呈し，未分化なT細胞マーカーと同時に骨髄系・幹細胞系マーカーも発現している。CD7陽性，CD1a，CD8陰性，骨髄系/幹細胞系のマーカーが1つ以上（CD34，CD117，HLA-DR，CD13，CD33，CD11b，CD65）が陽性である。CD2や細胞質内CD3，CD4も陽性である。

2 成熟B細胞腫瘍

第5版では，成熟B細胞腫瘍の他に，新たにリンパ腫との鑑別が問題となる非腫瘍性病変（リンパ腫様病変）が記載された。また，ホジキンリンパ腫が成熟B細胞腫瘍の中に明確に位置づけられた。さらに形質細胞腫瘍（plasma cell neoplasms：PCM）は新たなカテゴリーとして独立し，M蛋白沈着によって特徴づけられる病態の記述が拡大され，寒冷凝集素症（cold agglutinin disease：CAD）などいくつかの新たな疾患概念が加えられた。ここではよく遭遇する疾患に関して紹介する。

1．慢性リンパ性白血病/小リンパ球性リンパ腫

慢性リンパ性白血病（CLL）は，小型で成熟した円形の核を有するBリンパ球がクローン性に増殖し，末梢血，骨髄，リンパ節，脾臓などに浸潤する疾患である。CLLは欧米では白血病の20〜30％を占めるが，本邦では2％以下とまれで，高齢者に多い。

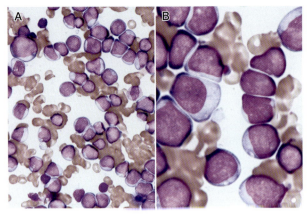

図20 Tリンパ芽球性白血病/リンパ腫
T-lymphoblastic leukemia/lymphoma（T-ALL/LBL）
A：骨髄，MGG染色（400倍）
B：骨髄，MGG染色（1,000倍）
中型〜大型でN/C比は大，一部に細胞質が広いものもある。核網は繊細で，大きな核小体を有する芽球の増加を認めている。

細胞の特徴は，大きさは小型〜中型，核形は円形，クロマチンは凝集し，核小体は不明瞭である（図21）。FCM検査の特徴は，CD19，CD20，CD22が陽性で，細胞表面免疫グロブリンの軽鎖制限を認める。また，T細胞系マーカーのCD5陽性，CD23が陽性である。CD38はCLLの約半数が陽性で，陽性例は予後不良とされている。また，ZAP-70（ζ-associated protein 70）も予後不良因子である。

2．有毛細胞白血病

有毛細胞白血病（hairy cell leukemia：HCL）は，細胞質に毛髪状の突起を持つ細胞が特徴的な低悪性度B細胞腫瘍である。HCLはまれな腫瘍であり，HCL，HCL亜型（HCL-v），日本型HCL（HCL-jv）の3病型に大別され，本邦では日本型HCLが多い。骨髄，脾臓で主に増殖し，脾腫をきたす。

細胞の特徴は，小型〜中型で核小体がはっきりせず，細胞質は広く弱塩基性である。本邦で通常行われている強制乾燥（図22A）では目玉焼き状であるが，自然乾燥で標本を作製すると毛髪状の突起が確認されやすい（図22B）。FCM検査の特徴は，CD19，CD20，CD22が陽性で，細胞表面免疫グロブリンの軽鎖制限を認める。その他，CD11c，CD25，CD103，CD123陽性が特徴的である。HCLに特異的な遺伝子異常として*BRAF*遺伝子のV600E変異がある。

3．リンパ形質細胞性リンパ腫

リンパ形質細胞性リンパ腫（LPL）は，CD5陰性の低悪性度B細胞腫瘍である。IgM（免疫グロブリンM）が増加するIgM-LPL・原発性マクログロブリン血症（WM）型（IgM型）と，IgAまたはIgGが増加す

る非 WM 型 LPL（IgA/IgG 型）がある．

CAD 患者の約半数で LPL（IgM 型）の合併が報告されていることから，寒冷凝集を認める症例では LPL 合併の有無について検索を行うことが重要である．

細胞の特徴は，大きさが小型で N/C 比は高い．核はやや偏在し，クロマチンは凝集している．しばしば形質細胞への分化を示すが，リンパ球様から形質細胞に近い形態を示す（図 23）．病理組織標本では，PAS 反応陽性を示すダッチャー小体（Dutcher body，核内免疫グロブリン）やラッセル小体（Russell body，細胞質内免疫グロブリン）を認めることがある．FCM 検査の特徴は，IgM，CD19，CD20，CD22 が陽性，CD10，CD23，CD103 は陰性である．CD25，CD38 はしばしば陽性となる．CD5 が陽性となることもあり，MCL や CLL などとの鑑別が必要である．約 90％の症例で，*MYD88* 遺伝子 L265P 変異を認める．

4．濾胞性リンパ腫

濾胞性リンパ腫（FL）は，代表的な低悪性度 B 細胞リンパ腫である．多くはリンパ節原発であるが，節外性にも発症し，消化管（特に十二指腸），皮膚，甲状腺，唾液腺，乳腺，精巣などが発症部位としてある．骨髄浸潤は半数以上と高率に認められ，末梢血に腫瘍細胞を認めることも多い．細胞の特徴は，大きさは小型で N/C 比は高く，核中心性に切れ込みを有する（図 24）．FCM 検査の特徴は，CD19，CD20，CD22 が陽性であり，細胞表面免疫グロブリンの軽鎖制限が認められる．また，CD10，BCL2，BCL6 が陽性である．染色体検査では，t(14；18)(q32；q21) がみられ，FISH 法では，*BCL2::IgH* がみられる．

5．マントル細胞リンパ腫

MCL は，マントル層内側のプレ胚中心 B 細胞（pre-germinal center B cell）に由来する中等度 B 細胞リンパ腫である．細胞の特徴は，大きさは小型〜中型で，細胞質は比較的狭く N/C 比は大きい．クロマチンは粗剛で，核に切れ込みを認める．また一部にリンパ芽球様の形態や多型性を示すなど，さまざまな腫瘍がみられる（図 25）．FCM 検査の特徴は，CD19，CD20 が陽性で，T 細胞系マーカーの CD5 陽性が特徴的である．CD10，CD23 は陰性で，FL や CLL との鑑別に有用である．また，細胞表面免疫グロブリンの軽鎖制限がある．軽鎖は κ 型より λ 型が多い．病理組織の免疫染色では，ほとんどの症例でサイクリン D1 が陽性である．染色体検査では t(11；14)(q13；q32)，FISH 検査では *CyclinD1::IgH* が陽性である．

6．インドレント B 細胞リンパ腫の組織学的形質転換

インドレント B 細胞リンパ腫の組織学的形質転換は，FL などの低悪性度のリンパ腫がびまん性大細胞型 B 細胞リンパ腫（DLBCL）に形質転換したものである．低悪性度リンパ腫の経過観察中にリンパ節腫脹の増悪，乳酸脱水素酵素（LDH）の上昇や全身症状の出現で示唆される．形質転換後も基本的には転換前に検出された免疫学的形質が維持される．CLL も本疾患に進展することがあり，リヒター（Richter）症候群と呼ばれ，予後不良である．細胞の特徴は DLBCL と同様に，大型で，細胞質は塩基性が強く，クロマチン構造は粗剛である．核小体を認め，空胞を有することもある（図 26）．FCM 検査の特徴は，CD19，CD20 陽性，さらに細胞表面免疫グロブリンの軽鎖制限がみられる

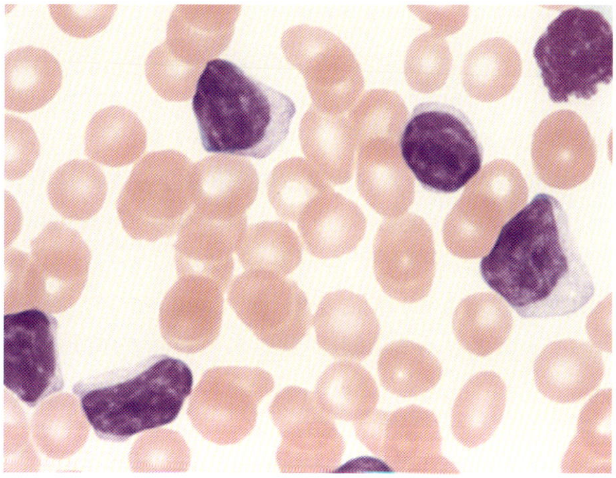

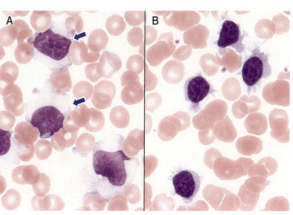

図 21　慢性リンパ性白血病
　　　　chronic lymphocytic leukemia（CLL）
末梢血，MGG 染色（1,000 倍）．大きさは小型〜中型で，核形は円形または類円形，細胞質の好塩基性はやや強く，核クロマチンは凝集し，核小体は不明瞭である．

図 22　有毛細胞白血病 hairy cell leukemia（HCL）
A：末梢血，MGG 染色強制乾燥（1,000 倍）
B：末梢血，MGG 染色自然乾燥（1,000 倍）
A は通常行っている強制乾燥の標本である．大型で細胞質は広く，弱好塩基性である．クロマチンは凝集している（→）．B は自然乾燥の標本である．細胞は小型〜中型となり，毛髪状の突起が確認される．

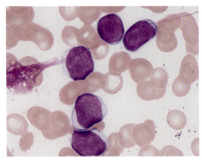

図23 リンパ形質細胞性リンパ腫
lymphoplasmacytic lymphoma (LPL)
骨髄，MGG染色（1,000倍）。大きさは小型，N/C比は大きく，クロマチンは凝集している。通常のリンパ球との区別がつかない。

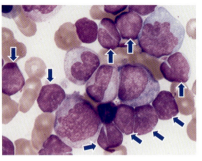

図24 濾胞性リンパ腫
follicular lymphoma（FL）
骨髄，MGG染色（1,000倍）。小型でN/C比は大きく，細胞質はほとんどみられない。クロマチンは濃染し，一部の細胞は核中心性に切れ込みを有している（➡）。

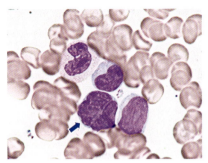

図25 マントル細胞リンパ腫
mantle cell lymphoma（MCL）
骨髄，MGG染色（1,000倍）。中型で，細胞質は比較的狭くN/C比は大きい。クロマチンは粗剛で，核に切れ込みを認める（➡）。

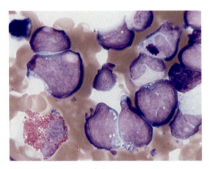

図26 リヒター症候群
Richter syndrome
骨髄，MGG染色（1,000倍）。大型でN/C比は小さい。細胞質は好塩基性が強く，クロマチンは粗剛で，核小体ははっきりしない。小さい空胞を有するものもある。

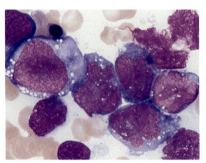

図27 びまん性大細胞型B細胞リンパ腫
diffuse large B-cell lymphoma (DLBCL)
骨髄，MGG染色（1,000倍）。大型で細胞質は広く，N/C比は小さい。細胞質は好塩基性が強く，クロマチンは粗剛または顆粒状である。核小体を数個認め，打ち抜き状の空胞（punched out vacuole）を有している。

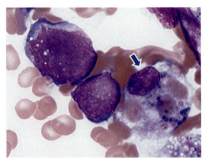

図28 血管内大細胞型B細胞リンパ腫
intravascular large B-cell lymphoma（IVLBCL）
骨髄，MGG染色（1,000倍）。大型で細胞質は好塩基性が強く，クロマチンは粗剛である。核小体ははっきりしない。小さい空胞がみられることもある。血球貪食細胞（➡）も認める。

ことが多い。

7．びまん性大細胞型B細胞リンパ腫・非特定型

「びまん性大細胞型B細胞リンパ腫」として記載されていた疾患群を総称する名称として，大細胞型B細胞リンパ腫（LBCL）というfamily/classが新たに設けられ，DLBCLはその中に含まれる。LBCLは，DLBCL, NOSを含めて18種類の病型が含まれる。

DLBCLは，大型のBリンパ球がびまん性増殖を示すリンパ腫である。本邦ではリンパ腫の約30%を占め，最も頻度が高い。DLBCL, NOSは，胚中心B細胞（GCB）型と活性化B細胞（ABC）型に分類される。

GCB型の方がABC型に比べて予後良好であることが報告されている。細胞の特徴は，大型で細胞質は広くN/C比は小さい。細胞質は塩基性が強く，クロマチン構造は粗剛である。核小体が数個みられ，空胞を有することもある（図27）。FCM検査の特徴は，CD19, CD20陽性，さらに細胞表面免疫グロブリンの軽鎖制限がみられることが多い。一方で，24%で軽鎖制限が認められなかったとする報告もある。CD5陽性DLBCLは，CD5陰性に比し予後不良である。CD10が陽性になることもある。CD10陽性の場合，またはCD10陰性，BCL6陽性，MUM1陰性の場合はGCB型，CD10とBCL6陰性の場合，またはCD10陰性かつBCL6とMUM1陽性の場合はABC型となる。

8．血管内大細胞型B細胞リンパ腫

血管内大細胞型B細胞リンパ腫（IVLBCL）は，LBCLに含まれる。血管内選択的にリンパ腫細胞の増殖をきたす節外性リンパ腫の一病型である。リンパ腫

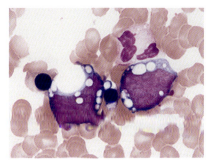

図29　バーキットリンパ腫
Burkitt lymphoma（BL）
骨髄，MGG染色（1,000倍）。大型，細胞質の好塩基性は強く，丸く大きい空胞を認める。核網は繊細または粗剛である。核小体を有している。

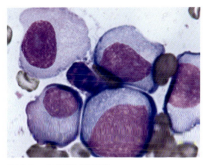

図30　多発性骨髄腫
multipe myeloma（MM）
骨髄，MGG染色（1,000倍）。比較的大型で細胞質は広く，N/C比は小さい。細胞質の好塩基性は強い。核が偏在し核周明庭を認める。

細胞が中〜大動静脈を除くあらゆる血管内，特に毛細血管内や後毛細血管小静脈内で腫瘤形成を伴わずに増殖を示す。診断には，骨髄生検やランダム皮膚生検が有用である。本邦では血球減少，肝脾腫や血球貪食症候群（HPS）を主体とするアジア亜型が多い。細胞の特徴はDLBCLと同様に，大型で核形不整，細胞質は好塩基性である。空胞がみられることもある（図28）。FCM検査の特徴は，CD19，CD20が陽性，CD5，CD10が陽性になることもある。また，細胞表面免疫グロブリンの軽鎖制限がみられることが多い。

9．バーキットリンパ腫

バーキットリンパ腫（BL）は腫瘤形成性の高悪性度B細胞リンパ腫であり，次の3病型に大別される。
①アフリカ，パプアニューギニア地域に発症する風土病型/地域病型
②欧米・日本などの地域での散発型
③HIV感染者に多い免疫不全関連BLがある。

　回盲部腫瘍などの腹部腫瘍で発症することが多く，腹腔内リンパ節，卵巣，腎臓，乳房，骨髄，中枢神経などへの浸潤も少なくない。臨床的には進行が速いが，適切な治療を行うことで高率に治癒が期待できるため，他の病型との鑑別診断が重要である。細胞の特徴は，大型でN/C比は高く，細胞質は好塩基性，クロマチンは繊細である。核形は円形または類円形で核小体を認める。腫瘍細胞の細胞質は好塩基性が強く，脂肪顆粒を持つため染色の過程で空胞を生じる（図29）。FCM検査では，CD10，CD19，CD20，CD22，細胞表面免疫グロブリンの軽鎖制限を認める。また，診断には染色体，FISH検査が重要であり，80%程度の症例で，MYCが位置する8q24を含む転座，FISH検査でMYC::IgHが認められる。そのうち80%程度はIgHとの相互転座t（8；14）（q24.31）を認め，その他t（8；22）（q24；q11），t（2；8）（q12；q24）がある。

10．ホジキンリンパ腫

　ホジキンリンパ腫（HL）は，第5版では成熟B細胞腫瘍の中に明確に位置づけられた。病型は今までと同様に，古典的と結節性リンパ球優位型の2疾患に分類される。また，古典的HLは，今まで通り結節硬化型，混合細胞型，リンパ球豊富型，リンパ球減少型の4病型に分類される。HLは，欧米では全リンパ腫の約30%，本邦では約10%を占めるリンパ腫である。加齢とともに発生頻度が増加する非HLとは異なり，若年者層（20歳代）と中年層（50〜60歳）にピークを有している。HLの病因は不明な点が多く，EBV感染との関連についても報告されている。確定診断には，リンパ節生検の病理組織診断が重要である一方で骨髄浸潤の頻度は低い。細胞の特徴は非常に大型で，細胞質は広くN/C比は小さい。細胞質の好塩基性は強く，核網は粗剛で明瞭な核小体を有する単核のホジキン細胞と，同様な細胞形態で2核の互いに鏡面像を示すリード・ステルンベルグ（Reed-Sternberg：RS）細胞が特徴である。FCM検査では，非常に大型の細胞であるため検出されないことが多い。免疫染色では，CD30がほぼ全例に陽性である。CD15も高率に陽性で，B細胞性リンパ腫であるがCD20は通常陰性である。

3　形質細胞腫瘍（PCN）

　形質細胞が単クローン性に増殖したものである。多発性骨髄腫（MM），意義不明の単クローン性γグロブリン血症（MGUS），原発性アミロイドーシス（アミロイドーシス）などが含まれる。MMは，単クローン性免疫グロブリンの産生，貧血を主とする造血障害，易感染性，腎障害，溶骨性変化などの多彩な臨床症状を呈する疾患である。高齢者に多く，IgG型を約半数に

認め，IgA型，ベンス・ジョーンズ蛋白（BJP）型の順で多く，IgD型，非分泌型もあり，IgE型やIgM型はまれである。末梢血液像では，高蛋白血症による赤血球の連銭形成をしばしば認める。

細胞の特徴は，正常な形質細胞と同様に核が偏在し，細胞質は好塩基性で核周明庭を認め，多核やブドウの房状にみえるぶどう状細胞（grape cell），細胞の辺縁が炎のようにみえる火炎細胞（flame cell）の形質細胞をしばしば認める（図30）。FCM検査の特徴は，CD38，CD48，CD138が陽性である。正常な形質細胞はCD19やCD45が陽性であるが，腫瘍性では陰性となる。CD56，CD117が陽性となることもあり，CD20（正常形質細胞は陰性）陽性例もある。細胞質内の免疫グロブリン軽鎖が κ または λ に偏ることは診断に有用な所見である。染色体検査で，t（4；14），t（14；16），13q欠失，17p欠失，1q21増幅は予後不良因子である。t（4；14）はG分染法では検出できないため，FISH法での確認を要する。

4 成熟T細胞腫瘍

1．T細胞性大顆粒リンパ性白血病

T細胞大顆粒リンパ性白血病（T-LGLL）は，明らかな原因のない6カ月以上持続する末梢血顆粒リンパ球増殖症と定義されている。診断基準にリンパ球数の規定はないが，多くは2,000～20,000/μL程度である。T-LGLLは続発性赤芽球癆の原因の1つであり，赤芽球癆を認めた場合は必ず疑う。細胞の特徴は，小型～中型（大顆粒リンパ球とあるが筆者の経験ではほとんど大型はみられない）で，細胞質にアズール好性顆粒を3個以上認める（図31）。FCM検査の特徴は，CD3，CD8陽性，T細胞受容体（T-cell receptor：TCR）αβ，細胞傷害性蛋白が陽性である。CD57やCD16も陽性のことが多い。

2．成人T細胞白血病/リンパ腫

成人T細胞白血病/リンパ腫（ATLL）は，HTLV-1の感染により引き起こされるT細胞のリンパ腫である。ATLL細胞の増加を主体としたWBCの増加，リンパ節腫脹，皮膚病変，ATLL細胞の浸潤による臓器障害，LD高値，高カルシウム血症，日和見感染症などが出現する。本邦では，九州や沖縄地方に多く認める。ATLLは臨床的にくすぶり型，慢性型（図32A），リンパ腫型，急性型（図32B）の4病型に分類される。

細胞の特徴は，末梢血に花弁状の核を持つflower cellを認める（図32A）。小型～中型で，細胞質はやや好塩基性，クロマチンは濃染し，核小体を有することもある。核の切れ込みや分葉を特徴とする花弁状の核を持つものがある。一方で，急性型やリンパ腫型では，大型で細胞質は好塩基性，空胞を認めることもある。核網が粗剛，核小体を有し，DLBCLと同様な形態を示すこともある（図32B）。FCM検査の特徴はCD2，CD3，CD4，CD5，CD25が陽性，CD7，CD8は陰性である。CD3弱陽性または陰性のこともある。CD30が陽性となる例もあり，急性型に多数認められ予後が悪いとされる。

3．セザリー症候群

セザリー症候群（SS）は，菌状息肉症（MF）とともに，皮膚T細胞リンパ腫の中で代表的な疾患である。本邦では，皮膚リンパ腫の約80％がT細胞リンパ腫である。MFは皮膚リンパ腫の約半数を占め，皮膚病変の初発症状として紅斑や腫瘤形成をきたす。SSは紅皮症および明らかな白血化を有するT細胞リンパ腫と定義される。皮膚リンパ腫の5％以下とまれである。診断基準には，末梢血でSS細胞が1,000/μL以上，CD4陽性T細胞の増加のためCD4/CD8比が10以上，T細胞系マーカーの1つ以上の欠失がある。細胞の特徴は，中型～大型で細胞質は比較的広く，クロマチンは濃染し，核に脳回転状の切れ込み，しわ状の核がみられる（図33）。FCM検査の特徴は，CD2，CD3，CD5が陽性である。多くはCD4陽性/CD8陰性で，CD8陽性がまれにみられる。CD7，CD26陰性が特徴的で，CCR4は陽性である。

4．未分化大細胞型リンパ腫

未分化大細胞型リンパ腫（ALCL）は，CD30陽性大型細胞からなる末梢性T細胞リンパ腫である。細胞傷害性T細胞に由来し，第5版では，ALK陽性ALCL，ALK陰性ALCLと乳房インプラント関連ALCLがある。細胞の特徴は非常に大型で，N/C比は小さく細胞質は好塩基性で広い。クロマチンは粗剛で，馬蹄形・腎臓様など核形不整である。また，複数の核小体を認めることもある（図34）。FCM検査の特徴は，CD30が陽性である。また，T細胞系マーカーであるCD2，CD3，CD5がしばしば陰性となる。

5．小児全身性EBV陽性T細胞リンパ腫

小児全身性EBV陽性T細胞リンパ腫（SEBVTCL）は，欧米ではまれでアジアに報告が多く，特に本邦から報告されている。若年成人や小児に多く，性差はほとんどないとされる。EBV陽性で，異型T細胞による多臓器浸潤，免疫不全，発熱および全身症状がみられる。診断は，クローナルなTCR再構成〔EBV-TR（EBV terminal repeat）〕，血球貪食リンパ組織球症，肝脾腫などで行われる。異型T細胞の特徴は，非常に大型で細胞質は広く，好塩基性を示す。クロマチンは粗剛で核小体を有する。その他に，血球貪食細胞が散見される（図35）。FCM検査の特徴は，CD2，CD3，

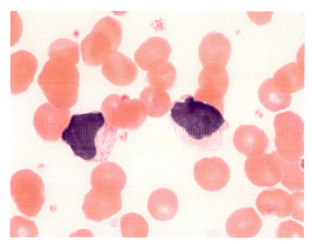

図31 T細胞大顆粒リンパ性白血病
T-cell large granular lymphocytic leukemia（T-LGLL）
末梢血，MGG染色（1,000倍）。小型〜中型リンパ球（大顆粒リンパ球とあるが筆者の経験ではほとんど大型はみられない）で，細胞質にアズール好性顆粒を多数認める。

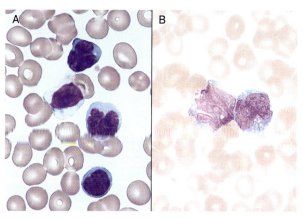

図32 成人T細胞白血病/リンパ腫
adult T-cell leukemia/lymphoma（ATLL）
A：慢性型，末梢血，MGG染色（1,000倍）
B：急性型，末梢血，MGG染色（1,000倍）
慢性型は小型〜中型で，細胞質はやや好塩基性，クロマチンは濃染している。核の切れ込み，分葉を特徴とする花弁状のATLL細胞である。
一方で，急性型は大型で，細胞質は好塩基性，核クロマチン網は粗剛で空胞を認める。

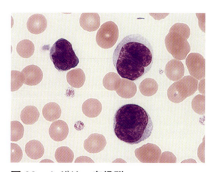

図33 セザリー症候群
Sézary syndrome（SS）
末梢血，MGG染色（1,000倍）。中型〜大型で細胞質は比較的広く，クロマチンは濃染し，核に脳回転状の切れ込み，しわ状の核がみられる。

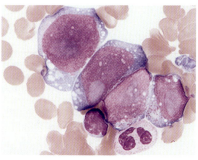

図34 未分化大細胞型リンパ腫
anaplastic large cell lymphoma（ALCL）
骨髄，MGG染色（1,000倍）。非常に大型で，細胞質は好塩基性で広くN/C比は小さい。クロマチンは粗剛または繊細である。また，大きな核小体を認める。

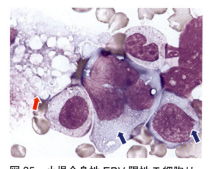

図35 小児全身性EBV陽性T細胞リンパ腫
systemic EBV-positive T-cell lymphoproliferative disease of childhood（SEBVTCL）
骨髄，MGG染色（1,000倍）。大型と多核様の大型細胞（➡）は好塩基性が強く，クロマチンは粗剛で空胞を認める。また，血小板を貪食している血球貪食細胞（➡）も認める。

CD5，CD7のT細胞系マーカーが陽性で，CD8も陽性である。

骨髄転移性腫瘍

　がん細胞の骨髄転移性腫瘍（以下，骨髄転移）は，主として血行性であるため赤色髄を有する部位への転移が多く，脊椎骨，骨盤骨，肋骨，胸骨，頭蓋，大腿骨などが知られている。さらに生存中に発見される骨髄転移の約90％は2つ以上の骨にみられる多発性転移といわれ，薄層塗抹標本，クロット標本，骨髄生検による検査が診断的価値を高めている。

1 骨髄転移の標本観察法

　成人の骨髄転移は上皮性腫瘍（癌腫）を主とするのに対し，小児はある器官の胎生期の細胞から発生する胎児性腫瘍が多いとされる。末梢血あるいは骨髄塗抹標本から転移性の細胞を検索するには分布様式や細胞形態の特徴を熟知しておくことが重要で，また標本観

察にあたっては骨髄や末梢血液標本に転移性の悪性細胞が出現しうるという認識を常に持つことが重要である。転移細胞を突き止める事項を述べる。

1．患者情報を把握する
年齢，性別の把握は必須で，原発臓器によって好発年齢に違いがあることに注意する。

2．観察は辺縁部のスクリーニングから
小型の転移細胞は標本上，孤立散在性に出現し，血液細胞と同じパターンをとるが，大型や集塊をなす転移細胞は標本の辺縁部や引き終わりに集合する傾向にある。

3．常識から外れたがる転移細胞
①**小さな転移細胞の出現**：低分化腺癌の転移細胞が末梢血に出現すると好中球大のこともあり，素通りされることがある。
②**上皮性結合に注意**：骨髄転移で最も多く細胞間結合性が強いが，細胞接着蛋白の消失や未発達などで遊離することもある。
③**実体は丸くない**：円形にみえるも台形，短紡錘形や尾状の突起など多彩であり，小細胞癌では直線部分が多く相互圧排像の抱合性や裸核状を呈する。

2 骨髄転移腫瘍と造血器腫瘍の鑑別

骨髄標本で骨髄転移細胞が特徴的な集簇ではなく孤立した場合は，造血器腫瘍細胞との鑑別を余儀なくされる。骨髄転移細胞と鑑別を要する血液関連細胞の形態所見も合わせて提示する（図36）。

1．神経芽腫と鑑別が必要な骨髄性白血病
1）**神経芽腫**（図36A）
小児の神経芽腫（原発：副腎）である。骨髄では，相互圧排像や木目込み細工様配列，ロゼット状配列を認めること，ならびに壊死を起こしやすく核影が目につくことが多いが，孤立すると白血病との鑑別を要する。

2）**急性骨髄性白血病**（図36B）
成人のAML（M1相当）である。芽球はN/C比が高く，クロマチンは繊細網状で核小体を認める。MPO染色は陽性で，顆粒球系抗原の発現が診断を支持する。

2．横紋筋肉腫と鑑別が必要な急性単芽球性白血病
1）**横紋筋肉腫**（図36C）
小児の胎児型横紋筋肉腫（原発：鼻腔）である。骨髄ではN/C比が比較的高く，核は円形で，クロマチンは網状で核小体を有し空胞を認める。デスミン，ミオグロビンの免疫染色が有効となる。

2）**急性単芽球性白血病**（図36D）
核はほぼ円形で核小体を有し，クロマチンは粗網状で，細胞質は好塩基性で豊富である。MPO染色は陰性，ブチレートEST染色が陽性であり，単球系分化抗原を発現する。

3．腎芽腫（ウイルムス腫瘍）と鑑別が必要な急性骨髄性白血病
1）**腎芽腫**（図36E）
小児の腎芽腫（原発：腎臓）である。骨髄ではN/C比が比較的大きく，核は類円形でクロマチンは繊細，細胞質は軽度好塩基性で顆粒は認めないことから低分化がうかがえる。

2）**急性骨髄性白血病**（図36F）
成人のAML（M1相当）である。N/C比は比較的大きく，核はほぼ円形でクロマチンは繊細で一部に核小体を有し，少数ながら細顆粒やアウエル小体を認め，MPO染色は低率ながら陽性を示す。

4．腺癌細胞と鑑別が必要な造骨細胞，形質細胞骨髄腫
1）**腺癌細胞**（図36G）
成人の分化型腺癌細胞（原発：胃）である。骨髄では，血液細胞に比し集簇（上皮性結合）がみられる。核は大小不同で偏在傾向にあり，細胞質は豊富かつレース状で粘液産生や空胞を有することが多い。

2）**造骨細胞**（図36H）
通常は孤立する造骨細胞の集合である。核は偏在し好塩基性の細胞質から飛び出そうとしている。また，細胞質の明庭部は核から離れて存在し，辺縁部は不明瞭である。

3）**多発性骨髄腫**（図36I）
骨髄に増加したIgG型骨髄腫の形質細胞の集合である。核は円形～類円形で偏在し，クロマチンは粗大な塊が虎斑状に分散，細胞質の好塩基性は強度で核周明庭が特徴的である。

フローサイトメトリー（flowcytometry：FCM）検査の基礎

FCMとは，直訳すると，flow（流す），cyto（細胞），metry（測定法）のように細胞を機器に流して測定することである。その時に，蛍光色素が結合したモノクローナル抗体を用いて，細胞の表面抗原や細胞質内の抗原を調べることが可能で，白血病の病型分類には欠かせない検査となっている。白血病の病型分類，急性白血病の分類には，MPO染色を代表とする細胞化学染色が必須であるが，それらが陰性の場合に威力を発揮する。病理検査の免疫染色は単染であるが，FCM検査では何種類（現在では10種類以上）もの抗体を同時に測定することが可能で，さまざまな抗体を組み合わせることにより比較的短時間で白血病細胞が発現し

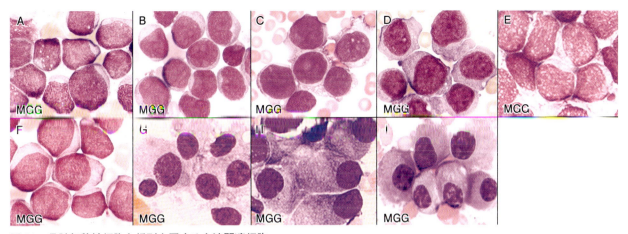

図36 骨髄転移性細胞と鑑別を要する血液関連細胞
A：神経芽腫　B：急性骨髄性白血病（M1）　C：横紋筋肉腫　D：急性単芽球性白血病　E：腎芽腫　F：未分化型急性骨髄性白血病（M1）　G：腺癌　H：造骨細胞（骨芽細胞）　I：多発性骨髄腫　すべて骨髄，MGG（1,000倍）

ている抗原の種類や分化段階を推察することが可能である。一方で，FCM検査は自動分析装置に検体を吸引させると簡単に測定結果が出力されるという単純な検査ではなく，測定前には推察する病型に合わせた抗体の選択，測定方法の選択，測定後は病型や細胞形態に合わせた解析が必要である。白血病の診断を目的としてFCM検査をするには，代表的な白血病の病型と分化段階の特徴的な抗原の種類，病型に合わせた測定方法などさまざまな知識が必要である。

1 FCM検査からみた白血病の病型分類

白血病の病型は，リンパ系，骨髄球系，さらに幼若・成熟で分類されている。またリンパ系はB細胞系とT/NK細胞系に分けられる。具体的な表面抗原の代表例を表5～7に示すが，特にリンパ系疾患の分類が重要である。

表5にはB細胞系腫瘍の代表的な病型と特徴的な細胞抗原を示す。B細胞系はCD19が基本となる抗原で，幼若であるとCD34が発現することが多く，成熟するとCD34は陰性となり，CD20，細胞表面免疫グロブリンの軽鎖（κかλ）が発現する。さらに成熟した形質細胞はCD20が陰性となり，軽鎖は細胞質内に発現する。また，正常の形質細胞はCD19が陽性であるが，腫瘍では陰性化するのも特徴である。その他，代表的なB細胞系のリンパ腫にTリンパ系のCD5を発現するB細胞性リンパ腫にはCLLとMCL，CD10を発現するリンパ腫には，FLとBLがある。リンパ腫に特徴的な表面抗原を発現するので，ある程度知っておく必要がある。

表6のT/NK細胞系腫瘍の代表的な病型と特徴的な細胞抗原を示す。T細胞系ではATLL，SS，MFで

はCD4，ALCLではCD30，節性濾胞ヘルパーT細胞リンパ腫・血管免疫芽球型（第5版，改訂第4版の血管免疫芽球性T細胞リンパ腫より名称変更）ではCD10と代表的な細胞表面抗原がある。しかし，実際の診断では，Tリンパ系疾患の腫瘍細胞は正常細胞の発現とほぼ同じなため，T細胞系に特徴的なCD2，CD3，CD5，CD7のいずれかが欠損するかなどで，腫瘍性かどうかを鑑別することが多い。一方，表7に骨髄球系腫瘍を鑑別するための代表的な細胞抗原を示すが，基本的には細胞化学染色を実施して，芽球比率，単球比率，赤芽球比率で分類するため細胞表面抗原より形態的な分類が重要となる。詳細な表面抗原に関しては各疾患を参照すること。

2 FCM検査の評価

FCM検査の評価は，測定後に目的細胞を解析する必要がある。そのためには，目的細胞を囲む操作（gating）から始まる。正しく評価するためには必須の操作であり，gatingを誤ると診断を誤ることもある。gatingの代表的なものには細胞の大きさと内部構造で細胞を分布させて目的細胞領域を囲うSS-FSgating（side scatter-forword scatter gating，図37A）と，CD45抗体を使用し，CD45抗原の発現量と内部構造で分布させて目的細胞を囲うCD45gating（図37B），さらに形質細胞解析を目的としてCD38抗体を使用し，CD45抗原とCD38抗原の発現量で分布させて目的細胞を囲うCD38gating（図37C）がある。多くは後者の2つが用いられている。CD45gatingのCD45抗原は白血球抗原で血球の種類により発現量が異なる（成熟リンパ球は発現が高く，赤芽球は白血球ではないため発現が低く，芽球は成熟リンパ球より発現が低く赤芽

表5 B細胞系腫瘍の代表的な病型と特徴的な細胞抗原

病型/CD分類	CD5	CD10	CD19	CD20	CD23	CD34	表面Ig	細胞内Ig	CD79a	その他の細胞抗原	遺伝子
B-ALL	−	+/−	+	−/+	−	+/−	−	−	細胞内+		表4参照
CLL	+	−	+	+	+	−	+	−/+	+	CD200	
MCL	+	−	+	+	−	−	+	−/+	+		cyclinD1::IgH
FL	−	+	+	+	−/+	−	+	−/+	+		BCL2::IgH
BL	−	+	+	+	−	−	+	−	+		MYC::IgH
HCL	−	−	+	+	−	−	+	−/+	+	CD11c/CD25/CD103	BRAF V600E
DLBCL（GCB）	−/+	+/−	+	+	−	−	+/−	−/+	+		
DLBCL（非GCB）	−/+	−	+	+	−	−	+/−	−/+	+		
LPL	−	−	+	+	−	−	+	−/+	+		MYD88 L265P
形質細胞腫	−	−	−	−	−	−	−	+	+/−	CD38/CD48/CD138	

表6 T細胞系腫瘍の代表的な病型と特徴的な細胞抗原

病型/CD分類	CD2	CD3	CD4	CD5	CD7	CD8	CD10	CD30	CD34	その他の細胞抗原
T-ALL	+/−	+/−	−/+	+/−	+/−	−/+	−	−	+/−	細胞内CD3
T-LGLL	+	−	−	+	+/−	+	+	−	−	CD57
aggressive-NK	+	−	−	+	+/−	−	+	−	−	CD56
ATL	+/−	+	+	+	−/+	−	+	−	−	CD25
SS	+	+	+	+	−/+	−	+	−	−	
nTFHLs	+	+/−	−/+	+	+/−	−	+/−	−/+	−	
ALCL	+	−/+	−/+	+	+/−	−/+	+/−	+	−	CD25

aggressive-NK：アグレッシブナチュラルキラー細胞白血病，nTFHLs：節性濾胞ヘルパーT細胞リンパ腫・血管免疫芽球型

表7 骨髄球系腫瘍を鑑別するための代表的な細胞抗原

病型/CD分類	細胞抗原	CD3
未分化細胞	CD34，CD117	+/−
顆粒球系	CD13，CD33，細胞内MPO	−
単球系	CD13，CD33，CD11c，CD14，CD36，CD66	−
巨核球系	CD13，CD33，CD41，CD42b，CD61	+
赤芽球系	CD13，CD33，CD36，CD71，CD235a	+

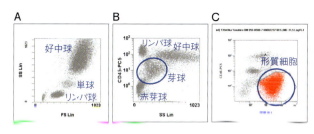

図37 代表的な gating
A：SS-FS gating
B：CD45 gating。急性白血病の他，リンパ腫の解析に利用（リンパ腫の場合リンパ球領域を gating）
C：CD38 gating。多発性骨髄腫の形質細胞の解析に利用

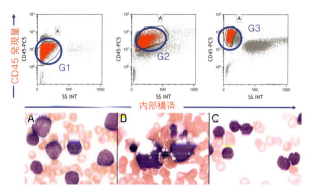

図38 CD10・19陽性を示す白血病の gating
A：B-ALL/LBL
B：BL
C：FL

球との間くらいに分布する）。さらに内部構造により分布させると，それぞれ細胞の分布が独立するため目的細胞を単独で gating が可能となる。しかし，目的細胞の CD45 抗原の発現量や細胞形態は病型により異なるため，病型により gating の技術が必要になる。CD-38gating は形質細胞が CD38 を強く発現することを利用した方法で，MM を解析する方法である。以上，病型に合わせた gating を行うことで正しい評価と解釈が可能となる。

3 FCM 検査の注意点

白血病の病型分類は病型に合わせた gating，測定方法を行い評価する必要がある。まず gating における注意点を解説する。同じ病型でも細胞形態が異なることをしばしば経験する。白血病細胞の形態が異なると細胞の分布する位置が異なるため，形態の観察をしてから gating の位置を決める必要がある。具体例を挙げると，B-ALL/LBL（図38A），BL（図38B），FL（図38C）は細胞表面抗原 CD10・19 がともに陽性である。それぞれの白血病細胞のサイトグラムは，B-ALL/LBL の腫瘍細胞は CD45 の発現が成熟リンパ球より低く内部構造は単純なため，リンパ球の真下の領域に（図38, G1），BL の腫瘍細胞は成熟リンパ系腫瘍のため CD45 の発現が高く内部構造は空胞を有し複雑なため，リンパ球領域の右の領域に（図38, G2），また FL の腫瘍細胞は成熟リンパ系腫瘍のため CD45 の発現が高く内部構造は単純なため，リンパ球と同様の領域に（図38, G3）分布する。以上のように細胞形態を確認することで正確な gating が可能となる。

次に測定方法の注意点を解説する。免疫グロブリン

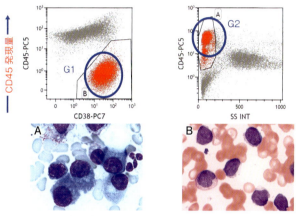

図39 免疫グロブリン増加時の FCM 検査
A：多発性骨髄腫
B：リンパ形質細胞性リンパ腫

が高値になるリンパ腫には，MM と LPL がある。前者は IgG または IgA の増加が多く，後者は IgM が増加する例が多い。両者は同じ B 細胞であるが，成熟段階が異なり増加する白血病細胞も異なる。前者は形質細胞（図39A）が増加し細胞表面抗原は CD19, CD20 陰性のことが多く，細胞質内に軽鎖制限を認め，CD38は強陽性を示すため測定方法は CD38gating（図39, G1）で実施する。一方，後者は成熟型の成熟リンパ球（図39B）が増加し，細胞表面抗原は CD19, CD20 陽性で細胞表面に軽鎖制限があり，CD38 は陰性または弱陽性を示す。そのため測定方法は，CD45gating（図39, G2）で行う。このように，同じような病態でも病型により測定方法が異なるため，細胞形態や生化学検査結果から病態を推測して検査を進めることが重要である。

主要参考文献

【総論】

1) 西国広編著：〜基礎から学ぶ〜細胞診のすすめ方 第4版. 近代出版, 東京, 2018.
2) 原島三郎：Giemsa, May-Grunwald-Giemsaおよび Wright染色法の歴史的考察. 日臨細胞会誌 1986；25：602-609.
3) 坂本穆彦編：細胞診を学ぶ人のために 第6版. 医学書院, 東京, 2019.
4) 松浦成昭監：実践細胞診テキスト. 大阪大学出版会, 大阪, 2016.
5) 元井信ほか：細胞診断マニュアル. 篠原出版新社, 東京, 2014.
6) 三上芳喜編：細胞診アトラス. 文光堂, 東京, 2021.
7) 武藤誠ほか訳：ワインバーグ がんの生物学 原書第2版. 南江堂, 東京, 2017.
8) 渋谷正史ほか編：がん生物学イラストレイテッド 第2版. 羊土社, 東京, 2019.
9) 日本臨床細胞学会：がんゲノム診療における細胞検体の取扱い指針. 2021.
10) 日本病理学会：ゲノム診療用病理組織検体取扱い規程. 2018.
11) 畑中豊ほか：がんゲノム診療における組織・細胞・血漿検体の取扱いと使い分け. 肺癌 2022；62：922-926.
12) 南大輔ほか：細胞診検体を用いた肺がんコンパクトパネルによる次世代シーケンシングの有用性. 肺癌 2022；62：989-995.
13) 日本組織細胞化学会編：組織細胞化学 2020. 学際企画, 東京, 2020.
14) 日本臨床衛生検査技師会監：JAMT技術教本シリーズ 病理検査技術教本. 丸善出版, 東京, 2017.
15) 香川昭博ほか：7種の臨床材料を使用した液状化検体細胞診3方法における細胞所見の比較. 医学検査 2017；66：60-67.
16) 日本臨床細胞学会：細胞診業務の精度管理ガイドライン. 2023.
17) 三宅康之：セルブロック作製法. Med Technol 2004；32：187-195.
18) 濱川真治ほか：体腔液の細胞診・病理検査. 臨床検査 2016；60：504-511.
19) 濱川真治ほか：試験管法を用いたセルブロックにおける垂直断面（VSS）観察と水平断面（HCS）の腫瘍細胞分布と細胞量. 日臨細胞会誌 2022；61：314-320.
20) 佐野順司ほか：アルギン酸ナトリウムを用いたセルブロック法有用性についての検討. 日臨細胞会誌 2005；44：291-297.
21) 加戸伸明ほか：細胞転写法・セルブロック法の実際とその応用. Medical Technology 2013；41：785-790.
22) 丸川活司ほか：簡便迅速セルブロック作製法—削ぎ落とし法—. 病理と臨床 2008；26：867-869.

【各論】

Ⅰ．婦人科

1) 日本産科婦人科学会ほか編：子宮頸癌取扱い規約 病理編 第5版. 金原出版, 東京, 2022.
2) 平井康夫監訳：ベセスダシステム2014アトラス〈原書3版〉. 丸善出版, 東京, 2016.
3) 国立がん研究センターがん情報サービス：集計表ダウンロード 地域がん登録 全国推計値：がん罹患データ（1975年〜2015年）, https://ganjoho.jp/reg_stat/statistics/dl/index.html
4) Lei J, et al：HPV vaccination and the risk of invasive cervical cancer. N Engl J Med 2020；383：1340-1348.
5) Nayar R, et al：The Bethesda System for Reporting Cervical Cytology, 3d ed. Springer, New York, 2015：103-261.
6) Herrington CS, et al：8 Tumours of the uterine cervix. Female Genital Tumours, WHO Classification of Tumours, 5th Edition, WHO Classification of Tumours Editorial Board, 2020：336-389.
7) 日本産科婦人科学会ほか編：子宮体癌取扱い規約 病理編 第5版. 金原出版, 東京, 2022.
8) 日本臨床細胞学会編：細胞診ガイドライン1 婦人科・泌尿器 2015年版. 金原出版, 東京, 2015.
9) 平井康夫ほか編：ヨコハマシステム準拠 子宮内膜細胞診アトラス. 医学書院, 東京, 2015.
10) 日本産科婦人科学会ほか編：卵巣腫瘍・卵管癌・腹膜癌取扱い規約 病理編 第2版. 金原出版, 東京, 2022.

Ⅱ．呼吸器

1) 日本肺癌学会編：臨床・病理 肺癌取扱い規約 第8版〔補訂版〕. 金原出版, 東京, 2021.
2) 国立がん研究センターがん情報サービス：最新がん統計.
3) 谷田部恭ほか編：腫瘍病理鑑別診断アトラス 肺癌 第2版. 文光堂, 東京, 2022.
4) WHO classification of tumors editorial board：Thoracic Tumors, WHO classification of tumors 5th ed. IARC Publications, Lyon, 2021.
5) 西国広編著：〜基礎から学ぶ〜細胞診のすすめ方 第4版. 近代出版, 東京, 2018.
6) 日本臨床細胞学会編：細胞診ガイドライン4 呼吸器・胸腺・体腔液・リンパ節 2015年版補遺版, 日本臨床細胞学会, 東京, 2022.
7) IAC-IARC-WHO Joint Editorial Board：WHO Reporting System for Lung Cytopathology, IAC-IARC-WHO Cytopathology Reporting Systems 1st ed. IARC Publications, Lyon, 2022.

Ⅲ．体腔液

1) WHO Classification of Tumours Editorial Board：Thoracic tumours. IARC Publicaionts, Lyon, 2021.
2) 日本肺癌学会ほか編：中皮腫取扱い規約 第2版. 金原出版, 東京, 2025.
3) 環境再生保全機構（ERCA）：石綿健康被害者の救済へのご協力のお願い 中皮腫・肺がん編. 2023.
4) 細胞検査士会編：細胞診標本作製マニュアル 体腔液. 2008.
5) 日本臨床細胞学会：細胞診ガイドライン4 呼吸器・胸腺・体腔液・リンパ節 2015年版. 金原出版, 東京, 2015.
6) 山田喬：細胞病理診断学. 文光堂, 東京, 1995：22-25.
7) 亀井敏昭ほか：Ⅱ 胸膜病変における体腔液細胞診の有用性. 縦隔腫瘍・胸膜腫瘍. 腫瘍病理鑑別アトラス刊行委員会監修, 文光堂, 東京, 2014：268-276.
8) 濱川真治ほか：体腔液の細胞診・病理検査. 臨床検査 2016；60：504-511.
9) 丸川活司ほか：免疫組織化学（酵素抗体法）. 検査と技術 2009；37：1160-1162.
10) Matsumoto S, et al：Morphology of 9p21 homozygous deletion-positive pleural mesothelioma cells analyzed using fluorescence in situ hybridization and virtual microscope system in effusion cytology. Cancer Cytopathol 2013；121：415-422.
11) 岩永敏彦ほか：標準組織学 総論 第6版. 医学書院, 東京, 2022.

Ⅳ．泌尿器

1) 日本泌尿器学会ほか編：腎盂・尿管・膀胱癌取り扱い規約 第2版．医学図書出版，東京，2021．
2) Wojcik EM, et al：Paris System for Reporting Urinary Cytology, 2nd ed. SPRINGER-VERLAG, Heidelber, 2022.
3) 日本泌尿器科学会編：膀胱癌診療ガイドライン 2019年版．医学図書出版，東京，2019．
4) 血尿診断ガイドライン改訂委員会編：血尿診断ガイドライン 2023．ライフサイエンス出版，東京，2023．
5) 日本臨床細胞学会編：細胞診ガイドライン1 婦人科・泌尿器 2015年版．金原出版，東京，2015．
6) Young B, et al：Wheater's Functional Histology 6th ed. Elsevier, India, 2014.
7) Zhang ML, et al：Morphologists overestimate the nuclear-to-cytoplasmic ratio. Cancer Cytopathol 2016；124：669-677.
8) 大崎博之ほか：対比アトラス 病理組織像 vs. 細胞診標本 腎・泌尿器．Medical Technology 2023；51：120-128.
9) Enomoto K, et al：p53 expression in repair/reactive renal tubular cells：A potential pitfall leading to a false-positive diagnosis of urine cytology. Cancer Med 2021；10：8846-8853.
10) Ohsaki H, et al：Cytomorphologic and immunocytochemical characteristics of reactive renal tubular cells in renal glomerular disease. Acta Cytol 2008；52：297-303.

Ⅴ．乳腺

1) 日本乳癌学会編：臨床・病理 乳癌取扱い規約 第18版．金原出版，東京，2018．
2) 日本臨床細胞学会編：細胞診ガイドライン2 乳腺・皮膚・軟部骨．金原出版，東京，2015．
3) 山口倫：乳癌サブタイプと乳腺病理 これからの画像診断，乳腺診療のために．アトムス，東京，2019．
4) 土屋眞一監修：新版 乳腺細胞診カラーアトラス．医療科学社，東京，2007．
5) 黒住昌史ほか：乳管内増殖性病変としてのUDH，ADH，low grade DCISの病理学的鑑別の意義．日乳癌検診学会誌 2015；24：326-329.

Ⅵ．甲状腺・副甲状腺

1) 日本内分泌外科学会ほか編：甲状腺癌取扱い規約 第9版．金原出版，東京，2023．
2) Hirokawa M, et al：Thyroid fine-needle aspiration and smearing techniques. VideoEndocrinology 2018；5：ve.2018.0119.
3) Baloch ZW, et al：Overview of the 2022 WHO classification of thyroid neoplasms. Endocr Pathol 2022；33：27-63.
4) 丸田淳子ほか：甲状腺MALTリンパ腫の細胞診判定基準．日臨細胞誌 2023；62：25-31.
5) Maruta J, et al：Improving the diagnostic accuracy of thyroid follicular neoplasms: cytological features in fine-needle aspiration cytology. Diagn Cytopathol 2011；39：28-34.
6) 丸田淳子ほか：甲状腺髄様癌の細胞診断学的特徴の究明．日臨細胞誌 2018；57：151-158.
7) 丸田淳子ほか：トリノ基準に則った甲状腺低分化癌の再検討―トリノ基準は低分化癌の細胞診断に影響を及ぼすか？．日臨細胞誌 2019；58：249-255.

Ⅶ．口腔・唾液腺

1) El-Naggar AK, et al：World Health Organization classification of head and neck tumours. IARC Publications, Lyon, 2017.
2) 日本口腔腫瘍学会編：口腔癌取扱い規約 第2版．金原出版，東京，2019．
3) 日本臨床細胞学会編：細胞診ガイドライン5 消化器 2015年版補遺版．日本臨床細胞学会，東京，2022．
4) 太田秀一監修：頭頸部・口腔細胞診アトラス．医療科学社，東京，2009．
5) 伊東大典ほか：口腔潜在的悪性疾患―本邦での新たな疾患概念の提唱―．日口内誌 2020；26：1-7.
6) 樋口佳代子ほか監訳：唾液腺細胞診ミラノシステム．金芳堂，京都，2019
7) 原田博史ほか：唾液腺腫瘍の組織診・細胞診．メジカルビュー社，東京，2018．
8) 日本唾液腺学会編：徹底レクチャー 唾液・唾液腺．金原出版，東京，2016．
9) Hyrcza MD et al：WHO Classification of Head and Neck Tumors. IARC Press, Lyon, 2022.

Ⅷ．消化器

1) 日本臨床細胞学会編：細胞診ガイドライン5 消化器 2015年版．金原出版，東京，2015．
2) 日本臨床細胞学会編：細胞診ガイドライン5 消化器 2015年版 補遺版．日本臨床細胞学会，2022．
3) 日本食道学会編：臨床・病理 食道癌取扱い規約 第12版．金原出版，東京，2022．
4) 日本胃癌学会編：胃癌取扱い規約 第15版．金原出版，東京，2017．
5) 大腸癌研究会編：大腸癌取扱い規約 第9版．金原出版，東京，2018．
6) 日本肝癌研究会編：臨床・病理 原発性肝癌取扱い規約 第6版補訂版．金原出版，東京，2019．
7) 日本肝胆膵外科学会編：臨床・病理 胆道癌取扱い規約 第7版．金原出版，東京，2021．
8) 内藤嘉紀ほか：胆膵細胞診．日臨細胞九州会誌 2023；54：7-11.
9) 日本膵癌学会編：膵癌取扱い規約 第8版．金原出版，東京，2023．
10) 深山正久ほか編：外科病理学 第5版．文光堂，東京，2020．

Ⅸ．脳脊髄液・脳腫瘍

1) 日本臨床細胞学会編：細胞診ガイドライン3 甲状腺・内分泌・神経系 2015年版．金原出版，東京，2015．
2) 加地正郎監修：髄液細胞アトラス．朝倉書店，東京，1987．
3) 日本脳神経外科学会ほか編：脳腫瘍取扱い規約 第4版．金原出版，東京，2018．
4) 河合忠ほか編：異常値の出るメカニズム 第6版．医学書院，東京，2013．
5) 佐々木寛監修：液状化検体細胞診断マニュアル．篠原出版新社，東京，2016．
6) WHO Classification of Tumours Editorial Board：Central nervous system tumours, WHO Classification of Tumours, 5th Edition, Volume 6. IARC Publications, Lyon, 2021.
7) 日本脳神経外科学会ほか編：脳腫瘍取扱い規約 第5版．金原出版，東京，2023．
8) Burger PC, et al：The brain tumors. Surgical pathology of the nervous system and its coverings 4th edition. Churchill Livingstone, New York, 2002：160-346.
9) 伊古田勇人ほか：脳腫瘍の迅速診断―どこまで答えるべきか？―．病理と臨床 2021；39：29-34.
10) 松本慎二ほか：術中迅速凍結標本作製のコツ4 脳外科領域．Medical Technology 2018；46：652-660.
11) 松本慎二：適切な圧挫標本作製できていますか？．検査と技術 2021；49：824-827.
12) 鍋島一樹ほか：Ⅱ 中枢神経，青笹克之監修，細胞診鑑別アトラス，医歯薬出版，東京，2021：303-318.
13) 松本慎二ほか：第13部 神経系．医学検査 2022；71：262-306.

X．リンパ節

1) 澤田元ほか訳：機能を中心とした図説組織学 第5版．医学書院，東京，2009．
2) 内山安男監訳：組織細胞生物学 原著第3版．南江堂，東京，2015．
3) 岩永敏彦ほか改訂：標準組織学各論 第5版．医学書院，東京，2017．
4) 富永邦彦ほか：1．リンパ節の基本構造．日内会誌 1994；83：867-870．
5) Medeuris LJ, et al：AFIP atlas of tumor pathology, 4th series, fascicle 25 tumors of the lymph nodes and spleen. AFIP, 2017.
6) 佐藤康晴ほか編：非腫瘍性疾患病理アトラス リンパ組織．文光堂，東京，2023．
7) 山田英智監訳：機能を中心とした図説組織学 初版．医学書院，東京，1981．
8) 中村栄男ほか編：リンパ腫アトラス 第5版．文光堂，東京，2018．
9) Alagigo R, et al：The 5th edition of the World Health Organization Classification of haematolymphoid tumours：lymphoid neoplasms. Leukemia 2022；36：1720-1748.
10) Muto R, et al：Epidemiology and secular trends of malignant lymphoma in Japan：analysis of 9426 cases according to the World Health Organization classification. Cancer Med 2018；7：5843-5858.
11) Swerdlow SH, et al：WHO classification of tumours of haematopoietic and lymphoid tissue, revised 4th ed. IARC Press, Lyon, 2017.
12) Field AS, et al：Lymph node and spleen cytohistology. Cambridge University Press, New York, 2014.
13) Sasaki Y, et al：Follicular tissue fragments in fine-needle aspiration cytology of lymph nodes：a useful clue in differential diagnosis of follicular lymphoma and reactive follicular hyperplasia. Diagn Cytopathol 2021；49：842-849.
14) Kishimoto K, et al：Cytologic differential diagnosis of follicular lymphoma grades 1 and 2 from reactive follicular hyperplasia：cytologic features of fine-needle aspiration smears with pap stain and fluorescence in situ hybridization analysis to detect t（14；18）(q32；q21) chromosomal translocation. Diagn Cytopathol 2006；34：11-17.
15) 日本臨床細胞学会編：細胞診ガイドライン4 呼吸器・胸腺・体腔液・リンパ節 2015年版．金原出版，東京，2015．
16) 太田秀一監修：頭頸部・口腔細胞診アトラス．医療科学社，東京，2009．
17) 青笹克之監修：細胞診鑑別アトラス．医歯薬出版，東京，2021．
18) Al-Abbadi MA, et al：A Proposal for the performance, classification, and reporting of lymph node fine-needle aspiration cytopathology：the Sydney system. Acta Cytol 2020；64：306-322.

XI．骨軟部腫瘍

1) WHO Classification of Tumours Editorial Board：WHO Classification of Tumours, 5th ed.,Vol.3 Soft Tissue and Bone Tumours. IARC Pub, Lyon, 2020.
2) 坂本穆彦編：細胞診を学ぶ人のために 第6版．医学書院，東京，2019．
3) 日本整形外科学会ほか編：悪性骨腫瘍取扱い規約 第4版．金原出版，東京，2015．
4) 日本整形外科学会ほか編：悪性軟部腫瘍取扱い規約 第4版．金原出版，東京，2023．
5) 西国広編：～基礎から学ぶ～細胞診のすすめ方 第4版．近代出版，東京，2018．
6) 松本誠一監：希少がんと細胞診1 軟部肉腫．武藤化学，東京，2018．
7) 日本臨床衛生検査技師会監：細胞検査技術教本．丸善出版，東京，2018．
8) 藤田尚男ほか：標準組織学総論 第3版．医学書院，東京，1988．
9) 向井清ほか：外科病理学 第4版．文光堂，東京，2006．
10) 日本臨床細胞学会編：軟部骨．細胞診ガイドライン2，金原出版，東京，2015，200-229．

XII．造血器腫瘍

1) 増田亜希子：リンパ系腫瘍の診断におけるCD45ゲーティングの活用―組織や体腔液を中心に―．Cytometry Research 2013；23：15-22．
2) 伊豆津宏二：造血器・リンパ系腫瘍のWHO分類第5版 リンパ系腫瘍概論．臨床検査 2023；67：728-734．
3) 直江知樹編：WHO分類血液腫瘍分類：WHO分類2017をうまく活用するために．医薬ジャーナル社，2018．
4) 奈良信雄ほか：臨床検査学講座 血液検査学．医歯薬出版，東京，2019：116-121．
5) Khoury JD, et al：The 5th edition of the World Health Organization Classification of haematolymphoid tumours: myeloid and histiocytic/dendritic neoplasms. Leukemia 2022；36：1703-1719.
6) 水沼謙ほか：急性骨髄性白血病/二次性骨髄性腫瘍．臨床検査 2023；67：716-721．
7) 稲葉亨：混合系統型ないし分化系統不明瞭な急性白血病．臨床検査 2023；67：722-726．
8) 前田智也ほか：骨髄異形成腫瘍（旧 骨髄異形成症候群）．臨床検査 2023；67：703-708．
9) 枝廣陽子：骨髄増殖性腫瘍．臨床検査 2023；67：693-697．
10) 桐戸敬太：骨髄異形成/骨髄増殖性腫瘍．臨床検査 2023；67：710-715．
11) Arber DA, et al：International Consensus Classification of myeloid neoplasms and acute leukemias：integrating morphologic, clinical, and genomic data. Blood 2022；140：1200-1228.

索 引

あ

アウエル小体 261
青石綿 74
亜急性甲状腺炎 157, 159
悪性黒色腫 55, 56, 176, 177, 190
アクチンフィラメント 4
アズール顆粒 208
アスベスト 116
アスベスト小体 74, 75, 100
圧挫標本作製法 210
圧挫法 10
アポクリン化生細胞 135, 136, 138
アポクリン顆粒 136
アポクリン癌 146, 148
アポトーシス小体 225
アポトーシス阻害蛋白 222
アミラーゼ結晶 179
アミロイド沈着 167
アモサイト 74
アルキル化剤 267
アルギン酸ナトリウム法 14, 101
アルシアンブルー染色 20, 99
αSMA 135, 181
α-フェトプロテイン 191
アルブミン 122
合わせ法 224
アンドロゲンレセプター 181, 184
アンブレラ細胞 118

い

異型カルチノイド 84
異型上皮 187
異形成 80
異型腺腫様過形成 85
異型扁平上皮細胞 47
萎縮性腟炎 41, 43, 44
萎縮内膜 57
萎縮扁平上皮細胞 43
胃小窩 187
石綿 116
異染性 88
Ⅰ型肺胞上皮細胞 68
一次抗体 21
一次濾胞 222
1p/19q 共欠失 215
一列縦隊配列 30
胃底腺 187
胃底腺細胞 187
遺伝子変異 7
胃粘膜 187
印環細胞型 100
印環細胞癌 188
インターロイキン 7
インディアン・ファイル 30
インディアン・ファイル状 106
インドレントB細胞リンパ腫 275
インドレントB細胞リンパ腫の組織学的形質転換 275

う

ウイルス感染細胞 125
ウイルス性髄膜炎 203
ウイルス性リンパ節炎 226
ウイルムス腫瘍 280
ウエステルマン肺吸虫 78
ウェッジ法 98
ウォルフ管 36
渦巻き状配列 219
打ち抜き状の空胞 276

え

栄養膜細胞 43
エオジン 262
エオジン好性指数 40
エオジン酸メチルブルー 262
液状化検体細胞診 11
エクソダス 39
壊死物質 136
エストロゲン 37
エストロゲン受容体 150
エトーシス 74
エナメル上皮腫 175
エナメル上皮腫型 219
エプスタイン・バールウイルス 83
エルシニアリンパ節炎 227
遠位尿細管 117
塩基性色素 262
円柱 123, 124
円柱細胞型乳頭癌 165
遠沈管法 14
エンペリポレーシス 29, 227

お

黄体ホルモン 37
横紋筋肉腫 255, 280
オートスメア 122
オールトランスレチノイン酸 264
オタマジャクシ状 51, 82

か

外陰 36
回腸導管尿 121, 122
外部精度管理 33
火炎細胞 157, 278
過角化症 174
核 3
角化 82
角化型扁平上皮癌 50, 52, 82
角化上皮 170

核溝 219
核周囲明庭 49
核小体 3
核線状 211
喀痰 68
核内細胞質封入体 139, 162, 163, 181, 219, 238
核濃縮指数 40
核の相互圧排像 84
核の溝 163
隔壁性細胞質内空胞 164
核片貪食組織球 222
過誤腫 141
下垂体神経内分泌腫瘍 219
化生 42
家族性大腸ポリポーシス 167
活性型クロマチン 3
活性化B細胞 276
滑膜肉腫 257
滑面小胞体 3
カテーテル尿 121
化膿性乳腺炎 141
カハール介在細胞 189
花弁状細胞 237
顆粒細胞腫 253
顆粒膜細胞 64
顆粒膜細胞腫 66, 67
カルシトニン 151
カルチノイド腫瘍 84
ガルドネレラ 45
ガルドネレラ腟炎 45
カルレチニン 100
肝炎ウイルス 190
肝芽腫 191
間期 8
がんゲノム検査 13
がんゲノム診療 13
肝硬変 190
肝硬変症 190
肝細胞癌 108, 191
カンジタ 44
カンジダ症 173, 174
カンジダ腟炎 45
間質細胞 136
間質組織片 136
管状癌 146, 148
管状腺腫 187, 188
環状鉄芽球 268
肝小葉 190
癌真珠 50
癌性髄膜炎 207
乾燥固定 11
管内型線維腺腫 140
癌肉腫 55, 61
がん抑制遺伝子 102

き

キアリ・フロンメル症候群　42
気管支擦過　70
気腔内腫瘍散布　85
菊池・藤本病　225, 226
奇形腫　67
キサントクロミー　203
基質産生癌　148
記述式内膜細胞診報告様式　62
喫煙指数　90
基底細胞　72, 73
基底（型）細胞　38
基底細胞腺腫　182, 183
基底膜物質　162
基底膜様物質　182, 184
偽ペルゲル核異常　268
ギムザ染色　19, 98
木目込み細工様　110
木目込み細工様配列　30
キャッスルマン病　226
キャッスルマン病・形質細胞型　226
キャノンボール　45
吸引吸着転写法　12
吸収上皮細胞　187
急性化膿性甲状腺炎　157, 159
急性巨核芽球性白血病　265
急性骨髄性白血病　263
急性骨髄単球性白血病　265
急性赤芽球性白血病　265
急性前骨髄球性白血病　208, 264
急性単芽球性白血病　265
急性単球性白血病　265
急性内膜炎　58
急性リンパ芽球性白血病　273
キュットナー腫瘍　179
キュレット　70
胸腔洗浄細胞診　115
胸腔内洗浄細胞診　23
凝集コロイド　161
胸水　96
胸腺癌　93, 94
胸腺腫　93
頬粘膜細胞　171
頬粘膜組織　171
莢膜　204
莢膜細胞　64
莢膜細胞腫　67
鏡面像　95, 234, 235
近位尿細管　117
筋原線維　5
菌状息肉症　278
筋上皮癌　186
筋上皮細胞　132, 135
筋線維　5
筋組織　5

く

くさび状配列　137
クッシング症候群　42, 84
蜘蛛状細胞　42
クモ膜下腔　202
クモ膜下出血　205
クモ膜細胞　218
クラインフェルター症候群　41
クラステリン　253
クラブ細胞　68
クラミジア　46
クラミジア感染細胞　46
グリア細胞　209
グリア線維性酸性蛋白質　206
グリオーシス　212
グリオーマ　206
グリコーゲン　250
クリステ　3
クリソタイル　74
クリプトコッカス症　75, 76
クリプトコッカス髄膜炎　204
クリューバー・バレラ染色　209
クルーセル　45
クルケンベルグ腫瘍　67
クルシュマン螺旋体　74
クルッケンベルグ腫瘍　107
グレーヴズ病　156
クローディン4　100
グロコット染色　21
クロシドライト　74
クロマチン　3
クロモグラニンA　83

け

経気管支穿刺吸引　71
形質細胞骨髄腫　110
形質細胞腫瘍　277
形質転換増殖因子/血小板由来増殖因子　270
軽度異形成　49
軽度異型扁平上皮細胞　82, 90, 92
軽度扁平上皮内病変　49, 50
経尿道的膀胱腫瘍切除術　128
経皮経肝的胆管ドレナージ　192
経皮的肺穿刺吸引　71
頸部腺癌　53
結核性子宮内膜炎　58
結核性リンパ節炎　227
血管周囲性偽ロゼット　216, 217
血管内大細胞型B細胞リンパ腫　276
血管肉腫　256
血管免疫芽球性T細胞リンパ腫　236
血球貪食症候群　277
血球貪食リンパ組織球症　278
月経期内膜　57
結晶　124
血小板膜糖蛋白　265

血清可溶性IL-2レセプター　228
結石　178
結節性筋膜炎　252
結節性リンパ球優位型ホジキンリンパ腫　234, 235
血体　37
ケラトヒアリン顆粒　39, 171
腱滑膜巨細胞腫　252, 253
限局性星細胞系膠腫　215
腱鞘巨細胞腫　252, 253
原発性硬化性胆管炎　193
原発性骨髄線維症　270
原発性滲出性リンパ腫　110
原発性マクログロブリン血症　274

こ

コイロサイトーシス　49
抗TSH受容体抗体　155
高悪性度子宮内膜間質肉腫　61
高悪性度B細胞性リンパ腫　232
高異型度漿液性癌　65
高異型度膵上皮内腫瘍性病変　199
高異型度尿路上皮癌　127, 128
高異型度尿路上皮癌細胞　129
高異型度非浸潤性乳頭状尿路上皮癌　119, 127
口蓋　170
膠芽腫　206, 207, 215
膠芽腫, IDH野生型　215
硬化性腺症　141
硬化性肺胞上皮腫　79, 80
睾丸女性化症候群　41
口腔潜在的悪性疾患　176
口腔底　170
口腔の構造　170
口腔扁平苔癬　174
抗原決定基　22
抗原抗体反応　21
膠原線維間質　103
抗原提示細胞　221
混合系統型急性白血病　267
抗甲状腺ペルオキシダーゼ抗体　157
膠細胞　209
膠細胞性腫瘍　206, 211
好酸球性髄膜炎　205
好酸性顆粒小体　215
好酸性細胞　181
好酸性細胞型乳頭癌　164
好酸性の封入体様構造　219
好酸性濾胞細胞　157
甲状腺　151
甲状腺刺激ホルモン　155
甲状腺腫性カルチノイド　67
甲状腺内胸腺癌　168
口唇　170
硬性型　144
膠線維性背景　211
高度異型扁平上皮細胞　82, 92, 93

索引　289

高度扁平上皮内病変　49, 50, 51
合胞状細胞集塊　49, 51
合胞性栄養膜細胞　63
コーティング固定　11
コーヒー豆様の核溝　66
コール・エクスナー小体　67
小型円形細胞腫瘍　109
国際MDS形態リーダンスグループ基準
骨外性粘液型軟骨肉腫　258, 259
骨芽細胞　216
骨幹　245
骨幹端　245
骨巨細胞腫　248
骨髄異形成　271
骨髄異形成腫瘍　267
骨髄検査　261
骨髄増殖性腫瘍　269, 271
骨髄転移性腫瘍　279
「骨」成分　249
骨組織　245
骨端　245
骨・軟骨化生を伴う癌　148
骨肉腫　248, 249
古典的ホジキンリンパ腫　235
孤立散在性　31
ゴルジ装置　4
コロイド　151, 154
コロイド腺癌　86
コロジオンバッグ法　14
混合型小細胞癌　84
コンパニオン診断　71

さ

細菌性髄膜炎　203
サイクリン D1　275
サイクリン依存性キナーゼ　102
最小偏倚腺癌　53
再生結節　190
再生細胞　43
再生上皮細胞　173
サイトケラチン 5/6　83
サイトスピン　122
サイトメガロウイルス感染細胞　78
サイトメガロウイルス感染症　78
細胞外マトリクス　5
細胞間橋　82
細胞骨格　4
細胞質内小腺腔
　　　　32, 106, 137, 145, 146
細胞周期　8
細胞性栄養膜細胞　63
細胞成熟度指数　40
細胞転写法　100
細胞膜　3
細胞融解　40
最未分化型 AML　265
柵状壊死　215
柵状配列　182, 252

索状・リボン状配列　30
サコマノ液　122
サコマノ法　69
錯角化　170
錯角化上皮　170
擦過法　9
砂粒小体　65, 111, 136
砂粒体　163, 164, 165
サルコイドーシス　227
産褥性乳腺炎　141
酸性色素　262

し

ジアスターゼ消化 PAS 反応　184
シアル化 HEG1　114
シート状集塊　29
シート状配列　136
耳下腺内リンパ節　179
自家融解像　45
子宮　36
子宮頸管内膜細胞　39
子宮頸内膜　37
子宮頸部　36
子宮頸部腺癌　108
子宮頸部扁平上皮内腫瘍　46, 48
糸球体　117
子宮体部　37
子宮体部腺癌　108
子宮内膜　37
子宮内膜異型増殖症　59
子宮内膜間質細胞　56, 57
子宮内膜間質腫瘍　61
子宮内膜細胞　39
子宮内膜腺間質破綻　59
子宮内膜腺細胞　56, 57
子宮内膜増殖症　59, 60
子宮留膿腫　58
軸索　5
試験管法　14, 101
歯原性腫瘍　172
自己免疫膵炎　198
支持組織　5
指状嵌入樹状細胞　226
篩状集塊　30
篩状配列　137
篩状モルラ癌　167, 168
自然尿　121
湿固定　11
自動遠心塗抹法　9
シドニーシステム　240
シナプトフィジン　83
歯肉　170
脂肪芽細胞　254
脂肪空胞　191
脂肪細胞　136
脂肪肉腫　254
若年性骨髄単球性白血病　269, 271

シャルコー・ライデン結晶　74
縦隔　93
縦隔原発大細胞型 B 細胞リンパ腫　95
集合管　117
集細胞　97
集細胞法　9
シュウ酸カルシウム結晶　124
充実型　144
充実性偽乳頭状腫瘍　200
充実型腺癌　85, 87
充実型乳頭癌　105
充実性集塊　30
重畳核　163
舟状細胞　39
重層性粘液産生性上皮内病変　52
重層扁平上皮細胞　5
十二指腸乳頭　187
修復細胞　43
終末乳管小葉単位　132
終末板　72
絨毛癌　64, 65
絨毛上皮細胞　63
絨毛腺腫　188
重力沈降静電接着法　12
主細胞　187
樹枝状配列　136
数珠状配列　146
術中迅速細胞診　23
術中体腔液細胞診　114
授乳性結節　142
腫瘍壊死因子 α　7
腫瘍性筋上皮細胞　180, 181
腫瘍性背景　29
腫瘤形成性脱髄病変　212
シュワン細胞　218
シュワン細胞腫　218
上衣下巨細胞性星細胞腫　217
上衣細胞　202, 209
上衣腫　207, 216, 217
上衣ロゼット　217
漿液性癌　61
漿液性境界悪性腫瘍　65
漿液性腫瘍　65
漿液性卵管上皮内癌　65
消化管間質腫瘍　189
上衣下巨細胞星細胞腫　215
小膠細胞　209
小細胞癌
　　　83, 84, 110, 119, 129, 131, 208
小児 MDS　268
硝子化索状腫瘍　162
硝子球　184
硝子小体　67
小児全身性 EBV 陽性 T 細胞リンパ腫
　　　　　　　　　　　　　278
小腸粘膜　187
小脳　209
上皮円柱　124

上皮性粘液　29
上皮組織　4
上皮内腺癌　52，85
上皮内扁平上皮癌　80
上皮様中皮腫　113
小胞体　3
漿膜　96
小葉間乳管　132
初期前駆T細胞性リンパ芽球性白血病/
　　リンパ腫　274
食道憩室　156
食道扁平上皮癌　109
食物残渣　124
女性化乳房　142
シラー・デゥバル小体　67
白石綿　74
腎盂　117
腎芽腫　280
真菌性髄膜炎　204
神経芽腫　280
神経細線維性基質　211
神経細胞　209
神経鞘腫　189，252
神経接合部　5
神経単位　5
神経内分泌癌　110，200，201
神経内分泌腫瘍
　　　　　67，83，119，200，201
進行性多巣性白質脳症　212
腎細胞癌　111
腎実質　117，118
浸潤性小葉癌　146，147
浸潤性膵管癌　199，200
浸潤性腺癌　85
浸潤性乳管癌　144
浸潤性尿路上皮癌　119，128
浸潤性尿路上皮癌 形質細胞様/
　　印環細胞亜型　130
浸潤性尿路上皮癌 微小乳頭状亜型　130
浸潤性粘液性腺癌　86，87
浸潤性微小乳頭癌　147，148
尋常性天疱瘡　174
腎小体　117
真性赤血球増加症　269，270
新鮮喀痰　68
新鮮細胞診　27
腎臓　117
迅速オンサイト細胞診　22
迅速細胞診　22，72
迅速パパニコロウ染色　18
ジンチチウム型トロホブラスト　63，64
侵入奇胎　64
侵入胞状奇胎　64
心嚢液　96

す

髄液細胞診　203
髄芽腫　207，217，218
膵管癌　107，108
膵管内オンコサイト型乳頭状腫瘍　196
膵管内乳頭粘液性腫瘍　193，198
膵管内乳頭粘液性腺癌　198
膵管内乳頭粘液性腺腫　196
髄鞘　212
膵上皮内腫瘍性病変　193，199
髄膜癌腫症　207
髄膜腫　218
髄膜白血病　208
髄膜皮細胞　218
髄膜皮性髄膜腫　218
髄様癌　146，147，166，167
水様コロイド　160
頭蓋咽頭腫　219
スクリーニング　2，26
ズダンⅢ染色　99，100
ズダンⅢ反応　20
スチュワート・トレヴス症候群　256
ステノン管　176
スマッジ状　49
すり合わせ法　10，69，98
すりガラス細胞癌　55
すりガラス状　163
すりガラス状核　78
すりガラス状クロマチン　164
すりガラス様陰影　85

せ

星雲状封入体　46
正角化　170
星細胞　209
星細胞腫　206，207，214
星細胞腫，IDH変異　215
性索間質細胞　64
性索間質性腫瘍　66
静止期（G0期）　8
成熟T細胞腫瘍　278
正常胃組織　188
正常肝細胞　190
正常甲状腺　155，159
正常食道組織　188
正常膵管上皮細胞　195
正常大腸組織　188
正常唾液腺　177
正常唾液腺細胞　178
正常唾液腺組織　177
正常胆管上皮細胞（胆汁）　191
正常胆管組織　191
正常乳管　133
正常乳腺　132
精上皮腫　94，239，240
成人型びまん性膠腫　215
成人T細胞白血病/リンパ腫
　　　　　203，237，238，278
正常肝組織　190
成長ホルモン細胞腺腫　219
精度管理　33

西洋ワサビペルオキシダーゼ　21
脊索腫　249，250
赤体　37
セザリー症候群　278
舌　170
石灰化物質　136
節外性NK/T細胞リンパ腫　238，239
節外性粘膜関連濾胞辺縁帯リンパ腫　95
赤血球円柱　124
赤血球の連銭形成　278
節性T濾胞ヘルパー細胞リンパ腫　236
節性T濾胞ヘルパー細胞リンパ腫，
　　血管免疫芽球型　237
節性濾胞ヘルパーT細胞リンパ腫・
　　血管免疫芽球型　281
セルブロック　13
セルブロック作製法　13
セルブロック標本　97
セルブロック法　100
線維芽細胞　252
線維形成性小円形細胞腫瘍　112
線維腫　67
線維性髄膜腫　219
線維腺腫　139，140
腺癌　32
腺癌，HPV関連　54
腺癌，HPV非依存性，胃型　53，54
腺癌，HPV非依存性，明細胞型　54，55
腺管形成型　144
腺管状集塊　30
腺管状配列　137
全奇胎　63
腺筋上皮腫　139
穿刺吸引細胞診　223
穿刺吸引法　9
腺腫様結節　160
腺腫様甲状腺腫　160
洗浄尿（液）　121
線状配列　137
染色質　3
全身性エリテマトーデス　97
腺肉腫　62
腺扁平上皮癌　55，56，87，88，199
腺房型腺癌　85，86
腺房細胞　195
腺房細胞癌　178，184，200
腺房細胞腫瘍　200
腺房細胞嚢胞　200
全胞状奇胎　63
線毛円柱上皮細胞　72
腺様嚢胞癌　88，89，184，185
前立腺　118
前立腺癌　129，131
前立腺特異抗原　111

そ

双極裸核　135
造血幹細胞　260

索　引　291

相互圧排像　30
相互封入像　113, 125
層状配列　83
増殖期内膜　56, 57
そぎ落とし法　14
線維組織壊死性リンパ節炎　225
咀嚼粘膜　171
粗面小胞体　3

【た】

ターナー症候群　41
大細胞型B細胞リンパ腫　276
大細胞癌　87
大細胞神経内分泌癌　84
胎児型横紋筋肉腫　256
胎児型腺癌　86
胎児性癌　94
体外診断用医薬品　14
大腸癌　108
大腸腺癌　189
大腸粘膜　187
大乳管型筋上皮細胞　135
大脳皮質　209
胎盤部トロホブラスト腫瘍　63
唾液腺炎　179
唾液腺腫瘍　180
唾液腺導管癌　181, 184, 185
多核巨細胞　136
多クローン性ガンマグロブリン血症　236
多形型横紋筋肉腫　256
多形腺腫　180, 181
多形腺腫由来癌　184
唾石症　178
多段階発がん　6
脱出　39
脱髄性疾患　212
ダッチャー小体　275
脱落膜細胞　43, 44, 63
脱落膜様変化　37
多能性幹細胞　260
多発性硬化症　205
多発性骨髄腫　110, 277
多発性内分泌腫瘍症2型　166
タルク　105
多列上皮細胞　5
胆管癌　108
胆管上皮内腫瘍　192
胆管内乳頭状腫瘍　192
単球性白血病　265
単球様B細胞　158, 227
担空胞細胞　249
単クローン性γグロブリン血症　277
淡染性滴状物　162
単層円柱上皮細胞　5
単層扁平上皮細胞　5
単層立方上皮細胞　5
胆道細胞診　192

胆道内乳頭状腫瘍　193
胆嚢癌　108
胆嚢内乳頭状腫瘍　193
淡明細胞　236, 237
淡明細胞型腎細胞癌　168

【ち】

チールネルゼン　77
置換型腺癌　85, 86
蓄痰法　69
腟　36
チモーゲン顆粒　177, 184, 195, 200
茶石綿　74
中間径フィラメント　4
中間細胞　183
中心芽球　222
中腎管　36
中心細胞　222
中腎傍管　36
中枢神経系リンパ腫　207
中性色素　262
中層（型）細胞　39
中等度異形成　49
中等度異型扁平上皮細胞　82, 92, 93
中皮細胞　96
中皮腫　112
超音波気管支鏡ガイド下針生検　9
超音波内視鏡下穿刺吸引法　9
腸型腺癌　86
腸絨毛　187
直接塗抹法　10
貯留胆汁細胞診　193
貯留胆汁細胞診の細胞判定基準　193
治療関連性骨髄性腫瘍　265
チロシンキナーゼ阻害薬　269

【つ・て】

ツァンク細胞　174
対細胞　30
低悪性度B細胞性リンパ腫　228
低異型度膵上皮内腫瘍性病変　199
低異型度尿路上皮癌　126, 127
低異型度尿路上皮癌細胞　127
低異型度非浸潤性乳頭状尿路上皮癌　119, 126
定型カルチノイド　84
ディフ・クイック　19
低分化癌　165, 166
デーデルライン桿菌　40
デコイ細胞　125
デジタル病理画像　25
テューモレット　84
転移性脳腫瘍　207, 220

【と】

洞組織球症　227
糖蛋白Ⅱb/Ⅲa　265
トキソプラズマ　227

特殊粘膜　171
ド・ケルヴァン甲状腺炎　157
ドライバー遺伝子変異　7
トリコモナス　44
トリコモナス原虫　124
トリコモナス腟炎　45
トリプルネガティブ乳癌　150
トロホブラスト　43, 44

【な】

内視鏡的逆行性膵胆管造影　192
内視鏡的経鼻膵管ドレナージ　196
内視鏡的経鼻的胆管ドレナージ術　192
内軟骨腫　247
内部精度管理　33
内分泌細胞診　40
内膜異型細胞　62
内膜間質　37
内膜腺間質破綻　58
捺印細胞診　223
捺印法　10
軟骨芽細胞腫　248
軟骨細胞　247
軟骨腫　247
軟骨成分　180
軟骨肉腫　247
軟部血管肉腫　256
軟部組織　245

【に】

2回遠沈法　122
二核様くびれ細胞　228
Ⅱ型肺胞上皮細胞　68, 73
肉芽腫性唾液腺炎　179
肉芽腫性乳腺炎　141
肉芽腫性病変　179
肉芽腫性リンパ節炎　227
肉腫様癌　87, 88
肉腫様中皮腫　113
二次抗体　21
二次濾胞　222
二相性　132
二相性パターン　31
ニッスル顆粒　209
乳管癌　150
乳管上皮過形成　141
乳管上皮細胞　132, 135
乳管腺腫　138, 139
乳管内乳頭腫　138, 150
乳腺炎　141, 150
乳腺血管肉腫　256
乳腺症　141, 150
乳腺線維症　141
乳腺堤　132
乳腺粘液腫瘍様病変　145
乳頭型腺癌　85, 86
乳頭癌　163
乳頭状集塊　30

乳頭状配列　136
乳頭部腺腫　139
乳頭分泌物　149
乳び胸　96
乳房パジェット病　149
ニューモシスチス肺炎　76
乳輪下膿瘍　141
ニューロピル　209，211，218
尿管　117
尿細管　117
尿細管上皮細胞　118
尿道　118
尿膜管癌　119，129，131
尿路結石　125
尿路上皮　118
尿路上皮癌　33，126
尿路上皮細胞　5，119
尿路上皮内癌　119，126，127
妊娠　43，44

ね

猫ひっかき病　227
ネフロン　117
粘液型脂肪肉腫　254
粘液癌　145，146
粘液球　184
粘液腫様間質成分　180，181
粘液小球状構造　148
粘液性癌　60，65
粘液性境界悪性腫瘍　65
粘液性腫瘍　65
粘液性嚢胞性腫瘍　193
粘液線維肉腫　254，255
粘液様基質　247
粘液様物質　136
粘液瘤様腫瘤　136
粘表皮癌　87，88，183，184
粘膜筋板　187
粘膜固有層　187

の

脳実質細胞　206
脳室上衣細胞　205
脳室穿刺法　203
脳室ドレナージ　203
脳脊髄液　202
ノカルジア症　77

は

バーキットリンパ腫　233，277
肺アスペルギルス症　75，76
パイエル板　187
肺過誤腫　79
肺がん検診　90，91
肺癌コンパニオン診断　15
肺カンジダ症　75
肺吸虫症　78
背景所見　28
肺結核症　77，78
杯細胞　68
胚細胞腫瘍　207
杯細胞増生　73
胚腫　207
肺小細胞癌　110
胚中心　222
胚中心B細胞　276
胚中心芽球　225
胚中心細胞　225
肺ノカルジア症　77
肺放線菌症　77
肺胞洗浄液　70
肺胞洗浄細胞診　71
肺門部肺癌　80
肺野型肺癌　80
排卵　37
白色斑　174
白赤芽球症　271
白体　37
白斑　173
剥離細胞診　27
剥離中皮細胞　103
破骨細胞　246
破骨細胞型多核巨細胞　248
パジェット病　149
橋本病　157
播種性血管内凝固症候群　264
バセドウ病　155，159
パッペンハイマー小体　269
花むしろ状配列　112，254
パパニコロウ染色　18，98
バフィコート　97
「葉巻様」核　255
パリシステム　123
バレット食道　187
反応性中皮　96
反応性中皮細胞　103
反応性Ⅱ型肺胞上皮細胞　73
反応性尿細管上皮細胞　125，126
反応性尿路上皮細胞　125，126
反応性濾胞過形成　225，226
ハンプ様細胞質突起　113
ハンプ様突起　114

ひ

ヒアルロニダーゼ　114
ヒアルロン酸　99，103
ビオチン　167
被蓋細胞　5
非角化型扁平上皮癌　51，52，83
非角化上皮　170
引きガラス法　10，98
微絨毛　103
微小管　4
微小巨核球　269
微小血管増殖　215
微少浸潤性腺癌　85
微小乳頭型腺癌　85，86
微小乳頭状集塊　30
非上皮性粘液　29
非浸潤性乳管癌　135，142
非浸潤性乳頭状尿路上皮癌　119，126
非定型慢性骨髄性白血病　272
ヒトサイトメガロウイルス　78
ヒトT細胞白血病ウイルス1型　237
ヒトパピローマウイルス　11
肥胖細胞　215
肥胖細胞型星細胞腫　216
被覆粘膜　171
皮膚病性リンパ節症　226
肥満細胞　182
びまん性硬化型乳頭癌　165
びまん性大細胞型B細胞リンパ腫　109，157，234
びまん性大細胞型B細胞リンパ腫・非特定型　276
ビメンチン　130
ビメンチン抗体　125
表層（型）細胞　39
日和見感染　75，76，77

ふ

ファゴット　264
ファゴット細胞　264
フィサリホラス細胞　249
フィラデルフィア染色体　269
不活性型クロマチン　3
不規則増殖期内膜　58
副甲状腺　152
副甲状腺腫瘍　169
副甲状腺ホルモン　152
副細胞　187
副腎性器症候群　41
腹水　96
副乳　142
腹膜偽粘液腫　107，188
フクロウの目　78
腹腔洗浄細胞診　114
ぶどう状細胞　278
プルキンエ細胞　209
ブレンナー腫瘍　66
フローサイトメトリー　280
プロゲステロン　37
プロゲステロン受容体　150
プロラクチン　41
プロラクチン細胞腺腫　219
分化型AML　265
分化系統不明な急性白血病　267
分生子頭　75
分泌癌　147，148，185，186
分泌期内膜　56，57
分娩後細胞　41
噴門腺　187
分葉状頸管腺過形成　53，55
分裂期　8

分裂期（M 期） 8
分裂準備期（G2 期） 8

へ

平滑筋腫 189
平滑筋肉腫 61, 189, 255
平面的配列集塊 29
β-カテニン 167
壁細胞 187
ベセスダシステム 46
ヘテロクロマチン 3
ヘテロ接合性の欠失 81
ヘビ状 51, 82
ペプシノーゲン 187
ペプシン様アスパラギン酸プロテアーゼ A
83
ヘモジデリン 161, 186
ヘモジデリン沈着 253
ヘルペスウイルス 45
ヘルペスウイルス感染細胞 78
ヘルペスウイルス感染症 46, 78, 174
ベルリンブルー染色 20, 99
ベロケイ小体 252
辺縁帯リンパ腫 231, 232
辺縁洞 221
ベンス・ジョーンズ蛋白 278
扁平・円柱上皮接合部 37
扁平円柱接合部 49
扁平上皮異形成 80
扁平上皮化生細胞 42, 73
扁平上皮癌
32, 50, 52, 82, 175, 176, 188
扁平上皮癌細胞 92, 93
扁平上皮細胞 38
扁平上皮内病変 47, 48
扁平上皮分化を示す浸潤性尿路上皮癌
130
扁平上皮への分化を示す浸潤性尿路上皮癌 128
ヘンレ係蹄 117

ほ

包括的がんゲノムプロファイリング 11
傍基底（型）細胞 38
傍空胞顆粒 160
膀胱 117
放射線性血管肉腫 257
胞状奇胎 63
紡錘細胞癌 148
放線菌 45
放線菌症 45, 77, 174
蜂巣状構造 56
胞巣状軟部肉腫 257, 258
膨大細胞腺腫 162
乏突起膠細胞 209
乏突起膠腫 216
乏突起膠腫, 1p/19q 共欠失 215
乏突起膠腫, IDH 変異 215

泡沫細胞 135
傍濾胞細胞 151
頬 170
ホジキン細胞 234, 277
ホジキンリンパ腫 95, 234, 277
星空像 233
ポップコーン細胞 235
ポドサイト 117
ポドプラニン 100
ホブネイル型乳頭癌 165
ホブネイル細胞 165
ホブネイル状 107
ホブネイル様細胞 55
ポリマー法 22
ホルマリン固定パラフィン包埋 15
ホルモン不均衡内膜 58
本態性血小板血症 270

ま

マイクロサテライト不安定性 9, 188
マジャンディー孔 202
末梢型筋上皮細胞 135
末梢性 T 細胞リンパ腫, 非特定型
235, 236
マリモ状集塊 30
マロリー小体 191
慢性肝炎 190
慢性好酸球性白血病 269, 271
慢性甲状腺炎 157, 159
慢性好中球性白血病 271
慢性骨髄性白血病 269
慢性骨髄単球性白血病 272
慢性唾液腺炎 179
慢性リンパ性白血病/小リンパ球性リンパ腫 230, 232, 274
マントル細胞 230
マントル細胞リンパ腫
228, 231, 232, 275
マントル層 222

み

ミエリン 212
三日月様核 225
ミスマッチ修復 8
ミトコンドリア 3, 162
未分化型 AML 265
未分化癌 166
未分化大細胞型リンパ腫 238, 278
未分化多形肉腫 255
未分化胚細胞腫 66, 67
脈絡叢 202
脈絡叢細胞 205
脈絡叢腫瘍 207
脈絡叢乳頭腫 217
ミュラー管 36
ミラーボール状 106
ミラーボール状集塊 30
ミラノシステム 179, 180

む・め・も

無菌性髄膜反応 205
無構造膠原線維間質 103
無構造蛋白物質 234
メイ・グリュンワルド・ギムザ 2
明細胞癌 61, 65
明細胞腫瘍 66
明細胞肉腫 258
メタクロマジー 88
メチレンブルー・アズール 262
メラニン 105, 258
メラニン顆粒 149, 176
メラノサイト腫瘍 55
メルクル細胞癌 110, 111
免疫染色 21
毛様細胞性星細胞腫 215, 217
モルラ 167
モンロー孔 202

ゆ・よ

ユーイング肉腫 250, 251
有核細胞層 10, 97
ユークロマチン 3
有毛細胞白血病 274
幽門腺 187
幽門腺化生細胞 43
幽霊細胞 29
輸入リンパ管 221
溶血法 98
葉状腫瘍 140
葉状腫瘍（悪性） 141
腰椎穿刺法 202
ヨコハマシステム 62
予備細胞増生 43
Ⅳ型コラーゲン 162
4/D 型サイクリン 102

ら

ライト・ギムザ 2
裸血管 142
ラケット状細胞 256
ラズベリー小体 66
ラッセル小体 110, 275
ラミニン 162
卵黄嚢腫瘍 66, 67
卵管 37
卵管采 37
卵管上皮化生細胞 42
ラングハンス型巨細胞 77, 227
ラングハンス型トロホブラスト 63, 64
ランゲルハンス細胞 226, 249
ランゲルハンス細胞組織球症 249, 250
ランゲルハンス島 194
卵巣 37
卵巣甲状腺腫 67
卵巣漿液性癌 111
卵巣明細胞癌 107

ランバート・イートン症候群　84
卵胞ホルモン　37

り

リード・ステルンベルグ細胞
　　　　　　　　95, 234, 277
リソソーム　4
リヒター症候群　230, 275
リボソーム　3
リポフスチン顆粒　160
隆起性皮膚線維肉腫　254
流産　43, 44
瘤様　113
良性ブレンナー腫瘍　65
リング状増強効果　214
リング状の陰影　149
リンパ球性頸管炎　43, 44
リンパ形質細胞性リンパ腫　274
リンパ腫　55, 95
リンパ上皮腫様癌　83
リンパ上皮病変　95
リンパ脈管平滑筋症　112
リンパ濾胞　222

る

類基底細胞型扁平上皮癌　83
「類骨」成分　249
類上皮肉腫　259
類上皮様細胞　179
涙滴赤血球　271
類内膜癌 G1　60
類内膜癌　55, 56, 59
類内膜癌 G3　60
類内膜腫瘍　66
類内膜上皮内腫瘍　59
ルシュカ孔　202

れ・ろ・わ

連続膵液細胞診　196
ローゼンタール線維　215
ロービーコロイド　164
ロザイ・ドルフマン病　227
ロゼット形成　201, 250
濾胞型乳頭癌　164
濾胞癌　162, 163
濾胞細胞　151
濾胞樹状細胞　222, 225
濾胞性頸管炎　43, 44
濾胞性リンパ腫　228, 231, 275
濾胞腺腫　161
ロマノフスキー効果　262
ワルチン腫瘍　181, 182
ワルトン管　176

A

AAH　85
ABC 型　276
abortion　44
ACC　88, 89, 200
acinar adenocarcinoma　86
acinic cell carcinoma　178, 184, 200
aCML　272
ACT　200
actinomycosis　45, 174
acute suppurative thyroiditis　159
adenocarcinoma in situ　52
adenocarcinoma of colon　189
adenocarcinoma, HPV-associated　54
adenocarcinoma, HPV-independent, clear cell type　55
adenocarcinoma, HPV-independent, gastric type　54
adenoid cystic carcinoma　89, 185
adenomatous goiter　160
adenomyoepithelioma　139
adenosquamous carcinoma　56, 88
adult T-cell leukemia/lymphoma　238
afferent lymphatic vessel　221
AFP　191
AGC　47
AIDS　76
AIP　198
AIS　52, 85
ALAL　267
Alcian blue stain　99
ALCL　238, 278
ALK　71
ALK 蛋白　237
ALK 融合遺伝子　85
alveolar soft part sarcoma　258
AML　263
AML-MR　263
amylase crystals　179
anaplastic carcinoma　166
anaplastic large cell lymphoma　238
androgen receptor　181
angiosarcoma　256
antigen presenting cell　221
Antoni A 型　252
Antoni B 型　252
Antoni A 領域　218
Antoni B 領域　218
APC 遺伝子　167
APL　264
apocrine carcinoma　148
apocrine metaplastic cells　136
apoptotic body　225
asbestos body　75
ASC　47
ASC-H　47
ascites　96
ASC-US　47
astrocyte　209
astrocytoma　207, 214
ATEC　62
ATLL　203, 237, 238, 278

ATP　3, 187
ATRA　264
atrophic squamous cells　43
atrophic vaginitis　44
ATRX　213
ATRX 遺伝子　215
ATRX 変異　212
atypical carcinoid　84
atypical endometrial cells　62
Auer 小体　264
AUS　180
autolysis　45
A 型胸腺腫　93

B

B-ALL/LBL　273
BAP1　115
BAP1 遺伝子　115
basal cell　73
basal cell adenoma　183
Basedow disease　159
BCL11 B 再構成を伴う ALAL　267
BCL2　222
BCL2 遺伝子　228
BCR::ABL1 融合遺伝子　273
BCR-ABL　7
benign Brenner tumor　65
benign serous acinar cells　178
Ber-EP4　100
Berlin blue 染色　99
BI　90
BilIN　192
BJP　278
BK ウイルス　125
BL　233, 277
B-lymphoblastic leukemia/lymphoma
　　　　　　　　　　　　273
BRAF　7, 71
BRAF 変異　154
BRCA associated protein 1　115
buccal mucosa cells　171
buccal mucosa tissue　171
buffy coat　10
Burkitt lymphoma　233
B1 型胸腺腫　94
B リンパ芽球性白血病/リンパ腫　273

C

C cell　151
CA19-9　108
CA9　111
Cajal 介在細胞　189
calcium oxalate crystals　124
Call-Exner body　67
calretinin　100
CALR 変異　271
cancer pearl　50
Candida　44

Candida albicance 44
Candida glablata 44
candida infection 173
candida vaginitis 45
cannibalism 125
carcinosarcoma 61
carrot-shaped 218
CASTLE 168
Castleman 病 226
catheterized urine 121
CBFB::MYH11 融合遺伝子 265
CCND1 遺伝子 230
CD117 94
CD5 168
CD56 84
CDK4/cyclin-D 102
CDKN2A 47
CEA 100
CEL 269, 271
cell cycle 8
cell membrane 3
centroblast 222
centrocyte 222
cervical adenocarcinoma 108
CGP 11
Charcot-Leyden crystal 74
Chiari-Frommel 症候群 42
CHL 235
chlamydia infected cell 46
Chlamydia trachomatis 46
chondroblastoma 248
chondroma 247
chondrosarcoma 247
chordoma 250
choriocarcinoma 64, 65
choroid plexus 202
choroid plexus papilloma 217
chromatin diffusion 211
chromogranin A 83
chronic hepatitis 190
chronic lymphocytic leukemia/small lymphocytic lymphoma 232
chronic thyroiditis 159
ciliated columnar epithelial cell 72
CIN 46, 48
CIN1 50
CIN2 50
CIN3 51
CIS 119
CK20 130
c-kit 94
classical Hodgkin lymphoma 235
claudin4 100
clear cell carcinoma 65
clear cell renal cell carcinoma 168
clear cell sarcoma 258
CLL/SLL 230, 232
club 細胞 68

clue cell 45
clusterin 253
cMDS 268
CML 269
CMML 272
CNB 132
CNL 271
collagenous stroma 103
colorectal adenocarcinoma 108
combined small cell carcinoma 84
Congo red 染色 167
convoluted cell 235, 236
COPD 90
craniopharyngioma 219
crescentic histiocyte 225
cribriform morular carcinoma 168
cristae 3
crush 法 10
Cryptococcus neoformans 204
CSF 202
Curschmann's spiral 74
Cushing 症候群 42, 84
cyclin dependent kinase 102
cytokeratin5/6 83
cytolysis 40
cytomegalic virus infected cells 78
cytomegalovirus 78
Cytomegalovirus humanbeta 5 78
cytoskeleton 4
cytotrophoblast 63
C 細胞 151

D

D2-40 100
DCIS 135, 142
decidual cells 44
decoy cells 125
dermatopathic lymphadenopathy 226
DIC 264
Diff-Quik 19
diffuse large B-cell lymphoma 234
DLBCL 109, 157, 234
DLBCL, NOS 276
dMMR 8
DNA 合成期（S 期）8
DNA 合成準備期（G1 期）8
Döderlein bacilli 40
DPP 58
dry tap 271
DSRCT 112
ductal adenoma 139
dural tail sign 214
Dutcher body 275
dysgerminoma 66, 67
dysplasia 80

E

EA 100

EBUS-TBNA 9, 22, 71
EBV 232
EBV 感染 277
EB ウイルス 83
EGB 215
EGBD 58
EGFR 7, 71
EI 40
EIN 59
EMA 103
embryonal carcinoma 94
embryonal rhabdomyosarcoma 256
EML4-ALK 7
emperipolesis 29, 166, 227
ENBD 192
endocervix 37
endometrial glandular and stromal breakdown 59
endometrial hyperplasia without atypia 60
endometrial stroma 37
endometrioid carcinoma 56
endometrioid carcinoma, grade 1 60
endometrioid carcinoma, grade 3 60
endometrioid intraepithelial neoplasia 59
endometrium 37
endoplasmic reticulum 3
endoscopic nasopancreatic drainage 196
ENPD 196
eosinophilic index 40
ependymal cell 209
ependymalcell 202
ependymoma 217
epithelioid mesothelioma 113
epithelioid sarcoma 259
Epstein-Barr ウイルス 83
ER 150
ERA 100
ERCP 192
esophageal cancer 109
esophageal diverticulum 156
estrogen receptor 150
ET 270
Etosis 74
ETP-ALL 274
euchromatin 3
EUS-FNA 9, 22, 196
Ewing sarcoma 251
Ewing sarcoma breakpoint region 1-WT1 112
EWSR1-WT1 112
exodus 39
extracellular trap cell death 74
extranodal marginal zone lymphoma of mucosa-associated lymphoid tissue 95
extranodal NK/T-cell lymphoma 239

extraskeletal myxoid chondrosarcoma 259
E-カドヘリン 146

F

FAB 分類 265
faggot 264
FAP 167
FCM 280
FFPE 15, 100
FGFR3 126
fibroadenoma 140
fibroadenoma, intracanalicular type 140
fibrolamellar carcinoma 191
fibrous body 219, 220
FISH 12, 102
FL 228, 231, 275
flame cell 157, 278
flowcytometry 280
flower cell 237, 278
FNAC 223
foamy cells 135
follicular adenoma 161
follicular carcinoma 163
follicular cervicitis 44
follicular dendritic cell 222
follicular hyperplasia 226
follicular lymphoma 231
French-American-British classification 265
FT4 154
fungus ball 75

G

gardnerella 45
gardnerella vaginitis 45
gastrointestinal stromal tumor 189
GATA3 114
GATA-Binding Protein 3 114
gating 281
GCB 型 276
gemistocyte 215
George N. Papanicolaou 2
germinal center 222
germinoma 207
GFAP 206
GGO 85
ghost cell 29
giant cell tumor of bone 248
GIST 188
glioblastoma 207
glio-fibrillary background 211
goblet cell proliferation 73
Golgi apparatus 4
granular cell tumor 253
granulomatous lesions 179
granulosa cell tumor 66
grape cell 278

Graves'disease 156

H

Haemophilus influenzae type b 203
hairy cell leukemia 274
hCG 37
HCG 49, 51
HCL 274
Helicobacter pylori 189
hepatocellular carcinoma 108, 191
HER2 7, 150
HER2 乳癌 150
herpes virus infected cells 78
herpes virus infection 46, 174
heterochromatin 3
HE 染色 21
HHV-8 110
Hib 204
high-grade endometrial stromal sarcoma 61
high-grade PanIN 199
high-grade serous carcinoma 65
high-grade urothelial carcinoma 128, 129
HIV 110
HL 277
HMB-45 112
hobnail pattern 107
Hodgkin lymphoma 95
Hodgkin 細胞 234
Homer-Wright ロゼット 218
honeycomb appearance 56
HPoV 感染細胞 125
HPS 277
HPV 11, 46
HPV ワクチン 46
HPV 関連 52
HPV 一次検診 48
HSIL 49, 50
HSV-1 78
HTLV-1 237, 278
human papilloma virus（HPV）-associated 52
human T-cell leukemia virus type 1 237
hump 様 113
hyaline globule 67
hyalinizing trabecular tumor 162

I

ICL 32, 106, 147
ICPN 193
IDC 199, 226
IDH1 213
IDH1/2 遺伝子変異 212
IDH1/2 変異 215
IgG4 related lymphoadenopathy 226
IgG4-related sclerosing cholangitis 193
IgG4-related thyroiditis 160

IgG4 関連硬化性胆管炎 193
IgG4 関連甲状腺炎 158, 160
IgG4 関連唾液腺病変 179
IgG4 関連リンパ節症 226
IL 7
ileal conduit urine 122
IMPC 148
indian file pattern 107
indian-file 30
INSM1 111
intercellular bridge 82
interleukin 7
interlobular duct 132
interphase 8
intracystic papillary neoplasm of the gall-bladder 193
intraductal papilloma 138
intraluminal papillary neoplasm of the biliary tract 193
intrathyroid thymic carcinoma 168
invasive ductal carcinoma 144, 200
invasive lobular carcinoma 147
invasive micropapillary carcinoma 148
invasive mucinous adenocarcinoma 87
invasive urothelial carcinoma 119
invasive urothelial carcinoma with squamous differentiation 130
invasive urothelial carcinoma, micropapillary subtype 130
invasive urothelial carcinoma, plasmacytoid/signet ring cell subtype 130
IOPN 196
IPMA 196
IPMC 198
IPMN 193, 198
IPNB 192
irradiation effect 44
ISH 47
IUD 58
IVLBCL 276
IWGM-MDS 268

J・K

JAK2 V617F 変異 270
JAK2 変異 271
JC ウイルス 125
JC ウイルス感染細胞 211
JMML 269, 271
karyopyknotic index 40
KB 染色 209
keratinization 82
keratinizing squamous cell carcinoma 82
keratosis 170
KI 40
Ki-67 130, 131
kidney parenchyma 118

Kikuchi-Fujimoto disease 226
KL-6 76
Klinefelter 症候群 41
Klüver-Barrera 染色 209
KPI 40
KRAS 遺伝子変異 86
Krukenberg 腫瘍 67

L

lactational nodule 142
Lambert-Eaton 症候群 84
LAM 細胞 112
Langerhans cell histiocytosis 250
Langerhans 組織球症 226
Langhans 型巨細胞 227
large cell carcinoma 87
large cell neuroendocrine carcinoma 84
LBC 11, 36, 48, 179, 224
LBCL 276
LC 226
LCNEC 84
leiomyosarcoma 255
LEL 95
lepidic adenocarcinoma 86
leukoplakia 173
liver cirrhosis 190
lobular endocervical glandular hyperplasia (LEGH) 53, 55
LOH 81
low-grade PanIN 199
low-grade urothelial carcinoma 127
LPL 274
LP 細胞 235
LSIL 49, 50
luminal cell 132
Luminal 乳癌 150
Luschka 孔 202
lymph follicle 222
lymphocyte predominant 細胞 235
lymphocytic cervicitis 44
lymphoepithelial lesion 95
lymphoglandular bodies 158, 234
lysosome 4

M

Magendie 孔 202
malignant melanoma 56, 177, 190
MALT 95
MALT リンパ腫 158, 189, 231
mantle cell lymphoma 231, 232
mantle zone 222
marginal sinus 221
marginal zone lymphoma 232
mastopathy 141
maturation index 40
May-Grünwald Giemsa 2
MCL 228, 231, 232, 275

MCN 193
MDS 267
MDS/MPN 271
medullary carcinoma 147, 167
medulloblastoma 218
MEN2 166
meningothelial meningioma 218
Merkel cell carcinoma 110
mesothelial cell 96
metastatic brain tumors 220
MF 278
MGS 148
MGUS 277
MI 40
MIA 85
microglia 209
micropapillary adenocarcinoma 86
mild atypical squamous cells 82, 92
MiNEN 201
mirror ball pattern 107
mirror image 95
mirror image pattern 234, 235
mitochondria 3
mitotic phase 8
mixed-neuroendocrine-non-neuroendocrine neoplasm 201
MLL 145, 273
MM 277
MMR 8
MMR deficient 8
MMR proficient 9
MOC-31 100
moderate atypical squamous cells 82, 92
molding 84
monocytoid B-cell 227
Monro 孔 202
MPAL 267
MPL 変異 271
MPN 269
MPO 染色 264
mRNA 3
MSI 9, 188
MTAP 115
mucinous borderline tumor 65
mucinous carcinoma 60, 65, 146
mucinous cribriform pattern 85
mucinous cystic neoplasm of biliary tract 193
mucinous tumor 65
mucocele-like tumor 136
mucoepidermoid carcinoma 88, 183, 184
multiple sclerosis 205
MUM1 276
muscle fiber 5
MYC 遺伝子 233
*MYD*88 275

myoepithelial carcinoma 186
myoepithelial cell 132, 135
myofibril 5
myxofibrosarcoma 255
myxoid liposarcoma 254
MZL 231, 232

N

N/C 比 3
Napsin A 83
NAP 染色 270
navicular cell 39
NCAM 83, 84
nebulous inclusion bodies 46
NEC 200
NET 200
NET G1 67
neuroendocrine carcinoma 200, 201
neuroendocrine tumor 200, 201
neuron 5
NLPHL 234, 235
Nocardia asteroides 77
nodal T-follicular helper (TFH) cell lymphoma, angioimmunoblastic-type 237
nodular lymphocyte predominant Hodgkin lymphoma 235
non-invasive ductal carcinoma 142
non-invasive papillary urothelial carcinoma, high grade 119
non-invasive papillary urothelial carcinoma, low grade 119
non-keratinizing squamous cell carcinoma 83
NOR1 184
normal bile duct cells 191
normal bile duct tissue 191
normal breast duct 133
normal colon tissue 188
normal esophageal tissue 188
normal gastric tissue 188
normal hepatocytes 190
normal liver tissue 190
normal pancreatic duct cells 195
normal salivary gland 177
normal thyroid 159
NTRK 7
nuclear clearing 167
nuclear molding 45
nucleus 3

O

OCT3/4 94
OHSIL 175
oligodendrocyte 209
oligodendroglioma 216
OLSIL 175
oncocytic adenoma 162

OPMDs 176
oral potentially malignant disorders 176
osteosarcoma 249
owl's eye 78

P

p16 47, 131
p16^INK4a 130
p16^INK4A 蛋白 102
p16 遺伝子 102
p40 83
p53 130, 131
p53 遺伝子 81
p63 135
Paget's disease 149
Paget 細胞 149
pale body 191
palisading 182
palisading necrosis 215
palisading 配列 252
pancreatic ductal adenocarcinoma 108
PanIN 193, 199
papillary adenocarcinoma 86
papillary carcinoma 163
Pappenheimer 小体 269
paragonimiasis 78
Paragonimus westermani 78
parakeratosis 170
parathyroid adenoma 169
paravacuolar granule 160
PAS 反応 11, 19, 98, 173
PCN 277
PD-L1 71, 80
PEL 110
pemphigus vulgaris 174
pericardial effusion 96
peripheral T-cell lymphoma, not otherwise specified 236
phyllodes tumor 140
phyllodes tumor, malignant 141
physallphorous cell 249
Ph 染色体 269
pilocytic astrocytoma 217
Piringer's lymphadenitis 227
PitNET 219
pituitary neuroendocrine tumor 219
PLAP 94, 207
plasma cell myeloma 110
PLC 23
pleomorphic adenoma 181
pleomorphic rhabdomyosarcoma 256
pleural effusion 96
PMBL 95
PMF 270
PML::RARA 融合遺伝子 264
pMMR 9
Pneumocystis jirovecii 76
pneumocystis pneumonia 76

podoplanin 100
poorly differentiated carcinoma 166
postpartum cell 41
PR 150
pregnancy 44, 45
primary HPV screening 48
primary mediastinal B-cell lymphoma 95
primary sclerosing cholangitis 193
progesterone receptor 150
proliferative phase endometrium 57
prostatic adenocarcinoma 131
PSA 111
psammoma body 111
PSTT 63
PTCD 192
PTCL, NOS 235, 236
PTH 152, 169
pulmonary actinomycosis 77
pulmonary aspergillosis 75, 76
pulmonary cryptococcosis 76
pulmonary hamartoma 79
pulmonary nocardiosis 77
pulmonary tuberculosis 78
punched out vacuole 276
PV 269, 270

R

RAS 経路遺伝子 271
RAS 変異 154
Rb 遺伝子 81
reactive mesothelial cells 104
reactive renal tubular cells 126
reactive type Ⅱ alveolar epithelial cells 73
reactive urothelial cells 125, 126
Reed-Sternberg 細胞 95, 234, 235, 277
renal cell carcinoma 111
renal tubular cells 118
repair cells 43, 173
RET 7
retinoblastoma 遺伝子 81
RET 遺伝子 166
RET 変異 154
ribosome 3
Richter 症候群 230, 275
ring-enhanced pattern 214
RNA 3
Romanowsky 効果 262
ROS1 7, 71
ROS1 遺伝子 85
Rosai-Dorfman 病 227
ROSE 22, 25, 72, 133, 197
Rosenthal 線維 215, 217
rRNA 3
RS 細胞 95, 234, 277
RT-PCR 19

RUNX1::RUNX1T1 融合遺伝子 265
Russell body 110, 275

S

salivary duct carcinoma 185
salt & pepper 167
sarcomatoid carcinoma 88
sarcomatoid mesothelioma 113
SCC 50
Schiller-Duval body 67
Schwannoma 218, 252
SCJ 37, 38
sclerosing pneumocytoma 79
SEBVTCL 278
secondary follicle 222
secretory carcinoma 148, 185
secretory phase endometrium 57
seminoma 94, 240
septated intracytoplasmic vacuole 164
serous borderline tumor 65
severe atypical squamous cells 82, 92
sex determining region Y-box 6 114
sex determining region Ygene 36
SF3B1 変異 267
sialylated protein HEG homolog 1 114
signet ring cell gastric adenocarcinoma 106
SIL 47, 48
Silva システム 55
single-file chain 30
SLE 97
small cell carcinoma 83, 110, 119
small cell neuroendocrine carcinoma 131
SMILE 52
solid adenocarcinoma 87
solid-pseudopapillary neoplasm 200
SOX6 114
SPACE 196
spider cell 42
SPN 200
squamous cell carcinoma 92, 176
squamous cell carcinoma *in situ* 80
squamous cell carcinoma, keratinizing type 52
squamous cell carcinoma, non-keratinizing type 52
squamous metaplastic cell 42, 73
SRY 遺伝子 36
SS 278
starry sky appearance 233
STAS 85
Stewart-Treves 症候群 256
STIC 65
STI パターン 165
storiform pattern 254
strap cell 216
stratified mucin-producing

intraepithelial lesion　52
struma ovarii　67
subacute thyroiditis　159
subependymal giant cell astrocytoma
　　　　217
Sudan Ⅲ stain　99
SUMP　180
SurePath　225
synapse　5
synaptophysin　83
syncytiotrophoblast　63
synovial sarcoma　257

T

TBM　222, 225
TBS　46, 47
TDLU　132
tenosynovial giant cell tumor　253
teratoma　67
terminal bar　72
TERT　213
TERT 遺伝子　212
TERT プロモーター変異　215
Tg　154
TgAb　154
TGF β/PDGF　270
The International System for Serous
　Fluid Cytopathology　116
the Sydney system　240
ThinPrep　225
thymic carcinoma　94
thymoma, type A　93
thymoma, type B1　94

thyroid transcription factor-1　83
tingible body macrophage　43
TIS　116
TKI　269
T-LGLL　278
T-lymphoblastic leukemia/lymphoma
　（T-ALL/LBL）　235, 236, 273, 274
TMMR　266
TNF α　7
T/NK 細胞リンパ腫　235
Toxoplasma gondii　227
TP53　126
TRAb　156
trichomonas vaginitis　45
tRNA　3
trophoblasts　44
TSH　154, 155
TSH receptor antibody　155
TTF-1　83, 111
tubal epithelial metaplastic cells　42
tuberculous lymphadenitis　227
tubular carcinoma　148
tumor diathesis　29
tumor necrosis factor-α　7
tumorlet　84
TUR-BT　128
Turner 症候群　41
two cell pattern　67, 181, 240
typical　carcinoid　84
Tzanck cell　174

U

umbrella cell　5

urachal carcinoma　119, 131
urinary cast　124
urinary epithelium　118
urothelial carcinoma in situ　119, 127
urothelial cells　119

V・W

Vater 乳頭　187
Verocay body　252
voided urine　121
Warthin tumor　182
Warthin-Finkeldey 細胞　226
wet keratin　219
WF 細胞　226
whole slide imaging　25
whorl formation　219
Wilms tumor 1　100
WM　274
Wright Giemsa　2
WSI　25
WT1　100

Y・Z・その他

yellow body　162
Yokohama System　133
yolk sac tumor　66, 67
ZAP-70　274
Ziehl-Neelsen　77
ZNF384 再構成を伴う MPAL　267
9p21（*p16*）-FISH 法　102

〜基礎から学ぶ〜細胞診のすすめ方〈第5版〉
Textbook of Cytopathology 5th edition

2001年2月10日	初版発行
2007年4月10日	第2版発行
2012年3月20日	第3版発行
2018年4月1日	第4版発行
2021年10月1日	第4版2刷発行
2025年3月1日	第5版発行

監　修　西　國廣（にし・くにひろ）

編　著　河原明彦（かわはら・あきひこ）
　　　　松本慎二（まつもと・しんじ）

発　行　松浪硝子工業株式会社
　　　　〒596-0049　大阪府岸和田市八阪町2-1-10
　　　　TEL 072-433-1163　　FAX 072-436-2265

制　作　株式会社 近代出版
発　売　〒150-0002　東京都渋谷区渋谷2-10-9
　　　　TEL 03-3499-5191　　FAX 03-3499-5204
　　　　https://www.kindai-s.co.jp
　　　　e-mail　mail@kindai-s.co.jp

ISBN978-4-87402-304-4　Printed in Japan ©KUNIHIRO NISHI 2025

〈(社)出版者著作権管理機構委託出版物〉
本書の無断複写は，著作権法上での例外を除き禁じられています。本書を複写される場合は，そのつど事前に(社)出版者著作権管理機構(電話 03-3513-6969, FAX 03-3513-6979, e-mail：info@jcopy.or.jp)の許諾を得てください。